全国高等医学院校本科规划教材

供临床医学、预防医学、全科医学及相关专业使用

预防医学

（修订版）

主　编　王福彦　武　英

科学出版社

北　京

内 容 简 介

教育部在“十二五”期间对高校教材建设提出了“高质量，多样化”之要求，本教材就是依据这一精神，为适应不同的人才定位、不同办学层次而编写。编写思路为：以教学型、应用型高等医学院校为主体，立足于培养素质过硬、能力过硬，适合有基层需要的实用型医学人才，努力打造老师爱用、学生欢迎、有影响力的品牌教材。注重素质培养，强化专业素质、人文素质和职业精神的融合教育；注重能力培养和教材的实用性。突出“三基”，内容“必需、够用”，注意与执业医师考试接轨，实现“宜教宜学、科学严谨”，克服传统教材“高大全”的通病。

本书为全国高等医学院校本科规划教材，可供临床医学、预防医学及相关专业使用。

图书在版编目(CIP)数据

预防医学/王福彦，武英主编.—修订本.—北京：科学出版社，2017.1
全国高等医学院校本科规划教材
ISBN 978-7-03-051086-0

Ⅰ.预… Ⅱ.①王… ②武… Ⅲ.预防医学—医学院校—教材
Ⅳ.R1

中国版本图书馆 CIP 数据核字(2016)第 302194 号

责任编辑：郝文娜 / 责任校对：钟 洋
责任印制：赵 博 / 封面设计：陈 敬

科 学 出 版 社 出版
北京东黄城根北街 16 号
邮政编码：100717
http://www.sciencep.com
保定市中画美凯印刷有限公司 印刷
科学出版社发行 各地新华书店经销
*
2017 年 1 月第 一 版 开本：787×1092 1/16
2019 年 1 月第四次印刷 印张：27
字数：630 000

定价：58.00 元

(如有印装质量问题，我社负责调换)

《预防医学》(修订版)编写人员

主　编　王福彦　武　英

副主编　李晓霞　刘明清　王春生

编　委　(以姓氏笔画为序)

王丽华	黄河科技学院医学院	王春生	湖州师范学校医学院
王福彦	台州学院医学院	包丽红	内蒙古民族大学医学院
刘明清	沧州医学高等专科学校	余　清	温州医学院
李晓霞	牡丹江医学院	张海蓉	内蒙古医科大学
武　英	河北联合大学医学院	钞　虹	齐齐哈尔医学院
赵丹丹	河北联合大学医学院	赵宏林	内蒙古民族大学医学院
周玲玲	台州学院医学院	龚戬芳	浙江海洋大学东海科学技术学院
程晓萍	辽宁医学院		

前言

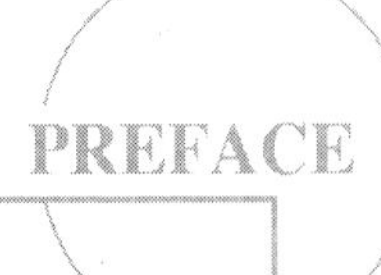

教育部在“十二五”期间对高校教材建设提出了“高质量，多样化”之要求。“高质量”体现培养“卓越医生”之目标，“多样化”适应不同的层次人才培养定位。

《国家中长期教学改革和发展规划纲要(2010—2020)》教育发展的战略主题为“德育为先，能力为重，全面发展”。据此，确定本教材的编写思路为：以教学型、应用型高等医学院校为主体，立足于培养素质过硬、能力过硬、适合基层需要的实用型医学人才，努力打造老师爱用、学生欢迎、有影响力的品牌教材。特色定位是：注重素质培养，强化专业素质、人文素质和职业精神的融合教育；注重能力培养，包括解决实际问题的能力、主动学习能力；注重教材的实用性，突出“三基”框架，内容“必需、够用”，注意与执业医师考试接轨，实现“宜教宜学、科学严谨”的特点，克服传统教材“高大全”的通病，体现参编院校教学改革的鲜活成果。

本教材是2012年人民军医出版社组织编写出版的系列教材——“全国高等医学院校本科规划教材”其中之一。本教材出版后，在参编院校广泛使用，得到了很好评价。教材出版至今已经4年，随着教学模式不断变化，教材内容急需增减，以适应新的教学方法，所以组织了本次修订。

修订原则始终贯彻如下思想：

1.努力体现“三基五性”，力争做到“4个适应”。

2.体现《预防医学》之特点，突出“宏观、群体、方法、思路”。强调适用性，简单扼要，多讲如何做，引入“问题讨论”，给学生一定的思考空间。

3.转变观念，以学生为中心，根据学生应用需要，把“教材”写成“学材”，即写成方便学生阅读的学习材料。彻底改变有些“教材”类似于“综述”之问题。

4.注意全套教材的整体优化，把握与相关学科内容上的衔接，尽可能减少不必要的重复，合理处理《预防医学》与相关学科如《医学统计学》《循征医学》《全科医学》的关系。

5.突出方法，厚基础，重远期发展，加强临床医学实际需要的有关内容，完全覆盖执业医师考试可能涉及的知识点，尽量反映学科最新动态。

6.为激发学生学习兴趣，每章中插入“链接”，简要介绍与本章相关的“科学热点”和“发展动态”。

本次修订用有限的篇幅表述其基本内容和新进展，深感难度较大，故在内容的取舍、编排等方面，可能存在不当之处。恳请学界前辈、老师、同道，以及使用本书的学生提出宝贵的意见和建议。

王福彦

2016年10月

目 录

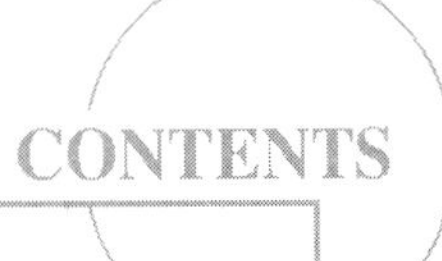

第一篇 常用医学统计方法

第二篇　流行病学方法应用

第三篇 人类环境与健康

第四篇 疾病的预防与控制

绪　　论

学习要求

学习预防医学概念、研究对象、内容和特点，深化对公共卫生及医学模式的认识；领会整体健康观、健康生态学模型、疾病自然史与预防机会的内涵；树立预防为主的大卫生观念及疾病三级预防策略的理念。

医学是认识人类生命现象，增进健康，防治疾病，促使机体康复，延年益寿的科学技术和实践活动。就医学的现代规模来讲，已形成一个极为庞大繁杂的知识体系，分科众多，关系错综。按现代医学研究的对象和任务的不同，主要分为预防医学、临床医学、基础医学和康复医学 4 大部分，各部分又分别包含不同的专门学科。它们根据自身的研究对象和任务相互联系、相互渗透、相互交叉和相互融合，共同为保护人群健康和增进人类健康发挥重要作用，其中预防医学起着主导作用。

一、预防医学概述

随着社会的进步、医学的发展，以及人们对生命质量要求的提高，医学的内涵已从以疾病为中心发展到以健康为中心，从治疗疾病扩展到预防疾病，从保护人群健康扩大到促进人类健康。特别是 20 世纪 80 年代以来，由于科学技术推动经济的快速发展，环境污染和生态破坏日趋严重，自然灾害与突发性公共卫生事件渐趋频发，使得人类健康受到巨大威胁。因此，当今预防医学受到前所未有的关注，预防为主的策略已成为实现世界卫生组织（WHO）提出的“21 世纪人人享有卫生保健”全球卫生战略目标的共识。

（一）预防医学的概念

预防医学（preventive medicine）是以人群为主要研究对象，采用现代科学技术和方法，研究环境因素对人群健康和疾病的作用规律，分析和评价环境中致病因素对人群健康的影响，提出改善不良环境因素的卫生要求，制定公共卫生策略与措施，以达到保护、促进和维护健康，以及预防疾病、延长寿命、提高生命质量的一门综合性应用学科。

公共卫生（public health）是通过有组织的社会力量，高效率地达到预防疾病、延长寿命、促进健康的一门科学和艺术。公共卫生的对象是全社会整个群体；它的核心是公众健康；它的本身超越了传统医学的范畴；它的内涵融合了各种人文社会科学及工程技术学科的知识和技能；它的实质是公共卫生政策；它的实施带有明显的行政干预特色，需要动用社会各部门的力量，并由政府直接采取行动。由于公共卫生策略与措施的理论与基础源于预防医学，两者均以研究环境对健康的影响为主要目的，故公共卫生与预防医学常常相互重叠与贯穿，或作为同义词伴随而出，交叉使用。

(二)预防医学的研究内容

从广义角度讲，预防医学内容涵盖了所有减少疾病发生，保护和促进健康的学科和领域，包括医学的和非医学的，如医用统计学、流行病学、循证医学、环境医学、社会医学、行为医学、卫生管理学，以及健康促进和临床三级预防措施等。具体来说，预防医学的研究内容大体涵盖4个方面：①采取宏观与微观相结合的方法研究环境因素对健康的影响规律及内在联系；②运用传统医学与循证医学相结合的方法研究疾病分布及健康水平的动态变化趋势；③针对重要的人群健康问题评价社会卫生状况及研究与制定预防疾病、促进健康的策略与措施；④通过卫生服务实践研究卫生保健与疾病防治的组织和管理方法。

(三)预防医学的特点

预防医学与临床医学相比，其主要特点为：工作对象包括个体和确定的群体，但更侧重于健康群体和亚健康者；工作贯穿于疾病发生、发展的全过程，但更侧重于疾病预防和健康促进；采用人群健康的研究方法，但更注重宏观与微观相结合、传统与循证相结合；研究内容从整体论出发，侧重于人群健康和环境的关系；以卫生部门为主，更需要全社会参与和多部门协助与配合；采取的对策更具有积极的预防作用和更大的人群健康效益。

> **要点提示** 掌握预防医学的基本概念、内容和特点是学习该课程的宏观切入点。

二、预防医学发展简史

预防医学的发展具有悠久的历史，其理论、方法和技能的形成来源于人类与疾病的长期斗争过程，并在实践中不断地充实、完善和发展。预防医学发展为现代医学重要的相对独立的学科，经历了个人预防、群体预防、社会预防、社区预防和全球预防五个阶段。

(一)个人预防阶段

预防医学的思想在中外医学史中早有记载，且可追溯到远古时代。我国公元前8－前7世纪的《易经》中就提到“君子以思患而预防之”。公元前5－前3世纪，最早的古典医著《黄帝内经》就已指出“人与天地相参，与日月相应也”“圣人不治已病而治未病，不治已乱而治未乱”“夫病已成而后药之，乱已成而后治之，譬如临渴而穿井，斗而铸锥，不亦晚乎！”。唐代医学家孙思邈在《千金要方》中提出“上医治未病之病，中医治欲病之病，下医治已病之病”。元代医学家朱震享在《丹溪心法》中写道“与其救疗于有疾之后，不若摄养于无病之先。”这些不仅反映了预防思想的萌生，而且说明已形成了预防思想的理论体系，且与现代医学对人与环境因素对立统一整体关系及疾病过程的认识，以及疾病三级预防策略的观点相一致。

人类科学地认识疾病的原因源于古希腊兴起的思想解放运动。公元前4世纪古希腊的医学思想已开始用科学的思想和方法判断疾病。古希腊“医圣”希波克拉底(Hippocrates)在《空气、水和土壤》一书中，阐述了疾病与各种环境因素的因果关系，摒弃了超自然的病因，并提出“医生应医治的不是病，而是病人”的正确主张，在历史上第一次为预防医学建立了科学基础；唯物主义哲学家德谟克利特(Democritus)主张调动人体的抵抗力防病，他在给希波克拉底的信中写道:“人们用祷告向神灵乞求健康,而不知道自己握有保持健康的方法。”之后,古罗马医生 Galenus 继承和发扬了希波克拉底医学思想,从各方面论述了疾病的发生过程及其与环境因素的关系,并以古希腊健康女神 Hygeia 之名命名了卫生学,其意与我国的“养生”“摄生”等词相当。卫生学是偏重于以个体为对象预防疾病的科学。

个人防病和“养生”“摄生”之道,可追溯到原始社会,如《庄子·盗跖》说了火的发现,人们利用火御寒防兽,并烧烤食物,“炮生后熟,令人无腹疾”(《札记》),可谓人类最原始的摄生防护。自远古人类就在同自然界的斗争实践中不仅积累了与疾病作斗争的丰富经验与知识,而且还创造了许多保护和改善环境,以及保障人体健康的卫生措施。如公元前 2 世纪我国人民已知饮水与疾病的关系,并有了凿井而饮的方法和饮开水的良好习惯;周代已有了饭前洗手习惯,并提出吃饭时不对面说话,不吃剩饭,不吃腐败鱼肉。这些在防病史上有着极其重要的意义,但由于当时生产力发展水平有限,预防医学难以系统总结提高,长期处于经验探索阶段。

(二)群体预防阶段

18 世纪中叶到 19 世纪下半叶,随着英国农村医生爱德华·琴纳(Edward Jenner)发现种牛痘预防天花,创造了人工免疫,法国学者路易斯·巴斯德(Louis Pasteur)发现细菌与发酵的关系,创立了巴氏消毒,德国医生罗伯特·科赫(Robert Koch)发现杆菌,创立了科氏法则(又称细菌病原论或细菌学三定律);英国的外科医生利斯特(Lister Joseph)发明了外科消毒法,医学得以迅猛发展,特别是基础医学(人体解剖学、生理学、微生物学和免疫学)的形成与发展为预防医学提供了理论基础和实验手段,使预防医学由经验预防医学发展成为实验预防医学。在大量的实验研究中,除了认识生物因素与传染病的关系以外,还进一步认识到生活环境和生产环境中的物理因素和化学因素对人体的危害,创立了预防医学的理论和方法。

19 世纪末到 20 世纪上半叶,医学的变革达到了高峰,人类通过免疫接种、隔离消毒、检疫监测、消灭病媒动物、处理垃圾粪便、重视食物和饮用水安全等措施,战胜鼠疫、天花、霍乱等烈性传染病的经验,以及针对城市工业发展、人口集中、环境破坏使得居民公共卫生状况严重恶化的一系列卫生问题,逐渐认识到个体健康和群体健康的关系,感到防治疾病只着眼于个体预防是远远不够的,必须实施群体预防,采取广泛的公共卫生措施,才能取得显著效益。于是个体摄生预防扩大到群体预防措施,卫生学概念真正扩大至公共卫生,这就是医学史上著名的第一次卫生革命。这次卫生革命,以防治传染病和寄生虫病为主要目标,把人群预防列为解决卫生问题的主要手段,在防制传染病和寄生虫病等方面做出重大贡献。人类第一次卫生革命首先在发达国家完成,继而推向广大的第三世界,在此阶段预防医学形成了较完善的体系,但偏重于生物医学预防。

(三)社会预防阶段

20 世纪中叶以来,疾病谱和死亡谱发生了改变,传染病和寄生虫病基本得以控制,心脑血管疾病、恶性肿瘤等慢性非传染性疾病(慢性病)发病率和死亡率则显著上升。而这些疾病与人们的经济条件改善、不良行为生活方式、社会心理因素及不良环境因素密切相关。因此,人们意识到仅从生物学观点去认识、去防治,已远不能解决问题,必须从生物、心理、社会医学的观点去认识、去防治,才能解决健康与疾病的问题,这就促使预防医学必须从生物医学预防向社会行为预防转移,这种解决慢性病的医学观念变化,以及人类疾病预防的重点从控制传染病和寄生虫病为主逐渐转向慢性病的防治，就是医学史上的第二次卫生革命。由此，预防医学扩大到社会医学、行为医学和环境医学的社会预防阶段，从而促进了现代预防医学的迅速发展，与此同时也大大增强了人们的自我保健意识。

(四)社区预防阶段

自20世纪70年代以后，以提高生活质量、促进人类延年益寿、实现世界卫生组织提出的“21世纪人人享有卫生保健”为目标，提出了一个全新的卫生概念即社区卫生服务。在这一背景下以健康促进和初级卫生保健为标志的新公共卫生运动兴起，推动预防医学进入了自我保健、家庭保健和发展社区卫生服务的社区预防阶段，有人将这一转变称为医学史上的第三次卫生革命。由此，医学目标开始从以疾病为中心向以健康为中心转变，医学目的也从防治疾病向保护、促进和维护健康，提高生命质量，延年益寿转变。

(五)全球预防阶段

由于经济全球化、信息交通现代化、人口流动自由化，以及不良行为生活方式等因素，带来众多的全球性卫生问题，如跨国界的环境污染和生态破坏，地球变暖、臭氧层破坏、酸雨、土地沙漠化、生物多样性锐减，自然灾害和食源性疾病及慢性病增加，新的传染病流行和传统传染病复燃；成瘾药物贩卖及国际难民等问题，任何一个国家单独采取防治措施，均不可能有效地予以控制(尤其是传染病、公害病、某些与行为相关的社会病的发生与传播)和保障人群安全。由此，产生了国际间的密切合作，预防医学进入到以全人类为对象进行全球预防的时代，即人类预防时代。通过国际合作来解决公共卫生问题，以促进人类健康。

三、医学模式和健康观

(一)医学模式

模式是在一定的社会历史条件下，人们观察、分析和处理问题的标准形式和方法。医学模式(medical model)是指在不同的历史阶段，人们观察、分析和处理医学有关问题的基本思想和主要方式方法，是人类对健康和疾病总体特征及其本质的认识和宏观概括，它的核心是医学观，故是人类对健康观、疾病观和死亡观等重要医学观念的总体概况。医学模式是社会经济、政治、文化和科技诸多因素综合发展的产物，也是医学自身发展的结果，它随时代的发展主要经历了神灵主义医学模式(spiritualism medical model)、自然哲学医学模式、(nature philosophical medical model)、机械论医学模式(mechanistic medical model)、生物医学模式(biomedical model)和生物-心理-社会医学模式(bio-psycho-social medical model)五个阶段。不同医学模式标志着医学发展在不同历史阶段的特征、水平、趋向和目标，其中后两者是医学发展史上的两个重要标志。

1. *生物医学模式*　生物医学模式的产生源于人类与传染病的斗争，其立足于科学实验方法和生物科学成就基础上，认为每种疾病都是由一种确定的生物或理化因素引起，并提出了病因、宿主、环境三者动态平衡的概念，如三者之间保持相对平衡，机体则处于良好的健康状态中；如致病因子加强，或环境条件改变，或机体抵抗力降低等均可破坏三者之间的平衡，导致疾病发生。在这一模式指导下，取得了第一次卫生革命的胜利，人们健康得到很大提高，使人类的平均寿命提高了20—30岁。

2. *生物-心理-社会医学模式(现代医学模式)*　生物医学模式极大地促进了医学的发展，但其过分强调了人类的自然属性和生物学特点，忽略了人类特有的社会属性和整体性。事实上健康与疾病除受生物因素影响外，心理因素和社会因素也起着重要作用，如慢性病的发生、流行和预防。所以，对健康和疾病的了解不仅仅包括对疾病的生理解释，还包括了解病人心理因素、病人所处的自然环境与社会环境和医疗保障体系。1977 年美国教授恩格尔(Engel)提出了生物-心理-社会医学模式。该模式从医学整体论出发，从生物、心理、社会三维空间，通过影响健康的四大因素(详见健康决定因素)，深刻揭示了医学的本质和发展规律，为医学发展指出了更明确的方向，并对医疗卫生服务提出高质量的要求。其要求主要体现“四个扩大”：①从治疗服务扩大到预防(保健)服务；②从技术服务扩大到社会服务；③从医院内服务扩大到医院外服务(家庭、社区)；④从生理服务扩大到心理服务。

生物-心理-社会医学模式的提出，对生物医学模式来讲是超越，不是废弃，在今后的医学研究及医疗卫生服务中生物医学模式仍然起着重要作用。

(二)健康观

健康观是人们对健康的看法，是在一定医学模式基础上人们对健康与疾病本质的认识，随着时代的进步和医学的发展而不断地变化。因此，健康观的转变是时代特征和医学领域重大进展的体现。

1. 传统健康观　在生物医学模式下，认为“无病即健康”把健康定义为在人的生命活动中没有病症时的状态。这种健康观仅用生物学尺度反映了健康的本质特征，没有回答健康的实质，是一种单因单果的消极健康观。实际上健康与疾病之间存在一个连续发展过程，并不具一明显界限，有时很难截然划分，故健康和疾病并非像一块硬币，非此即彼，仅仅借助健康的对立面——疾病来说明，显然是消极的。

2. 整体健康观　整体健康观即现代健康观，是以生物-心理-社会医学模式为基础，兼顾人的生物属性和社会属性，注重心理因素和社会因素对健康的影响，强调人类对身心健康的综合需要，从躯体、心理和社会 3 个维度界定健康，使人们对健康有了更全面的理解和追求。健康具有代表性的定义为 1948 年世界卫生组织宪章的定义：“健康不仅是没有疾病和虚弱现象，而且是一种躯体上、心理上和社会适应上的完好状态。”这一定义与传统健康观相比具有 3 大特征：一是突破了消极的传统健康观，是一种具有多维性、连续性、描述的功能性等特点的积极健康观，使人们对健康有了更全面的理解和追求；二是对健康的解释从“生物人”扩大到“社会人”的范围，把人的社交与人际关系和健康联系起来，并强调了社会文化及政治与经济对健康的影响；三是从个体健康扩大到群体健康，以及人类生存空间的完美，强调了人类与生态环境的和谐共存与发展。但由于受传统观念和世俗文化的影响，此概念直到 20 世纪 70 年代中期才被人们所接受。1990 年，世界卫生组织在有关文件中论述健康时提出，健康包括“躯体健康、心理健康、社会适应良好和道德健康”4 个方面，健康的涵盖面进一步扩大。道德健康可理解为每个人不仅对自己的健康承担责任，而且还应对他人和社会承担责任。所以，道德健康问题也是精神文明建设问题和社会健康问题。

要点提示　医学模式是指在不同的历史阶段，人们观察、分析和处理医学有关问题的基本思想和主要方式方法；健康包括“躯体健康、心理健康、社会适应良好和道德健康”4 个方面。

四、健康决定因素和健康生态学模型

(一)健康决定因素

健康决定因素(determinants of health)是指决定个体和群体健康状态的各种因素。

1. 分类　20 世纪 70 年代加拿大学者拉隆德(Lalonde)和美国学者德威尔(Dever)把影响健康的众多因素归纳为 4 类 12 项。

(1)人类生物学因素:包括遗传、成熟老化和复合内因。

(2)环境因素:包括自然环境因素、社会环境因素和心理环境因素。

(3)行为生活方式:包括消费类型、生活危害和职业危害。

(4)医疗卫生服务:包括疾病的预防、治疗和康复。

2. 类别细化　目前,在 4 类因素基础上又将社会环境和个人的因素进一步细化,社会环境分为社会经济环境和物质环境。

(1)社会经济环境:包括个人收入和社会地位;文化(信仰、价值观、历史传统、风俗习惯、生活方式、地方语言和特定表象等)背景和社会支持网络;教育;就业和工作条件。

(2)物质环境:包括生活环境与职业环境中的物理因素、化学因素、生物因素,以及建筑环境(住房、工作场所安全、供水和卫生设施、社区和道路的设计及绿化)等。物质环境又可从以下几个方面细化分类:①按照有害物的性质分为生物因素、化学因素和物理因素;②按照物质的来源分为自然因素、工业因素和农业因素;③按照所存在的载体分为空气、水、土壤和食物中的各类有害物质;④按照接触的地点分为家庭、学校、工作场所和社区;⑤按照接触的途径分为呼吸道吸入、消化道消化吸收、皮肤渗入和被咬伤等。

(3)个人因素:包括健康的婴幼儿发育状态;个人的行为生活方式;个人的能力和技能;人类生物学特征和遗传因素。

(二)健康生态学模型

健康生态学模型(health ecological model)是指导预防医学和公共卫生实践的重要理论模型。其结构分为 5 层(图 0-1),由内向外依次如下。

1. 核心层　先天的个体特质,如年龄、性别、种族、遗传、某些疾病的易感基因等生物学因素。

2. 第二层　个体的行为特点,如饮食习惯、体力活动和成瘾行为等。

3. 第三层　个人、家庭和社区的人际关系网络。

4. 第四层　生活与工作条件,包括心理社会因素、是否有工作,以及职业的因素、社会经济地位、自然环境和人工环境、公共卫生服务和医疗保健服务等。

5. 最外一层　宏观层面,包括全球、国家及地方各级水平的社会、经济、文化、卫生、环境条件和政治因素等。

> **要点提示**　健康决定因素的分类与健康生态学模型的结构内涵。

由此可见,健康生态学模型一方面强调了健康是个体因素、环境因素和卫生服务之间相互依赖、相互作用和相互制约的结果,这些因素从多层面上交互作用影响着个体或群体的健康;另一方面强调了人类健康需与生态环境和谐相处。生态环境是指人类的生存环境,包括自然环境、社会环境和心理环境。

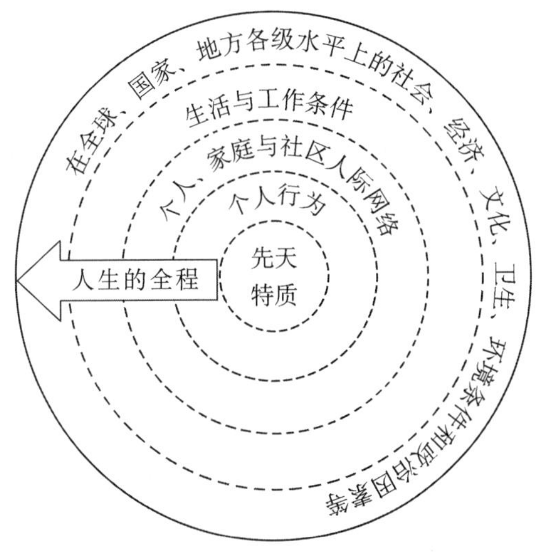

图 0-1 健康生态学模型

五、疾病自然史和三级预防策略

(一)疾病自然史

疾病自然史(natural history of disease)是指疾病从发生到结局(死亡或痊愈等)的全过程,即疾病的发生、发展和转归的自然规律。根据时间顺序及有无临床症状与体征,将其分为 4 个阶段:①病理发生期;②症状发生前期,从疾病发生到出现最初症状或体征;③临床期,机体出现形态或功能上的明显异常,从而出现典型的临床表现;④转归期(结局),疾病可以发展至缓解、痊愈、伤残或死亡等不同结局。对个体来讲,一个人从健康→疾病→健康(或其他结局)是一个连续过程,其过程称之为健康疾病连续带(health-disease continuum, HDC)。常说的疾病分布或健康问题分布的连续性,是对群体而言的,即一个群体从健康问题低分布(健康高分布)→健康问题高分布(健康低分布)→健康问题低分布(健康高分布)的连续过程。

基于疾病自然史的 4 个阶段及健康疾病连续带的理论,危险因素作用于机体到疾病临床症状出现有一个时间过程,其过程的时间长短取决于危险因素的性质和接触的量,这就在疾病的预防上提供了机会,此机会称为预防机会窗(window of opportunity for prevention),即预防疾病所留出的时间。在疾病自然史的不同阶段,通过不同的有效防治措施可以改变疾病的发生、发展与转归。

(二)疾病的三级预防策略

疾病的三级预防策略(prevention strategies three levels)是指根据疾病自然史及健康决定因素的特点,采用 3 个不同等级的相应预防措施,以阻止疾病的发生、发展和恶化的策略。

1. 具体内容

(1)第一级预防(primary prevention):即病因预防,是指以健康人或处于病理改变期的病人为对象,针对致病因素采取的特异或非特异的预防措施。其目的是消除和控制危害健康的因素,增进人群健康,防止健康人群发病等。第一级预防是以社会预防为主干的根本性预防措施。其措施包括针对机体的措施和环境的社会措施。针对机体的措施包括针对个体、群体和整个公众的措施。总的来讲，第一级预防的主要内容有两个方面。①健康促进：开展健康教育，提高公众健康意识和自我保健能力，改变不良的行为生活方式；改善环境，消除污染；制定、贯彻、执行卫生法律、法规、条例和标准等，同时加强卫生监督；做好优生优育及重点人群（妇女、儿童、老年人）保健工作等。②健康保护：免疫预防、化学预防、劳动保护、高危人群保护及病因干预等。

（2）第二级预防（secondary prevention）：即临床前期预防，是指在临床前期（症状发生前期）及时采取早期发现、早期诊断、早期治疗的“三早”预防措施。其目的是防止和缓解疾病的发展，促进健康恢复，缩短病程，防止复发和转变为慢性病等。第二级预防对传染病尤为重要，除做好“三早”预防外，还应早隔离、早报告，即“五早”预防，及早控制传染源、切断传播途径，防止流行和蔓延。做好“三早”预防的措施有：大力开展群众健康教育，提高预防疾病的知识水平及自我保健能力；开展疾病普查、高危人群筛查与监护、特定人群定期健康检查、职业健康监护和专科门诊等；加强医务人员的诊断与治疗水平；发展和研究疾病早期检测手段和技术；认真执行疾病报告制度等措施。

（3）第三级预防（tertiary prevention）：即临床预防，是指对患病者（包括处于临床期和转归期的患者），采取及时、有效的治疗和康复措施。其目的是防止病情恶化和伤残，预防并发症和后遗症，促进疾病康复（躯体功能康复和心理康复），尽量恢复生活和劳动能力，提高生存质量等。第三级预防的主要措施有：专科治疗和监护；开展家庭护理和社区康复；加强心理咨询和指导等措施。

2. 实施原则　三级预防在预防疾病的发生、发展中是一个有机的整体，由于疾病类型的不同，三级预防策略的侧重点则不尽相同。如：对大多数疾病，无论其病因是否明确，都应强调第一级预防；对病因明确且是人为所致的，必须积极主动地做好第一级预防，如传染病、职业病和医源性疾病等；对病因不清的疾病（如肿瘤），则采用第二级或第三级预防策略，重点做好第二级预防；对多病因的慢性病（如心血管、糖尿病等）除做好第一级预防外，还应兼顾第二级和第三级预防；无发病前兆的疾病只能采用第三级预防的方法，同时应积极研究早期检测的方法和技术；对病程可逆的疾病（如常见病），以第一级和第二级预防为主；对病程不可逆转的疾病（如硅沉着病），重点做好第一级预防。

> **要点提示**　三级预防策略是指根据疾病自然史及健康决定因素的特点，采用 3 个不同等级的相应预防措施，以阻止疾病的发生、发展和恶化的策略。

三级预防策略的落实，根据干预对象是个体或群体，分为临床预防服务和社区预防服务。临床预防服务是医务工作者在临床环境下以个体为对象实施的个体预防干预措施。社区预防服务是公共卫生人员以社区为范围，以群体为对象，以需求为导向，以解决社区主要卫生问题为目的开展的预防工作。

三级预防要求临床医务工作者在医疗服务过程中，不仅仅是治疗疾病，更重要的是做好预防工作。临床医务工作者用三级预防的思维方式去研究和干预危险因素，用三级预防的手段来调节健康-疾病这个连续谱，对贯彻医疗卫生服务的四个扩大策略，开展全面卫生保健服务，保护和促进人类健康的理论研究和实践有着极大的推动作用和深远意义。

链接 **五层次预防**

五层次预防是指围绕个体、家庭、社区、国家、国际五个层次展开预防工作，这使预防工作更进一步扩大和深入。①第一层次预防即个人预防：主要措施包括定期体格检查和筛查，免疫预防和化学预防，建立健康的行为生活方式。②第二层次预防即家庭预防：从家庭成员共同的居住环境、饮食习惯和文化娱乐活动预防。③第三层次预防即社区预防：从社区居民共同的生活环境和生产环境、风俗习惯和行为生活方式预防。④第四层次预防即国家预防：通过国家宏观措施预防，如卫生立法和卫生监督等。⑤第五层次预防即国际预防：国际合作预防，促进人类健康。

六、我国卫生工作方针

卫生工作方针是指党和国家在一定历史时期内卫生工作为达到某特定目标所确定的指导原则，是卫生工作发展的总方向，是卫生工作基本政策的总概况。

(一)新中国的卫生工作方针

建国初期，我国政府面对旧中国遗留下来的极端落后的卫生状况，根据社会主义卫生事业的本质及卫生事业发展的基本规律，于 1952 年确定了新中国的卫生工作方针，即："面向工农兵，预防为主，团结中西医，卫生工作与群众运动相结合。"在这四大卫生工作方针指引下，我国建立起遍布城乡的三级医疗预防保健网，培养壮大了一支专业齐全的医药卫生技术队伍，且继承和发扬了祖国医学遗产。由此，国民的基本医疗条件得以保证、生活环境得以治理、劳动条件得以改善、饮水与食品卫生得以保障、妇女儿童保健水平得以提高，使疾病控制取得举世瞩目的成就，人民健康水平不断提高。

(二)新时期的卫生工作方针

随着市场经济的建立和发展，医疗卫生工作的改革开放，给卫生工作带来新的问题和矛盾。故在新中国成立后卫生工作经验的基础上，面对新的形势，于 1990 年《中国卫生发展与改革纲要(1991－2000 年)》，提出了我国新时期卫生工作方针："预防为主，依靠科学进步，动员全社会参与，中西医并重，为人民服务。"1997 年又重新确定了新时期的卫生工作方针，《中共中央、国务院下达关于卫生改革与发展的决定》明确指出，新时期卫生工作方针是："以农村为重点，预防为主，中西医并重，依靠科技与教育，动员全社会参与，为人民健康服务，为社会主义现代化建设服务。" 该方针的核心是为人民健康服务，为社会主义现代化建设服务，这是党和政府对卫生事业的要求，也是卫生工作的方向。并根据我国的基本国情，特别强调了以农村为重点，预防为主，中西医并重。新的卫生工作方针在继承和发扬原卫生工作方针的基础上，赋予了新的含义和时代特征，由此，大大促进了我国卫生事业的发展，取得了巨大的成就。

七、21 世纪卫生事业中的预防医学

(一)预防医学已成为现代医学发展的主导趋向

从古至今，人类在预防疾病和保障健康所采取的措施成就所示，预防为主是最经济、最有效、最根本的卫生措施，无论对个体或社会都有明显的社会和经济效益。我国一直把"预防为主"作为卫生工作的基本方针，使国民生活质量和健康得到不断的改善和提高。再是，随着经

济的发展、社会的进步,人类健康要求的提高,人们更加关注的是预防疾病和生活质量。还有,随着医学模式与健康观的转变,以及疾病三级预防策略的贯彻与实施,预防医学的观念已经越来越多地融入临床医学、康复医学和基础医学中。因此,预防医学在现代医学中的地位不断提高,已成为现代医学发展的主导趋向。

链接 **形象的比喻(上游与下游的思考)**

公共卫生学家阿什顿(Ashton J.)形象地把临床医学比作守卫在激流下游的救生员,整日忙于搭救落水者,以致没有时间或没有意识到要去上游去看看为什么会有那么多人落水,如何防止他们落水。而预防医学所做的工作正是寻找线索的"上游思考",探明导致疾病的根源,从源头上采取干预措施,有效地解决健康问题,防止疾病的发生。

(二)预防医学的发展趋势

随着现代医学模式的建立和完善,基于整体健康观,21 世纪预防医学发展趋势主要体现在:①学科发展分化与综合相结合,各学科的交叉、渗透、综合为主导方向,包括预防医学与临床医学、基础医学、康复医学及其与非医学学科的交叉、渗透及综合;②疾病的研究从三个纬度、四类影响健康因素的整体出发,综合判断;③研究重点、热点为环境与健康的问题,特别是社会环境与健康的关系;④研究方法趋于以宏观研究为主的微观研究与宏观研究相结合,以现场研究为主的实验室研究与现场研究相结合,以循证方法为主的传统方法与循证方法相结合;⑤预防与保健、医疗、康复、健康教育、计划生育相结合,推动六位一体的社区卫生服务;⑥医学预防与社会预防的关系,将以社会预防为主。此外,随着分子预防医学的迅速发展,预防医学研究将更加全面与深化。

(三)预防医学已成为 21 世纪医学教育中的重要内容

1988 年世界医学教育峰会发布的"爱丁堡宣言"提出的"医学教育的目的是培养促进全民健康的医生"。此后,世界卫生组织提出了"五星级医生"的要求,作为全球性策略,即指未来的医生应具备 5 个方面的能力:①卫生保健提供者,即能根据病人预防、治疗、康复的总体需要提供卫生服务;②医疗决策者,即能从伦理、费用与病人等方面综合考虑和合理选择各种诊疗新技术;③健康教育者,即能承担健康教育的任务,有效地促进个体和群体的健康;④社区卫生领导者,即能根据个人、家庭、社区、社会对卫生保健的需求做出相应的反应及参与卫生决策;⑤卫生服务管理者,即能协同卫生部门及其他社会机构开展卫生服务管理。1995 年世界卫生组织大会决议,提出实现全球卫生战略目标的医学教育和实践的再定向,决议要求利用现有资源,使现代医学实践更好地适应个人和社区卫生保健需求,同时会议鼓励所有国家进行医学教育和实践的改革,以提高卫生保健的相关、优质、高效和公平性的服务。因此,加强预防医学理念的教育已成为 21 世纪医学教育中的重要内容。

八、医学生学习预防医学的目的

医学生学习预防医学的目的在于以下几点。

1. 完整地认识现代医学的目标和内涵,透彻地理解健康、健康相关因素和疾病的关系,应用疾病三级预防的原则做好医疗卫生保健服务工作。

2. 深化对现代医学模式的认识，培养良好的医德和全心全意为人民服务的观念。

3. 树立预防为主的观念，将预防意识纳入日常工作中去，运用预防医学的思维方法及预防医学的理论、知识和技能去观察、分析、处理疾病与健康问题，提供高效率、高质量的预防服务。

4. 具备运用预防手段洞察、处理公共卫生事件的能力。

5. 具有预见和组织管理能力。

6. 为进一步接受继续教育奠定基础。

复习指导

1. 预防医学的概念涵盖了研究对象、方法、任务、措施、目的和范畴；预防医学研究内容大体涵盖4个方面；预防医学区别于临床医学主要具有五大特点。公共卫生源于预防医学，与其相伴，但不同于预防医学。

2. 预防医学发展经历了5个阶段、3次卫生革命。

3. 医学模式的核心是医学观，其在医学发展史上主要的两个标志是生物医学模式和生物-心理-社会医学模式。健康观是在一定医学模式基础上人们对健康与疾病本质的认识，现代健康观与传统健康观相比具有3大特征。

4. 健康决定因素分4类12项。健康生态学模型由内向外分5层，其从两个方面强调了生态环境与个体、群体乃至人类健康的关系。

5. 疾病自然史是指疾病从发生到结局的全过程，根据时间顺序及有无症状和体征分为四个阶段，其连续过程，对个体而言称为健康疾病连续带，对群体而言则视为疾病分布或健康问题分布的连续性。

6. 疾病的三级预防策略是指根据疾病自然史及健康决定因素的特点，采用3个不同等级的相应预防措施，即病因预防、临床前期预防和临床预防，以阻止疾病的发生、发展和恶化的策略。

7. 我国卫生工作方针不同时段赋予不同的含义与不同的时代特征。

8. 预防医学已成为现代医学发展的主导趋势，其发展趋势主要体现在6个方面。预防医学理念教育已成为21世纪医学教育中的主要内容。

9. 医学生学习预防医学的目的主要有6个方面。

（王福彦）

第一篇

PART 1

常用医学统计方法

第 1 章　医学统计学概述

chapter 1

学习要求

着重学习医学统计学的定义与研究的主要内容，医学统计学工作的基本步骤，把握搜集、整理与分析资料的基本知识与技能，知晓医学统计学中常用的基本概念。

第一节　医学统计学的定义与基本步骤

一、医学统计学的定义

当今人类社会已进入科技高速发展的时代，信息的传播和交流瞬息万变，为适应时代发展的要求，必须加快认识世界、改造世界的步伐。统计学(statistics)正是研究数据搜集、整理、分析的一门科学，它能帮助人们分析已有的信息资料，达到去伪存真、去粗取精，正确认识世界内在规律的目的。生物科学明显有别于其他学科，其具有生命特征，在不同类别、种系、个体之间存在千差万别的变异，因而必须采用特殊的方法进行数据处理与分析，经过长期的实践，逐渐形成特有的学科——生物统计学(biostatistics)。由于医学领域的研究对象是人，因此，其研究的属性更具特殊性、复杂性及生物变异性，并受诸多社会、心理、环境因素的影响，尤应借助统计学的方法进行数据处理与分析，以便透过偶然的表观现象认识其内在真实规律，不断提高医药卫生服务质量、保障人群健康、推动各项医药卫生事业的发展。因此，它需要特有的统计方法——医学统计学(medical statistics)为其服务。

医学统计学是应用概率论和数理统计的基本原理和方法，研究医学领域中数据的搜集、整理与分析的一门科学，是我们认识医学领域客观规律的一种工具。

医学统计学研究的对象是人及与人体健康有关的各种因素。作为来自人群的、具有变异特征的数据资料具有变异性，例如同为健康人，即使年龄、性别相同，其身高、体重、血压、脉搏等数值也可能有所不同，甚至同一个人在同一天不同时间段的血压、脉搏等数值也不相同，这种差异即变异(variation)。变异可谓无所不在，探索变异的规律不仅要求在同质(homogeneity)基础上进行，还需要在一定数量的同质对象上进行，同质能保证所探索的规律具有客观性。例如比较两种抗生素治疗肺炎病人的效果差别，就必须要求研究对象全部都是肺炎病人，若将正常人或肝炎病人作为研究对象混入其中，必然影响研究结果的准确性。变异既有内在的规律性，又受诸多偶然因素的影响，如果不排除这些偶然因素，研究结果的准确性就会受到影响。因此，医学统计学的研究对象往往需要一定的数量，只有重复观察才可保证变异呈现稳定的趋势。

二、医学统计工作的基本步骤

设计(design)、搜集资料(collection of data)、整理资料(sorting of data)与分析资料(analysis of data)是医学统计工作的四个基本步骤。

(一)设计

进行统计工作与统计研究前，必须有一个周密的设计。所谓设计是根据研究目的，制定总的研究方案，包括对研究对象设置纳入、排除标准，确定样本含量、样本的获取方法，实验组与对照组的分组原则，观察指标精确度的确定，实验过程中的质量控制，拟使用的统计方法等。

开始设计前应对所研究的问题进行深入的了解。为此，需要广泛查阅各类参考文献、临床记录等历史资料来了解实际情况。此外还应与相关专业的专家共同协作共同设计研究方案。医学研究设计除包括医学专业方面的考虑和设计外，还须根据统计学基本原理和方法，结合所需研究项目的特点进行统计设计，两者有机结合才是一个完整的医学研究设计。而良好的医学科研设计既能达到用较少的人力、物力和时间以取得较好的效果，又能有效控制各种误差与偏倚的干扰，圆满解答研究假设所提出的问题。

设计者在进行研究设计的构思过程中，以下几个问题最为关键：①如何进行抽样？如何安排设计所规定的干预措施或称为处理因素？②要达到研究目的应抽取多少个观察单位？③如何在诸多的影响因素中，分离出研究因素对结果的效应？即如何设置对照？这也是实验设计的三个基本原则所要回答的问题(详见第 6 章)。

按在研究过程中是否对研究对象进行干预可将研究设计分为调查设计与实验设计。若研究者旨在客观地描述研究总体，未施加任何干预措施，这类设计属于调查设计。如调查某地学龄儿童缺铁性贫血的患病率、新生儿畸形发生率、高血压患病率、艾滋病的传播特点等，其目的在于了解某一事物的实际情况(如疾病的危害程度)以便为防治疾病提供依据，整个研究过程中未使用任何干预措施，只是对研究对象进行横断面的调查。实验设计则是在控制非实验因素干扰的前提下，主动采取干预措施并观察干预后的效果，以此回答研究假设所提出的问题。如研究大豆异黄酮是否能降低大鼠血中胆固醇的含量，首先将若干实验条件相近的大白鼠随机分为两组，分别用高胆固醇饲料和高胆固醇加大豆异黄酮混合饲料作为干预措施，实验过程中控制其他非实验因素对实验结果的影响，经过观察和比对，得出大豆异黄酮是否有降低胆固醇作用的结论，在上述设计中给予的两种饲料(高胆固醇饲料、高胆固醇加大豆异黄酮混合饲料)即为实验干预，此类设计属于实验研究设计。由此可见，实验研究与调查研究不同之处在于，实验研究中研究者可主动加入干预措施，并根据研究目的控制必要的非实验因素。

(二)搜集资料

搜集资料指采取各项措施取得准确可靠的原始数据的过程，是统计工作的基础。医学统计资料主要来自以下几个方面。

1. 统计报表　如法定的传染病报表、职业病报表、医疗卫生机构定期逐级上报的统计报表等。这些报表由国家有关部门统一设计，要求各级医疗卫生机构定期逐级上报，是提供居民健康状况、医疗卫生机构工作与医疗卫生事业发展的主要数据。报表要做到准确、完整、及时，要加强对漏报、错报、重报等问题的督查与处理，以充分保证基础资料的可靠性。

2. 日常医疗卫生工作记录　如卫生监测记录、健康检查记录、门诊病历、住院病历等，做到登记记录完整准确。尽管病历是医疗工作的重要记录，但在分析利用时仍应注意其局限性。

3. 相关数据　指根据医学研究目的进行的专题调查或试验而获得的数据。

4. 统计年鉴与统计数据专辑　可在相应的出版物中查询获取。

(三)整理资料

整理资料指根据设计要求将原始数据按数据质量或数量特征归纳分组，使资料得以净化、系统化与条理化，以便为下一步计算与分析打基础的过程。所谓净化是指对原始数据的清理、检查、核对与纠错的过程。所谓系统化、条理化是指根据研究目的将数据合理分组并归纳汇总等。例如，要分析对比某项指标的性别差异，必须先将原始数据分为男、女两组进行归纳汇总；若再要分析对比某项指标的年龄差异，必须将原始数据在按性别分组的基础上再按年龄分组汇总。一般来讲，整理资料包括以下内容。

1. 资料的审核　内容包括以下几方面。

(1)逻辑性审核：检查所获资料中有无不合理或相互矛盾的地方；对搜集来的各种统计图表进行重新计算、复核，检查报表(或报告卡)的纵向、横向合计与总合计是否吻合，并从专业角度对资料的合理性进行检查；利用历史资料时要注意审核参考文献的可靠程度等。如退休的年龄不应出现＜20 岁的数字，出生婴儿的体重不应出现＞10 000g，男性患者的调查表中不应出现妇科疾病的名称，7 岁以下年龄的人群不应出现文化程度为本科这样的学历等。

(2)一致性审核：从专业的角度进行审核，如诊断与疗效的评定标准是否统一，胃镜下萎缩性胃炎的严重程度与评定标准是否一致，统计资料与统计对象的性质是否一致，所使用的统计口径、计算方法、分组要求是否相同，是否按照统一规格和标准搜集等。

(3)真实性审核：对搜集到的资料根据已有的经验和常识进行判断、辨别，发现有疑问应及时进行核实，排除其中的虚假成分，保证资料的真实性。

(4)完整性原则：检查研究资料是否按要求搜集齐全或填报清楚，应被调查的问题和事项是否都已查询无漏。

2. 资料的汇总　有时为进行统计分析需要对原始数据进行加工，将其转化为频数分布表。例如，将年(月)龄进行分组，计算各组所得的频数编制频数分布表(frequency distribution table)，它不仅能表示观察值的分布情况，同时还有利于计算各类统计指标等。

资料汇总常用的方法有手工汇总、计算机汇总等。手工汇总不但工作量大而且费时、容易出差错；计算机则能克服上述缺点，可以将原始资料直接输入计算机，只要编好程序就能一次性打印出所需要的统计表，不但速度快而且质量高。

(四)分析资料

分析资料即统计分析，是根据研究目的并结合专业知识对资料进行统计描述与统计推断，计算统计指标，反映资料的综合特征(亦称综合指标)，阐明事物内在联系与规律并做出恰如其分的结论。分析资料包括统计指标的选择、计算，统计图、表的绘制等。本教材的第 2 章至第 6 章均就统计分析进行了讲解。

> **要点提示**　设计及资料的搜集、整理、分析是统计工作的基本步骤。

尽管人为的将统计工作分为以上4个步骤，但它们是紧密联系、不可分割的整体，缺少任何一步，都会影响整个统计研究的结果。

三、医学统计学的主要内容

医学统计学的主要内容包括设计及统计分析方法的应用，其中分析方法又可分解成统计描述和统计推断两部分。

(一)统计研究设计

在进行统计研究前必须有一个周密的研究设计。首先通过广泛查阅相关医学参考文献对所研究的问题进行了解，掌握其研究进展及现状，再与相关专业的专家共同协作完成设计。设计的内容包括对资料搜集、整理和分析全过程的设想和安排。一个良好的医学科研设计能达到用较少的人力、物力和时间取得较好的效果，并有效控制各种误差与偏倚的干扰，圆满回答研究假设提出的问题。

(二)常用的统计方法

1. 统计描述　统计描述(statistical description)是反映资料的分布规律及其数量特征，了解其数据资料高低、大小、强弱等大体态势与一般规律的一种统计方法，是进行统计推断的基础。统计描述常用统计表与图、统计指标等进行说明。

2. 统计推断　统计推断(statistical inference)是运用概率论等方法，通过判断抽样误差的可能性大小，来确定差异是因为本质因素所导致还是因为偶然因素(即抽样误差)所致，从而获得对总体情况的正确推论。统计推断包括总体指标的估计(亦称参数估计)与显著性检验，如 t 检验、u 检验、方差分析、χ^2 检验、秩和检验、二项分布和泊松分布(poisson distribution)的应用、线性回归和相关、协方差分析等。

(三)临床常用的统计方法

1. 临床工作中常用的统计方法包括随机对照试验、交叉设计、配伍组设计、2×2析因设计、诊断与筛检试验设计与评价的统计方法、随访资料的生存分析、信度与效度分析及其应用、Meta分析及其在医学中的应用等。

> **要点提示**　统计描述是反映疾病与卫生资源的分布特征，统计推断则是透过偶然性的背景去识别危险因素、评价卫生措施及进行科学决策。

2. 常用医学人口和疾病统计指标、寿命表的编制原理及其在医学上的应用等。

3. 多因素分析的统计方法包括多元回归与相关、Logistic回归、Cox比例风险回归等。

第二节　医学统计学的基本概念

一、总体与样本

任何统计研究都必须首先确定观察单位即个体，它是统计研究中最基本的单位。观察单位可以是一个人、一个家庭、一个地区、一个样品、一个采样点等，每次研究中观察单位必须依研究目的而定。

1. 总体　总体(population)是根据研究目的确定的同质观察单位的全体，是同质观察单位某种观察值(变量值)的集合。如要研究某市某年第一季度院内感染的问题,那么该市规定时期内所有医院的住院病人均为研究对象;如果要研究该市同期妇产科院内感染的问题,那么总体就特指该市规定时期内所有设有妇产科病房的医院的所有妇产科住院病人,这一总体显然比前一总体小。同质基础是同地区、同季度、同病区。上述总体具有明确的时间、空间范围,称为有限总体(finite population)。但许多情况下总体是抽象的、是无法界定的,如研究用某药治疗缺铁性贫血的疗效,这里总体的同质基础是贫血患者,同时用某药治疗,该总体应包括用该药治疗的所有贫血患者的治疗结果,是没有时间和空间范围限制的,因而观察单位数无限,称为无限总体(infinite population)。

许多情况下要直接观察总体的情况有时是很难的、有时则根本无法进行,即医学研究的总体大多是无限总体,即使对有限总体而言,若包含的观察单位过多也要花费较大的人力、物力、财力,既没有必要甚至也不可能。如乳制品(奶粉、奶酪等)的卫生检查,不可能将所有乳制品打开一一检验。因此,在实际工作中经常是从总体中抽取样本,通过对样本的统计分析获取信息来推断总体特征。

为此,医学统计学常采用抽样研究来解决这一难题。抽样研究是从总体中按某种随机规律选取一些观察对象组成一个样本进行研究。

2. 样本　样本(sample)就是总体中有代表性的部分。为使样本具有代表性应保证以下两点:一是采用随机抽样的方法,二是保证样本具有足够的含量。抽样研究获取的样本具有一定的代表性信息,再通过统计推断的方式,将样本所获取的信息扩展到总体,从而获得关于总体特征的结论,达到统计研究的目的。例如,上述研究某市第一季度妇产科院内感染的课题,在抽样研究中,先采用随机的方式选取部分不同等级的医院而不是全市所有的医院,了解其第一季度的院内感染率,然后通过统计推断的方法,获得全市所有设有妇产科病房的医院第一季度的院内感染率。

> **要点提示**　抽样研究的目的是用样本的统计量来推断总体的参数。

这里需要强调,抽样研究只是一种手段而不是目的,抽样研究的目的是用样本的信息去推断总体的特征。

> **问题讨论**　美国1954年实施的旨在评价索尔克(Salk)疫苗预防小儿麻痹或死于脊髓灰质炎效果的临床试验中共有180万儿童参与,约有1/4参与者得到随机化,有人认为这180万儿童应被认为是一份样本,而不应被确定为研究总体,你认为上述观点是否正确?若该试验最终肯定了索尔克疫苗的效果,此结论是应针对所有使用索尔克疫苗的儿童还是仅针对上述180万儿童?

二、变量与资料

(一)基本概念

在总体确定后,研究者应对每个观察单位的某项特征进行测量和观察,这种特征称为变量。对变量测量所获取的数值称为变量值(value of variable)或观察值(observed value)亦称为资料。例如,以人为观察单位调查1—3岁儿童的生长发育情况,儿童的性别变量分为男性和女性,身高变量有高有矮。

(二)资料类型

1. 计量资料 计量资料(measurement data)亦称定量资料,或数值变量资料,是通过测量所获取的数据,其变量值是定量的,表现为数值形式,有大小差别,一般具有度量衡单位,如调查某地某年5岁女童的身体发育状况,以人为观察单位,每名女童的身高(cm)、体重(kg)、血压(mmHg或kPa)、坐高指数(%,坐高/身高)等均属计量资料。

2. 计数资料 计数资料(enumeration data)亦称分类资料(categorical variable)或定性资料(qualitative data)。是按属性或类别事先将研究对象进行分组、然后清点各组研究对象的个数而得的数据。如按性别将男、女分为两组,按检测结果分为阳性、阴性等。计数资料的观察值是定性的,表现为互不相容的类别或属性,具体有以下两种情况。

(1)无序分类(unordered category)

①二项分类:如以每个学生为观察单位,检查某小学学生大便中的蛔虫卵情况,结果可以是蛔虫卵阳性或阴性;又如以每个患者为观察单位,用某药治疗某病患者后观察治疗的疗效,结果分为治愈与未愈两类,两类间互相对应,彼此互斥。

②多项分类:如观察某人群的血型,以人为观察单位,血型分为A型、B型、AB型与O型,为互不相容的多个类别。

(2)有序分类(ordinal category):各类间存有程度的差别,给人以"半定量"的概念,亦称等级资料(ordinal data)。

等级资料是将观察对象按照某种属性的不同程度分组,然后清点各组数目所获取的资料。如将贫血的严重程度分为轻度、中度、重度3个等级;将化疗效果分为显效、有效、好转与无效4个等级等。等级资料自身是计数类型的资料,即是具体的对象个数,但同时又有计量的内涵,例如,尿糖(++)与尿糖(+)相比,虽然无法知道数量上具体相差多少,但肯定(++)的尿糖量高于(+)。

实际上,资料类型的划分是根据研究目的而定,目的不同各类变量间可以互相转化。如以人为观察单位观察成年女子的血红蛋白量(g/L),所获数据属于计量资料;若按血红蛋白正常与异常分为两类,可按二项分类资料处理;若按贫血的诊断标准将血红蛋白含量分为5个等级,重度贫血、中度贫血、轻度贫血、正常、血红蛋白减少时,可按等级资料处理。有时亦可将分类资料数量化,如将多项分类资料的治疗结果赋以分值,分别用0、1、2、……表示,则可按定量资料处理。在数据资料进行转化时应掌握从高等级资料向低等级资料转换,因此,临床数据搜集或实验搜集时应注意尽量收集计量资料。

> **要点提示** 医学资料有计量资料与计数资料两种基本类型,两者相互间存在一定的转化关系,一般只能由多信息量数据向低信息量数据转化。

由于各种统计分析方法是针对特定的医学科研数据而设计的,因此,对于初学者来说,正确区分资料的类型是至关重要的。实际工作中有两条准则可帮助我们区分计量资料和计数资料。如对于计量资料而言:①多由任意数组成,既可以是整数,也可以是小数(如血清总蛋白含量为18.2g/L);既可以是正数,也可以是负数(如测定的温度为−23.7℃)。②往往有明确的计量单位,如体重用千克(kg)、肺活量用毫升

(ml)等。对于计数资料而言:①只能是≥0 的整数,不可能有小数和负数;②一般不标记度量衡单位,因为多是以“个”来衡量的。

问题讨论

某人记录了 50 名病人体重的测量结果:<50kg 的 15 人,50－70kg 的 38 人,>70kg 的 24 人,上述资料应属何种类型的资料?

三、抽　　样

从总体中抽取样本一定要遵循科学原则。一般来说，一个样本应具有“代表性(representation)”“随机性(randomization)”与“可靠性(reliability)”,两个样本之间应具有“可比性(comparability)”。

(一)代表性

要求样本能够充分反映总体的特征,为此应根据研究目的对总体有一个明确的规定。例如,要调查华东地区成年男子的白细胞数的正常值,我们可以规定研究对象为体温正常、无急性病、无血液及消耗性疾病、肝在肋缘下 0.5cm 以内、血红蛋白在 125g/L 以上、血小板在 100×10^9/L 以上的华东地区 18 岁以上的成年男子,此外必须做肝功能、X 线检查及某些血液学检验等,那么所抽取的样本中的每个个体都必须做上述检查,并符合上述规定,这样的样本才具代表性。

(二)随机性

即需要保证总体中的每个个体都有均等的概率被抽作样本,避免主、客观的“偏性”。必须指出,随机化抽样绝不等于随意抽样。例如,将 30 只小鼠分为两组。如果闭上眼睛,随意抓取 15 只作为第一组,留下的作为第二组。表面上看是随机的,实际却是不随机的。因为体壮、活泼性强的小鼠难于抓获,故大部分留在第二组,两组的活泼性是不同的。随机性包括抽样中的随机性与分配中的随机性。为保证抽样的随机性,可采用机械抽样法、分层抽样法及利用随机数字表抽样等方法来解决此问题,具体可参阅有关书籍,本处从略。

要点提示

随机抽样不是随意抽样,应根据科研要求做好设计,再按设计进行随机抽样,并在分组时亦体现随机性。

(三)可靠性

即实验的结果要具有可重复性,要求由样本得出的结果所推测总体的结论有较大的可信度。由于个体间存在差异,只有观察一定数量的个体后方能体现出其客观规律性。如果根据极少的几例就下结论,这种结论可靠性差,体现不了规律,可能被后人所否定。每个样本的含量越大可靠性也会越大,但随着样本例数的增加,人力、物力都会“消耗”增多,所以应以“足够”样本含量为准。究竟需要多少样本为宜,它与所观察的指标变异程度等因素有关。

(四)可比性

可比性是指处理组(临床设计中称为治疗组)与对照组之间,除处理因素不同外,其他可能影响实验结果的因素要求基本相同,也称为齐同对比原则。如果进行两个或多个样本之间的比较，则要求各样本之间应具有可比性。例如，有人研究两种不同中草药对慢性支气管炎的疗效，用两组病人做比较，第一组病人选取农民，治疗时间在1－2月份，第二组病人选取工厂工人，治疗时间在3－5月份，其结果认为第二组疗效显著高于第一组。这个结论显然不可靠，因为不仅农民与工人的工作性质不同，更关键的是第二组病人的治疗时间是在天气回暖的季节，慢性支气管炎的症状有可能自行缓解。这就难以区别疗效到底是由于药物的作用还是天气回暖的关系，这种对照组的设置不具备可比性。

不同医院的住院病人差别较大，相互作比较时尤其要注意其可比性。大医院或有特色的医院在接受治疗的病人中可能重病人、疑难杂症者比例较高，小医院或基层医院一般是轻症病人比例较高，这两类医院的住院病人病死率是不具备可比性的，如一定要进行比较则需标准化后方可进行比较。

四、误　　差

误差泛指实测值与真值之间的差距，按其产生的原因与性质可粗分为随机误差与非随机误差两类，而后者又分为系统误差与非系统误差两类。

（一）随机误差

随机误差是一类不恒定的、随机变化的误差，往往由多种尚不能控制的因素引起。如由于个体差异的存在，使得抽样过程中样本统计量与总体参数之间出现差距，这种误差即为随机误差。随机误差不可避免，抽样研究必然存在随机误差，误差大小取决于总体中个体差异的大小和抽取样本含量的大小，其变动具有一定的规律性，但由于造成随机误差的影响因素太多太复杂，以至于无法掌握其具体规律，只能用数理统计的方法加以估计。研究和应用抽样误差及其规律是医学统计学的重要内容之一。

（二）系统误差

在资料搜集过程中，由于试剂没有标定、仪器没有校正、标准没有统一等原因导致的测量结果有倾向性的偏大或偏小的误差，称为系统误差，系统误差应严格控制、力求消除，否则系统误差将影响结果的准确度。

（三）非系统误差

在试剂、仪器已校正，操作方法已统一的情况下，由于各种偶然因素导致的差异，称为非系统误差，如仪器失灵、抄错数字、点错小数点、写错单位等，亦称过失误差。非系统误差变动的倾向不稳定，产生的原因不甚明了。因此，应严格控制各种研究条件，通过认真检查与核对予以清除，否则非系统误差会影响研究结果的准确性。

五、概　　率

> **要点提示**　小概率事件不发生原则是指在一次试验或观察中该事件发生的可能性很小或基本不发生，习惯上将 $P\leqslant 0.05$ 称为小概率事件。

大多数医学研究的现象都是随机现象，如用相同治疗方法治疗某病的一群患者，只知道治疗后可能有治愈、好转、无效、死亡4种结果，但对一个刚入院的该病种的患者，治疗后究竟发生哪种结果是不确定的。这里的每一种可能发生的结果都是一个随机事件，亦称偶然事件或简称事件。概率(probability)是描述随机事件发生的可能性大小的数值，常用 P 表示。P 是一个介于0～1(或

0～100%)的数值,概率值越逼近1,表明事件发生的可能性越大,概率值越逼近0,则事件发生的可能性越小。当 $P=1$ 时,表示该事件一定会发生,当 $P=0$ 时,表示该事件一定不会发生,它们是确定性事件,不属于随机事件,但可把它们看成随机事件的特例。

在医学统计学中,一定发生和一定不发生的事件是很少的,即概率为0或1的情形几乎没有,而更多的是大概率或小概率的事件。习惯上将 $P\leqslant 0.05$ 称为小概率,表明在一次试验或观察中该事件发生的可能性极小,或可视为不会发生。

第三节　学习医学统计学的意义与注意事项

一、医学统计学在实际工作中的运用

1. *系统积累和表达临床经验*　临床工作中,高年资医生比年轻医生经验丰富往往在于其见多识广,实际上,这些经验都可以整理和表达为统计信息,只是不少医生意识不到这一点,将这些宝贵的经验视为"只能意会不能言传"的。掌握一定的统计学知识,可将积累的临床经验,通过整理和分析,转变为系统的统计信息,使人类的医学知识库不断充实和发展。

2. *撰写研究报告和阅读书刊*　医学研究往往涉及大量的数据,但在撰写研究报告时,只能使用经过整理和归纳的统计指标及统计表或统计图表达。此外,在阅读国内外医学学术书刊时,不可避免地会涉及统计学名词和概念,如不具备统计学基本知识,撰写研究论文时可能达不到学术论文的统计学要求。阅读学术期刊时,则不能判断别人研究结果的可信程度和局限性,更谈不上吸收和借鉴。

3. *完成科研工作*　作为一名医学科研工作者则必须具备统计知识,否则将无法知道其研究结果是否具有科学意义上的可重复性。对一项研究成果的评价常常涉及一系列统计问题,例如,患者分组是否具有可比性?观察对象的数量是否足够?试验结果的误差有多大?研究结果是否适用于观察样本以外的同类对象等?要一一回答这些问题,要求研究者必须在整个研究过程中贯穿和运用统计学的理论和方法。

4. *进行结论分析与推断*　医学研究大多采用抽样研究的方法。抽样研究必然会存在抽样误差,抽样误差又影响利用样本信息解释总体状况的真实性,只有通过统计分析与推断,去除抽样误差的干扰,才能将样本信息"升华"为具有普遍性意义的总体结论。

5. *整理与修正*　从医学科研中获得的原始资料常常是杂乱无章的,通过必要的整理可以从中了解其概貌或基本规律;同时还能提示已获得的资料是否完整、是否具备可分析性等。有时,研究资料还需要做必要的修正。例如,由于各种原因,某些研究对象的资料搜集不全(如某项测定未进行)或数据极度偏差等,即出现缺失值,就需要在数据整理时按照科学的方法进行推算、增补或数学修正,以便适应随后的统计分析。

6. *提示与启发*　对原始资料进行描述,展示资料的一些基本特征,有助于我们了解研究因素与相应结果的关系,启发我们对之做更加深入的探索。例如冠心病的病例对照研究中,通过统计描述发现病人组的平均吸烟量、饮酒量、体重、血脂、收缩压、舒张压6项指标均高于对照组,启发我们深入研究这6项指标以进一步确定它们是否是冠心病的致病因素。

20世纪70年代以来,国际上兴起了对医务工作者,特别是临床医师进行继续教育的培训计划,该计划简称为D. M. E. 计划(design, measurement and evaluation),即设计、测量与评

价方法。其主要内容是应用医学统计学的基本原理与分析方法，结合其他相关学科，引导人们正确阅读文献资料，指导临床日常工作，开展医学科学研究和总结工作经验。此后兴起的循证医学也是应用某些统计方法如 Meta 分析等并结合其他相关学科，进行综合分析，帮助医师得出更为科学可靠的结论，医学统计学是这门新兴学科的重要支柱。此外，我国的新药临床试验逐步走向成熟，要求按照统计学的原则做好临床验证中有关医学统计部分的设计，进行规范的临床观察与总结，临床医师掌握医学统计的基本理论和知识就显得更为必要，因此，医学统计学成为医学生必学的一门重要课程。

二、学习医学统计学应注意的问题

作为医学生在校学习的专业课程，本课程的教学目的是为学生毕业后从事医学与公共卫生领域的研究和实际工作打下一定的统计学基础。为此，学习本课程时应注意以下几点。

1. 重点学习医学统计学的基本概念与方法，掌握各种统计方法的适应范围与应用条件，提高实际运用能力，达到利用所学各种统计方法解决临床实际问题的目的。本课程中许多内容都能帮助医学生建立逻辑思维方法、提高分析问题的能力。例如，由于个体间存在差异，用样本推断总体时由于抽样误差的存在总会出现误差，但这种误差是有规律性的，据此可引出统计推断的理论。

2. 重点学习科研设计的基本思想，培养系统搜集、整理、分析统计资料的工作能力。重视原始资料的完整性与准确性，对数据处理持严肃、认真、实事求是的科学态度，反对伪造与篡改原始统计数据。

3. 重点学习群体健康的评价方法，学会常用统计指标的计算尺度与适用条件，熟悉综合评价人群健康状况，为卫生决策与临床实践提供统计信息。

总之，在学习统计学原理的基础上，应多联系医疗实际情况，综合分析问题、解决问题。只有结合专业特征，客观分析评价实际工作、医学文献、医学科研中的统计问题，才能学好医学统计学。

复习指导

1. 抽样研究是设计群体调查、掌握人群卫生状况与需求的研究方法之一，抽样研究的目的在于用样本推断总体特征。

2. 统计描述是反映疾病或卫生资源的分布特征，统计推断则是透过偶然性的背景识别危险因素、评价卫生措施、进行科学决策。

3. 总体是根据研究目的确定的同质研究对象的全体，按研究对象的范围不同分为有限总体与无限总体。

4. 样本是指从研究总体中抽取的一部分有代表性的个体。

5. 资料类型包括计量资料与计数资料两种，不同的资料性质决定了统计方法的不同。

6. 资料类型间可以相互转化，但只能由信息量多的类型向信息量少的类型转化，即计量资料→有序资料→计数资料→二分类资料的转化。

（余　清）

第2章 数值变量资料的统计分析

chapter 2

学习要求

学会平均水平指标和离散水平指标的计算及应用，牢记正态分布的特点及规律，正确应用正态分布法确定参考值范围；理解均数抽样误差的概念，学会样本均数的标准误的计算，牢记 t 分布的特征及总体均数可信区间的计算，学会假设检验的基本步骤，正确应用 t 检验和 u 检验。

第一节 集中趋势指标

描述一组同质数值变量资料的集中趋势的指标是平均数，它反映一组观察值的平均水平。在医学领域常用的平均数有算术均数，几何均数和中位数。

一、算术均数

算术均数(arithmetic mean)简称均数(mean)，总体均数用希腊字母 μ 表示，样本均数用拉丁字母 $\bar{x}$ 表示。适用于对称分布，尤其是正态分布或近似正态分布的资料。

(一)直接法

用于样本例数较少时(如 $n<50$)，计算公式为

$$\bar{x}=\frac{X_1+X_2+\cdots\cdots+X_n}{n}=\frac{\sum X}{n} \quad \text{(公式 2-1)}$$

式中：$\sum$ 为求和符号，读作 sigma ；$X_1, X_2, \cdots\cdots, X_n$ 为各观察值；n 为样本含量。

例 2-1 有 8 名 12 岁男孩的身高(cm)测量值分别为 160.2，161.1，158.6，157.4，153.8，156.6，162.0，150.9，求其均数。

$$\bar{x}=\frac{160.2+161.1+158.6+157.4+153.8+156.6+162.0+150.9}{8}=157.6(\text{cm})$$

故 8 名 12 岁男孩的平均身高为 157.6cm。

(二)加权法

当变量值个数较多时，先将变量值编制成频数表，用加权法(weighting method)计算均数。

例 2-2　某年某地 100 名 12 岁健康男孩身高(cm)资料如下，计算其均数。

142.5	162.0	162.5	160.4	161.2	158.4	150.8	153.6	158.1	141.8
150.2	162.3	151.7	156.4	156.2	155.5	150.6	158.4	147.8	162.3
155.2	147.3	163.5	163.4	162.2	155.7	166.2	163.5	154.5	150.8
170.0	152.8	148.5	145.8	165.0	164.0	149.5	151.4	157.0	153.6
145.8	152.0	145.5	149.4	152.2	146.7	146.9	160.0	159.2	145.6
160.4	147.6	156.3	155.1	160.8	154.4	149.8	148.9	155.2	151.6
146.8	150.5	157.2	155.6	157.6	170.0	152.9	153.6	158.7	144.5
165.0	154.4	161.0	167.0	156.8	147.7	159.0	155.2	155.4	155.3
142.9	145.5	155.1	160.0	144.7	148.5	161.0	150.5	165.0	169.8
158.0	149.0	154.2	159.8	150.8	153.5	150.8	153.4	158.2	160.0

1. 编制频数表

(1)计算极差：观察值中的最大值与最小值之差称为极差或全距(range)，用 R 表示。本例 $R=170.0-141.8=28.2$(cm)。

(2)确定组数、组段和组距：根据观察值的例数多少确定组数，一般分 8～15 个组段。各组段的起点和终点分别称为下限和上限，某组段的组中值为该组段的(下限＋上限)/2。相邻两组段的下限之差称为组距(class interval)，一般用“极差/组数”得出近似值，再根据专业习惯和便于计算原则适当调整。为方便汇总和计算，第一组段应包括全部观察值的最小值，最末组段应包括全部观察值的最大值并且写出其下限与上限。本例极差为 28.2，拟分为 10 个组段，则组距＝28.2/10＝2.82cm，取整为 3cm；第一组段的下限为 141，第二组段的下限为 144，依次类推，最末组段为 168～171，见表 2-1 的(1)栏。

(3)列出频数表：划分好组段后，将原始数据用划记法录入，得各组段的频数，见表 2-1 的(2)栏。将各组段及其相应的频数列表即为频数表，如表 2-1(1)(2)栏。

频数分布有对称分布和非对称分布。对称分布是指集中位置在中间，左右两侧频数分布大致对称的分布。非对称分布是指频数分布不对称，集中位置偏向一侧，若集中位置偏向较小值一侧，称为正偏态分布；若集中位置偏向较大值一侧，称为负偏态分布。不同的分布类型应选用不同的统计分析方法。

2. 计算公式

$$\bar{x}=\frac{f_1x_1+f_2x_2+\cdots\cdots+f_kx_k}{f_1+f_2+\cdots\cdots+f_k}=\frac{\sum fx}{\sum f} \qquad \text{(公式 2-2)}$$

式中：f 为各组段的频数；x 为各组段的组中值。

本例 $\bar{x}=\dfrac{\sum fx}{\sum f}=\dfrac{15\,510}{100}=155.10$(cm)

该 100 名 12 岁健康男孩身高的均数为 155.10cm。

表 2-1 某年某地 100 名 12 岁健康男孩身高(cm)分布

身高(cm) (1)	频数 f (2)	组中值 x (3)	fx (4)	fx^2 (5)
141～	3	142.5	427.5	60 918.75
144～	10	145.5	1455.0	211 702.5
147～	11	148.5	1633.5	242 574.8
150～	15	151.5	2272.5	344 283.8
153～	19	154.5	2935.5	453 534.8
156～	13	157.5	2047.5	322 481.3
159～	12	160.5	1926.0	309 123.0
162～	9	163.5	1471.5	240 590.3
165～	5	166.5	832.5	138 611.3
168～171	3	169.5	508.5	86 190.75
合　计	100		15 510.0	2410 011

二、几 何 均 数

几何均数(geometric mean)用 G 表示，适用于等比级数资料或原始数据呈正偏态分布，但经过对数变换后呈正态分布或近似正态分布的资料，如血清抗体滴度、细菌计数、体内某些微量元素含量等。其计算方法如下。

1. *直接法*　当观察例数较少(如样本含量 $n<50$)时采用，其计算公式为

$$G=\sqrt[n]{X_1X_2\cdots\cdots X_n}=\lg^{-1}\left(\frac{\lg X_1+\lg X_2+\cdots\cdots+\lg X_n}{n}\right)=\lg^{-1}\left(\frac{\sum\lg X}{n}\right)\quad(公式\ 2\text{-}3)$$

例 2-3　有 6 份血清的抗体滴度分别为 1∶2,1∶4,1∶8,1∶16,1∶32,1∶64,求平均滴度。

将各抗体滴度的倒数代入公式 2-3，得

$$G=\lg^{-1}\left(\frac{\lg2+\lg4+\lg8+\lg16+\lg32+\lg64}{6}\right)=\lg^{-1}\left(\frac{6.321\ 6}{6}\right)=11.31$$

平均滴度为 1∶11.31。

2. *加权法*　当观察例数较多或变量值为频数表资料可采用加权法计算。公式为

$$G=\lg^{-1}\left(\frac{f_1\lg X_1+f_2\lg X_2+\cdots\cdots+f_k\lg X_k}{f_1+f_2+\cdots\cdots+f_k}\right)=\lg^{-1}\left(\frac{\sum f\lg X}{\sum f}\right)\qquad(公式\ 2\text{-}4)$$

例 2-4　某地 46 例乙型肝炎患者的 HBsAg 滴度测定结果见表 2-2，求平均滴度。

表 2-2 46 例乙型肝炎患者的 HBsAg 滴度

抗原滴度 (1)	人数 f (2)	滴度倒数 X (3)	$\lg X$ (4)	$f\lg X$ (5)=(2)×(4)
1∶8	2	8	0.903 1	1.806 2
1∶16	3	16	1.204 1	3.612 3
1∶32	5	32	1.505 1	7.525 5
1∶64	10	64	1.806 1	18.061 0
1∶128	12	128	2.107 2	25.286 4
1∶256	13	256	2.408 2	31.306 6
1∶512	1	512	2.709 3	2.709 3
合计	46			90.3073($\sum f\lg x$)

$$G=\lg^{-1}\left(\frac{\sum f\lg x}{\sum f}\right)=\lg^{-1}\left(\frac{90.3073}{46}\right)=91.88$$

故 46 例乙型肝炎患者的 HBsAg 平均滴度为 1∶91.88。

三、中　位　数

中位数(median)是一个位置指标，它是将一组观察值按由小到大的顺序排列后，位于中间位置上的那个数值，用 M 表示。在全部观察值中，有一半的数据比它小，另一半的数据比它大。中位数可用于各种分布的资料，特别是非对称分布的资料、一端或两端无确切值及分布不明确的资料。

1. *直接法*　当 n 较小时，将观察值由小到大排列，则中位数

n 为奇数时，$M=X_{[(n+1)/2]}$　　（公式 2-5）

n 为偶数时，$M=\{X_{(n/2)}+X_{[(n/2)+1]}\}/2$　　（公式 2-6）

式中：n 为一组观察值的总个数，$[(n+1)/2]$、$(n/2)$、$[(n/2)+1]$为有序数列中观察值的位次，$X_{[(n+1)/2]}$、$X_{(n/2)}$ 及 $X_{[(n/2)+1]}$ 为相应位次上的观察值。

2. *频数表法*　用于观察例数较多或频数表资料。公式为

$$M=L+\frac{i}{f}\left(\frac{n}{2}-\sum f_L\right)$$　　（公式 2-7）

式中：L、i、f 分别为中位数所在组段的下限、组距和频数；$\sum f_L$ 为小于 L 的各组段的累计频数，n 为总例数。

> **要点提示**　三种平均数的计算方法及应用条件不同，实际应用时注意。

例 2-5　测得某地 220 名正常人的血铅值($\mu g/100g$)，见表 2-3，求其中位数。

计算步骤为：①按所分组段由小到大计算累计频数和累计频率，见表 2-3(3)(4)栏；②确定中位数所在组段；③按公式 2-7 求中位数。

表 2-3　某地 220 名正常人的血铅值中位数计算

血铅值(μg/100g) (1)	例数 f (2)	累计频数 Σf (3)	累计频率(%) (4)=(3)/n
0～5	5	5	2.27
5～10	46	51	23.18
10～15	45	96	43.64
15～20	40	136	61.82
20～25	30	166	75.45
25～30	15	181	82.27
30～35	16	197	89.55
35～40	8	205	93.18
40～45	6	211	95.91
45～50	4	215	97.73
50～55	2	217	98.64
55～60	1	218	99.09
≥60	2	220	100.00
合计	220	—	—

由表 2-3 可见，中位数在“15～”组段内，则 $L=15,i=5,f=40,\sum f_L=96,n=220$，按公式 2-7 计算，得

$$M=L+\frac{i}{f}(\frac{n}{2}-\sum f_L)=15+\frac{5}{40}(\frac{220}{2}-96)=16.75(\mu g/100g)$$

问题讨论　某医师测定 5 个人的血清抗体效价分别为 1∶10，1∶100，1∶1000，1∶10 000，1∶100 000，该医师用其倒数求平均数，得平均效价为 1∶22 222。该医师对资料的描述是否正确？应如何描述该资料的集中趋势？

第二节　离散趋势指标

集中趋势指标只反映了变量值分布的一个特征，还需要计算反映描述一组同质变量值之间参差不齐程度的变异指标，只有将两者结合起来才能全面反映资料的分布规律。描述数值变量资料离散趋势的常用指标有极差、四分位数间距、方差、标准差和变异系数。

一、极　　差

极差(range)也称全距，是一组观察值中最大值与最小值之差，用 R 表示。极差大，说明变异程度大；反之说明变异程度小。

极差适用于任何分布的数值变量资料。用它表示一组观察值的变异程度的大小简单明了，计算方法简单。但它没有利用全部数据的信息，易受个别极端值的影响，故该指标的稳定性差。当两组样本例数相差悬殊时，样本例数大的极差也可能较大，故不易用极差作为变异程度的指标。

二、四分位数间距

四分位数为特定的百分位数，用 Q 表示。百分位数(percentile)是将观察值从小到大排列后处于第 x 百分位置上的数值，用符号 P_x 表示。其中 P_{50} 为中位数，下四分位数 $Q_L=P_{25}$，上四分位数 $Q_U=P_{75}$，四分位数间距(quartile interval)即 Q_U-Q_L。其数值越大，变异度越大，反之，变异度越小。四分位数间距比极差稳定，但仍未考虑全部观察值的变异度。它适用于偏态分布，以及分布的一端或两端无确切数值的资料。

计算百分位数的公式为

$$P_x=L+\frac{i}{f_x}(n\cdot x\%-\sum f_L)\qquad(公式 2\text{-}8)$$

例 2-6　求表 2-3 中数据的四分位数间距。

$$Q_L=P_{25}=10+\frac{5}{45}(220\times25\%-51)=10.44(\mu g/100g)$$

$$Q_U=P_{75}=20+\frac{5}{30}(220\times75\%-136)=24.83(\mu g/100g)$$

$$Q = Q_U - Q_L = P_{75} - P_{25} = 24.83 - 10.44 = 14.39(\mu g/100g)$$

三、方差与标准差

为了全面反映一组资料中每个观察值的变异情况，克服极差和四分位数间距的缺点，以离均差$(X-\mu)$表示总体中各观察值的变异。因为$\sum(X-\mu)=0$，不能反映总体的离散程度，所以采用离均差平方和即$\sum(X-\mu)^2$表示。但变异度除与离均差平方和的大小有关外，还与观察值的个数N有关，应取其均数即得到方差(variance)。总体方差用σ^2表示。

$$\sigma^2 = \frac{\sum(X-\mu)^2}{N} \qquad \text{(公式 2-9)}$$

在实际工作中往往总体均数μ是未知的，只能用样本均数$\overline{X}$作为μ的估计值，用样本例数n代替N，代入公式 2-10 中计算方差，但这样算得的方差常常比σ^2要小些，故英国统计学家戈塞特 William Sealey Gosset 提出用n -1 代替n，于是得到了计算样本方差s^2的公式。

$$s^2 = \frac{\sum(X-\bar{x})^2}{n-1} \qquad \text{(公式 2-10)}$$

式中的n-1 称为自由度(degree of freedom)，用 df 或ν表示。

方差的单位是原观察值单位的平方，为恢复原单位，将方差开平方，得标准差(standard deviation)。总体标准差用σ表示，样本标准差用s表示。

$$\sigma = \sqrt{\frac{\sum(X-\mu)^2}{N}} \qquad \text{(公式 2-11)}$$

$$s = \sqrt{\frac{\sum(X-\bar{x})^2}{n-1}} \qquad \text{(公式 2-12)}$$

数学上可证明离均差平方和$\sum(X-\overline{X})^2 = \sum X^2 - (\sum X)^2/n$，于是标准差的计算公式可写成：

$$\text{直接法：} s = \sqrt{\frac{\sum X^2 - (\sum X)^2/n}{n-1}} \qquad \text{(公式 2-13)}$$

$$\text{加权法：} s = \sqrt{\frac{\sum fX^2 - (\sum fX)^2/\sum f}{\sum f - 1}} \qquad \text{(公式 2-14)}$$

例 2-7　求表 2-1 中 100 名 12 岁健康男孩身高的标准差。

由表 2-1 可知$\sum fX^2 = 2\ 410\ 011$，$\sum fX = 15\ 510$，代入公式 2-14，得

$$s = \sqrt{\frac{2\ 410\ 011 - 15\ 510^2/100}{100-1}} = 6.67(\text{cm})$$

标准差表示观察值的变异程度，标准差大，表示观察值的变异程度大，即各观察值离均数较远，均数的代表性较差；反之，标准差小，表示观察值的变异程度小，即各观察值围绕均数的分布较密集，均数的代表性较好。

四、变异系数

变异系数(coefficient of variation)用 CV 表示，可反映资料的相对变异程度。常用于比较度量单位不同或均数相差悬殊的两组或多组资料的变异度。其计算公式如下。

$$CV=\frac{s}{\bar{x}}\times 100\% \qquad \text{(公式 2-15)}$$

例 2-8 某地正常成年男子的身高均数为 172.2cm，标准差为 6.0cm；体重均数为 60.5kg，标准差为 3.2kg，试比较两者的变异程度。

身高 $CV=\frac{6.0}{172.2}\times 100\%=3.48\%$

体重 $CV=\frac{3.2}{60.5}\times 100\%=5.29\%$

可见该地正常成年男子体重的变异度比身高的变异度大。

> **要点提示** 请特别注意变异指标的计算及各指标的适用条件。

> **问题讨论** 某地 30 岁正常男子身高的均数为 170.5cm，标准差为 4.6cm；而该地 3 岁正常男孩身高的均数为 96.2cm，标准差为 3.4cm。请问哪一个年龄段的身高离散程度大。

第三节　正态分布及其应用

一、正态分布的概念

利用表 2-1 的样本数据，绘制直方图，其频数分布的高峰在中间，两侧逐步减少，基本对称。如果将样本含量逐渐扩大，将组段不断减小，图中直条将逐渐变窄(图 2-1A、B)。若将频数分布图各直条顶端的中点连线，可得到一条接近于光滑的曲线(图 2-1C)，这条曲线就称为正态分布曲线。

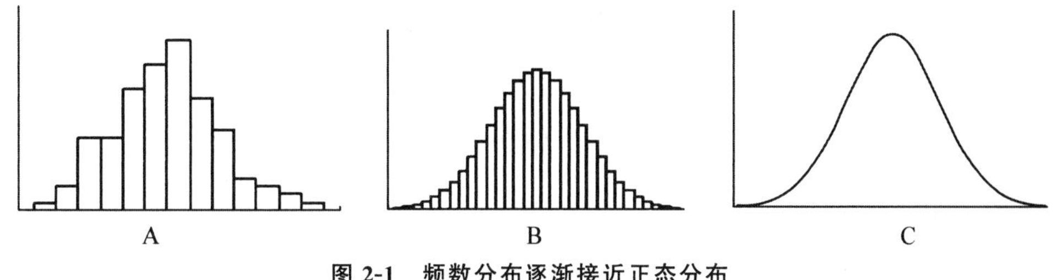

图 2-1　频数分布逐渐接近正态分布

正态分布(normal distribution)是一种最常见、最重要的连续性分布。正态分布曲线是一条高峰位于中央，均数处最高，两侧逐渐下降并完全对称，曲线两端永远不与横轴相交的钟形曲线。

为了应用方便，可以通过变量的 u 变换[$u=(x-\mu)/\sigma$]，使任何一个均数为 μ，标准差为

σ 的正态分布，变换成均数为 0，标准差为 1 的标准正态分布（standard normal distribution），亦称 u 分布。

二、正态分布的特征

正态分布具有以下几个特征：①正态曲线（normal curve）在横轴上方均数处最高；②正态分布以均数为中心，左右对称；③正态分布有两个参数，即位置参数 μ 和形态参数 σ，常用 $N(\mu,\sigma^2)$ 表示均数为 μ，标准差为 σ 的正态分布，用 $N(0,1)$ 表示标准正态分布；④正态曲线下的面积分布有一定的规律。

三、正态曲线下面积的分布规律

正态分布曲线下一定范围的面积占总面积的百分数是固定的。统计学家编制了标准正态分布曲线下的面积分布表（附表 A1），从表中可查到正态曲线下某区间的面积，进而估计该区间的观察值频数占总频数的百分比。实际工作中经常要用的面积分布规律有以下三点，见表 2-4 及图 2-2。

表 2-4　正态分布和标准正态分布曲线下面积分布规律

正态分布	标准正态分布	面积（或概率）
$\mu-1\sigma \sim \mu+1\sigma$	$-1 \sim +1$	68.27%
$\mu-1.96\sigma \sim \mu+1.96\sigma$	$-1.96 \sim +1.96$	95.00%
$\mu-2.58\sigma \sim \mu+2.58\sigma$	$-2.58 \sim +2.58$	99.00%

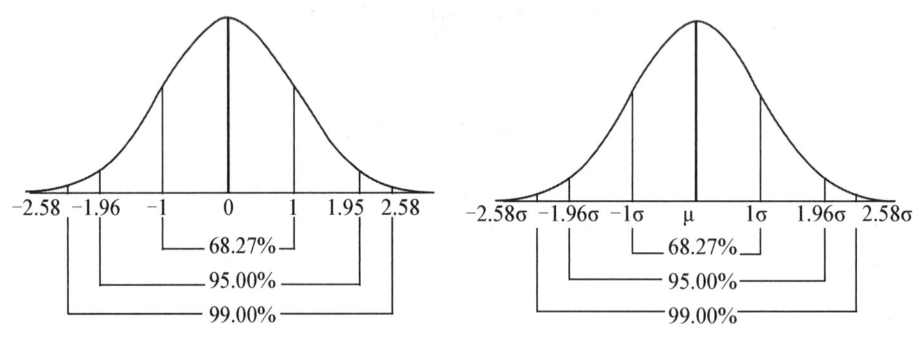

图 2-2　正态分布和标准正态分布曲线下面积分布规律

四、正态分布的应用

（一）估计频率分布

对于正态分布或近似正态分布的资料，可根据正态曲线下面积的分布规律，估计其频率分布。

（二）制定医学参考值范围

医学参考值（medical reference value）是指包括绝大多数正常人的形态、功能和代谢产物等各种生理及生化指标常数，又称正常值。“正常人”并非指没有任何疾病的人，而是指排除了影响研究指标的疾病和有关影响因素的同质人群。这里的“绝大多数”可以是 80%、90%、95%、99%，一般以 95%参考值范围最为常用。由于个体差异的存在，某一生理或生化指标的测定结果并非常数，而是在一定范围内波动，故采用医学参考值范围作为判定某项个体指标是否正常的参考标准。

医学参考值范围分为单侧和双侧界值，这通常依据医学专业知识而定。若某指标过高或过低均属异常（如红细胞、血红蛋白）则取双侧；若某指标过高为异常（如血铅）则取单侧上限；反之，若某指标仅过低为异常（如肺活量）则取单侧下限。根据资料的分布类型选择适当的方法计算参考值范围（表 2-5）。

表 2-5　三种参考值范围估计方法的适用对象和 95%参考值范围的计算公式

方法	适用对象	双侧界限值	单侧上限	单侧下限
正态分布法	正态或近似正态分布资料	$\bar{x}\pm1.96s$	$\bar{x}+1.64s$	$\bar{x}-1.64s$
对数正态分布法	对数正态或近似正态分布资料	$\lg^{-1}(\bar{x}_{\lg x}\pm1.96s_{\lg x})$	$\lg^{-1}(\bar{x}_{\lg x}+1.64s_{\lg x})$	$\lg^{-1}(\bar{x}_{\lg x}-1.64s_{\lg x})$
百分位数法	偏态分布的资料	$P_{2.5}$ 和 $P_{97.5}$	P_{95}	P_5

（三）质量控制

一般情况下，实验中的检测误差服从正态分布，因此，可以用正态分布理论来评价和控制实验的质量。常以 $\bar{x}\pm2s$ 作为实验观测值的上、下警戒限，以 $\bar{x}\pm3s$ 作为实验观测值的上、下控制限。

要点提示　正态分布的特征及正常值范围的计算与应用。

（四）正态分布是许多统计方法的理论基础

许多统计分析方法是建立在正态分布的基础上的，如后面将要讲到的 t 检验、u 检验及相关回归分析等多种统计分析方法均要求分析的指标服从正态分布或近似正态分布。

问题讨论　用所学过的知识解决下面的问题：

1. 某地 100 名 12 岁健康男孩身高均数为 155.1cm，标准差为 3.8cm，估计该地身高介于 160.0～165.0cm 的 12 岁男孩的比例。

2. 某人用例 2-7 资料用正态分布法计算该地正常人血铅值 95%的参考值范围，是否正确？为什么？

第四节　总体均数的估计

一、均数的抽样误差与标准误

医学研究中常常从总体中随机抽取样本，用样本的信息推断总体的特征，这种统计分析方法称为统计推断（statistical inference）。例如，为了解某市 12 岁男孩身高的总体均数，随机抽样调查了该市 100 名 12 岁男孩，测得其身高的样本均数为 155.1cm，由于个体间差异的存在，该样本均数不一定恰好等于该地12岁男孩身高的总体均数。若从该总体中反复多次地随机抽取若干个含量皆为100名的样本，计算每一个样本的均数，这些样本均数之间也存在差异。这种由个体变异产生的，随机抽样引起的样本均数与总体均数之间或各个样本均数之间的差异称为均数的抽样误差(sampling error of mean)。用来描述均数的抽样误差大小的统计指标为标准误(standard error)，用符号 $\sigma_{\bar{x}}$ 表示。

数理统计的中心极限定理表明：从均数为 μ，标准差为 σ 的正态总体中随机抽取例数为 n 的样本，其样本均数服从正态分布；即使是从偏态分布的总体中抽样，当 n 足够大时(如 $n>50$)，样本均数也近似正态分布，该正态分布的均数仍等于原总体均数 μ，样本均数的标准差为标准误 $\sigma_{\bar{x}}$。均数标准误理论值的计算公式为

$$\sigma_{\bar{x}}=\frac{\sigma}{\sqrt{n}} \qquad \text{(公式 2-16)}$$

在实际工作中，总体标准差 σ 常常未知，常用样本标准差 s 作为 σ 的估计值，因此得到均数标准误的估计值 $s_{\bar{x}}$，其计算公式为

$$s_{\bar{x}}=\frac{s}{\sqrt{n}} \qquad \text{(公式 2-17)}$$

由公式2-16和2-17可知，标准误的大小与标准差成正比，与样本含量 n 的平方根成反比，因此，在实际工作中，可通过适当增加样本含量来减少标准误，降低抽样误差。

例如以某地12岁男孩身高的标准差 $\sigma=5.3\text{cm}$，$n=10$ 为例，代入公式2-16，得

$$\sigma_{\bar{x}}=\frac{\sigma}{\sqrt{n}}=\frac{5.3}{\sqrt{10}}=1.68(\text{cm})$$

均数标准误的用途：①用来衡量样本均数的可靠性。标准误越小，样本均数的分布越集中，样本均数与总体均数的差异程度越小，样本均数估计总体均数的可靠性越大；反之，样本均数估计总体均数的可靠性越小。②估计总体均数的置信区间(见本节中的三、总体均数的估计)。③用于均数的假设检验(见本章第五节)。

二、t 分布

为了应用方便，常将正态变量 X 进行 u 转换[$u=(X-\mu)/\sigma$]，使一般的正态分布 $N(\mu,\sigma^2)$ 变换为标准正态分布 $N(0,1)$。同样也可以对样本均数 $\bar{x}$ 这个正态变量进行 u 转换，$u=(\bar{x}-\mu)/\sigma_{\bar{x}}$，经过 u 变换使正态分布 $N(\mu,\sigma_{\bar{x}}^2)$ 变换为标准正态分布 $N(0,1)$。在实际工作中 σ 往往是未知的，常用 s 作为 σ 的估计值，这时对样本均数 $\bar{x}$ 进行的不是 u 变换而是 t 变换了，即

$$t=\frac{\bar{x}-\mu}{s_{\bar{x}}} \qquad \nu=n-1 \qquad \text{(公式 2-18)}$$

统计量 t 不再服从标准正态分布 $N(0,1)$，而是服从自由度 $\nu=n-1$ 的 t 分布(t-distribution)。t 分布与自由度有关，每个自由度都对应一条分布曲线(图2-3)。

t 分布的特征：①以0为中心，左右对称的单峰分布；②t 分布是一簇曲线，其形态与自由度 ν 的大小有关。自由度 ν 越小，则 t 值越分散，t 分布曲线越低平；自由度越大，t 分布越接近 u 分布；当自由度为无穷大时，t 分布就是标准正态分布。

t 分布曲线下面积为95%或99%时对应的界值不是一个常量，而是随自由度的大小而变化。为了便于应用，统计学家编制了 t 界值表(附表A2)。该表的横标目为自由度 ν，纵标目为

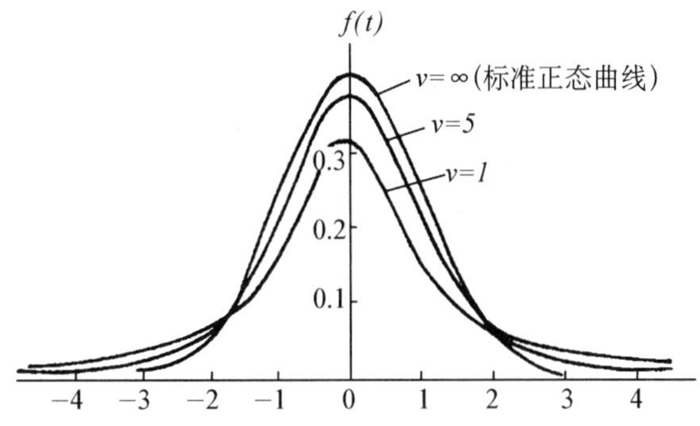

图 2-3　不同自由度下的 t 分布

尾端概率 P(或 α)，表中数值为其对应的 t 界值。表中分别给出了一侧尾部面积称为单侧概率和两侧尾部面积称为双侧概率所对应的 t 界值，记为 $t_{\alpha,\nu}$。从 t 界值中可以看出，在同一自由度下，t 值越大则 P 值越小；在 P 值相同时，自由度越大则 t 值越小，同时越接近 u 值，当自由度为无穷大时，t 值与 u 值相等；在同一自由度下，双侧概率为单侧概率的 2 倍时，所对应的 t 界值相等，如双侧 $t_{0.05,10}$ 与单侧 $t_{0.025,10}$ 相等，均为 2.228。

三、总体均数的估计

用样本统计量(statistic)估计总体参数(parameter)称为参数估计(parameter estimation)。有两种方法，一是点估计(point estimation)，即直接用样本统计量作为总体参数的估计值。该方法简单，但未考虑抽样误差的存在，而抽样误差在抽样研究中是不可避免的；二是区间估计(interval estimation)，即按一定的概率估计总体均数所在的范围，概率(1-α)称为置信度(confidence level)，这个范围称为总体均数的置信区间(confidence interval)，也称为可信区间，常用的置信度为 95％或 99％。可根据资料的具体条件选用以下 3 种不同的方法。

1.σ 已知时，按正态分布原理，用公式 2-19 计算总体均数 1-α 置信区间。

$$(\bar{x}-u_{\alpha}\sigma_{\bar{x}},\bar{x}+u_{\alpha}\sigma_{\bar{x}}) \quad \text{(公式 2-19)}$$

2.σ 未知，但 n 足够大(如 $n>100$)时，这时的 t 分布近似服从标准正态分布，用公式 2-20 计算总体均数 1-α 置信区间。

$$(\bar{x}-u_{\alpha}s_{\bar{x}},\bar{x}+u_{\alpha}s_{\bar{x}}) \quad \text{(公式 2-20)}$$

3.σ 未知且 n 小时，按 t 分布原理用公式 2-21 计算总体均数 1-α 置信区间。

$$(\bar{x}-t_{\alpha,\nu}s_{\bar{x}},\bar{x}+t_{\alpha,\nu}s_{\bar{x}}) \quad \text{(公式 2-21)}$$

例 2-9　测得 10 名心肌梗死患者的 LDH_1 均数为 43.43(U/L)，标准差为 9.54(U/L)，估计心肌梗死患者的 LDH_1 总体均数 95％的置信区间。

$n=10$，n 较小，按公式 2-21 计算总体均数 95％的置信区间。

本例 $\nu=10-1=9$，$\alpha=0.05$，查 t 界值，得 $t_{0.05,9}=2.262$

$(43.43-2.262\times9.54/\sqrt{10},43.43+2.262\times9.54/\sqrt{10})=(36.61,50.25)$

该地心肌梗死患者的 LDH_1 总体均数 95％的置信区间为(36.61,50.25)U/L。

> **要点提示**　均数标准误的计算，t 分布的特征，总体均数的区间估计是 3 个重要的地方。

第五节　假 设 检 验

一、假设检验的基本思想和步骤

(一)假设检验的基本思想

上一节介绍的总体均数的区间估计是统计推断的一个内容,假设检验(hypothesis test)是统计推断的另一个重要内容。现以例 2-10 说明其基本思想。

例 2-10　抽样调查了某地 200 名 13—15 岁低体重男生的身体工作能力[PWC_{170},(kg·m)/min],其均数为 684.4(kg·m)/min,标准差为 62.2(kg·m)/min。已知正常 13—15 岁男生身体工作能力的均数为 734.8(kg·m)/min。试问能否认为低体重男生的身体工作能力与正常男生的身体工作能力的均数不同?

本例两均数不相等的原因有两种可能:一是由于抽样误差所致;二是由于身体发育的原因,低体重男生的身体工作能力不同于正常男生的身体工作能力。如何判断是哪一种可能所引起的?统计学是通过假设检验来回答这个问题的。假设检验是先对总体做出某种假设,然后根据样本信息来推断其是否成立的一类统计方法。

假设有两种:一种是假设该样本来自的总体身体工作能力均数 μ 与正常男生的身体工作能力的均数 μ_0 相同,称为零假设(null hypothesis),用 H_0 表示,即$\mu=\mu_0$;另一种是假设低体重男生与正常男生的身体工作能力的均数不同,称为备择假设(alternative hypothesis),用 H_1 表示,即$\mu\neq\mu_0$。如果算得两者相同的可能性$\leqslant 5\%$,就认为是小概率事件,因此,就可以"拒绝低体重男生与正常男生的身体工作能力的均数相同"的零假设,接受备择假设,可认为低体重男生与正常男生的身体工作能力的均数不同;反之,如果算得的概率 $P>5\%$,则不能拒绝零假设 H_0。

(二)假设检验的基本步骤

1. *建立检验假设,确定检验水平*　零假设用 H_0 表示;备择假设用 H_1 表示。两者都是根据分析目的对总体特征提出的假设。有双侧检验和单侧检验之分,需根据研究目的和专业知识确定。

检验水平(size of a test)亦称显著性水平(significance level),符号为 α,是拒绝 H_0 时的最大允许误差的概率,常取 0.05。

2. *选择检验方法,计算检验统计量*　根据分析目的、设计方案、资料的类型及样本含量的大小选用适当的检验方法,计算相应的检验统计量。

3. *确定 P 值,做出统计推断*　用计算得到的样本统计量与相应界值做比较,确定 P 值。P 值是指从 H_0 所规定的总体进行随机抽样,获得等于及大于(或等于及小于)现有样本统计量值的概率。如果 $P\leqslant\alpha$,结论为按所取的 α 检验水平拒绝 H_0,接受 H_1,差异有统计学意义;相反,如 $P>\alpha$,则按所取的 α 检验水平不拒绝 H_0,差异无统计学意义。

二、t 检验和 u 检验

t 检验的应用条件:样本例数 n 较小,总体标准差 σ 未知,样本来自正态分布总体。两个样本均数比较时,还要求两样本所属的总体方差相等。

u 检验的应用条件:总体标准差 σ 未知但样本例数 n 较大或 σ 已知。

(一)样本均数与总体均数的比较

分析目的是推断样本所代表的未知总体均数 μ 与已知总体均数 μ_0 有无差别。一般将正

常值、理论值、标准值或经大量调查所得到的稳定值作为已知总体均数 μ_0。检验公式为

$$t=\frac{\bar{x}-\mu_0}{s_{\bar{x}}}=\frac{\bar{x}-\mu_0}{s/\sqrt{n}} \qquad \nu=n-1 \qquad \text{（公式 2-22）}$$

例 2-11　经产科大量调查得知，某市婴儿出生体重均数为 3.32kg。今随机测得 36 名难产儿的平均体重为 3.43kg，标准差为 0.38kg。该市难产儿出生体重的均数是否比一般婴儿出生体重均数高？

$H_0:\mu=\mu_0$，该市难产儿出生体重的均数与一般婴儿出生体重均数相同。

$H_1:\mu>\mu_0$，该市难产儿出生体重的均数比一般婴儿出生体重均数高。

$\alpha=0.05$（单侧检验）

$$t=\frac{\bar{x}-\mu_0}{s_{\bar{x}}}=\frac{3.43-3.32}{0.38/\sqrt{36}}=1.737$$

按自由度 $\nu=36-1=35$ 查附表 2 中 t 界值（单侧），得 $0.025<P<0.05$，按 $\alpha=0.05$ 检验水平，拒绝 H_0，接受 H_1，可认为该市难产儿出生体重的均数高于一般婴儿出生体重均数。

当 σ 已知或 σ 未知但样本例数 n 足够大时可选择 u 检验。

（二）配对设计的均数比较

配对设计主要有以下 4 种情况：①自身比较，指同一受试对象接受某种处理前后的比较，目的是推断这种处理是否有效；②同一受试对象两个部位的数据；③同一样品用两种方法（或仪器）检验的结果；④配对的两个受试对象分别接受两种不同处理之后的数据。其目的是推断两种处理的结果有无差别。检验时，首先要求出各对数据的差值 d。理论上，若两种处理无差别时，差值 d 的总体均数 μ_d 应为 0。所以对于配对设计的两样本均数比较可看成是样本均数 $\bar{d}$ 与总体均数 $\mu_d=0$ 的比较。计算公式为

$$t=\frac{\bar{d}-0}{s_{\bar{d}}}=\frac{\bar{d}-0}{s_d/\sqrt{n}} \qquad \nu=n-1 \qquad \text{（公式 2-23）}$$

式中：$\bar{d}$ 为差值的均数，$S_{\bar{d}}$ 为差值均数的标准误，S_d 为差值的标准差，n 为对子数。

例 2-12　某医院对 10 名肝硬化患者采用介入法治疗改善门静脉高压，治疗前后门静脉 V_{min}（cm/s）的水平见表 2-6。该疗法是否对肝硬化患者的门静脉高压有影响？

表 2-6　10 名肝硬化患者治疗前后门静脉 V_{min}（cm/s）的水平

编号	治疗前	治疗后	差值 d	d^2
1	15.3	9.9	5.4	29.16
2	16.4	10.3	6.1	37.21
3	15.1	11.5	3.6	12.96
4	13.8	11.2	2.6	6.76
5	13.5	10.9	2.6	6.76
6	15.4	9.6	5.8	33.64
7	12.3	5.3	7.0	49.00
8	11.3	7.8	3.5	12.25
9	10.5	8.8	1.7	2.89
10	11.5	9.9	1.6	2.56
合计			39.9	193.19

$H_0: \mu_d = 0$，治疗前后门静脉的水平相同　　$H_1: \mu_d \neq 0$，治疗前后门静脉的水平不同

$\alpha = 0.05$

$\bar{d} = \sum d/n = 39.9/10 = 3.99(\text{cm/s})$

$$s_d = \sqrt{\frac{\sum d^2 - (\sum d)^2/n}{n-1}} = \sqrt{\frac{193.19 - 39.9^2/10}{10-1}} = 1.94(cm/s)$$

$$t = \frac{\bar{d} - 0}{s_{\bar{d}}} = \frac{\bar{d}}{s_d/\sqrt{n}} = \frac{3.99}{1.94/\sqrt{10}} = 6.504$$

按自由度 $\nu = 10 - 1 = 9$ 查附表 2 的 t 界值，得 $P < 0.001$，按 $\alpha = 0.05$ 检验水平，拒绝 H_0，接受 H_1，可认为治疗前后门静脉的水平不同，介入法治疗能改善门静脉高压。

(三)完全随机设计的两样本均数的比较

适用于成组设计的两样本均数的比较。目的是推断两样本均数所代表的两总体均数 μ_1 与 μ_2 是否相等。根据两个样本含量 n_1、n_2 的大小，分为 u 检验和 t 检验。

u 检验：当两个样本含量较大(均>50)时，可用 u 检验。

$$u = \frac{\bar{x}_1 - \bar{x}_2}{s_{\bar{x}_1 - \bar{x}_2}} = \frac{\bar{x}_1 - \bar{x}_2}{\sqrt{s_{\bar{x}_1}^2 + s_{\bar{x}_2}^2}} = \frac{\bar{x}_1 - \bar{x}_2}{\sqrt{\frac{s_1^2}{n_1} + \frac{s_2^2}{n_2}}} \qquad \text{(公式 2-24)}$$

式中 $s_{\bar{x}_1 - \bar{x}_2}$ 为两样本均数差值的标准误。

例 2-13　某市某年测得 120 名 12 岁男童身高均数为 143.10cm，标准差为 5.65cm，同时测得 110 名 12 岁女童身高均数为 141.60cm，标准差为 7.56cm。该地男、女童身高均数是否有差别？

$H_0: \mu_1 = \mu_2$　　$H_1: \mu_1 \neq \mu_2$　　$\alpha = 0.05$

$$u = \frac{\bar{x}_1 - \bar{x}_2}{\sqrt{\frac{s_1^2}{n_1} + \frac{s_2^2}{n_2}}} = \frac{143.1 - 141.6}{\sqrt{\frac{5.65^2}{120} + \frac{7.56^2}{110}}} = 1.692$$

$1.692 < 1.96$，$P > 0.05$，按 $\alpha = 0.05$ 检验水平，不拒绝 H_0，尚不能认为该地男、女童身高均数有差别。

2. t 检验：用于两个样本含量较小时，且要求两总体方差相等。

$$t = \frac{\bar{x}_1 - \bar{x}_2}{s_{\bar{x}_1 - \bar{x}_2}} = \frac{\bar{x}_1 - \bar{x}_2}{\sqrt{s_c^2\left(\frac{1}{n_1} + \frac{1}{n_2}\right)}} \qquad \nu = n_1 + n_2 - 2 \qquad \text{(公式 2-25)}$$

式中：$s_{\bar{x}_1 - \bar{x}_2}$ 为两样本均数差值的标准误；s_c^2 为两样本的合并方差。

$$s_c^2 = \frac{\sum X_1^2 - (\sum X_1)^2/n_1 + \sum X_2^2 - (\sum X_2)^2/n_2}{n_1 + n_2 - 2} = \frac{(n_1 - 1)s_1^2 + (n_2 - 1)s_2^2}{n_1 + n_2 - 2}$$

(公式 2-26)

例 2-14　18 名黑热病兼贫血患者分别用两种药物治疗，观察每个患者在治疗后所增加的血色素(%)，见表 2-7。用两种不同的药物治疗后患者血色素的增加有无差别？

表 2-7　用两种不同的药物治疗后患者血色素的增加量(%)

药物	血色素的增加量								
A药	9	20	11	30	5	−5	28	0	25
B药	25	30	5	0	15	35	15	15	30

$H_0: \mu_1 = \mu_2 \qquad H_1: \mu_1 \neq \mu_2 \qquad \alpha = 0.05$

$n_1 = 9, \bar{x}_1 = \sum X_1 / n_1 = 123/9 = 13.67, \sum X_1^2 = 2961$

$n_2 = 9, \bar{x}_2 = \sum X_2 / n_2 = 170/9 = 18.89, \sum X_2^2 = 4350$

$$s_c^2 = \frac{\sum X_1^2 - (\sum X_1)^2/n_1 + \sum X_2^2 - (\sum X_2)^2/n_2}{n_1 + n_2 - 2} = \frac{2961 - 123^2/9 + 4350 - 170^2/9}{9+9-2} = 142.29$$

$$s_{\bar{x}_1 - \bar{x}_2} = \sqrt{s_c^2\left(\frac{1}{n_1} + \frac{1}{n_2}\right)} = \sqrt{142.29\left(\frac{1}{9} + \frac{1}{9}\right)} = 5.62$$

$$t = \frac{\bar{x}_1 - \bar{x}_2}{s_{\bar{x}_1 - \bar{x}_2}} = \frac{13.67 - 18.89}{5.62} = -0.929$$

查 t 界值表，$t_{0.05,16} = 2.120$，$P > 0.05$，按 $\alpha = 0.05$ 检验水平，不拒绝 H_0，尚不能认为两种药物治疗后患者血色素的增加有差别。

要点提示　注意各种设计类型的假设检验的适用条件及应用方式。

三、假设检验的两类错误及注意事项

(一)假设检验中的两类错误

假设检验时，根据样本统计量做出的推断结论(拒绝 H_0 或不拒绝 H_0)并不是绝对正确的，可能发生两类错误：①拒绝了实际上成立的 H_0，这类"弃真"的错误称为第一类错误(error of the first rind)，其错误的概率为 α，则理论上有 5%的机会犯这样的错误；②不拒绝实际上不成立的 H_0，这类"存伪"的错误称为第二类错误(error of the second kind)。第二类错误的概率为 β，但 β 的大小很难确定，只有在已知样本含量 n、两总体参数差值 δ 及所规定的检验水平 α 的条件下，才能估算出 β 大小。当 n 固定时，α 越小，β 越大；反之，α 越大，β 越小。两者的关系见图 2-4。

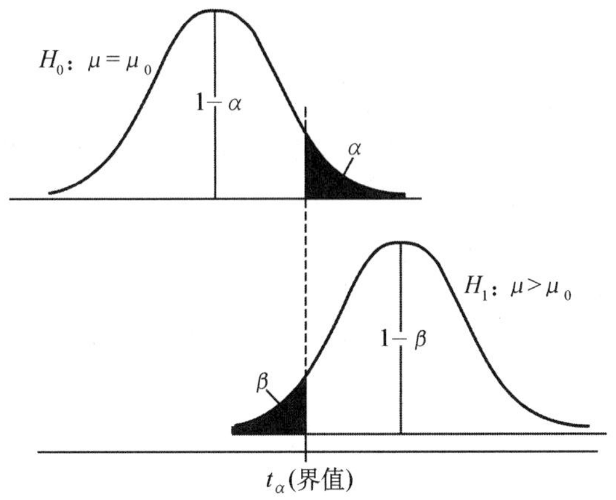

图 2-4　第一类错误与第二类错误

(二)假设检验的注意事项

1. 要有严密的抽样研究设计　要严格按照设计方案收集资料，样本要具有代表性，应遵循随机化的原则从相应的总体中获得，组间应具有可比性，即各对比组间除了要比较的主要因素外，其他可能影响结果的因素应尽可能相同或相近。

2. 选用的假设检验方法应符合其应用条件　应根据研究目的、资料的类型、设计方案、样本含量的大小及变量的多少选择适当的检验方法。如完全随机设计的两样本均数的比较，若 n 较小且方差齐选 t 检验，方差不齐选 t' 检验或非参数检验；若 n 较大可选 u 检验。配对设计的数值变量资料应选择配对 t 检验。

3. 正确理解差别有无显著性的统计学意义　过去统计学上对假设检验结论中的“拒绝 H_0，接受 H_1”习惯上称为差别“显著”；“不拒绝 H_0”称为差别“不显著”。容易让人产生误解，认为差别显著就是差别很大，甚至在医学实践中有重要的价值；同理，把差别不显著误解为差别不大或相等。这里的“显著”与“不显著”是统计术语，有其特殊含义。为此，现在多用差别“有无统计学意义”代替易于误解的差别“显著与不显著”。

4. 结论不能绝对化　假设检验的结论是根据概率 P 值的大小和检验水平做出的，具有概率性质，不是百分之百正确的。拒绝 H_0，可能犯第一类错误；不拒绝 H_0，可能犯第二类错误。是否拒绝 H_0，不仅取决于被研究事物有无本质差异，还决定于抽样误差的大小、检验水平 α 的高低及单侧或双侧检验。因此，报告结论时常需列出检验统计量值和确切的 P 值。当 P 值与检验水平 α 接近时，下结论要慎重，不能绝对化。

链接　**假设检验的基本思想**

包括小概率思想和反证法思想。小概率思想即小概率事件在一次试验中认为几乎不发生。反证法思想首先提出一个假设，用适当的统计方法确定当假设成立时，获得现在样本的概率大小，如果是小概率事件，则推断假设是假的，因此拒绝它；如果不是小概率事件，则认为假设是真的，于是不能拒绝它。虽然用了反证思想，但假设检验不是证明的过程，因为假设检验的结论是根据概率的大小而下的，具有概率性。不拒绝假设，并不是假设一定成立，拒绝假设，也不意味着假设肯定不成立。

问题讨论　某市 2010 年调查得到 20 岁男生 160 人的脉搏均数为 76.0/min，标准差为 9.32/min，已知资料服从正态分布，估计 20 岁男生脉搏均数的 95%置信区间。在此基础上分组讨论以下问题。

1. 标准差与标准误有何区别与联系？

2. 为什么假设检验的结论不能绝对化？

3. 为什么不能通过直接比较两个样本均数的大小做出统计结论？

4. 假设检验与区间估计的区别与联系。

复习指导

1. 常用描述数值变量资料集中趋势的统计指标有均数、几何均数和中位数，常用描述数值变量资料离散趋势的统计指标有极差、四分位数间距、方差、标准差和变异系数，这些指标各有其适用范围和优缺点，应根据资料的特点选用。

2. 正态分布是一种重要的连续型随机变量的理论概率分布，许多医学现象都服从或近似服从正态分布，可利用正态分布理论进行统计分析。正态分布也是许多统计方法的理论基础。利用正态分布曲线下面积的分布规律，可概括估计总体变量值的频数分布、制定医学参考值范围和进行质量控制。

3. 由随机抽样造成的样本均数与总体均数的差别，称为样本均数的抽样误差，其大小可用标准误来衡量。标准误越小，样本均数与总体均数的差别越小，由样本均数估计总体均数的可靠性越大。反之，由样本均数估计总体均数的可靠性越小。

4. 样本均数经过 t 变换服从 t 分布，t 分布用于总体均数的估计和 t 检验等。

5. 总体均数的估计有点估计和区间估计两种方法。常用区间估计方法，按照已知条件选择不同的公式计算总体均数 $(1-\alpha)$ 的置信区间。

6. 假设检验是统计推断的主要内容之一，要根据分析的目的及资料的特点选择假设检验的计算方法。

（程晓萍　王博涵）

第3章　分类变量资料的统计分析

chapter 3

学习要求

学习分类变量资料统计分析的知识，能正确应用常用相对数指标，能对两个或多个总体率做出正确的比较，正确应用 χ^2 检验。

在医学科研资料中，有时会收集到按照事物属性、类别或特征分组的数据，这种数据为分类资料。分类资料常见的数据形式是绝对数，如某病的发病人数、某药的治疗人数等。绝对数之间往往没有可比性，需要计算相对数指标。在进行两组或多组率的比较时，需要考虑到内部构成的问题及抽样误差的问题。

第一节　分类资料的统计描述

例 3-1　为了了解某地区高血压病患病情况，某流行病学研究室的研究人员采用随机抽样的方法对某地区的 4 个辖县进行调查，共调查了 38 640 人。调查得到的数据按照辖县分别统计，具体数据见表 3-1(2)(3)栏。这些数据是通过实际调查得到的，称为绝对数(absolute number)。各地区的调查人数大小不等，不能用患病人数反映其患病严重程度，需要在绝对数的基础上计算相对数(relative number)。常用的相对数指标有率、构成比、相对比。

表 3-1　2010 年某地区 5 个辖县高血压病患病情况

辖县 (1)	调查人数 (2)	患病人数 (3)	患病率(%) (4)	构成比(%) (5)
甲	8752	548	6.26	20.62
乙	11 475	673	5.86	25.33
丙	9654	782	8.10	29.43
丁	8759	654	7.47	24.62
合计	38 640	2657	6.88	100.00

一、常用的相对数指标

(一)率

率(rate)　说明某现象在一定条件下发生的频率或强度，又称为频率指标。常常用百分率(%)、千分率(‰)、万分率(/万)、十万分率(/10 万)等表示。计算公式为

$$率=\frac{发生该现象的观察单位数}{可能发生某现象的观察单位总数}\times K \quad (公式 3\text{-}1)$$

式中，K 为比例基数，可以取 100%、1000‰、1 万/1 万、10 万/10 万等。选择比例基数时应根据：①习惯用法；②计算结果保留 1～2 位整数；③观察单位数的大小。以便阅读、书写和比较。

例 3-2　利用例 3-1 中的数据，计算各辖县高血压病的患病率。

甲县高血压病患病率为 548/8752×100%＝6.26%；其余各县患病率以此类推，结果见表 3-1(4)栏。由结果可见患病情况最严重的是丙县，患病情况最轻的是乙县。

(二)构成比

构成比(proportion)　用来表示某事物内部各组成部分在总体中所占的比重或分布，常用来表示疾病发生的分布情况。计算公式为

$$构成比=\frac{某一组成部分观察单位数}{某事物内部各组成部分观察单位总数}\times K \quad (公式 3\text{-}2)$$

例 3-3　利用例 3-1 中的数据，计算各辖县高血压病的患病人数占总患病人数的比例。

甲县高血压病患病人数占总人数的比例为 548/2657×100%＝20.62%；其余各县患病人数所占的比例以此类推，结果见表 3-1(5)栏。由结果可见，患病人数分布最多的是丙县，患病人数分布最少的是甲县。

构成比有两个特点：某事物内部各组成部分构成比之和等于 100%；某一部分构成比的变化受到自身数值和其他部分数值变化的影响，某一组成部分的构成比发生改变时，其他组成部分的构成比相应的也发生改变。

(三)相对比

相对比(ratio)又称比，表示两个有关的指标之比，说明两指标间的比例关系。计算公式为：

$$相对比=\frac{甲指标}{乙指标}(或\times 100\%) \quad (公式 3\text{-}3)$$

这里，甲、乙两个指标性质可以相同，也可以不同；可以是绝对数，也可以是相对数。计算相对比时，如果分子大于分母，用倍数表示；如果分子小于分母，用百分数表示。

例 3-4　某医院共有医护人员数 280 人，病床数 1400 张。

1400/280＝5

说明平均 1 名医护人员管理 5 张病床。可以由此反映出该所医院医护人员的工作量。

二、应用相对数时应注意的问题

1. 计算相对数时应有足够的样本例数　如果样本例数过少，由于受到偶然性影响导致结果产生较大的误差，相对数的稳定性差。例如，用某药物治疗某病 5 例，治愈 4 例，治愈率为 80%；若治愈 3 例，治愈率为 60%，治愈率波动幅度大。因此，计算相对数时，应对样本含量进

行合理估计。

2. 不能用构成比代替率 构成比是用以说明某事物内部各组成部分所占的比重或分布，并不反映某现象发生的频率或强度。在实际应用中，经常出现用构成比来解释患病严重程度的错误结论。例如：在表 3-1 中，其中丙县患病人数所占比重最大，患病人数在该县分布最多，但并不能认为该县患病情况最严重。

问题讨论 若对医院中的住院病例进行分析，可以计算哪个相对数？

3. 正确计算总率 总率指合计率。当对分组资料计算总率时，不能简单的将各分组率相加再除以组数，而应分别将分子和分母合计再求出总率。如例 3-1 中总率等于 2657/38 640×100%=6.88%。

4. 注意资料的可比性 在进行相对数的比较时，除了要比较的因素外，其他影响因素应基本一致。为使资料具有可比性，常常要求：①研究对象具有同质性、研究方法一致、研究时间相等，以及外界环境、风俗习惯、经济条件等尽可能相近。②在进行率的比较时，应注意比较组年龄、性别等内部构成是否相同。若内部构成不同，需采用标准化法计算标准化率后再进行比较。

要点提示 常用的相对数有率、构成比和相对比。

5. 样本率(或构成比)的比较需做假设检验 由于样本率和样本构成比属于抽样所得的样本统计量，抽样研究中，不可避免的存在抽样误差，因此，不能凭借表面数值的大小做结论，需要进行假设检验。

第二节 标准化法

一、标准化法的意义

在对两个及以上的总率进行比较时，为了消除内部构成不同对总率的影响，采用统一标准，计算得到标准化率后再进行比较的方法称为标准化法(standardization method)。医学科研中经常会遇到两个或多个率之间的比较，若其内部构成如年龄、性别、病情严重程度、工龄等明显不同时，需采用统一的标准调整后进行比较。

例 3-5 欲比较甲、乙两所煤矿硅沉着病的发病率，收集资料见表 3-2。

表 3-2 某地某年甲、乙两所煤矿硅沉着病发病率比较

工龄(年)	甲煤矿			乙煤矿		
	工人数	发病人数	发病率(%)	工人数	发病人数	发病率(%)
0～	410	10	2.44	52	1	1.92
5～	236	11	4.66	93	4	4.30
10～	128	7	5.47	268	12	4.48
≥15	58	4	8.62	381	24	6.30
合计	832	32	3.85	794	41	5.16

表 3-2 中，甲煤矿硅沉着病发病率为 3.85%，乙煤矿发病率为 5.16%，似乎乙煤矿发病情况比较严重；但甲乙两煤矿各工龄组间比较，均为甲煤矿发病率高于乙煤矿。总率比较的结论与各工龄组间比较的结论出现了矛盾，造成矛盾的原因是由于两所煤矿的工人工龄构成不一致。因此在进行两个总率的比较时，应先消除两组资料内部构成不同所造成的影响，在同一标准下进行比较，使其具有可比性。

标准化法的基本思想是选择一个标准人口，按各自的实际发生水平，计算预期的发生率再进行比较。这种经标准化后计算的预期发生率称为标准化率（standardized rate）或调整率（adjusted rate）。

二、标准化率的计算步骤

（一）选择标准化方法

常用的标准化方法有直接法和间接法。根据资料的条件，选择合适的方法计算标准化率。若资料各组内部观察单位数足够大，且各组发生率已知，采用直接法计算标准化率。若资料中只有总发病人数和各工龄组人口数或各组人口数较少时，采用间接法计算标准化率。

（二）选择标准人口

计算标准化率时，必须选定一个标准人口，通常有以下 3 种方法。

1. 选择一个有代表性的、较稳定的、数量较大的人群的人口数（或人口构成）作为标准人口；例如以世界的、全国的、全省的、本地区历年累计的数据作为标准人口。

2. 选择比较两组资料各部分人口之和作为标准人口。

3. 以两组中任一组资料的人口数（或构成比）作为标准人口。

（三）计算标准化率

1. *直接法*　当标准人口为人口数时，标准化率的计算公式为

$$p' = \frac{\sum N_i p_i}{N} \quad \text{（公式 3-4）}$$

当标准人口为人口构成时，标准化率的计算公式为

$$p' = \sum \left(\frac{N_i}{N}\right) p_i \quad \text{（公式 3-5）}$$

例 3-6　根据表 3-2 资料，求甲、乙两所煤矿硅沉着病标准化发病率。

表 3-2 中已知了各工龄组的发病率 p_i，选择直接法；将甲、乙两组人口数相加作为标准人口，见表 3-3(2)栏。

求预期发病人数，预期发病人数为标准人口乘以原发病率，即表 3-3 中(2)栏(3)栏的乘积及(2)栏(5)栏的乘积。

计算标准化率，标准化率为各组总的预期发病人数除以标准人口总数。

表 3-3 直接法计算标准化率

工龄（年）(1)	标准人口（N_i）(2)	甲煤矿 原发病率（p_i）(3)	甲煤矿 预期发病数（N_ip_i）(4)=(2)×(3)	乙煤矿 原发病率（p_i）(5)	乙煤矿 预期发病数（N_ip_i）(6)=(2)×(5)
0～	462	2.44	11	1.92	9
5～	329	4.66	15	4.30	14
10～	396	5.47	22	4.48	18
≥15	439	8.62	38	6.30	28
合计	1626	—	86	—	69

$$p'_{甲}=\frac{\sum N_ip_i}{N}=\frac{86}{1626}\times 100\%=5.29\%$$

$$p'_{乙}=\frac{\sum N_ip_i}{N}=\frac{69}{1626}\times 100\%=4.24\%$$

经标化后，甲煤矿的硅沉着病发病率高于乙煤矿，与各工龄组之间分别比较的结果一致。

若资料中已知的是标准人口构成，数据见表 3-4，则利用公式 3-5 计算标准化率，结果见表内数据。

表 3-4 直接法计算标准化率

工龄（年）(1)	标准人口构成（N_i/N）(2)	甲煤矿 原发病率（p_i）(3)	甲煤矿 分配发病率 [$(N_i/N)p_i$] (4)=(2)×(3)	乙煤矿 原发病率（p_i）(5)	乙煤矿 分配发病率 [$(N_i/N)p_i$] (6)=(2)×(5)
0～	0.28	2.44	0.68	1.92	0.54
5～	0.20	4.66	0.93	4.30	0.86
10～	0.25	5.47	1.37	4.48	1.12
≥15	0.27	8.62	2.33	6.30	1.70
合计	1.00	3.85	5.31	5.16	4.22

由表中数据看出，甲煤矿的发病率为 5.31%，乙煤矿的发病率为 4.22%，分析结论同上。

2. *间接法* 若已有资料中没有提供各层的率，无法通过直接法计算标准化率，须使用间接法。

间接法中选择的标准人口是标准率。其标准化率的计算公式为

$$p'=P\cdot SMR=P\cdot\frac{r}{\sum n_iP_i} \qquad \text{（公式 3-6）}$$

式中：P 为标准率；SMR 为标准化死亡比，$SMR=\frac{r}{\sum n_iP_i}$；$r$ 为实际发生人数；P_i 为标准组各层率；n_i 为标化组各层人数。

如表 3-5 中，分别已知两所煤矿各层的人口数和总的发病人数（分别为 32 人和 41 人）。采用间接法计算标准化率。

表 3-5　间接法计算标准化率

工龄（年）(1)	标准发病率（P_i）(2)	甲煤矿		乙煤矿	
		人口数（n_i）(3)	预期发病人数 n_iP_i (4)=(2)×(3)	人口数（n_i）(5)	预期发病人数（n_i/P_i）(6)=(2)×(5)
0～	2.15	410	8.82	52	1.12
5～	4.71	236	11.12	93	4.38
10～	5.22	128	6.68	268	13.99
≥15	7.36	58	4.27	381	28.04
合计	4.38	832	30.89	794	47.53

(1)选定某地区煤矿各工龄组硅沉着病发病率作为标准人口发病率。

(2)求预期发病人数，各组内标准发病率乘以各自的人口数得到预期发病人数，见表 3-5 (4)(6)栏。

(3)计算 SMR 和 p'。

$$\text{甲煤矿：}SMR=\frac{r}{\sum n_iP_i}=\frac{32}{30.89}=1.0359;\ p'=4.38\%\times 1.0359=4.54\%$$

$$\text{乙煤矿：}SMR=\frac{r}{\sum n_iP_i}=\frac{41}{47.53}=0.8626;\ p'=4.38\%\times 0.8626=3.78\%$$

根据结果，甲煤矿 $SMR>1$，其发病率高于标准组；乙煤矿 $SMR<1$，其发病率低于标准组。说明甲煤矿发病率高于乙煤矿。

三、应用标准化法的注意事项

1. 两组或多组资料总率进行比较时，常常会有一些混杂因素，这些混杂因素在两组或多组的内部构成不同时，就会影响总率的可比性，需要进行标准化处理。

2. 标准化率表明了对比组间的相对水平，而不是某现象的实际发生水平。且若选择的标准不同，得出的标准化率也不等。

3. 当对比组内部各层的率出现交叉现象时，不宜采用标准化法。此时，宜对各层率之间分别进行比较。

4. 抽样研究中得到的样本标准化率属于样本统计量，若要得出各标准化总率是否不同的结论，还应做假设检验。

> **要点提示**　率的标准化法，其基本思想是为了消除内部构成不同对总率的影响，采用统一标准，按各自的实际发生水平，计算预期的发生率再进行比较。

第三节　分类资料的统计推断

一、率的抽样误差与标准误

在抽样研究中，率也存在抽样误差，即样本率和总体率或各样本率之间存在差异。率的抽样误差用率的标准误表示，率的标准误越小，率的抽样误差越小；反之，率的标准误越大，率的

抽样误差也越大。计算公式为

$$\sigma_p=\sqrt{\frac{\pi(1-\pi)}{n}} \qquad \text{（公式 3-7）}$$

一般情况下，由于总体率未知，因此用样本资料计算的样本率 p 作为 π 的估计值，则 s_p 的估计值为

$$s_p=\sqrt{\frac{p(1-p)}{n}} \qquad \text{（公式 3-8）}$$

二、总体率的区间估计

由于存在抽样误差，在抽样研究中得到的样本率不一定等于总体率，需要通过样本率的大小估计总体率。

总体率的置信区间估计有两种方法。

（一）查表法

当 n 较小，一般 $n \leqslant 50$ 时，直接查二项分布参数 π 的置信区间表（参见其他统计学教材），即可得到总体率的 $1-\alpha$ 置信区间。

（二）正态近似法

当 n 较大，且 p 和 $1-p$ 均不太小，np 和 $n(1-p)$ 均 >5 时，可采用正态近似法估计总体率的置信区间。计算公式为

$$CI=p \pm u_{\alpha/2}s_p \qquad \text{（公式 3-9）}$$

问题讨论　某研究室在观察某新药对降血脂的疗效时，选择了 112 名高脂血症患者服用该药，服药一段时间后，发现 91 人有效。试估计该药物有效率的 95% 置信区间。

三、率的 u 检验

（一）样本率与总体率的比较

当 n 较大（$\geqslant 50$），且 p 和 $1-p$ 均不太小、np 和 $n(1-p)$ 均 >5 时，可利用正态近似法进行比较。此处检验统计量 u 值的计算公式为

$$u=\frac{p-\pi_0}{\sqrt{\pi_0(1-\pi_0)/n}} \qquad \text{（公式 3-10）}$$

例 3-7　已知某种非传染性疾病采用传统疗法治疗的有效率为 52%，某医生采用新的治疗方法对随机抽取的 120 名该病患者进行治疗，结果有 93 人有效，试问新疗法是否优于传统疗法？

本例为单侧检验，n 较大，采用 u 检验。传统疗法有效率记为 $\pi_0=0.52$，新疗法的有效率记为 π。

H_0：$\pi=0.52$，即新疗法有效率与传统疗法有效率相等。

H_1：$\pi>0.52$，即新疗法有效率高于传统疗法有效率。

单侧　$\alpha=0.05$

本例中 $n=120$，$p=93/120=0.78$，按公式 3-10 计算统计量，得

$$u=\frac{p-\pi_0}{\sqrt{\pi_0(1-\pi_0)/n}}=\frac{0.78-0.52}{\sqrt{0.52(1-0.52)/120}}=5.702$$

查 u 界值表（t 界值表最后一行）得单侧 $P<0.0005$。按单侧 $\alpha=0.05$ 的水平，拒绝 H_0，接受 H_1，差别有统计学意义，可认为新疗法优于传统疗法。

(二)两样本率的比较

设两样本例数分别为 n_1 和 n_2，样本率分别为 p_1 和 p_2。其统计量的计算公式为

$$u=\frac{p_1-p_2}{s_{p1-p2}} \qquad \text{（公式 3-11）}$$

其中

$$s_{p1-p2}=\sqrt{\frac{X_1+X_2}{n_1+n_2}\left(1-\frac{X_1+X_2}{n_1+n_2}\right)\left(\frac{1}{n_1}+\frac{1}{n_2}\right)} \qquad \text{（公式 3-12）}$$

例 3-8　为比较脑力劳动者和体力劳动者颈椎病的发病率，在从事脑力劳动的人群中随机抽取了 240 人，在从事体力劳动的人群中随机抽取了 256 人，发现其各自的患病人数为 71 人和 48 人。两种人群颈椎病的发病率有无差别？

H_0：$\pi_1=\pi_2$，即两种人群的发病率相等；H_1：$\pi_1\neq\pi_2$，即两种人群的发病率不等。

$\alpha=0.05$

本例中 $n_1=240$，$p_1=71/240=0.30$；$n_2=256$，$p_2=48/256=0.19$

按公式 3-11、3-12 计算统计量，得

$$s_{p1-p2}=\sqrt{\frac{X_1+X_2}{n_1+n_2}\left(1-\frac{X_1+X_2}{n_1+n_2}\right)\left(\frac{1}{n_1}+\frac{1}{n_2}\right)}=\sqrt{\frac{71+48}{240+256}\left(1-\frac{71+48}{240+256}\right)\left(\frac{1}{240}+\frac{1}{256}\right)}$$

$$=0.0384$$

$$u=\frac{p_1-p_2}{s_{p1-p2}}=\frac{0.30-0.19}{0.0384}=2.865$$

查 u 界值表（t 界值表最后一行）得 $P<0.005$。按 $\alpha=0.05$ 的水平，拒绝 H_0，接受 H_1，差别有统计学意义，可认为两种人群的发病率不等，从事脑力劳动的人群发病率高于从事体力劳动的人群。

四、χ^2 检验

χ^2 检验（Chi-square test），也称卡方检验，由英国统计学家皮尔逊（Karl Pearson）于 1900 年首次提出，故也称为 Pearson Chi-square test。χ^2 检验是一种应用十分广泛的假设检验方法，此处仅介绍两个或多个总体率之间的比较、两个或多个构成比之间的比较。

(一)χ^2 检验的基本思想

为了叙述 χ^2 检验的基本思想，以两个样本率之间的比较为例介绍。

例 3-9　某消化内科医生欲研究雷尼替丁治疗十二指肠球部溃疡的疗效，将病情、病程相近的 134 例十二指肠球部溃疡患者随机分为两组，试验组患者服用雷尼替丁，对照组患者服用西咪替丁，结果见表 3-6。两种方法治疗效果有无差别？

表 3-6　两种药物治疗十二指肠球部溃疡疗效的比较

组别	有效	无效	合计	有效率(%)
雷尼替丁	59(51.9)a	6(13.1)b	65	90.77
西咪替丁	48(55.1)c	21(13.9)d	69	69.57
合计	107	27	134	79.85

表中有 a、b、c、d 4 个基本数据，其他数据均可由这 4 个数据推算出来，将这种资料形式称为四格表(fourfold table)资料。

a	b
c	d

χ^2 检验的基本思想是在原假设成立的基础上计算统计量 χ^2 值，根据 χ^2 分布确定该统计量所对应的概率，从而做出推断结论。检验统计量 χ^2 值的计算公式为

$$\chi^2=\sum\frac{(A-T)^2}{T},\nu=(R-1)(C-1)$$　(公式 3-13)

式中：A 为实际频数(actual frequency)；T 为理论频数(theoretical frequency)；ν 为自由度；R(row)为行数；C(column)为列数。

实际频数为表中的 4 个基本数据，理论频数是在原假设 H_0 成立的前提下计算得出的。本例中，假设两种药物的疗效相等，均等于合计的有效率 79.85%，在此基础上，雷尼替丁组理论的有效人数为 $65\times(107/134)=51.9$，理论的无效人数为 $65\times(27/134)=13.1$；西咪替丁组理论的有效人数为 $69\times(107/134)=55.1$，理论的无效人数为 $69\times(27/134)=13.9$。由此得出理论频数的计算公式为

$$T_{RC}=\frac{n_R n_C}{n}$$　(公式 3-14)

式中：T_{RC} 为第 R 行第 C 列的理论频数；n_R 为第 R 行的行合计；n_C 为第 C 列的列合计；n 为两组总例数。

由公式(3-13)看出，χ^2 值的大小反映了实际频数与理论频数的吻合程度，两者越吻合，χ^2 值越小。若原假设 H_0 成立，则实际频数和理论频数的差值就会很小，即出现较大 χ^2 值的可能性很小，如果现有统计量 χ^2 值较大，则拒绝原假设，接受备择假设。

χ^2 值的大小除了与实际频数和理论频数的吻合程度有关外，还受格子数的影响，格子数多，χ^2 值大。因此，χ^2 值的大小实际上还与自由度有关。χ^2 检验中自由度是指在周边合计固定不变的情况下，能够自由取值的格子数的个数。

(二)四格表资料 χ^2 检验

1. 基本公式法　当总例数 $n\geqslant40$，且所有格子的 $T\geqslant5$ 时，利用基本公式进行假设检验。

以例 3-9 为例，说明四格表资料 χ^2 检验的步骤。

$H_0:\pi_1=\pi_2$，即两种药物的总体有效率相等；$H_1:\pi_1\neq\pi_2$，即两种药物的总体有效率不等。$\alpha=0.05$。

按公式 3-14 计算 T_{RC}

$$T_{11}=65\times107/134=51.9,T_{12}=65\times27/134=13.1$$

$T_{21}=69\times107/134=55.1, T_{22}=69\times27/134=13.9$

按公式 3-13 计算 χ^2 值

$$\chi^2=\sum\frac{(A-T)^2}{T}=\frac{(59-51.9)^2}{51.9}+\frac{(6-13.1)^2}{13.1}+\frac{(48-55.1)^2}{55.1}+\frac{(21-13.9)^2}{13.9}=9.353$$

$\nu=(R-1)(C-1)=(2-1)(2-1)=1$

以 $\nu=1$ 查附表 3χ^2 界值表得 $P<0.005$。按照 $\alpha=0.05$ 的检验水平，拒绝 H_0，接受 H_1，差别有统计学意义，可认为两种药物治疗十二指肠球部溃疡的有效率不同，雷尼替丁药物的有效率高于西咪替丁药物的有效率。

链接　两样本率比较

若对同一样本资料同时进行 u 检验和 χ^2 检验，在不校正的情况下，$u=\sqrt{\chi^2}$；u 检验常用于大样本，χ^2 检验用于小样本。

2. 四格表资料专用公式

$$\chi^2=\frac{(ad-bc)^2n}{(a+b)\cdot(c+d)\cdot(a+c)\cdot(b+d)}\qquad（公式 3-15）$$

式中：a、b、c、d 为四格表的实际频数，$(a+b)(c+d)(a+c)(b+d)$ 为周边合计，n 为总例数。

将上例中的数据代入公式 3-15，得

$$\chi^2=\frac{(59\times21-48\times6)^2\times134}{(59+6)\times(48+21)\times(59+48)\times(6+21)}=9.353$$

3. χ^2 检验的校正公式　美国统计学家耶兹（F. Yates）于 1934 年提出，χ^2 分布是一种连续型分布，分类资料表现为离散型随机变量，通过公式计算得到的 χ^2 值比查 χ^2 界值表所得的 P 值偏小，因此，需要采用连续性校正（correction for continuity）。

当 $n\geqslant40$，但有 $1\leqslant T<5$ 时，利用连续性校正公式进行假设检验。计算公式为

$$\chi_c^2=\sum\frac{(|A-T|-0.5)^2}{T}\qquad（公式 3-16）$$

$$\chi_c^2=\frac{\left(|ad-bc|-\frac{n}{2}\right)^2n}{(a+b)\cdot(c+d)\cdot(a+c)\cdot(b+d)}\qquad（公式 3-17）$$

式中，0.5、n/2 为连续性校正数字。

链接　四格表资料 χ^2 检验

当 $n<40$，或任一个 $T<1$ 时，利用四格表资料的 Fisher 确切概率法进行假设检验。确切概率法不属于 χ^2 检验的范畴，只作为四格表资料 χ^2 检验应用的补充。

（三）配对设计资料的 χ^2 检验

医学科研中，研究者对同一观察单位采用两种方法检测，当检测结果为相互对立的两种情况时，数据整理见表 3-7，此时采用配对设计资料四格表 χ^2 检验推断两种方法是否有差别。

表 3-7　二分类资料配对设计数据形式

甲	乙		合计
	+	−	
+	a	b	$a+b$
−	c	d	$c+d$
合计	$a+c$	$b+d$	n

由表可知，当对同一观察单位进行两种不同的处理时，检查结果有四种情形：两种方法检测结果均为阳性(a)；甲法阳性乙法阴性(b)；甲法阴性乙法阳性(c)；两种方法检测结果均为阴性(d)。在此资料中，只需对检测结果不一致的情况进行分析，采用 McNemar χ^2 检验。

1. 基本公式　当$(b+c)>40$ 时，其检验统计量的计算的基本公式为

$$\chi^2=\frac{(b-c)^2}{b+c},\nu=1 \qquad \text{(公式 3-18)}$$

例 3-10　某研究组分别用乳胶凝集法和免疫荧光法对 175 名可疑慢性肾盂肾炎患者血清中有关抗体进行测定，结果见表 3-8。两种方法的检测结果有无差别？

表 3-8　两种方法对可疑慢性肾盂肾炎的检测结果

乳胶凝集法	免疫荧光法		合计
	+	−	
+	57	43	100
−	14	61	75
合计	71	104	175

H_0：$B=C$，即两种方法的总体检出率相等；H_1：B≠C，即两种方法的总体检出率不等。

$\alpha=0.05$

本例中，$b+c=57$，故利用基本检验。

$$\chi^2=\frac{(b-c)^2}{b+c}=\frac{(43-14)^2}{43+14}=14.754,\nu=1$$

以 $\nu=1$ 查 χ^2 界值表得 $P<0.005$。按照 $\alpha=0.05$ 的检验水平，拒绝 H_0，接受 H_1，差别有统计学意义，可认为两种方法的检出率不同，乳胶凝集法检出率高。

2. 连续性校正　当$(b+c)<40$ 时采用本法。此时检验统计量的计算公式为

$$\chi_c^2=\frac{(|b-c|-1)^2}{b+c},\nu=1 \qquad \text{(公式 3-19)}$$

例 3-11　现有 60 例确诊糖尿病患者，用 A 试带和 B 试带两种方法检测，结果见表 3-9。两种试带检测阳性率是否不同？

表 3-9　两种方法检测结果

B 试带	A 试带		合计
	+	−	
+	34	14	48
−	6	6	12
合计	40	20	60

H_0:$B=C$,即两种方法检测的总体阳性率相等;H_1:$B\neq C$,即两种方法检测的总体阳性率不等。$\alpha=0.05$。

本例中,$b+c=20$,故利用连续性校正法。

$$\chi_c^2=\frac{(|b-c|-1)^2}{b+c}=\frac{(|14-6|-1)^2}{14+6}=2.45, \nu=1$$

以 $\nu=1$ 查 χ^2 界值表得 $0.25<P<0.1$。按照 $\alpha=0.05$ 的检验水平,不拒绝 H_0,差别无统计学意义,尚不能认为两种方法检测阳性率不同。

(四)行×列表资料的 χ^2 检验

前面介绍的两个样本率比较的 χ^2 检验是最简单的 $R\times C$ 表,其基本数据有 2 行 2 列,表示为 2×2 表。此处介绍的行×列表资料的 χ^2 检验有以下 3 种数据格式:$R\times 2$ 表,用于多个样本率的比较;$2\times C$ 表,用于两个样本的构成比的比较;$R\times C$ 表,用于多个样本的构成比的比较及双向无序分类资料关联性检验。

行×列表资料的 χ^2 检验的可用皮尔逊 χ^2 公式,但由于理论频数计算较繁,可将其简化,得到其专用公式

$$\chi^2=n\left(\sum\frac{A^2}{n_R n_C}-1\right), \nu=(R-1)(C-1) \qquad \text{(公式 3-20)}$$

1. 多个样本率的比较

例 3-12　将 275 例周围性面神经麻痹的患者随机分为 3 组,87 人接受甲法治疗,92 人接受乙法治疗,96 人接受丙法治疗。资料见表 3-10。3 种方法的有效率有无差别?

表 3-10　三种疗法对周围性面神经麻痹的疗效比较

疗法	有效	无效	合计	有效率(%)
甲	65	22	87	74.7
乙	34	58	92	34.0
丙	72	24	96	75.0
合计	171	104	275	62.2

H_0:$\pi_1=\pi_2=\pi_3$,即三种疗法的总体有效率相等;H_1:三种疗法的总体有效率不全相等。$\alpha=0.05$

将数据代入公式 3-20,得

$$\chi^2=n\left(\sum\frac{A^2}{n_R n_C}-1\right)=275\left(\frac{65^2}{87\times171}+\frac{22^2}{87\times104}+\frac{34^2}{92\times171}+\cdots\cdots+\frac{24^2}{96\times104}-1\right)=37.425$$

$$\nu=(R-1)(C-1)=(3-1)(2-1)=2$$

以 $\nu=2$ 查 χ^2 界值表得 $P<0.005$。按 $\alpha=0.05$ 检验水平，拒绝 H_0，接受 H_1，差别有统计学意义，可认为 3 种方法的有效率总的来说有差别。

2. 两组或多种资料构成比的比较

例 3-13 某医生欲了解喉癌患者和正常人的血型分布情况，对 213 名喉癌患者及 186 名正常人分别检测其血型，资料整理见表 3-11。喉癌患者与正常人的血型分布是否不同？

表 3-11　喉癌患者与正常人血型分布的比较

组别	A 型	B 型	AB 型	O 型	合计
喉癌患者	47	52	28	86	213
正常人	45	66	17	58	186
合计	92	118	45	144	399

H_0：喉癌患者与正常人血型分布相同；H_1：喉癌患者与正常人血型分布不同。$\alpha=0.05$

$$\chi^2=n\left(\sum\frac{A^2}{n_R n_C}-1\right)=399\left(\frac{47^2}{213\times 92}+\frac{52^2}{213\times 118}+\frac{28^2}{213\times 45}+\cdots\cdots+\frac{58^2}{186\times 144}-1\right)$$
$=8.0199$

$\nu=(R-1)(C-1)=(2-1)(4-1)=3$

要点提示 ①四格表资料 χ^2 检验的应用条件是：当 $n\geqslant 40$，且所有格子的 $T\geqslant 5$ 时，利用基本公式法；当 $n\geqslant 40$，但有 $1\leqslant T<5$ 时，利用连续性校正公式法。②配对设计资料 χ^2 检验的应用条件是：当 $b+c>40$ 时，利用基本公式法；当 $b+c\leqslant 40$ 时利用连续性校正法。③行×列表资料 χ^2 检验的应用条件是：一般要求 $T\geqslant 5$；若 $1\leqslant T<5$，则这样的格子数不宜超过总格子数的 1/5。

以 $\nu=3$ 查 χ^2 界值表得 $0.025<P<0.05$。按 $\alpha=0.05$ 检验水平，拒绝 H_0，接受 H_1，差别有统计学意义，可认为喉癌患者与正常人血型分布不同。

3. 行×列表资料 χ^2 检验的注意事项

（1）多个样本率比较的 χ^2 检验，若结论为拒绝 H_0，接受 H_1 时，只能认为多个总体率之间总的来说有差别，若要了解各总体率间的差异，需进行多个样本率的多重比较。

（2）行×列表资料 χ^2 检验中，一般要求格子中的理论频数 $T\geqslant 5$；若 $1\leqslant T<5$，则这样的格子数不宜超过总格子数的 1/5。超过总格子数的 1/5，或者有一个格子的 $T<1$，可采取以下几种措施：①适当增加样本例数；②将理论频数太小的行或列与性质相近的行或列合并；③删除理论频数太小的行或列（这种方法删去了部分数据，因此损失了部分信息）；④改用 Fisher 确切概率法。

复习指导

1. 常用的相对数指标有率、构成比、相对比。率用来说明某现象在一定条件下发生的频率或强度。构成比用来表示某事物内部各组成部分在总体中所占的比重或分布。

2. 相对数应用注意事项：计算相对数时应有足够数量的分母；不能用构成比代替率；正确计算总率；注意资料的可比性；样本率(或构成比)的比较需做假设检验。

3. 标准化法的基本思想是在两个及以上的总率进行比较时，为了消除内部构成不同对总率的影响，采用统一标准，按各自的实际发生水平，计算预期的发生率再进行比较。

4. 样本率的标准差也称率的标准误，用来反映率的抽样误差大小。

5. 总体率的估计有两种方法：当 n 较小，一般 $n \leqslant 50$ 时，直接查二项分布参数 π 的置信区间表，即可得到总体率的 $1-\alpha$ 置信区间；当 n 较大，且 p 和 $1-p$ 均不太小，np 和 $n(1-p)$ 均 >5 时，可采用正态近似法估计总体率的置信区间。

6. 率的比较可用 u 检验和 χ^2 检验。当 n 较大，且 p 和 $1-p$ 均不太小、np 和 $n(1-p)$ 均 >5 时，可利用 u 检验比较。

7. 四格表资料 χ^2 检验中，当 $n \geqslant 40$，且所有格子的 $T \geqslant 5$ 时采用基本公式；当 $n \geqslant 40$，但有 $1 \leqslant T < 5$ 时采用连续性校正公式；当 $n < 40$，或任一个 $T < 1$ 时采用四格表资料的 Fisher 确切概率法。配对设计资料四格表 χ^2 检验中，当 $b+c \geqslant 40$ 时采用 McNemar χ^2 检验；当 $b+c \leqslant 40$ 时采用连续性校正 χ^2 检验；当 $b+c < 25$ 时采用确切概率法。

8. 行×列表资料的 χ^2 检验中，多个样本率比较的 χ^2 检验，若结论为拒绝 H_0，接受 H_1 时，只能认为多个总体率之间总的来说有差别。行×列表资料 χ^2 检验中，一般要求格子中的理论频数 $T \geqslant 5$，若 $1 \leqslant T < 5$，则这样的格子数不宜超过总格子数的 1/5。

(刘明清)

第 4 章　线性相关与回归

chapter 4

学习要求

正确理解线性相关与回归的概念及用途，知道如何建立线性回归方程，学会回归系数与相关系数的计算及意义，领会线性回归与相关的区别与联系及应用注意事项。

在医学研究中，除比较单一变量在不同组别间有无差别之外，还经常需要分析两个变量之间的关系，如年龄与血压、身高与体重、血糖与胰岛素的关系等。分析两者间是否存在联系时，常用相关（correlation）与回归（regression）分析方法。

第一节　线 性 相 关

线性相关（linear correlation）又称直线相关，是分析服从正态分布的两个随机变量 X 和 Y 有无线性关系的一种统计分析方法。当一个变量增大或减小时，另一个变量也随其增大或减小，这种关系称为正相关（positive correlation）；相反，当一个变量增大或减小时，另一个变量反而随其减小或增大，这种关系称为负相关（negative correlation）；如果一个变量不随另一个变量的变化而变化，这种关系则称为零相关（zero correlation）。

例 4-1　在一项营养调查中，研究者检测了 12 名调查对象的体重和身高值，并计算出他们的体重指数（BMI），结果见表 4-1。试检验体重与 BMI 之间是否相关。

表 4-1　12 名调查对象的体重和体重指数

	1	2	3	4	5	6	7	8	9	10	11	12
体重(kg)	62.0	58.0	52.0	79.0	61.0	50	33.0	49.0	35.0	56.0	46.0	104.0
身高(cm)												
BMI	26.49	22.38	21.93	29.37	22.68	18.59	14.47	18.79	15.77	22.15	17.62	35.99

为了考察体重和 BMI 之间的关系，以体重为横轴，BMI 为纵轴，将表 4-1 中的数据绘成散点图（图 4-1）。由图可见 BMI 随其体重的增加而增加，两个变量之间呈线性关系。

散点图仅能粗略地描述两变量间的关系，如果要精确地描述两变量间线性关系的程度和方向，应计算相关系数。

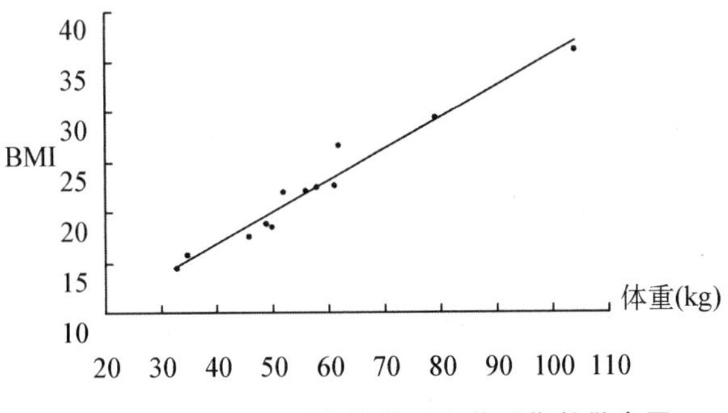

图 4-1　12 名调查对象的体重和体重指数散点图

一、相关系数的意义及计算

线性相关系数(linear correlation coefficient)又称皮尔逊相关系数(Pearson's correlation coefficient),它是描述具有线性关系的两个变量间相关关系的密切程度与方向的统计指标。总体相关系数用 ρ 表示,样本相关系数用 r 表示,计算公式为

$$r=\frac{l_{XY}}{\sqrt{l_{XX}l_{YY}}}=\frac{\sum(X-\bar{x})(Y-\bar{Y})}{\sqrt{\sum(X-\bar{x})^2\sum(Y-\bar{Y})^2}}=\frac{\sum XY-(\sum X)(\sum Y)/n}{\sqrt{\left[\sum X^2-(\sum X)^2/n\right]\left[\sum Y^2-(\sum Y)^2/n\right]}}$$

(公式 4-1)

相关系数 r 没有单位,其取值范围在 -1 和 1 之间。r 为正表示正相关,r 为 1 表示完全正相关;r 为负表示负相关,r 为 -1 表示完全负相关。r 绝对值越接近 1,表示两个变量间相关关系的密切程度越高,越接近 0,则相关关系越不密切;r 等于 0,表示两个变量间无线性关系(图 4-2)。

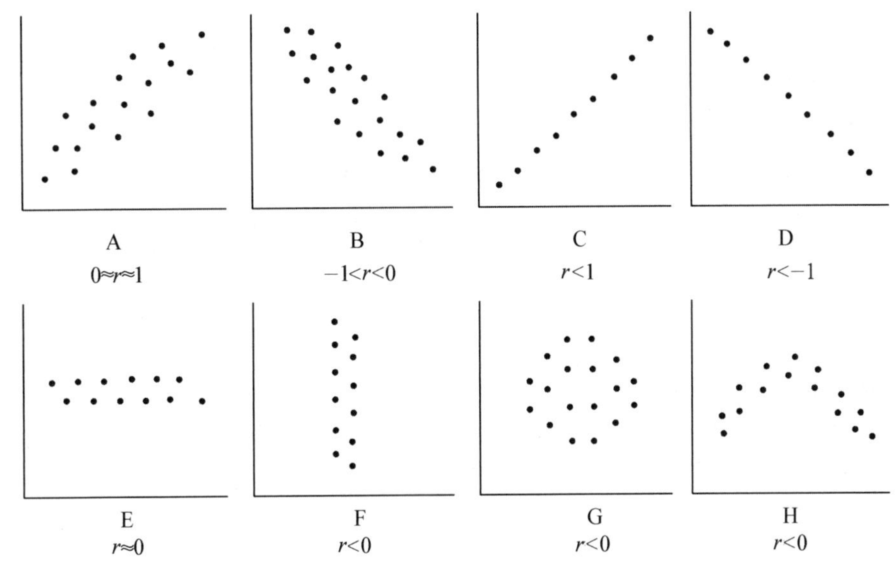

图 4-2　相关系数

例 4-1 中体重与 BMI 的相关系数计算步骤如下。

1. 列相关系数计算表，根据表 4-2 中(2)栏、(3)栏的数据计算 X^2、Y^2 及 XY，依次为表中(4)栏、(5)栏、(6)栏；求 $\sum X$、$\sum Y$、$\sum X^2$、$\sum Y^2$ 和 $\sum XY$，见表 4-2 合计行。

表 4-2　12 名调查对象的体重与 BMI 的相关系数计算

编　号 (1)	体重(kg)，X (2)	BMI，Y (3)	X^2 (4)	Y^2 (5)	XY (6)
1	62	26.49	3844	701.720 1	1642.38
2	58	22.38	3364	500.864 4	1298.04
3	52	21.93	2704	480.924 9	1140.36
4	79	29.37	6241	862.596 9	2320.23
5	61	22.68	3721	514.382 4	1383.48
6	50	18.59	2500	345.588 1	929.50
7	104	35.99	10 816	1295.280 0	3742.96
8	33	14.47	1089	209.380 9	477.51
9	49	18.79	2401	353.064 1	920.71
10	35	15.77	1225	248.692 9	551.95
11	56	22.15	3136	490.622 5	1240.40
12	46	17.62	2116	310.464 4	810.52
合计	685 ($\sum X$)	266.23 ($\sum Y$)	43 157 ($\sum X^2$)	6313.582 0 ($\sum Y^2$)	16 458.04 ($\sum XY$)

2. 将表 4-2 各栏合计的数据代入相应各式，求 X、Y 的离均差平方和与离均差积和。

$$l_{XX}=\sum X^2-\left(\sum X\right)^2/n=43\ 157-685^2/12=4054.917$$

$$l_{YY}=\sum Y^2-\left(\sum Y\right)^2/n=6313.582-266.23^2/12=407.048$$

$$l_{XY}=\sum(X-\bar{x})(Y-\bar{Y})=\sum XY-\frac{\left(\sum X\right)\left(\sum Y\right)}{n}=16\ 458.04-\frac{685\times 266.23}{12}=1260.744$$

3. 将所得的数值代入公式(4-1)，求相关系数 r。

$$r=\frac{l_{xy}}{\sqrt{l_{xx}l_{yy}}}=\frac{1260.744}{\sqrt{4054.917\times 407.048}}=0.981$$

二、相关系数的假设检验

由样本计算出的相关系数 r 是总体相关系数 ρ 的估计。从总体相关系数 $\rho=0$ 的总体中随机抽样，由于存在抽样误差，所得样本相关系数 r 不一定为零。因此，求得一个样本相关系数 r 后，需对其做总体相关系数 ρ 是否为零的假设检验，以推断两变量间是否存在相关关系。

(一) t 检验

例 4-2　对例 4-1 的资料进行相关系数的假设检验。

1. 建立检验假设，确定检验水平。H_0：$\rho=0$，即调查对象的体重与 BMI 间无相关关系；H_1：$\rho\neq 0$，即调查对象的体重与 BMI 间有相关关系。$\alpha=0.05$

2. 计算检验统计量。

$$t_r=\frac{r-0}{s_r}=\frac{r}{\sqrt{\frac{1-r^2}{n-2}}},\qquad \nu=n-2 \qquad \text{(公式 4-2)}$$

本例
$$t_r=\frac{0.981}{\sqrt{\frac{1-0.981^2}{12-2}}}=15.990$$

3. 确定 P 值，做出统计推断。$\nu=12-2=10$，查 t 界值表，得 $P<0.001$，按 $\alpha=0.05$ 水平，拒绝 H_0，接受 H_1，可认为调查对象的体重和体重指数间存在正相关关系（$r=0.981$）。

（二）查表法

根据自由度查相关系数 r 界值表（附表 A4），查出 $r_{0.05(\nu)}$，若 $|r|<r_{0.05(\nu)}$，则 $P>0.05$，不拒绝 H_0；若 $|r|\geqslant r_{0.05(\nu)}$，则 $P\leqslant 0.05$，拒绝 H_0，接受 H_1。

本例 $\nu=12-2=10$，查 r 界值表，$r_{0.05(10)}=0.576$，$r_{0.01(10)}=0.708$，现 $r=0.981>0.708$，$P<0.01$，拒绝 H_0，接受 H_1，与 t 检验结论相同。

要点提示 ①领会线性相关系数的概念、特点及计算。②理解相关系数假设检验的目的，学会其计算方法。

链接　**相关系数 r 的判断**

在进行相关分析时，如果有相关关系，可根据相关系数 r 的大小判断两变量相关的密切程度：$r>0.7$ 表明两变量有高度相关关系；$0.4>r>0.7$ 表明两变量有中度相关关系；$r<0.4$ 表明两变量有低度相关关系。

第二节　线性回归

线性回归（linear regression）又称直线回归，是研究两个连续性变量间数量依存关系的一种统计分析方法。这种分析是用线性回归方程或数学模型描述两个变量间的数量关系，并确定一条最适合的回归直线。根据研究目的确定自变量（independent variable）X 和应变量（或因变量）（dependent variable）Y。

分析时应首先绘制散点图，以观察 X 与 Y 是否有线性关系，若散点图有直线趋势，可以进行线性回归分析。

一、线性回归方程的建立

线性回归方程（linear regression equation）的一般表达式为

$$\hat{Y}=a+bX \qquad \text{（公式 4-3）}$$

式中，X 为自变量，$\hat{Y}$ 为应变量 Y 的估计值，a 为样本回归直线在 Y 轴上的截距（intercept）。$a>0$，表示直线与纵轴交于原点的上方；$a<0$，表示直线与纵轴交于原点的下方；$a=0$，则回归直线通过原点。b 为样本回归系数（regression coefficient），即回归直线的斜率，表示自变量 X 每改变一个单位时，应变量 Y 平均变化 b 个单位。$b>0$，表示 Y 随 X 增大而增大；$b<0$，表示 Y 随 X 增大而减小；$b=0$，表示回归直线平行于 X 轴，即 Y 与 X 无线性依存关系。

根据数学上最小二乘法（least square method）原理，即以各实测点到直线的纵向距离的平方和最小来确定回归方程。a、b 的计算公式为

$$b=\frac{\sum(X-\bar{x})(Y-\overline{Y})}{\sum(X-\bar{x})^2}=\frac{l_{XY}}{l_{XX}} \quad \text{（公式 4-4）}$$

$$a=\overline{Y}-b\bar{x} \quad \text{（公式 4-5）}$$

例 4-3　仍以例 4-1 的资料分析体重与 BMI 之间的数量关系。

本例用体重作为自变量，BMI 作为应变量进行回归分析。在例 4-1 中已算得，$l_{XX}=4054.917$，$l_{YY}=407.048$，$l_{XY}=1260.744$，$\overline{X}=57.083$，$\overline{Y}=22.186$。

$$b=\frac{l_{XY}}{l_{XX}}=\frac{1260.744}{4054.917}=0.3109$$

$$a=\overline{Y}-b\bar{x}=22.186-0.3109\times57.083=4.4389$$

回归方程：$\hat{Y}=4.4389+0.3109X$

为了进行直观分析，按求得的线性回归方程在 X 值实测范围内任取相距较远的两个数值，如取 $X_1=33$，$X_2=104$，代入回归方程，得相应的 $\hat{Y}_1=14.6986$，$\hat{Y}_2=36.7725$。在图上确定(33，14.6986)和(104，36.7725)两个点，以直线连接即得到回归直线(见图 4-1)。

二、回归方程的假设检验

回归方程的假设检验包括两个部分，即对回归方程的检验和对回归系数的检验。前者用方差分析，后者用 t 检验。对于简单回归分析，因为只有一个自变量，也就只有一个回归系数，因此，方差分析和 t 检验的结果是等价的，即方差分析和 t 检验的结论一致。但当自变量或应变量的数量增加时，两者的意义有所差异。

(一)方差分析

回归分析的方差分析是对应变量 Y 的总变异进行分解。图 4-3 中任一点 P 的纵坐标均可被回归直线与均数 $\overline{Y}$ 截成 3 段，其中 $Y-\overline{Y}=(\hat{Y}-\overline{Y})+(Y-\hat{Y})$。$P$ 点为双变量散点中任取的一点，若将全部数据点按上法处理，并把等式两端平方后求和，则有 $\sum(Y-\overline{Y})^2=\sum(\hat{Y}-\overline{Y})^2+\sum(Y-\hat{Y})^2$，记作 $SS_{总}=SS_{回}+SS_{残}$，即将应变量 Y 的总变异 $SS_{总}$ 分解为两部分。

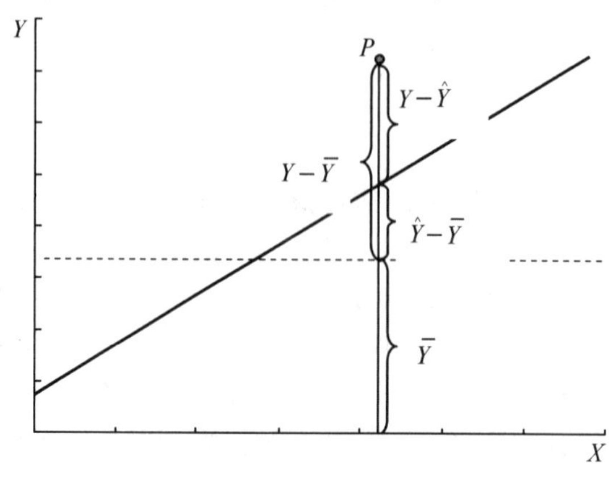

图 4-3　应变量平方和划分

1. $SS_{回}$　$SS_{回}$为 X 与 Y 的直线关系而导致的 Y 的变异，即由于 X 的改变引起的 Y 的变化，称为回归平方和。$SS_{回}$越大，说明回归的效果越好。

2. $SS_{残}$　$SS_{残}$反映的是 X 以外的因素引起的 Y 的变异（包括抽样误差），即不能用 X 解释的部分，称为残差平方和。$SS_{残}$越大，直线回归的估计误差越大，在散点图上则表现为各散点距回归直线越远。

根据 $SS_{总}=SS_{回}+SS_{残}$，进行方差分析的 F 检验，比较回归均方与剩余均方。如回归均方显著大于残差均方（F 值大于一定界值），可认为拟合的回归方程较好，或 X 与 Y 的线性关系存在。用表 4-3 计算统计量 F 值，或直接利用 SAS、SPSS 和 PEMS 等统计软件包计算。

表 4-3　回归分析的方差分析计算

变异来源	SS	$\nu\,(df)$	MS	F
回归	$bl_{XY}=l_{XY}^2/l_{XX}=b^2l_{XX}$	1	$SS_{回}/1$	$\frac{MS_{回}}{MS_{残}}$
残差	$\sum(Y-\hat{Y})^2=SS_{总}-SS_{回}$	$n-2$	$SS_{残}/(n-2)$	—
总	$l_{YY}=\sum Y^2-\frac{(\sum Y)^2}{n}$	$n-1$	—	—

例 4-4　对例 4-1 所求的回归方程进行方差分析。

H_0：$\beta=0$，即调查对象的体重和 BMI 间无直线关系；H_1：$\beta\neq0$，即调查对象的体重和 BMI 间有直线关系；$\alpha=0.05$。

利用表 4-3 或统计软件包计算得表 4-4 结果。

表 4-4　调查对象的体重和 BMI 回归方程的方差分析

变异来源	SS	$\nu(df)$	MS	F	P
回归	391.987	1	391.987	260.284	0.000
残差	15.061	10	1.506	—	—
总	407.048	11	—	—	—

按 $\nu_1=1$，$\nu_2=10$，查 F 界值表，$P<0.01$，按 $\alpha=0.05$ 水平，拒绝 H_0，接受 H_1，可认为调查对象的体重和 BMI 间存在直线关系，所求线性回归方程成立。

（二）t 检验

t 检验的目的是检验总体回归系数 β 是否为 0。t_b 的计算公式为

$$t_b=\frac{b-0}{s_b},\qquad \nu=n-2 \qquad\text{（公式 4-6）}$$

其中，s_b 为回归系数的标准误，计算公式为

$$s_b=\frac{s_{Y.X}}{\sqrt{l_{XX}}} \qquad\text{（公式 4-7）}$$

$s_{Y.X}$ 为残差标准差，其意义与 $SS_{残}$相同，反映 X 的影响被扣除后 Y 的变异。计算公式为

$$s_{Y.X}=\sqrt{\frac{\sum(Y-\hat{Y})^2}{n-2}} \qquad \text{（公式 4-8）}$$

$$\sum(Y-\hat{Y})^2=l_{YY}-l_{XY}^2/l_{XX}=l_{YY}-bl_{XY} \qquad \text{（公式 4-9）}$$

例 4-5　例 4-3 所建立的回归方程 $\hat{Y}=4.4389+0.3109X$ 是否成立？

H_0：$\beta=0$，即调查对象的体重和 BMI 间无直线关系；H_1：$\beta\neq0$，即调查对象的体重和 BMI 间有直线关系。$\alpha=0.05$。

前面已算得 $n=12$，$l_{XX}=4054.917$，$l_{YY}=407.048$，$l_{XY}=1260.744$，$b=0.311$。

$\sum(Y-\hat{Y})^2=407.048-(1\,260.744)^2/4\,054.917=15.061$

$$s_{Y.X}=\sqrt{\frac{15.061}{12-2}}=1.227 \qquad s_b=\frac{1.227}{\sqrt{4054.917}}=0.0193$$

$t_b=\dfrac{0.311}{0.0193}=16.114$

按 $\nu=12-2=10$，查 t 界值表，得 $t_{0.001,10}=4.587$，$P<0.001$，按 $\alpha=0.05$ 水平，拒绝 H_0，接受 H_1，可认为调查对象的体重和 BMI 间存在直线关系，所求线性回归方程成立。与方差分析结果一致，且存在 $t=\sqrt{F}$ 的关系。

三、回归方程的应用

1. 描述两个变量之间的数量依存关系　经回归系数的假设检验，认为两变量间线性依存关系存在时，可用线性回归方程来描述两变量间依存变化的数量关系。

> **要点提示**　①如何建立回归方程。②牢记回归方程及回归系数假设检验的计算方法。

2. 利用回归方程进行预测　将自变量 X 的值代入回归方程式，则可得到应变量 Y 的估计值 $\hat{Y}$，即预测值。预测的精度高低与 Y 的实测值距回归直线的标准差 $s_{Y.X}$ 的大小有关，$s_{Y.X}$ 越小，预测的精度越高。

3. 利用回归方程进行控制　统计控制是利用回归方程进行逆估计。如要求应变量 Y 在一定范围内波动，可以通过控制自变量 X 的取值来实现。

第三节　相关与回归的关系及应用注意

一、相关与回归的关系

（一）区别

1. 相关说明两变量间的相互关系，表明两变量间关系的方向和密切程度，无自变量与应变量之分；回归说明两变量的从属关系，用函数方程表达应变量随自变量变化的数量关系。

2. 在资料要求上，相关要求两变量均为随机变量，并服从双变量正态分布；回归只要求应变量 Y 服从正态分布，而自变量 X 可以是正态分布的随机变量，也可以是精确测量或严格控制的变量，前者的回归称为Ⅱ型回归，后者的回归称为Ⅰ型回归。

3. 意义不同。相关系数说明具有直线关系的两变量间相互关系的方向与密切程度；回归

系数表示 X 每改变一个单位所引起的 Y 的平均改变量。

4. 两者的计算公式不同。

5. 两者的取值范围不同：$-1 \leqslant r \leqslant 1$，$-\infty < b < \infty$。

6. r 没有单位，b 有单位。

(二)联系

1. 对能进行相关分析的同一组数据，计算出的相关系数和回归系数的符号相同，即正、负号一致。

2. 同一资料 r 和 b 的假设检验等价，即 r 和 b 的假设检验结论相同。即对同一资料而言，有 $t_r = t_b = \sqrt{F}$ 。因此，可以用 r 的假设检验代替 b 的假设检验。

3. 可以用回归解释相关。可推出如下公式

$$r^2 = \frac{SS_{回}}{SS_{总}} \qquad \text{(公式 4-10)}$$

r^2 称为决定系数(coefficient of determination)，表示由 X 与 Y 的直线关系导致的 Y 的变异 $SS_{回}$ 在总变异 $SS_{总}$ 中所占的比重，反映回归效果的好坏，r^2 越接近 1，则回归的效果越好。

二、相关与回归的应用注意

1. 作线性相关与回归分析要有实际意义。不能把毫无关联的两个事物或现象做相关与回归分析。

2. 相关关系不一定是因果关系，可能是伴随关系。

3. 进行相关与回归分析都必须进行假设检验，以推断两变量间的线性关系是否存在。

4. 回归方程一般只适用于自变量 X 实测值的范围内，不能随意外推。

5. 一般应先绘制散点图观察两变量间的关系，有线性趋势时再进行相关或回归分析。

复习指导

1. 线性相关是分析服从正态分布的两个随机变量有无线性相关关系的一种统计分析方法。相关系数是描述两个变量间线性相关关系的密切程度与方向的统计指标。

2. 相关系数假设检验的目的是推断两个变量间有无线性相关关系。

3. 线性回归分析是研究两个连续性变量间线性依存关系的一种统计分析方法，用线性回归方程描述两个变量间变化的数量关系。回归方程需要进行假设检验，以推断两个变量间线性关系是否存在。

4. 对同一资料，相关系数与回归系数的正负符号相同，其假设检验的结果相同。

5. 线性相关与回归分析既有区别又有联系，应用时要加以注意。

（程晓萍　詹志鹏）

第5章 统计表与统计图

chapter 5

学习要求

学习统计表与统计图的相关知识，能够根据资料的性质与分析目的正确选择、绘制统计表，并知晓如何把握绘制统计图的适用条件、绘制方法与注意事项。

统计表(statistical table)与统计图(statistical graph)是统计描述的重要方法，也是科研论文中数据表达的重要工具。在统计工作的整个阶段，从实验设计、调查设计开始，到最后的分析总结，为突出数据的说服力，都要使用统计图、统计表进行描述，尤其在科研论文中表达统计结果及进行对比分析时应用更为广泛。

编制统计表可将原始数据简洁、清晰、直观地呈现给读者，方便数据对比、阅读与计算。在论文与学术报告中常用统计表代替冗长的文字叙述，表达主要的研究结果、数据、指标与统计量，方便阅读者进行对比和掌握主要研究结果。

第一节 统 计 表

一、统计表制作的基本要求

从外形上看，统计表通常由标题、标目、线条、数字 4 部分组成。表中数字区不能插入文字，也不列备注项。

1. 标题　是每张统计表的总名称，标题文字应简明扼要，能清晰确切地反映统计表的中心内容，包括研究的时间、地点与研究内容。标题左侧加表号，应位于统计表的上端中央，如整张表的指标统一时，可将研究指标的度量衡单位标在标题的后面。

2. 标目　分为横标目与纵标目，分别说明表格每行、每列数字的意义。横标目放在统计表的左侧，向右说明各横行的数据，代表研究的对象，具有主语的含义，如表 5-1 中的死因，表 5-2 中的运动项目，表 5-3 中的各种疾病名称等。纵标目放在统计表表头的右侧，向下说明各纵列的数据，表达研究对象的指标，具有谓语或宾语的含义。如表 5-1 中的死亡率(1/10 万)，表 5-2 中的 $\bar{x} \pm s$，表 5-3 中的各种疾病的死亡人数及构成比等。横、纵标目的内容不可颠倒并注意标注各指标的度量衡单位。

3. 线条　表中的线条力求简洁、不宜太多。规范的统计表采用“三线表”形式，即顶线、底线与纵标目下横线，其他的纵线或斜线一概不要。顶线位于标题与纵标目之间，纵标目下方是纵标目线，底线在表格底端。有时为了便于阅读，也可加一条不出头的合计线，还可用短横线将两重纵标目分割开。

4. 数字　一律使用阿拉伯数字，同一指标下的小数位数应保持一致，并要求小数点位置对齐。统计表中不宜留有空格，无数字用“—”表示，缺失值用“……”表示，数值为 0 者记为“0”。

5. 备注　统计表中除标目之外，不得使用文字，需要特别说明的，可用“*”以备注的形式在表格下方进行标引。

二、编制统计表的原则

统计表具有简单明了的直观效果，可以大大简化冗长的文字描述，作为规范的统计表在编制时应注意如下几点。

1. 重点突出、简单明了　一张表集中表达一个中心主题，不应将过多的内容放在一个庞大的表格内。研究内容过多时，宁可用多个表格表达不同指标和内容。

2. 主谓分明、层次清晰　统计表虽然是表格形式，但其内涵代表的是若干完整的文字语句，即标目的安排及分组应符合逻辑要求以便分析比较。统计表犹如一个完整的句子，要有描述的对象（主语）和内容（宾语），通常主语放在表格的左边，即横标目；宾语放在表格的右边，即纵标目。由左向右读，构成完整的一句话，如表 5-1 可读成某地 2012 年肺结核死亡率为 12.4/10 万。但有时统计表的主语项目少而谓语项目多（表 5-2、表 5-3）时，为节省篇幅，可将纵标目作主语、横标目作谓语，阅读时从上至下。

3. 数据表达规范、文字与线条尽量从简　统计表应简单明了，一切文字、数字和线条都应尽量从简。

要点提示　绘制统计表时应注意标题、标目、线条及数据规范，表格内不应有文字，如需特别说明者可用备注的形式在表格下方进行标引。

三、统计表的种类

统计表按标目层次复杂程度分为简单表（simple table）与复合表（combinative table）。只按一个标志分组的称为简单表，如表 5-1 只按死因一个标志分组；按 2 个或以上标志分组的为复合表或组合表，如表 5-2 按疾病和年份两个分组标志分组，可比较某医院不同疾病、不同年份死亡人数和构成比。但为了便于理解，分组标志一般不宜超过 3 个。

表 5-1　某地 2012 年几种死因别死亡率(1/10 万)

死因	死亡率
肺结核	12.4
心脏病	32.4
恶性肿瘤	156.3

表 5-2　某医院 2000 年和 2010 年住院病人 5 种疾病死亡人数和构成比

疾病	2000 年		2010 年	
	死亡人数	构成比(%)	死亡人数	构成比(%)
恶性肿瘤	58	30.53	40	26.85
循环系统疾病	44	23.17	44	29.53
呼吸系统疾病	37	19.47	29	19.46
消化系统疾病	19	10.00	18	12.08
传染病	32	16.83	18	12.08
合计	190	100.00	149	100.00

例 5-1　某研究欲分析甲、乙两医院某年内住院病人情况列表如下，试指出其中的缺点并加以改正。

	科别	内科	外科	妇科	儿科	合计
甲医院	人数	850	1133	425	425	2833
	%	30	40	15	15	100
乙医院	人数	861	1126	430	437	2854
	%	30	39	15	15	100

该表不符合统计表要求的有以下几项：①缺少标题；②纵、横标目倒置；③出现不必要的线条。改正如下(表 5-3)。

表 5-3　甲、乙两医院某年内住院病人

科别	甲医院		乙医院	
	病例数	构成比(%)	病例数	构成比(%)
内科	850	30.0	30	30.0
外科	1133	40.0	40	39.0
妇科	425	15.0	15	15.0
儿科	425	15.0	15	15.0

问题讨论　下表为某医院用麦芽根糖浆治疗 161 例急、慢性肝炎的疗效列表，此表存在哪些问题并试做改进。

效果 / 总例数	有　效						无　效	
	小计		近期痊愈		好转			
	例	%	例	%	例	%	例	%
161	108	67.1	70	43.5	38	23.6	53	32.9

第二节　统　计　图

统计图是利用点的位置、线段的升降、直条的长短与面积的大小等几何图形来表达统计资料与指标,合理的统计图可更加生动地表达数据和结果,直观反映事物间的数量关系,更易于事物的理解、分析和比较。

一、绘制统计图的原则

与统计表相比,统计图在指标相互比较上更为直观,更能明确显示数据大小、高低与变动的趋势。绘制统计图时需遵循以下原则。

1. 根据资料性质和分析目的,正确选用适当的统计图　描述某连续变量的频数分布宜选用直方图;比较独立或不连续的多个组或多个类别的统计量宜选用直条图;分析某指标随时间或其他连续变量变化而变化的趋势时宜选用线图;描述或比较不同事物内部构成时可用圆图、百分比条图等。

2. 标题　与统计表相似,每张统计图的标题应高度概括统计图的时间、地点与主要研究内容。标题位于统计图的下端,其左侧加注该图的图号。

3. 坐标轴　大多数统计图设有纵、横轴,两轴的比例应保持在 5∶7。纵轴尺度自下而上,直条图、直方图等图纵轴的起点必须从"0"开始;横轴尺度自左而右,横轴的起点依资料具体数字范围而定。纵、横轴的刻度应等距标明,同时注明标目及度量衡单位。

4. 图例　比较不同事物或采用复式图形时,可使用不同图例或不同颜色加以表示,并附图例加以说明,图例可放在图的右上角空隙处或下方中间位置。

尽管统计图内容十分丰富,绘制要点也各不相同,但所绘图形应注意准确、美观,给人以清晰、简洁的印象,具体要求将在各种统计图中分别加以介绍。

二、常用统计图的绘制

常用的统计图形有直条图、直方图、百分比条图、圆图、线图、半对数线图、散点图、统计地图、箱式图等。

(一)条图

条图(bar chart)又称直条图,是指用相同宽度的直条长短表示某统计指标的数值大小及其间的对比关系。适用于比较、分析独立的或离散变量的多个组或类别的统计指标。常用的条图有单式条图(一个统计指标,一个分组因素)、分段条图(多个统计指标,一个分组因素)、复式条图(一个统计指标,多个分组因素)等。

条图的绘制要求:通常横轴安排相互独立的事物,纵轴表示欲比较的指标,直条竖放;当分析的事物较多时,可将直条横放,此时纵轴安排相互独立的事物,横轴表示欲比较的指标;直条图纵轴的尺度必须从"0"开始;各直条的宽度应相等;条间的间隔一般与直条等宽或为条宽的一半;直条排列顺序可按指标值大小排列,也可按分组自然顺序排列。

1. 单式条图　具有一个统计指标,一个分组因素。在图 5-1 中,死因为分组因素而死亡率为统计指标。

2. 分段条图　具有一个分组因素,两个或多个统计指标,多个统计指标间必须有隶属关

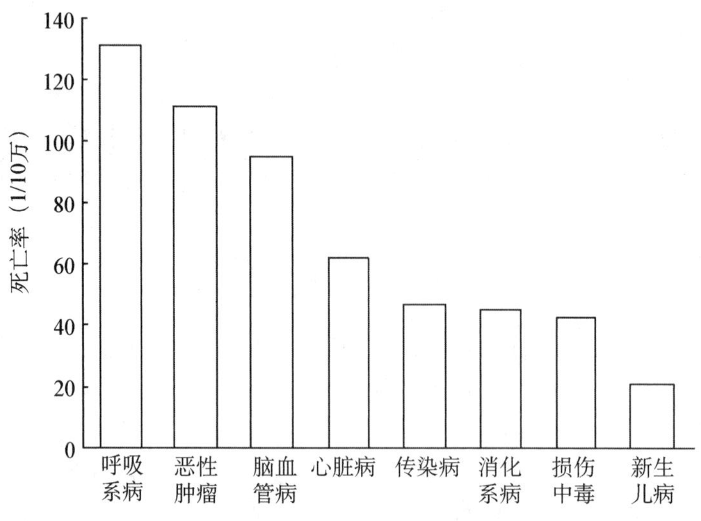

图 5-1　某地某年主要死因及病死率(1/10 万)

系，如根据表 5-4 绘制的图 5-2，注意此例中两个统计指标分别为阳性率与强阳性率，后者隶属于前者，即强阳性率是阳性率的一部分。图 5-2 中左侧为分段条图，右侧为将阳性率权重为 100%时的各类人员强阳性率的对比，该图强调在阳性率中强阳性率所占的比重大小。

表 5-4　某地某年各类人员结核菌素皮试反应情况

人员分类	检查人数	阳性率(%)	强阳性率(%)
机关干部	211	34.5	3.4
工人	459	21.4	2.9
农民	456	13.3	4.0
教师	387	12.1	3.3
其他	6771	32.3	2.4

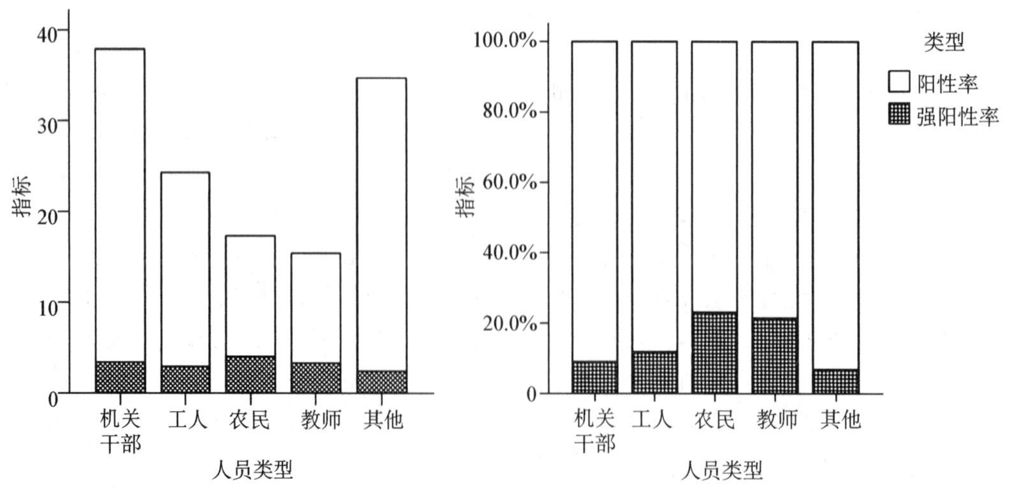

图 5-2　某地某年各类人员结核菌素皮试反应情况

3. 复式条图　具有一个统计指标，两个或多个分组因素，如根据表 5-5 绘制的图 5-3。

表 5-5　某地区 2012 年与 2002 年 3 种疾病死亡率(1/10 万)的比较

死因	2012 年	2002 年
肺结核	26.6	20.9
心脏病	34.6	23.2
恶性肿瘤	65.7	56.8

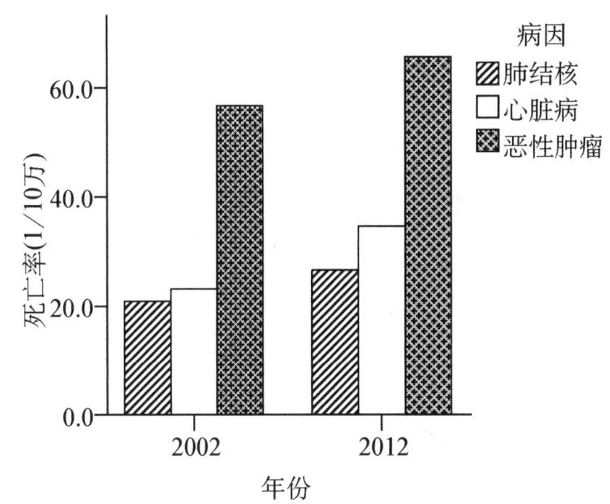

图 5-3　某地区 2012 年与 2002 年 3 种疾病死亡率(1/10 万)的比较

绘制条图时应注意以下几点问题：一般横轴为一水平基线，表示各个标志，纵轴表示各指标所对应的统计数值；纵轴尺度必须从“0”开始且要求等间距，否则会改变各对比组间的比例关系；各直条按指标大小由左到右排列，对有自然顺序的资料也可按其自然顺序和特征排列；直条的宽度要相等，直条间的间隔要等距，通常与直条的宽度相等或略小。

(二)构成图

常用的构成图有圆图(pie chart)及百分条图(percent bar chart)，用于描述分类变量的各类别所占的构成比。

1. 圆图　圆图是一种常见的构成比图形，以圆的总面积表示事物的全部，将其分割成若干个扇面表示事物内部各构成部分所占的比重大小。绘制圆图应注意以下几个问题。

(1)以圆形 360°为 100%，每 1%相当于 3.6°，将统计资料中各构成的百分比乘以 3.6，即获得各构成部分扇形面积的圆心角。

(2)一般从相当于时钟 9 点或 12 点位置作为起点，将各扇面积大小按顺时针方向逐一排列。

(3)对各扇形面积进行简单注解，表明所对应的百分比与简要的文字说明。

(4)两种或多种类似资料的百分比构成进行相互比较时，可在同一水平线或同一垂直线上做直径相等的圆图，并注意各圆图的各构成部分排列次序和图例要一致，图形详见由表 5-6 绘制的图 5-4。

表 5-6　复方猪胆胶囊治疗老年性支气管炎近期疗效的比较

近期疗效	单纯型		哮喘型	
	例数	构成比(%)	例数	构成比(%)
临床治愈	60	27.15	23	12.64
显效	98	44.34	82	45.06
好转	51	23.08	66	36.26
无效	12	5.43	11	6.04
合计	221	100.00	182	100.00

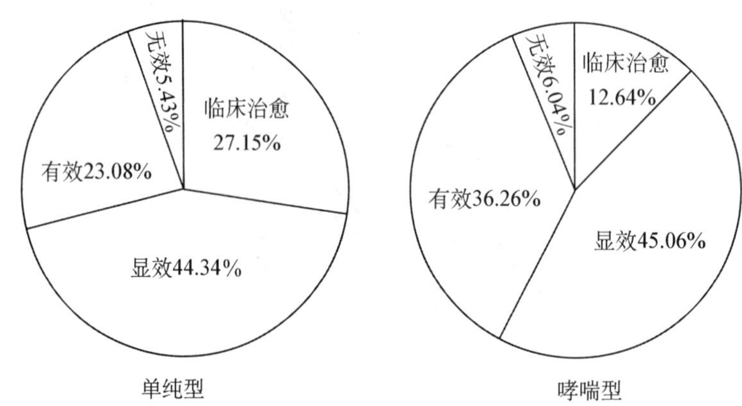

图 5-4　复方猪胆胶囊治疗老年性支气管炎近期疗效的比较

2. *百分比条图*　百分比条图是以某一矩形总长度表示事物的全部，将其分割成不同长度的段来表示各构成的比重，即以矩形总长度为 100%，将长度乘以各类别的构成比得到各构成部分的长度，再由大到小或按类别的自然顺序依次排列，不同段用不同颜色或花纹进行区别并用图例说明各种颜色或花纹代表的类别，条件允许的情况下可将各类别标目和构成比数值标在图中。百分比条图特别适合进行多个构成比的比较，如由表 5-2 绘制的图 5-5。

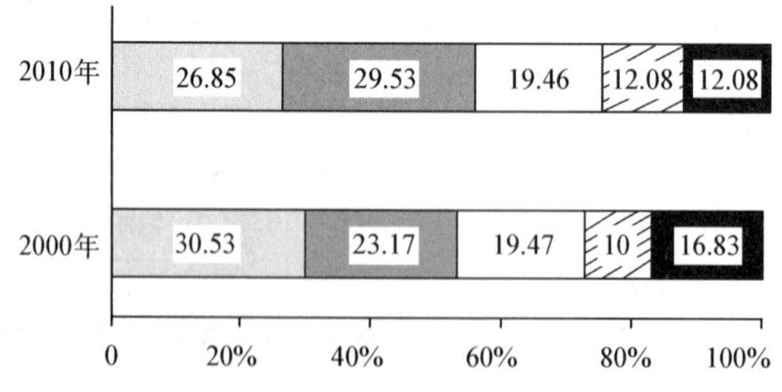

图 5-5　某医院 2000 年与 2010 年住院病人疾病构成比(%)

绘制百分条图时应注意以下几点。

(1)在该直条下方给出一条与直条等长的标尺线并将标尺线等分,根据标尺指示,将各部分所占百分比,按大小或资料的自然顺序将直条分成若干段。

(2)在直条的各分段上标出相应的百分比。

(3)两种或多种类似资料的百分比构成相互比较时,可绘制两个或多个长度、宽度均相等的直条,在同一起点上依次平行排列,各直条间留有相当空隙。

百分条图绘制简便,便于比较;圆形图绘制较麻烦,但它更能突出全体与部分之间的关系。

(三)趋势图

常用的趋势图包括线图和对数线图。

1. 线图　线图(line chart)是用线段的升降来表示数值的变化趋势,如某事物在时间上的发展变化或某现象随另一现象变迁的情况,适用于描述分组标志为连续性变量的资料。通常横轴为时间或连续性变量,纵轴为统计指标。如根据表 5-7 绘成的图 5-6。

表 5-7　某地 2000—2007 年男女结核病死亡率

年份	男	女
2000	50.19	37.54
2001	42.88	25.98
2002	45.24	27.87
2003	35.63	25.56
2004	32.34	24.99
2005	30.23	24.10
2006	25.42	18.99
2007	21.34	16.78

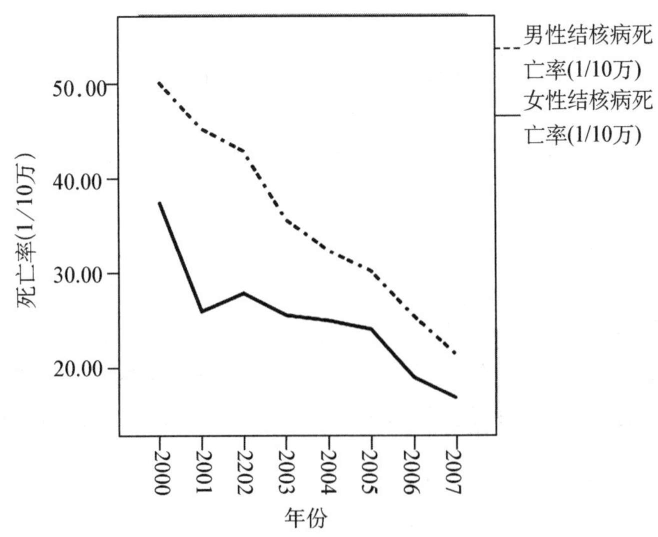

图 5-6　某地 2000—2007 年男女结核病死亡率

2. 半对数线图　当横轴为算术尺度,纵轴为对数尺度时称半对数线图(semi-logarithmic

linear chart)，一般将图绘制在半对数坐标纸上。普通线图描述的是绝对变化趋势，半对数线图则是用来比较两种(或多种)事物的相对变化速度或变化趋势，特别适宜做不同指标或相同指标不同组别的变化速度的比较。当事物数量间相差较大，用普通线图不易正确表达时，半对数线图则能更确切反映指标数量的相对关系。如根据表 5-8 绘成半对数线图(图 5-7)，表明甲、乙两地死亡率随时间变化的下降速度基本相同。

表 5-8　1960—1995 年甲乙两地死亡率比较(‰)

年份	甲地	乙地
1960	84.8	123.5
1965	73.7	93.2
1970	63.7	72.0
1975	41.9	58.4
1980	38.7	55.5
1985	40.9	51.3
1990	34.9	47.9
1995	29.3	33.4

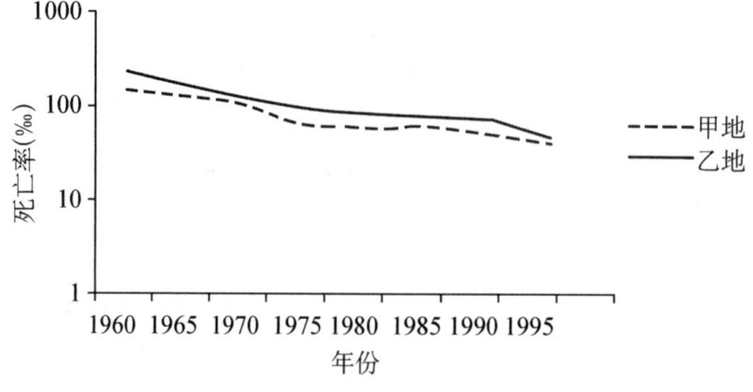

图 5-7　1960—1995 年甲、乙两地死亡率比较

趋势图绘制时应注意以下几个问题。

(1)横轴和纵轴的刻度都可以不从“0”开始，但需做特殊标记或说明。

(2)呈频数分布的组距资料，点的位置应处在各组段的中点处。

(3)相邻各实测值标记点间用短线依次连接，不能将折线修成光滑曲线。

(4)两条及以上的复式线图应绘图例，说明不同线条所代表的事物，一般一张线图内的线条不宜超过 4 或 5 条。

(5)注意纵、横轴的比例。

(6)绘制半对数线图时，可使用特制的半对数坐标纸，将纵、横轴的两个指标的每一对实际观察值标记在半对数纸上，也可将纵轴指标的实际观察值取对数后在普通算术尺度纸上绘图。

问题讨论　描述某市 2000—2010 年乙肝发病率随时间的变化趋势宜绘制何种图形？而描述该市 1980—2010 年 3 种疾病的发病率在各年度的动态发展速度情况又宜绘制何种图形？

（四）直方图

直方图(histogram)适合表示连续呈频数分布的数值变量。直方图的纵轴刻度表示频数且必须从“0”开始，绘制直方图时要求组距必须相等，若各组组距不等，需折合成等距后再绘图，即将频数除以组距得到单位组距的频数，再以此频数作为直方的高度绘制等组距的直方图。绘制直方图时应注意以下几点。

1. 纵轴的刻度必须从“0”开始，而横轴的刻度按实际范围制定。

2. 各矩形的高度为频数或频率，宽度为组距。如果各组段的组距不等，则要调整各矩形的高度，矩形高度＝组段频数/组距。

3. 各矩形之间可不用直线隔开。

问题讨论　某医生想把在某新药的治疗效果观察时收集的资料绘制成统计图，其选择复式条图你认为是否妥当，为什么？

某新药的治疗效果

治疗效果	好转	显效	无效
人数	33	21	23

复习指导

1. 绘制统计表应具有标题、标目、线条与数据 4 部分。

2. 列表原则：重点突出、简单明了、主谓分明、层次清楚。

3. 应根据数据资料的特性正确选择各种统计图型。

4. 普通线图和半对数线图的区别在于前者纵轴为算数尺度，描述的是绝对变化趋势；后者纵轴刻度为对数尺度，更多用来表示相对变化速度或变化趋势。

5. 直方图、条图、百分条图的区别在于直方图用于呈频数分布的计量资料，而条图与百分条图则用于构成比资料。

（余　清）

第6章　实验设计

chapter 6

学习要求

学习实验设计的要素与原则、样本量的估计方法、常用实验设计方法，能够在实验研究时进行实验设计，以保证实验研究的顺利实施。

医学研究可以分为实验性研究和调查性研究。实验设计是关于实验研究的计划、方案的制订。良好的设计是顺利进行实验和统计分析的先决条件，也是使实验研究获得预期结果的重要保证。

第一节　实验研究的基本要素与原则

一、实验研究的基本要素

实验研究是比较不同处理因素作用于研究对象所产生的效应。因此，实验设计中首先要明确3个基本要素：处理因素、受试对象和实验效应。如用两种降糖药物治疗糖尿病患者，观察比较两组病人血糖值的下降情况，所用的降糖药为处理因素，糖尿病病人为受试对象，血糖值为实验效应。

(一)处理因素

处理因素(treatment)是指研究者根据研究目的施加于受试对象，在实验中需要观察并阐明其处理效应的因素。例如，在食品中加入赖氨酸，观察其对身高的影响，赖氨酸即是处理因素。

1. 处理因素的性质

(1)施加处理因素：是根据研究目的而施加的特定实验措施，包括化学性处理因素如药物、激素、致毒物、生产性粉尘等，物理性处理因素如外科手术、理疗、射线等，生物学因素如细菌、病毒、真菌、寄生虫等。

(2)固有处理因素：如研究成年男女冠心病发病率，性别就是固有处理因素；研究不同年龄人群血脂含量的差异，年龄就是固有处理因素。

2. 处理因素的数目及水平　处理因素的数目指研究中人为施加因素的数目，如果是一个施加因素称为单因素。处理因素可根据不同强度分为几个水平。例如，临床观察某药不同剂量的疗效时，该药是单因素，大、中、小不同剂量即所谓水平，这叫单因素多水平实验研究。如研究不同年龄组患者采用某种药物治疗的效果，年龄、药物是两个因素，每个因素又可分为几个水平，这就是多因素多水平的实验研究。

在实验研究中，一般以一个或几个处理因素作为主要研究因素，如果处理因素过多，不仅会增加实验设计和实施的难度，影响实验结果的准确性，而且不利于对主要因素效应的正确判断。

3. *处理因素要标准化*　对于处理因素的施加途径和方法、干预的强度或药物的剂量等均应有明确的规定并严格执行，并且在整个实验过程中保持不变。如果一种药物在实验的不同时间使用不同的批号，或者手术开始阶段不熟练而后期熟练，这实际上等于研究因素不同，结果就不具有可比性。

4. *控制非处理因素*　非处理因素是指非有意加到受试对象身上，而在实验中可能起到干扰作用的因素。处理因素一般为研究者所重视，但不能忽略非处理因素的存在，在研究中要加以控制，否则会使实验结果产生混杂效应，故非处理因素又称混杂因素。研究者应采取各种措施，尽可能使某些非处理因素在所比较的各组中基本相同，以便充分显示处理因素的作用。

(二)受试对象

受试对象(subject)是指研究者施加处理因素的对象，通常是人或动物。在实验进行前必须对研究对象的条件做严格的规定，即明确纳入标准与排除标准，以保证他(它)们的同质性。同时受试对象应满足两个基本条件：①对处理因素敏感；②反应必须稳定。

1. *人体试验*　若进行临床试验如评价新药或新疗法的治疗效果，应选择经严格、统一的诊断标准确诊的病例作为研究对象，同时对病人的年龄、性别、病情及有无并发症等做出严格的规定。

2. *动物实验*　动物实验时，要求受试动物均为同种属、同性别、同体重或同窝者，因为这些条件可能影响实验结果，必须控制一致。

(三)实验效应

实验效应(experimental effect)是处理因素作用于受试对象的反应，是研究结果的最终体现，它通过观察指标来表达。指标选的是否恰当，直接关系到实验结果的成败，所以选定指标是实验设计中至关重要的问题。

观察指标的选择必须与研究目的密切相关，应能反映研究的主要问题。此外，观察指标应具有客观性、精确性、特异性和灵敏性。

1. *客观性*　观察指标有主观指标和客观指标之分，主观指标是受试对象的主观感觉、记忆、陈述或实验者的主观判断结果，而客观指标则是借助测量仪器和检验等手段来反映的观察结果。一般来说，主观指标易受研究者和受试对象心理因素的影响，具有随意性和偶然性，而客观指标具有较好的真实性和可靠性。

2. *精确性*　包括准确度和精密度两层含义。准确度(accuracy)指观察值与真值的接近程度，主要受系统误差的影响；精密度(precision)指重复观察时，观察值与其均数的接近程度，主要受随机误差的影响。观察指标应当既准确又精密。在实际工作中，应根据研究目的来权衡两者的重要性。

3. *特异性和灵敏性*　某指标的特异度反映其识别真阴性的能力；灵敏度则反映其检出真

阳性的能力。特异度高的指标不易受混杂因素的干扰；灵敏度高的指标能将处理因素的效应更好地显示出来。例如，研究某药治疗缺铁性贫血的效果，既可选用临床症状、体征，也可选用血红蛋白含量等作为观察指标，但这些指标均不够灵敏，只有在缺铁比较明显的情况下才有较大变动；若选用血清铁蛋白作为观察指标，则可较敏锐地反映出处理因素的效应。

二、实验研究的原则

（一）对照原则

1. 对照的意义　在确定接受处理因素的实验组时，应同时设立对照组。因为只有正确地设立对照，才能平衡非处理因素对实验结果的影响，从而把处理因素的效应充分显露出来。在研究中设立对照是控制各种混杂因素的基本措施。

链接　**设立对照的重要性**

1927 年 McDouyall 用大鼠做实验，把一代一代的大鼠加以训练，使之趋光，对每代大鼠测定趋光速度，在没有选择的情况下，他发现这种速度随世代而增加，于是认为这是获得性遗传效应的例证，可他并未采用对照组。1936 年，Grew 采用对照组（不予训练）与处理组（给予训练）同时观察，发现这种遗传效应两组都是存在的。后来 Agar 等又做了近 20 年的实验，发现不予训练与训练的两组大鼠均有趋光速度随代加快的现象。于是得出结论：这个现象不是由于训练所致的获得性遗传效应，而是归于鼠群在多年中健康情况变化所致。从上述实验可以看出不设立对照组会导致错误的结论，误将非处理因素造成的偏倚当成了处理效应，只有设立对照后才得以纠正。

为保证对照的合理实施，在设计对照组的过程中应考虑以下几方面与处理组之间均衡：①受试对象条件要一致，各组实验对象具有同质性；②实验条件要一致，并贯穿在实验过程的自始至终，包括实验的环境和仪器设备条件等诸方面；③研究者或操作者对各组的观察、操作要求应一致，最好是同一人员；④实验的时间和顺序应一致，比较各组的实验时间和顺序应同时进行或随机交叉进行，不能先做一组，后做另一组。

2. 对照的形式　对照有多种形式，可根据研究目的及内容加以选择。常用的有以下几种。

（1）空白对照（blank control）：对照组不施加任何处理措施。例如，观察维生素 A 预防肺癌的作用，实验组的石棉矿工每天口服一定剂量的维生素 A，对照组的石棉矿工不服维生素 A，处理因素完全空白。追踪观察一定时期后，比较两组工人患肺癌的发生率。空白对照虽简单易行，但容易引起实验组与对照组在心理上的差异，从而影响实验结果的真实性。

（2）安慰剂对照（placebo control）：对照组采用与实验药物外形相同，内容为毫无治疗作用的制剂称安慰剂。所谓外形相同，是指形状、颜色、味觉都应相同。使用安慰剂有助于避免对照组病人产生与实验组病人不同的心理作用，条件允许的情况下，在临床试验中应尽可能应用。

（3）实验对照（experimental control）：对照组不施加处理因素，但施加某种与处理因素相关的实验因素，如赖氨酸添加试验中，试验组儿童的课间餐为加赖氨酸的面包，对照组为不加赖氨酸的面包。两组儿童除是否添加赖氨酸外，其他条件一致，这样才能显示和分析赖氨酸的作用。

(4)标准对照(standard control)：不设立专门的对照组，而是用现有的标准方法(标准值)或常规方法(参考值)做对照。如对某种新药疗效进行观察，可用临床常规的药物作为对照。这种对照方法多用于新药、新疗法、新诊断技术的评价。

(5)自身对照(self control)：对照与实验在同一受试对象进行，比较受试对象接受处理因素前后实验效应的差别。如以病人用药前后血压值做对比。自身对照简单易行，使用广泛，但严格来讲，它不是同期随机分配而成，有一定局限性。若实验前后某些环境因素或自身因素发生了改变，并且会影响实验结果，这种对照就难以说明任何问题。

(二)重复原则

由于实验效应会受到多种因素的影响，因此在不同的研究对象可能出现不同的结果。例如，用某种药物治疗 1 例病人有效，并不能说明该药对所有同种病人均有效。对于这种个体间存在变异的现象进行研究时，必须在一定量的重复观察的基础上才能掌握其规律性。重复(replication)就是指实验对象的各例数或实验次数要达到一定的数量。理论上，例数或实验重复次数越多，越能反映客观规律。重复次数太少时，抽样误差增大，有可能将个别事例误认为普遍现象。但重复次数太多时，又会增加严格控制实验条件的难度，造成不必要的浪费。因此，正确估计样本量至关重要。

(三)随机原则

1. 随机的意义　随机(random)是指总体中每一个体均有同等的机会被抽取作为研究对象或每一受试对象有同等机会被分配到不同处理组。在实验研究中，不仅要求有对照，还要求各组间除了处理因素外，其他可能产生混杂效应的非处理因素尽可能保持一致，即均衡性要好。贯彻随机化原则是提高组间均衡性的一个重要手段，也是资料分析时进行统计推断的前提。

2. 随机化的方法　有多种如抓阄、摸球、抽签等方法均可使用，这些方法简单易行，但不适用于观察对象较多的样本。在实验研究中广泛应用随机数字表，随机数字表是统计学家根据随机抽样原理编制的。

(四)均衡原则

均衡原则(principle of balance)是指实验中的各组之间除处理因素不同外，要尽可能控制非处理因素，使实验组与对照组在非处理因素方面基本一致，具有齐同可比性。实验中的非实验因素较多，一般应考虑以下几点。

1. 如做动物实验，动物的种属、体重、月龄、性别应该保持一致；如为临床试验，除考虑年龄、性别、职业外，还应考虑受试对象的病情，病程及以前治疗情况。要尽可能在非处理因素方面保持一致。

2. 各实验组之间实验条件和实验环境应保持一致，如同一实验中的各组，其实验处理尽量由同一个人在同一时间完成，或同一地点进行，尽量减少误差。

(五)盲法原则

在实验研究中，研究者或研究对象的主观因素常常会对实验效应的判断产生影响，为了减少这种由于主观因素导致的信息偏倚，实验过程中应采用盲法收集资料。所谓盲法(blindness)，即在整个实验过程中，使研究者和(或)研究对象不知道每一个研究对象所属的组别。

1. 单盲　单盲是指研究者知道分组情况，研究对象不知道自己属于哪一组。优点是研究者可以更好地观察了解研究对象，必要时可以及时处理研究对象可能发生的意外问题，使研究对象的安全得到保障。缺点是避免不了研究者方面所带来的偏倚。因为研究者自觉或不自觉地重视实验组而对对照组观察不够。

要点提示　①实验设计的基本要素是处理因素、受试对象、实验效应；②实验设计基本原则包括对照原则、重复原则、随机原则、均衡原则、盲法原则。

2. 双盲　双盲是指研究者和研究对象都不知道研究对象的分组情况。需要有第三者来负责安排、控制整个实验，这种方法常用于药物实验。优点是在研究中能够消除来自于研究者和研究对象的主观偏倚。缺点是方法复杂，难于实施。

3. 三盲　三盲是指研究对象、研究者和资料分析人员均不了解研究的分组情况，能够客观地评价反应情况。该方法的主要优缺点与双盲相似，但可在双盲的基础上进一步消除来自于资料分析者的主观偏倚。

第二节　样本含量的估计方法

根据不同的设计要求，确定合适的样本含量(determination of sample size)。样本含量过小，抽样误差较大，不易获得正确的结论；样本含量过大，不仅造成人力、物力和时间的浪费，可能还会增加偏倚产生的机会。

一、决定样本含量的因素

实验所需的样本含量 n 取决于以下 4 个因素：①假设检验的第一类错误的概率 α。α 越小，实验所需的样本含量 n 越大。②假设检验的第二类错误的概率 β。β 取值越小，实验所需的样本含量 n 越大。另外，如果把第二类错误的概率定为 β，那么 $1-\beta$ 就是假设检验的检验效能，即处理组间实际上有差别，且假设检验结果能发现该差别的概率，通常检验效能取值为 0.80、0.90、0.95 或 0.99。检验效能越大，实验所需的样本含量越大。③处理组间的差别 δ。δ 差别越小，实验所需的样本含量 n 越大。④实验单位的标准差 σ。实验单位的标准差越大，实验所需的样本含量 n 越大。

二、样本含量估计方法

（一）计数资料样本大小的估计

两组样本率比较，两样本例数相等的计算公式为

$$N=\frac{\left[u_\alpha\times\sqrt{2\bar{P}(1-\bar{P})}+u_\beta\sqrt{P_1(1-P_1)+P_2(1-P_2)}\right]^2}{(P_1-P_2)^2}\qquad(公式\ 6\text{-}1)$$

式中：N 为一组的样本大小，P_1 为对照组结局事件发生率，P_2 为实验组结局事件的发生率，$\bar{p}=\left(\frac{p_1+p_2}{2}\right)$，$u_\alpha$、$u_\beta$ 分别为标准正态分布下双(单)侧尾部面积为 α 与 β 时所对应的界值，可以从标准正态分布界值表中查得。

例 6-1　对照组发病率为 40%，施加干预措施发病率下降到 20%才有推广使用价值，规

定 $\alpha=0.05$，$\beta=0.10$，本研究为双侧检验，两组要观察多少人？

$$P_1=40\%,P_2=20\%,u_\alpha=1.96,u_\beta=1.28,\bar{p}=\left(\frac{p_1+p_0}{2}\right)=\frac{0.4+0.2}{2}=0.3$$

代入公式 6-1

$$N=\frac{\left[1.96\times\sqrt{2\times0.3\times(1-0.3)}+1.28\times\sqrt{0.4\times(1-0.4)+0.2\times(1-0.2)}\right]^2}{(0.4-0.2)^2}$$

≈109(例)

即每组需观察约 109 例。

(二)计量资料样本大小的估计

两样本均数比较，两样本例数相等的计算公式为

$$N=\frac{2\,(u_\alpha+u_\beta)^2\sigma^2}{d^2}\qquad\text{(公式 6-2)}$$

式中：σ 为估计的标准差，d 为两组计量资料均值之差，u_α、u_β 和 N 所示意义同公式 6-1 中的意义。以上公式适用于 $N\geqslant30$ 时。

例 6-2 假设合理膳食可以使干预组的血清胆固醇水平较对照组降低 15mg/dl，已知从其他资料获得血清胆固醇平均基线为 215mg/dl，标准差为 25mg/dl，本设计为双侧检验，$\alpha=0.05$，$\beta=0.10$，需要多大的样本含量？

本例 $\sigma=25$，$d=15$，从标准正态分布界值表中查出 $u_\alpha=1.96$，$u_\beta=1.28$，代入公式 6-2，得样本含量

$$N=\frac{2\times(1.96+1.28)^2\times25^2}{15^2}\approx59\text{(例)}$$

即每组需要观察约 59 例。

问题讨论 样本含量的估计是实验设计中的重要环节。样本含量过小，抽样误差大；样本含量过大，造成人力、物力和时间的浪费。如新药降低高脂血症患者的胆固醇，规定试验组与对照组(安慰剂)相比，血胆固醇平均降低 0.5mmol/L 以上，才有推广价值。引用文献中胆固醇的标准差为 0.8mmol/L，规定单侧 $\alpha=0.05$，$\beta=0.10$，试估计样本含量是多少？

第三节　常用实验设计方案

一、完全随机设计

完全随机设计(completely random design)是一种单因素设计方案，处理因素可以只有两个水平或者多个水平。它将同质的观察对象随机地分配到各处理水平组，观察实验效应。完全随机设计要求除处理因素外，各组间的其他因素应当保持一致。各个处理组样本例数

可以相等，也可以不等，但相等时效率较高。本设计的优点是简单易行，缺点是只能分析一个因素。

例 6-3 欲比较甲、乙两种药物治疗高血压的疗效，以血压值为实验效应，第一批受试对象有 10 例高血压患者，请随机分为两组。

将受试者编号为 1、2、3……10，查附表 A6，随机指定排列表的第 6 行，将 1－10 的数字依次录于受试对象编号下。预先规定，随机数字为奇数者分入甲组，偶数者分入乙组。

受试者编号	1	2	3	4	5	6	7	8	9	10
随机数字	10	04	01	05	02	03	07	08	06	09
组 别	乙	乙	甲	甲	乙	甲	甲	乙	乙	甲

结果：第 3、4、6、7、10 号受试者入甲组，第 1、2、5、8、9 号受试者入乙组。

完全随机设计将参与实验的全部同质受试对象，用完全随机的方法将他们分配到各处理组和对照组，方法简单、灵活、易理解。适用于受试对象同质性较好的实验，当受试对象的变异较大时，不提倡使用。

二、区 组 设 计

区组设计(block design)亦称配伍设计，它是配对设计的扩大。是将条件相近的实验对象配成一组，称为区组。再将每一区组的各受试者随机分配到各个处理组中去，给予不同处理。每个区组的例数等于处理组个数。

例 6-4 20 例真菌感染的患者(来自 5 区组)进行 4 种注射液的试验，每区组内每例患者接受何种注射液应采用随机的分配方法。

将 20 例患者分成 5 个区组，区组即每 4 个条件相近的受试者为一个区组，并编号，1－4 号为第一区组，5－8 号为第二区组，余类推，接受 4 种不同注射液以甲、乙、丙、丁代表。查附表 6，随机指定任意 5 行，如第 6 行－第 10 行，每行随机取 1－4 的数，其余舍去。依次将随机数记录于各配伍组的编号下。预先规定随机数字为 1 分入甲，为 2 分入乙组，为 3 分入丙组，为 4 分入丁组。

受试者号	1	2	3	4	5	6	7	8	9	10	11	12	13	14	15	16	17	18	19	20
随机数字	04	01	02	03	03	04	01	02	02	04	03	01	03	01	04	02	02	03	01	04
分配组别	丁	甲	乙	丙	丙	丁	甲	乙	乙	丁	丙	甲	丙	甲	丁	乙	乙	丙	甲	丁

结果：注射甲注射液的患者是 2、7、12、14、19 号；注射乙注射液是 3、8、9、16、17 号；注射丙注射液是 4、5、11、13、18 号；注射丁注射液是 1、6、10、15、20 号。

配伍设计误差小、均衡性好，可以提高效率，统计分析也较简易。

三、析 因 设 计

析因设计(factorial design)是一种多因素多水平交叉分组进行全面实验的设计方法。在医学研究中，许多因素之间往往是互相联系、互相制约的，有时当一种因素的质和量改变时，另一种因素的质和量也随之而改变。例如，同时研究两种实验因素（如两种药物）的效应，每种因素又有两个水平（如用药与不用药）时，某种药物的水平变化有可能使另一种药物产生的效应也随之发生变化，这种现象是因素间的交互作用。析因试验设计不仅可检验每一因素各水平之间的效应差异，还可检验各因素间的交互作用。若两因素间存在交互作用，一个因素的水平改变时，另一个因素的效应也相应有所改变；若无交互作用，两者是相互独立的。以 2×2 析因设计为例。

2×2 析因设计表示有 2 个因素，每个因素各有 2 个水平，如以 A_1 表示 A 因素 1 水平，A_2 表示 A 因素 2 水平，B_1 表示 B 因素 1 水平，B_2 表示 B 因素 2 水平，各因素的水平之间逐个组合其模式如下。

	B_1	B_2
A_1	A_1B_1	A_1B_2
A_2	A_2B_1	A_2B_2

例 6-5 研究肺癌根治术后采用化学疗法和免疫疗法是否可以提高疗效。哪种方法为优？它们之间有无交互作用？试进行析因实验设计。

本例有两个因素免疫疗法和化学疗法，各因素有两个不同水平（用药和不用药）。假设有 200 例患者，随机分配进行以下 4 种处理方式：①单纯用化学疗法；②单纯用免疫疗法；③应用免疫疗法加化学疗法；④应用安慰剂做对照。按照下列方式分配。

化学疗法	免疫疗法		合计
	不用	用	
不用	50	50	100
用	50	50	100
合计	100	100	200

四、交叉设计

交叉设计（cross-over design）是一种特殊的自身对照设计。在进行设计时，将 A、B 两种处理因素先后施加于同一批实验对象，即随机使 50％实验对象先接受 A 处理，后接受 B 处理；50％实验对象先接受 B 处理，后接受 A 处理。两种处理因素在全部实验过程中“交叉”进行，所以称为交叉实验设计。此设计方法适用于各种药物或疗法治疗慢性病短期症状减轻或疗效的研究，如高血压病的疗效研究。设计要点如下。

1. 提出做比较的 A、B 两种处理因素。

2. 选取同质性较好的受试对象，按配对设计方法配成若干对，或随机分成实验组与对照组（一般两组例数要求相等，但也可不等）。

3. 随机确定每对中第一个对象的实验顺序，如由 A→B 顺序，另一个对象为 B→A；或随机确定实验组与对照组中某一组实验顺序，如由 A→B，另一组则为 B→A 的实验顺序。

4. 随机化。

例 6-6 以 A、B 两种药物治疗高血压病人 16 例，用交叉设计方法比较其疗效(按两组的交叉分组方法)。

先将 16 例受试对象依次编号，然后应用随机排列表将 16 例对象分到甲、乙两组，并预先确定甲、乙两组的用药顺序。查附表 A6，随机指定第 8 行，将 1—16 的数字依次录于受试对象编号下。预先规定，奇数病人入甲组，试验顺序为 A→B，偶数病人入乙组，试验顺序为 B→A。

患者编号	1	2	3	4	5	6	7	8	9	10	11	12	13	14	15	16
随机数字	14	09	15	05	13	02	08	04	16	03	06	11	01	10	07	12
组　别	乙	甲	甲	甲	甲	乙	乙	乙	乙	甲	乙	甲	甲	乙	甲	乙
用药顺序	BA	AB	AB	AB	AB	BA	BA	BA	BA	AB	BA	AB	AB	BA	AB	BA

结果：2、3、4、5、10、12、13、15 号患者为甲组用药顺序为 A→B；1、6、7、8、9、11、14、16 号病人为乙组用药顺序为 B→A。

交叉设计既节省样本例数，又易控制实验条件，实验效率较高；可对两种处理的效应做出较为精细的估计和比较，但要求两次观察的时间不能过长，前一个实验阶段的处理效应不能传递到下一个实验阶段，即各处理终止后无残留效应，否则第二次处理的效应会受到第一次处理的干扰而难以区分两种处理的效应。因此，在两个实验阶段之间应设一个停药或停药处理阶段，即洗脱期，以便残留效应的消失。

问题讨论 你学会了常用实验设计方案吗？那就选择一个你感兴趣的题目，做个完全随机设计试试测试一下你是否真正掌握了。

复习指导

1. 实验设计的 3 个要素是处理因素、受试对象和实验效应。实验设计基本原则是对照原则、重复原则、随机原则、均衡原则、盲法原则。

2. 实验效应通过观察指标来表达，观察指标应具有客观性、精确性、特异性和灵敏性。

3. 实验所需的样本含量 n 取决于 4 个因素：①假设检验的第一类错误的概率 α；②假设检验的第二类错误的概率 β；③处理组间的差别 δ；④实验单位的标准差 σ。

4. 完全随机设计是一种单因素设计方案，它将同质的观察对象随机地分配到各处理水平组，观察实验效应。本设计的优点是简单易行，缺点是只能分析一个因素。

（王丽华）

第二篇

PART 2

流行病学方法应用

第7章 流行病学方法概论

chapter 7

学习要求

学习流行病学的定义、基本原则与研究方法，树立从群体的角度去认识疾病现象、探讨疾病的病因，以及从群体的角度预防和控制疾病的思维模式。

流行病学是人类在与疾病斗争的漫长岁月中产生和发展起来的一门学科，它不仅是预防医学的主导学科，也是现代医学的重要的基础学科。流行病学作为方法学在医学研究中起到不可替代的作用，是经常使用的一种观察和研究疾病、健康现象，分析疾病的病因，制定和评价预防措施常用的工具，在防制疾病和促进健康方面发挥了巨大的作用。目前，流行病学不仅是公共卫生与预防医学专业的基础课程，也是临床、口腔、妇幼保健、卫生事业管理等专业的必修课程之一，在医学理论教学中得以广泛关注。

第一节 流行病学的概念

一、流行病学的定义

流行病学(epidemiology)一词从英文来源的希腊字根来看，是“epi”(在……之中、之上)，“demos”(人群)和“logos”(研究、学科)的组合，可以翻译为“研究人群中发生的事件的学科”。作为医学的基础学科，流行病学研究的“事件”首先指的就是人群中的疾病和健康状况的问题。由于不同时期人群的疾病和健康状况是不同的，所以流行病学的定义具有明显的时代特征。

20世纪上半叶，英国Stallybrass给流行病学下的定义为：流行病学是关于传染病的原因、传播蔓延及预防的学科。1936年苏联出版的《流行病学教程》中的定义为：流行病学是关于流行的科学，它研究流行发生的原因、规律及扑灭的条件，并研究与流行作斗争的措施。此时期流行病学主要针对的是传染病的预防和控制。

随着人类疾病谱和死亡谱的改变，慢性非传染性疾病成为主要的公共卫生问题。流行病学也从研究传染病扩展到非传染性疾病，流行病学的定义也有了变化。1970年MacMahon为流行病学下的定义为：流行病学是研究人类疾病的分布及频率决定因素的科学。1980年Lilienfeld将其定义为：流行病学是研究人群中疾病表现形式及影响因素的学科。1964年我国著名的公共卫生专家苏德隆指出：流行病学是医学中的一门学科，它研究疾病的分布、生态学及防制对策。此时期主要强调流行病学是方法和应用学科的性质。

到20世纪后期，人们在研究防制疾病的同时，也开始研究促进健康的问题。1983年Last主编的《流行病学词典》(*A Dictionary of Epidemiology*)中给流行病学下的定义为：流行病学研究在人群中与健康有关状态和事件的分布及决定因素，以及应用这些研究以维持和促进健康的问题。这也是目前国际上比较通用的流行病学定义。我国的学者在多年实践的基础上，提炼出更适合目前我国的卫生实践又充分显示学科本质的定义：流行病学是研究人群中疾病和健康状况的分布及其影响因素，研究制定和评价防制疾病及促进健康的策略和措施的科学。

该定义虽然只有两句话，但其内涵非常丰富，概括起来有4层含义。

1. 流行病学的研究对象是具有某种特征的人群，可以是病人，可以是健康人，也可以是包含病人和健康人的人群，所以流行病学又称为群体医学。

2. 流行病学研究的事件是疾病和健康状况，不仅研究各种疾病，还研究人群的健康状态，关注的是与人类疾病和健康相关的一切事件。

3. 流行病学的研究内容包括两方面：一是研究疾病和健康状况的分布及影响因素，二是制定防制疾病、促进健康的策略和措施并评价其效果。

4. 流行病学研究的最终目的是预防和控制疾病，促进健康。

二、流行病学的形成与发展

流行病学是人类在与多种流行性疾病，特别是在与传染病斗争的实践中形成和发展起来的。这一学科的形成不过百余年，但它的思想萌芽已有2000多年的历史，在这漫长的历史长河中，许多流行病学先驱功不可没，正是他们的创造性贡献推动了流行病学学科的形成和发展。古希腊最著名医生希波克拉底(Hippocrates，公元前460－前377年)写了《空气、水和土壤》一书，最早系统地阐述了自然环境与健康的关系，"epidemic"(流行)一词就在他的著作中出现过。在同时代，我国的《说文解字》中记载了"疫""时疫""疫疠"等疾病流行的词语。这一时期，科学系统的流行病学学科尚未形成，但与其密切相关的一些概念、观察的现象及采取的措施已构成了流行病学的"雏形"。随着历史的发展与人类的进步，流行病学已逐渐建立起一套科学的理论和方法，从医学体系中分化出来，发展成为相对独立的一门学科。一般认为，流行病学的发展主要经历了4个阶段。

第一阶段，18世纪末至20世纪初，西方工业革命开始，资本主义工业迅速发展，在发展过程中，都市人口急剧增加，为传染病的流行提供了可能，而传染病的肆虐使流行病学学科的诞生成为必然。在这个阶段流行病学学科开始形成，此时的流行病学基本上是以人群的传染病为研究对象，目的是阐明其流行状况和原因，采取措施预防和控制传染病。代表人物是英国麻醉学家、流行学家约翰·斯诺(John Snow，1813－1858年)，他针对伦敦宽街霍乱的流行情况，创造性地使用标点地图法，阐明霍乱是通过污染饮水传播的，当禁止饮用污染水后，流行终止。他被认为是公共卫生医学的开拓者。1796年，英国的内科医生爱德华·琴纳发明了牛痘疫苗用于预防天花，开创了现代免疫学的时代，而人类也从此开始在与传染病的斗争中，逐渐取得了上风。1850年，全世界第一个流行病学学会"英国伦敦流行病学学会"成立，标志着流行病学学科的形成。

第二阶段，20 世纪 40—50 年代，人类疾病谱和死亡谱发生了明显的变化，传染病的发生率和死亡率明显下降，而慢性非传染性疾病发生率和死亡率明显上升，心脑血管病、恶性肿瘤和意外伤害成了人类的前三位死因。因此，慢性病开始成为重大或主要的健康问题，这些疾病主要是不良的行为生活方式和社会环境因素所致。该阶段创造了对慢性非传染性疾病的研究方法，包括危险度的估计方法。具有代表性的经典实例是英国的 Doll 和 Hill 对吸烟与肺癌关系的研究，它不仅证明了吸烟是肺癌的危险因素，同时，也通过回顾性研究方法（1948—1952 年）和前瞻性研究方法（1951—1976 年）开创了慢性病病因研究的新局面，具有里程碑的意义。其次是美国在 1949 年开始的弗雷明汉（Framingham）心脏研究，开创了心血管病流行病学研究的先河。该研究通过对同一批人群的长期随访观察，研究心血管病的影响因素，取得了不容置疑的首创性成果，并促进了流行病学研究设计与统计分析方法的发展，包括 Logistic 回归分析的开发和应用。从此，流行病学工作者越来越多地认识到统计学方法对流行病学的重要性。在这一阶段，流行病学方法及病因学研究得到了长足的发展。

第三阶段，进入 20 世纪 80 年代，医学模式由生物医学模式发展为生物-社会-心理医学模式，主要任务是提高健康水平和生活质量，延长人们的寿命等问题。在这个阶段，现代流行病学原理和方法体系已基本形成，应用统计学已经整合到现代流行病学的分析方法之中，是流行病学分析方法长足发展的时期。在此时期，一批有代表性的流行病学教科书和专著问世，如 MacMahon（1970 年）、Lilienfeld（1980 年）和 Rothman（1986 年）的流行病学专著，1983 年，Last 出版了第一本流行病学辞典。

第四阶段，20 世纪 90 年代至今，是流行病学与其他学科交叉融合、更新理念和模式、不断推出新的分支学科、扩大流行病学应用领域的时期。它的研究领域不仅从传染病扩展到非传染病，还从疾病扩展到所有与健康相关的问题。流行病学与其他学科交叉融合、更新理念和模式、不断推出新的分支学科、扩大流行病学应用领域。如血清流行病学、环境流行病学、职业流行病学、行为流行病学、精神障碍流行病学、健康流行病学、临床流行病学、管理流行病学、移民流行病学、分子流行病学、伤害流行病学、药物流行病学、营养流行病学等，这些分支的出现将有利于对这些与疾病或健康相关问题的深入研究与探讨。随着信息化时代的到来，循证医学（evidence-based medicine，EBM）得到迅速发展，成为世纪交替时一场震惊医学界的革命。

要点提示　流行病学不仅研究防制疾病的具体措施，同时研究促进健康的对策，从而达到有效地预防和控制疾病，促进和保障人类健康的目的。

第二节　流行病学的原理与原则

一、流行病学的基本原理

流行病学的根本任务在于预防和控制疾病，而不同疾病在人群中的分布是有差异的，因此，对流行病学的研究应该从疾病的分布入手。研究疾病在人群中的表现形式及分布特点，探讨疾病发生和流行的规律，为制定和评价预防、控制疾病的策略和措施提供依据。基于这种思路，流行病学蕴含着如下一些基本原理。

1. 分布论　疾病在人群中不是随机分布的，疾病的分布是指疾病在不同的人群、时间、地点中发生及发生多少的现象，是流行病学研究的起点和基础。其中人群特征包括年龄、性别、民族、种族、职业等；时间特征包括不同的季节、月份等；地点特征包括地理位置、地形等。将疾病的这些特征互相比较，结合对自然和社会因素的调查，有利于病因的探讨和预防控制措施的制定与评价。

2. 疾病的发病过程　从健康到疾病的发生是一个连续的过程，这一过程受多种因素的影响，流行病学研究疾病和健康的发展规律及影响因素，以应用于疾病预防和健康的促进。

3. 疾病的生态学　主要指的是人类与环境的关系。是应用流行病学的理论和方法，研究环境中自然因素和污染因素危害人群健康的规律，尤其是研究环境因素和人体健康之间的相关关系和因果关系，为制定环境卫生标准和采取预防措施提供依据。

4. 病因论　疾病的发生总是有原因的，有机体内部的原因，也有环境的原因。单一病因论的观点已经过时，现在普遍认为人群中大多数疾病的发生和发展是由多种原因造成的。多病因论与医学模式的转变是同步的，其考虑与疾病发生有关的诸因素（包括自然的、社会的、心理的）及其相互关系，为一些病因复杂疾病的病因研究、探讨及其干预提供理论依据。

5. 病因推断的原则　流行病学是从宏观的角度在复杂的自然、社会现象中找出疾病发生的原因，它充分利用临床上提供的线索，结合本学科独特的观察分析和实验研究方法，并对所获得的信息通过逻辑线索进行病因推断。病因研究可分为总结现象、建立假设、检验假设和病因推导四个阶段，最后针对研究推断出来的病因或危险因素采取措施，对疾病进行预防和控制。

6. 疾病防制的原则和策略　根据疾病的发生发展过程及健康决定因素，对疾病的预防控制主要采取“三级预防”措施。其中一级预防是促进健康和病因预防；二级预防是对疾病早期发现、早期诊断、早期治疗；三级预防是预防并发症、后遗症和防治伤残。三级预防原则已成为防制疾病的核心策略，通过三级预防可以保护和促进人群的健康，提高人类的生活和生存质量。

7. 疾病流行的数学模型　人群中疾病的发生和发展是由多种原因造成的，这些原因之间具有一定的函数关系，可以用数学模型来描述疾病及健康状况的分布规律，预测它们未来的变化趋势。

二、流行病学的基本原则

1. 群体原则　流行病学是从宏观的角度认识疾病现象和健康状态，研究疾病的发生及动态分布，这是流行病学区别于其他医学学科的最显著的特点之一。也就是说，它不是考虑个人的患病与治疗的问题，而是着眼于人群，发现群体中存在的主要公共卫生问题及其原因，从而有针对性地提出预防对策或公共卫生服务计划。

2. 现场原则　流行病学研究常把人群与周围的环境（现场）结合起来，它认为人类的健康和疾病与环境因素有着密不可分的关系。疾病的发生不仅与人体的内环境有关，还必然会受到自然环境和社会环境的影响和制约。其中自然环境是人类赖以生存和发展的物质基础，包括大气、水、土壤、生物和各种矿产资源；社会环境是人类赖以生产和生活的必需条件，包括社会制度、经济体制、风俗习惯等。可以说，脱离了环境（现场）的人群对于流行病学研究是没有意义的。

3. 对比原则　流行病学研究中自始至终贯穿着对比的思想。流行病学分析的核心是比较，有比较才有鉴别，只有通过对多种观察值进行比较，才能从中发现疾病的病因或线索，才能考察诊断的正确性和治疗方法的有效性。如高血压组和非高血压组脑卒中的发病率，干预组与非干预组的有效率，不同组间的某一因素或指标是否有差别等，都要经过比较才能说明问题，才有意义。这就要求流行病学工作者应具有严密的逻辑思维推理能力。

4. 代表性原则　流行病学的研究对象是人群，研究目标对象的全体称为总体。但在研究过程中，我们不可能也没有必要研究具有某一特征的所有人。所以，只能从总体中选择一部分个体来进行研究，也就是样本。这就要求样本要具有代表性，只有这样，流行病学研究的结论才能推论到总体。那么，如何使样本具有代表性呢？第一，要采取随机化抽样的原则，让总体中每一个个体有同等的机会被抽到；第二，样本含量要足够大。

第三节　流行病学研究方法

一、流行病学研究的过程

流行病学研究成功的基本保证是系统的研究思路和可操作的工作方案。所以要求设计者时刻保持清晰的思路，做出正确的判断。流行病学研究设计的思路是：确定研究目的→研究设计→收集资料→分析资料→得出结论。

1. 确定研究目的　根据已经掌握的信息或灵感猜测，提出此次研究将探讨的科学问题，这是研究设计者的首要任务，之后所有的设计思路都是围绕这一前提展开的。

2. 研究设计　根据研究的目的，认真思考，找到进行此项研究最适宜（既能实现研究目的，又力所能及）的方法，并制定出资料收集和分析框架。

3. 收集资料　根据研究设计中的研究对象和测量方法，收集人群数据。

4. 分析资料　根据收集来的人群数据，选择适宜的统计方法，分析人群数据。

5. 得出结论　根据资料分析的结果，综合考虑并得出此次研究的结论，研究的结论通过进一步验证和积累，形成新的理论知识。从新的理论知识出发，又可以产生新的假设。

二、流行病学研究方法的类型

流行病学是逻辑性很强的科学研究方法，它是建立在概率论、统计学和可靠研究方法基础上，从生物学角度对健康相关状态和事件提出可能假设并加以验证的因果推理方法。随着流行病学的应用及相关学科的发展，流行病学的研究方法不断丰富与完善。如今，流行病学的群体研究方法已被医学各领域广泛应用，成为医学各学科不可或缺的研究方法。流行病学研究方法总体可以归纳为 3 大类，即观察法、实验法和数理法，其中以观察法和实验法为主，观察法又分为描述法和分析法。流行病学按设计类型可分为描述流行病学、分析流行病学、实验流行病学和理论流行病学。具体分类见图 7-1。

（一）描述流行病学

流行病学的研究是从分布入手的。所以，首先要描述疾病和健康状况在人群、时间和地点的分布情况，以了解人群疾病或健康状况及其变化趋势。这就是描述流行病学的研究内容，它起到揭示现象、为病因研究提供线索的作用，即提出假设。描述性研究主要包括横断面研究、疾病监测和生态学研究。

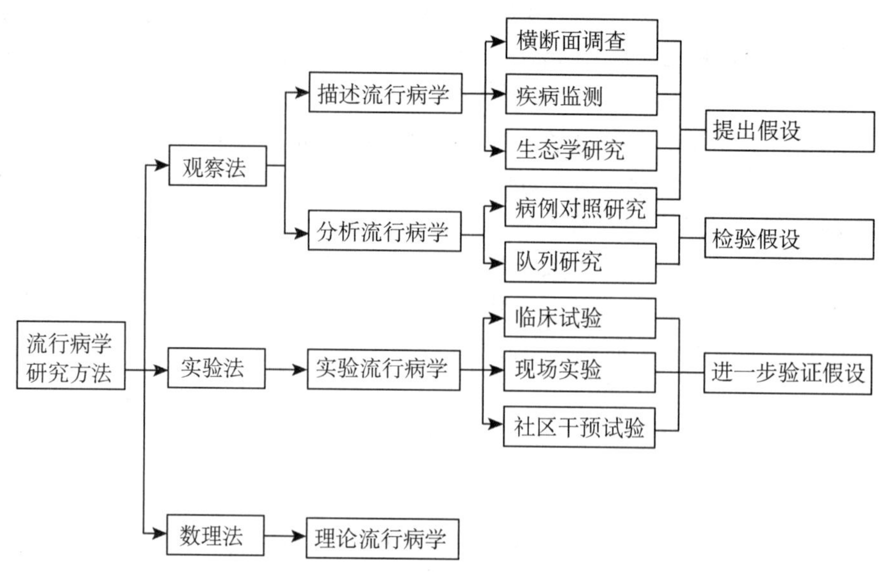

图 7-1　流行病学研究方法的分类

1. *横断面研究*　横断面研究(cross-sectional study)又称现况研究。是描述性研究中应用最广泛的一种基础性研究方法。它通过收集特定时间内、特定人群中疾病、健康状况及有关因素的资料,对资料的分布状况、疾病与因素的关系加以描述。因此,可以说它是一个时间断面的人群疾病与暴露情况的"快照"。通过横断面研究发现的研究事件与某些因素的相关仅可作为进一步研究、探讨的线索。横断面研究常用的方法包括普查、抽样调查和筛检。

2. *生态学研究*　生态学研究(ecological study)又称相关性研究。它的分析单位不是个人,而是群体,可以是学校的班级、工厂、城镇,甚至是国家的整个人群。在群体水平上研究疾病与某一(或一些)因素的关系,以群体为观察、分析单位,描述不同人群中某疾病(或健康状态)的频率,以及某因素或具有某特征人群的频率,通过比较,分析两者是否相关,以探索病因线索。

3. *疾病监测*　在现况调查的基础上,对一定的调查地区和人群进行某些内容的随访观察,系统地收集资料,从而发现疾病分布和发展趋势的变化,采取及时、有效的防制措施,并对策略和措施不断地进行修改、完善,以提高疾病防制效率和水平。

(二)分析流行病学

分析性研究是检验疾病病因假设或研究病因与危险因素关系的一类方法。是在描述性研究的基础上,分析疾病和健康状态与可能的致病因素之间的关系,从而进行致病因素的筛选并形成和检验病因假说。它与描述流行病学最主要的不同点是在研究设计中设立了对照组,通过比较研究组间的差异来得到结论。分析性研究包括病例对照研究和队列研究。

1. *病例对照研究*　病例对照研究(case-control study)又称回顾性研究。是指在疾病发生之后,选择患有某病者为病例组,未患某病者为对照组,比较两组过去暴露于研究因素的比例,分析暴露因素与疾病的关系。病例对照研究按设计类型分为匹配病例对照研究与成组病例对照研究。

2. 队列研究　队列研究(cohort study)又称为随访研究。是根据可疑病因的因素将特定的人群分为暴露组与非暴露组,追踪随访一段时间,比较各组某种疾病或事件的发生情况,从而判断暴露因素与疾病是否有关系,验证病因假设。队列研究按设计类型分为前瞻性队列研究与回顾性队列研究。

(三)实验流行病学

实验性研究是研究者在一定程度上掌握着实验条件,主动给予研究对象某种干预措施,通过人为控制研究因素而验证或证实假设的一类方法。它与描述性研究和分析性研究最主要的区别就在于是否人为地施加干预措施,所以实验性研究又称为干预研究。此研究方法主要有以下 3 种类型。

1. 临床试验　临床试验(clinical trial)是以病人为研究对象,将他们随机分组,实验组给予待评价的药物或方法,对照组给予安慰剂,根据两组的治疗效果评价某种疾病的治疗药物或方法是否有效。

2. 现场实验　现场实验(field trial)又称为人群预防试验。是以自然人群为研究对象,随机地将研究对象分为实验组与对照组,根据两组的随访结果,评价疾病预防对策或措施的效果,如评价某种新疫苗的预防效果。

3. 社区干预试验　社区干预试验(community intervention trial)是以社区人群整体作为干预单位的研究方法,用以评价某项预防疾病或促进健康的对策或措施的效果。它与现场实验的区别在于干预措施是否施加给整体人群。如食盐加碘预防地方性甲状腺肿,干预因素不是施加给个人,而是整个地区的人群。

(四)理论流行病学

理论性研究是利用流行病学调查所得到的资料,建立有关的数学模型,来描述疾病的流行规律、人群的健康状况及公共卫生事件的分布,从理论上探讨防制措施和效果的研究方法。理论性研究主要用于阐明流行过程,检验病因假说,流行因素的参数估计,设计控制疾病的措施和提出理论性预测模型。

要点提示　①医学科学的研究设计离不开流行病学方法,同时在临床工作和药效评价方面也常采用流行病学的分析方法。②流行病学研究的 3 种基本方法,即观察法、实验法和数理法。

问题讨论　试着分析下面各项研究分别采用的是什么流行病学研究方法。

1. 100 例传染性肝炎患者配以 100 例健康的邻人为对照,询问在前 3 个月内生食蛤或牡蛎的历史。

2. 在 4 个人口普查区,随机抽取坐着工作的中年男性,检查冠状动脉疾病,凡有该病者随机分配到体育锻炼组和对照组,前者执行两年的全身锻炼计划,后者则否,每半年观察一次,比较两组间冠状动脉疾病发病率的差别。

3. 按城市号码簿列出的每第 10 个人,寄去调查表,要求每人填写年龄、性别、吸烟习惯,以及接表前 7d 内的呼吸道症状。90%以上的调查表填得完全并寄回。根据问题算出了上呼吸道症状的患病率。

第四节 流行病学的用途

流行病学既是一门方法学，又是一门应用性很强的学科，其研究范围已涵盖与人类疾病或健康有关的一切问题。流行病学方法已逐渐深入到卫生医药的所有领域之中，在科学研究及实际工作中发挥着越来越重要的作用。

（一）描述人群疾病和健康状况的分布

流行病学研究的起点是描述疾病的分布特征，也就是疾病或健康相关问题在不同时间、空间及人群的分布数量或频率特征。通过对疾病与健康状况的三间分布的研究，我们可以了解疾病在人群中的发生、发展规律。对原因不明的疾病，可以探讨疾病的病因，对已明确病因的疾病，可以发现高危人群，为及时采取有效的预防、控制措施提供科学依据。

我国在流行病学研究上取得显著的成就，尤其是对慢性病危险因素的研究。在 20 世纪 70 年代的肿瘤调查、高血压调查和 20 世纪 80 年代与 90 年代的糖尿病调查及精神障碍调查中，我们都对这些疾病的分布状况及其特点进行了描述，为此类疾病的预防、控制提供了重要的依据。

（二）探讨疾病的病因

流行病学的最终目的是预防疾病、促进健康。在实际工作中，只有透彻地了解疾病发生、流行的原因，才能为疾病防制提供依据。所以，探讨疾病的病因也是流行病学的主要研究内容。

疾病的发生和流行的原因是很复杂的，单一的病因比较少见，大部分的疾病尤其是慢性非传染病，是由多种因素综合作用的结果，病因还没有完全阐明。如脑卒中发生的危险因素有高血压、吸烟、酗酒、家族史、肥胖等。流行病学通过对疾病和危险因素三间分布特征的比较，可以找出疾病发生和流行的病因线索，从而为疾病防制提供依据。近年来，我国许多学者对一些慢性非传染性疾病（如肿瘤、高血压、脑卒中、糖尿病等）进行了大量研究，为这些疾病的预防与控制提供了大量数据。

另外，在医疗卫生工作中，我们有时还会遇到“原因不明”的疾病。这类疾病通常呈短期多发或暴发，而使临床医生一时不能做出判断。应用流行病学方法可以解决此类问题，首先采取流行病学调查描述客观现象，提出病因假设，利用分析流行病学方法，验证病因假设，再应用实验流行病学方法对病因进行进一步验证，最终大多都能找到真正的病因。这种成功的范例很多，如 20 世纪 50 年代，对新疆“察布查尔病”病因的研究，证实其是由肉毒杆菌引起的中毒；1972 年，上海地区出现了大规模的“原因不明”皮炎流行，研究发现是由桑毛虫毒毛引起。

（三）研究疾病自然史

疾病的自然史（natural history of disease）是指疾病从发生、发展到结局的自然过程。疾病在个体中由临床前期、临床期到临床后期的自然发展过程称为个体疾病自然史；疾病在人群中自然发生、发展的规律称为人群疾病自然史。疾病的发生、发展在每个个体上的表现可能都是不同的，所以，要了解疾病的自然史必须应用流行病学对人群进行研究。

链接　不同疾病自然史长短不同

不同的疾病其疾病的自然史是不同的。有的疾病自然史较短，如急性细菌感染性疾病，一般进展较快，若不给予积极有效的治疗，则往往造成不良后果，甚至死亡。而某些疾病的自然史则较长，如动脉粥样硬化所致冠心病。

应用流行病学方法研究疾病的自然史，有助于了解疾病的发展规律和转归，以便早期对疾病进行诊断和治疗，同时也有助于疾病的预防和控制。如对慢性肝炎患者进行定期随访，研究其转归规律，有助于采取有效的治疗措施，促进其恢复健康。在正常人群中定期测量血糖，有助于糖尿病的早期发现和预防。

(四)用于临床诊断技术及治疗方法的评价

随着医学及相关学科的发展，新的诊断技术、方法及治疗方法、药物层出不穷。任何诊断、治疗方法和药物都需要在人群的基础上进行检验，因此只有流行病学才能承担此任务。科学地评价诊断方法及治疗方法、药物的效果是目前流行病学在临床上的一项重要的应用。对诊断方法进行评价，可以对这些新的诊断技术有一个科学的认识，以便在临床实践中正确地应用；对新的治疗方法或药物开展临床试验和监测，可以对其疗效、不良反应进行评价，对疾病的预后进行分析。

(五)疾病预防和控制及其效果的评价

流行病学的根本任务是预防和控制疾病，既包括预防、控制疾病的发生，也包括疾病发生后控制病情的蔓延，减少并发症、后遗症的出现，降低病死率。预防和控制疾病的方法是采取"三级预防"的策略。对传染病和寄生虫病的预防控制主要采取第一级预防，例如，通过接种乙肝疫苗来降低患病的概率，通过杀灭钉螺预防血吸虫病。对慢性非传染病的预防控制也采取相应的预防措施，例如，通过戒烟来减少肺癌的发生，通过控制高血压、加强体育锻炼及合理膳食等综合措施防止冠心病、脑卒中的发生。

另外，评价疾病的防治效果，需要进行流行病学研究。例如，研究儿童接种某种疫苗是否会使患病的概率下降，新药上市前的临床试验、上市后的监测，食盐加碘防治效果评价等，都需要看是否降低了人群中的发病率，提高了治愈率。只有在人群中的研究结果才能说明问题，所以只有流行病学方法才能担此重任。

(六)卫生工作或卫生决策的评价

随着社会生产力、科学技术的发展和人类思想的进步，预防的含义已不仅仅是单纯的防止疾病的发生了，更重要的是提高人们的生活质量。要创造良好的卫生服务环境和完备的卫生服务设施，就需要利用流行病学知识。例如，通过了解某种疾病的频率、自然史和影响因素，可以合理设计医疗护理的设施；通过了解某病（如糖尿病、冠心病等）的流行病学信息，可以确定哪些年龄、性别、民族或职业的人群作为靶人群；通过流行病学调查，可以了解卫生资源与卫生服务需要的适应情况，对医疗卫生和保健服务方面的建设、资源分配及项目选择做出决策。另外，决策正确与否，卫生服务的效果如何，也需要通过流行病学方法来进行评价。

总之，通过流行病学研究可以了解健康、疾病和卫生事件的分布及决定因素，制定合理的预防保健的策略和措施，并评价其效果。由此可见，流行病学的应用非常广泛，既涉及疾病和健康的相关问题，又涉及卫生策略规划及防制效果的评价，已广泛触及公共卫生领域的各个方面。

复习指导

1. 流行病学是研究人群中疾病和健康状况的分布及其影响因素，研究制定和评价防制疾病及促进健康的策略和措施的科学。

2. 流行病学的基本原理有分布论、疾病的发病过程、疾病的生态学、病因论、病因推断、疾病防制、疾病流行的数学模型。

3. 流行病学的基本原则是群体原则、现场原则、对比原则、代表性原则。

4. 流行病学按设计类型可分为描述流行病学、分析流行病学、实验流行病学和理论流行病学。

5. 流行病学用途包括描述人群疾病和健康状况的分布，探讨疾病的病因；研究疾病自然史；用于临床诊断技术及治疗方法的评价；疾病预防和控制及其效果的评价；卫生工作或卫生决策的评价。

（李晓霞　牛莹莹）

第 8 章 描述性研究

chapter 8

学习要求

学习疾病的分布，理解并运用描述疾病分布的常用指标，能够分析疾病或健康问题在时间、空间、人群的分布，以及流行强度；学习现况调查与暴发调查，知晓其科研设计、实施步骤及优缺点。

描述性研究(descriptive study)又称描述流行病学(descriptive epidemiology)，是利用已有的资料或通过调查获得的资料，按不同地区、不同时间及不同人群特征分组，描述疾病或健康状况的分布情况。它既是流行病学研究工作的起点，也是其他流行病学研究方法的基础。

第一节 疾病的分布

古代人与人的战争讲究“天时、地利、人和”三个要素，现代人与疾病抗争着眼于“时间、地点、人群”三间分布。疾病的三间分布即描述疾病或健康状态在不同时间、不同地区和不同人群中的分布规律。了解疾病的三间分布，不仅可以为探讨病因提供线索，而且有助于对疾病的诊断和疗效分析，并且可为制定疾病的预防和控制措施提供科学依据。

一、描述疾病分布的常用指标

描述疾病的三间分布经常会用到一些测量指标。

(一)发病率

发病率(incidence rate，morbidity)指在一定期间内特定人群中某病新病例出现的频率。

$$\text{发病率}=\frac{\text{一定期间内某人群中某病新病例数}}{\text{同期暴露人口数}}\times k \qquad \text{(公式 8-1)}$$

$k=100\%$，$1000‰$，或 10 000/万……

计算发病率时若在观察期间一个人多次发病，则应分别计为新发病例数，如流感、腹泻等。同期暴露人口数常用该期间的平均人口数代替，期间平均人口数的计算方法有两种，一种是该期间的中间时间点上的人口数，另外还可用该期间的初期人口数与期末人口数之和除以 2 所得人口数。发病率可按年龄、性别、职业、病种等不同特征分别计算，称为发病专率。发病率能反映疾病发生的频率，可用于描述疾病的分布。

(二)罹患率

罹患率(attack rate)的计算方法与发病率相同，区别在于罹患率局限范围小、时间短，观察期限可以日、周、旬、月为单位。罹患率常用于描述局部地区疾病的暴发、食物中毒及职业中毒等的调查。

(三)患病率

患病率(prevalence rate)也称现患率，指在某特定时间内一定人群中某病新旧病例数所占的比例。

$$患病率=\frac{某特定时间内某人群中某病新旧病例数}{同期平均人口数}\times k \quad (公式 8\text{-}2)$$

$k=100\%$，$1000‰$或 10 000/万……

发病率、病程和患病率三者之间的关系可用公式 8-3 来表示，当病程一定时，发病率下降可降低患病率；当发病率一定时，病程缩短亦可降低患病率，反之亦然。

$$患病率=发病率\times病程 \quad (公式 8\text{-}3)$$

患病率常用于描述病程较长的慢性病的流行情况，可评价疾病对人群健康影响的程度，是横断面研究的常用指标。

链接　蓄水池的比喻

如果将患病率比作一个蓄水池，发病率则可视为流入水源，而死亡或康复者可以视为蓄水池的流出量。当流入量(发病率)一定时，流出量(死亡或康复人数及速度)增加时，蓄水量(患病率)将下降；当流出量一定时，水源流入量(发病率)增加，则蓄水池水量(患病率)将随之增长。影响患病率升高和降低的因素还有很多，例如：病例的迁入、迁出；诊断水平、治愈率的提高；未治愈者寿命延长及易感者迁入、迁出等。

(四)感染率

感染率(infection rate)指某时点内所检查的人群中某病现有感染者人数所占的比例。

$$感染率=\frac{某病阳性人}{受检人数}\times 100\% \quad (公式 8\text{-}4)$$

感染率与患病率相似，多用于传染病和寄生虫病的调查。

(五)续发率

续发率(secondary attack rate)也称二代发病率，指在某传染病最短潜伏期与最长潜伏期之间，易感接触者中发病的人数占所有易感接触者的百分比。

$$续发率=\frac{易感接触者中发病的人数}{易感接触者总数}\times 100\% \quad (公式 8\text{-}5)$$

计算续发率时须将原发病例去除。续发率可用于传染病传染力强弱的比较，也可用于评价免疫接种等卫生措施的效果。

(六)死亡率

死亡率(mortality rate)指在一定期间内某人群中死于某病(或死于所有原因)的频率。

$$死亡率=\frac{一定期间内某人群中死亡人数}{同期平均人口数}\times k \quad (公式 8\text{-}6)$$

$k = 100\%$，1000‰ 或 10 000/万……

死于所有原因的死亡率也称粗死亡率，按年龄、性别、病种等不同特征分别计算的死亡率称为死亡专率。死亡率是用于测量人群死亡危险最常用的指标，可用于反映一个国家或地区的卫生保健工作的水平。

(七)病死率

病死率(fatality rate)表示一定时期内患某病的全部病人中因该病死亡者所占的比例。

$$\text{病死率} = \frac{\text{一定期间内因某病死亡人数}}{\text{同期患该病人数}} \times 100\% \qquad \text{(公式 8-7)}$$

病死率可用于反映疾病的严重程度，也可反映诊治能力等医疗水平，多用于急性传染病。

(八)生存率

生存率(survival rate)又称存活率，指随访期终止时仍存活的病例数占随访期满的全部病例数的百分比。

$$n\ \text{年生存率} = \frac{\text{随访}\ n\ \text{年仍存活的病例数}}{\text{随访满}\ n\ \text{年的病例数}} \times 100\% \qquad \text{(公式 8-8)}$$

计算生存率的前提是有随访制度，随访年数 n 通常以 1 年、3 年、5 年或 10 年为界。常用于评价慢性疾病、病死率较高疾病的危害程度，以及某种治疗方法的远期疗效。

二、疾病的分布

疾病的分布即疾病的三间分布，是指疾病在时间、空间和人群的存在方式及其发生、发展规律。

(一)时间分布

疾病的流行过程均随时间的推移而不断变化，无论传染病还是慢性病，时间都是研究疾病分布的重要指标之一。疾病的时间分布有以下 4 种类型。

1. 短期波动　短期波动(rapid fluctuation)的含义与暴发相似。后者指较小范围，例如，某单位食堂集体食物中毒；而前者指较大范围，这里所说的短时间主要是指在该病的最长潜伏期内，观察单位通常以日、周、月计数。急性传染病和急性中毒性疾病容易发生短期波动，如图 8-1 所示，1952 年 12 月由于大气污染引起的英国伦敦烟雾事件造成短期内死亡率急剧上升。

2. 季节性　季节性(seasonal variation)指疾病的发病率随季节波动的现象。疾病的季节性特征主要受气象条件、媒介昆虫、人群的风俗习惯、生产和生活方式等因素影响。表现形式有 3 种。

(1)季节性升高：很多传染性疾病都有季节性特征，肠道传染病的季节性高峰为夏秋季；而呼吸道传染病的季节性高峰多在冬春季。此外，有的非传染性疾病也可体现出季节性，如出血性脑卒中、冠心病均在冬季多发。

(2)严格的季节性：流行性乙型脑炎有严格的季节性，发病高峰在每年 7—9 月份，其原因为媒介节肢动物活动频率在这一季节升高，而且此时的温度适宜体内病原体的发育、繁殖，因此表现为严格的季节性。

(3)无季节性：有些传染病因潜伏期长、特殊的传播途径等原因无季节性特征，如肺结核、艾滋病、乙型病毒性肝炎等。另外，非传染性疾病多无明显的季节性。

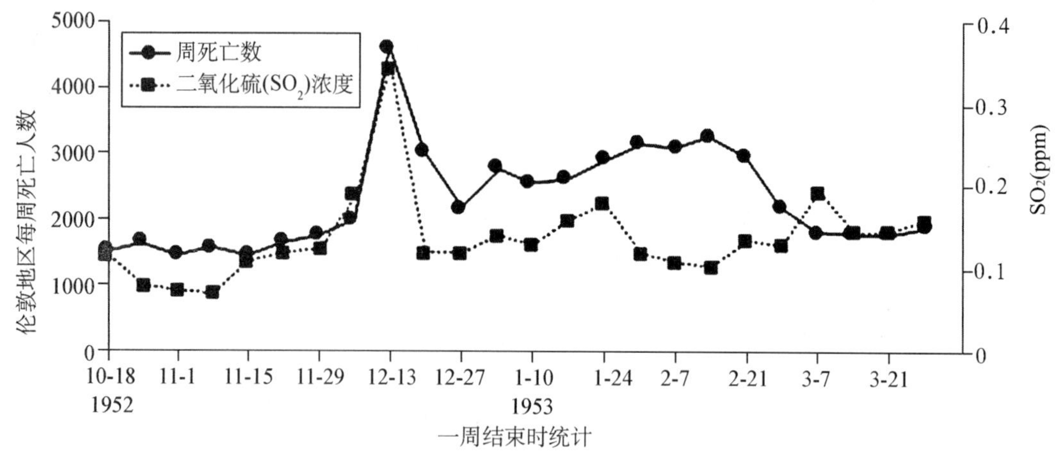

图 8-1　1952—1953 年伦敦地区每周死亡率近似值与 SO_2 浓度

［引自：Michelle LBell，Devra Lee Davis. Environmental Health Perspectives，2001］

3. *周期性*　周期性(cyclic change)指有些疾病每隔一个相当规律的时间间隔发生一次流行的现象。如流行性感冒一般每隔 10～15 年流行一次，百日咳 3～4 年流行一次。有效的预防措施可以改变疾病的周期性。例如，麻疹疫苗推广前，在大、中城市几乎隔一年流行一次。自 1965 年推广麻疹疫苗接种后，麻疹发病率不仅显著降低，周期性也消失了。

4. *长期变异*　长期变异(secular change)指在一个相当长的时间内，疾病的发病率、死亡率、临床表现等发生显著变化。无论是传染病还是非传染病都可观察到这种变化。例如：猩红热在近百余年来发病率和死亡率均明显下降；恶性肿瘤、心脑血管疾病等慢性病在死因中上升。

(二)地区分布

疾病的发生经常受一个地区的自然环境和社会环境的影响。形成疾病地区分布差异的原因很复杂，如自然环境中不同的地理位置、地形、气象条件、生物环境等，社会环境中的风俗习惯、政治经济条件和卫生水平等因素，也可影响疾病的地区分布。

地区的划分方法大致有两种。第一种划分法是按照行政区划法，在世界范围内，可按洲、国家、地区划分；在一个国家内可按该国的行政区划分。第二种划分法是按照自然环境划分，如按山区、平原、湖泊、河流、海洋等为单位划分。使用哪种划分法应根据不同的研究目的与疾病特点而异。

1. *疾病在国家间与国家内的分布*　疾病在世界各地的分布是不同的。有些疾病遍布全世界，但其分布不均衡，各国之间的发病率不同。如乳腺癌在北美、欧洲最多，亚洲和非洲较少。造成这种地区分布差异的因素很多，其中膳食习惯中脂肪摄入量可能是最重要的影响因素。有些疾病在一个国家内的分布也有差异。如我国血吸虫病的发病仅限于南方的一些省份，这是因为北方没有适合钉螺孳生繁殖的气候及地理条件。

2. *疾病的城乡分布*　许多疾病在地区分布上表现出明显的城乡差别。城市人口密度大，交通拥挤，流动人口量大，人们的交往频繁，因此呼吸道传染病容易传播。研究表明城市肺癌的发病率和死亡率均高于农村。城市空气污染严重很可能是导致城市肺癌高发的因素之一。农村人口密度低，卫生条件相对较差，公共卫生设施不完善，虽然呼吸道传染病不容易传播，但肠道传染病、肠道寄生虫病的发病率、感染率普遍比城市居民高。

3. *疾病的地方性*　由于自然因素或社会因素的影响，某种疾病经常存在于某一地区，或在某一地区发病率总是较高，这种状况称为地方性(endemic)。例如：血吸虫病多发于长江中、下游各省，疟疾主要集中在热带、亚热带和部分温带地区，我国的青藏高原则无传播疟疾的按蚊滋生。

此外，凡本国不存在的疾病，由国外输入时，称为输入性疾病。20世纪80年代我国出现的第一例艾滋病患者属于此列。

(三)人群分布

描述疾病的人群分布可按不同的特征，如年龄、性别、职业、民族等来分组，分析具有不同特征的人群某病的发病率、死亡率等分布规律。研究疾病在不同人群的分布有助于确定危险人群和探索致病因素。

1. *年龄*　年龄在研究疾病的人群分布中是最重要的因素，几乎各种疾病的发病率或死亡率均与年龄有关。

大多数疾病在不同年龄组的发病率都有差异。儿童易患百日咳等急性呼吸道传染病；老年人中恶性肿瘤、心血管疾病等慢性非传染性疾病的发病率、患病率及死亡率均最高。一些隐性感染为主的传染病，如流行性乙型脑炎、流行性脑脊髓膜炎等，在儿童中发病率高，成人中少见。而一些病原体种类较多、易发生变异且病后无巩固免疫力的传染病，各年龄组的发病率多无差异，如流行性感冒、细菌性痢疾等。

分析疾病年龄分布的方法有两种。

(1)横断面分析：横断面分析(cross sectional analysis)是分析同一时期不同年龄组的患病率或死亡率等频率的变化。若做多次横断面分析，可显示在不同年代各年龄组人群的疾病分布的变化。

(2)出生队列分析："队列"一词的原意是指古罗马军队中300～600人的一个步兵队。出生队列分析(birth cohort analysis)是对同一时期出生的人随访若干年，观察其发病或死亡状况。常用于描述潜伏期长，致病因素的强度随年龄增长而变化的慢性病。出生队列分析可用于评价疾病的年龄分布长期变化趋势并提供病因线索。

2. *性别*　许多疾病的分布都存在明显性别差异，大多数疾病的各年龄别死亡率男性均高于女性。疾病的性别差异主要源于不同性别与致病因素接触的机会不同所致。例如，血吸虫病往往男性高于女性，这是因为农村男性接触疫水机会较多的缘故。绝大多数的恶性肿瘤死亡率均呈现男性高于女性，这可能与暴露或接触致病因子的机会、内分泌代谢及生活方式的差别有关。有些疾病的患病率女性高于男性，如地方性甲状腺肿，这与女性对碘的生理需要量大，而缺碘时耐受性差导致微量元素相对缺乏有关。

3. *职业*　不同职业的物理、化学、生物因素及职业精神紧张程度不同，均可导致疾病分布不同。例如，从事畜牧业工作的人员易患布氏杆菌病；长年接触游离二氧化硅的碎石工人易患硅沉着病；飞行员和汽车司机因饮食不规律，易患消化性溃疡。职业与疾病的关系，首先应考虑感染或暴露机会的多少，其次是不同职业反映劳动者所处的不同社会经济地位和文化卫生水平，此外，不同职业的体力劳动强度和精神紧张程度也不同。

4. *民族和种族*　不同民族、种族的遗传因素、风俗习惯、社会经济状况、医疗保健水平等疾病影响因素不同，导致疾病的种类与发生频率产生差异。例如，我国广东省是鼻咽癌高发地区，移居到海外的广东籍人鼻咽癌仍然高发，说明遗传因素对鼻咽癌的发病起着重要作用。信仰伊斯兰教地区的男童一律行包皮环切术，使男子阴茎癌的发病率降低。

5. 行为　不良生活方式是影响人们健康的重要因素。目前公认慢性非传染性疾病的发病率与不良行为生活方式有直接关系。例如，长期吸烟与肺癌的发病有密切关系，也是心血管疾病的主要危险因素。长期过量饮酒是肝硬化、肝炎、高血压等疾病的危险因素。其他不良行为生活方式，如暴饮暴食、缺乏体育锻炼、不洁性行为及静脉注射毒品等均对人类健康有重要影响。

6. 婚姻状况　婚姻状况对两性的健康都有明显的影响。如离婚、丧偶等重大生活事件对家庭成员的生理、心理都有很大的负面影响。妊娠、分娩、哺乳等都是女性特有的生理阶段，对女性健康有一定影响。家庭成员共同生活、密切接触，一些传染病如病毒性肝炎、细菌性痢疾等易在家庭中传播，呈现家庭聚集性。此外，近亲结婚可能会导致先天畸形和遗传性疾病。

7. 社会阶层　社会阶层的划分有多种，可按照职业、教育水平、收入等标准划分。社会阶层是各种社会因素的综合体现，尤其是社会经济因素，因此社会经济因素常被用于描述社会阶层与疾病分布的关系。例如，脑卒中在经济文化层次较高的阶层死亡率较高，社会阶层较低的人群吸烟率偏高，导致肺癌的高发病率。

（四）疾病的综合描述

以上分别叙述了疾病的时间、地区及人群分布，但实际的流行病学研究中对某病的描述往往是综合进行的。因为只有进行全面观察和综合分析，才能获得正确的病因线索和疾病影响因素的信息。移民流行病学（migrant epidemiology）是利用移民人群研究疾病的分布，从而探索病因的一种典型的综合描述方法。它是通过比较移民人群、移居地当地人群和原居住地人群的某病发病率或死亡率差异，分析该病的发生与遗传因素和环境因素的关系。其目的是为了区分某病病因中起主要作用的是遗传因素还是环境因素。移民流行病学分析的原则有如下两点。

1. 若某病在移民中的发病率或死亡率与原居住地人群相同，而不同于移居地当地人群，则该病发病率或死亡率的差别主要是由遗传因素造成的。

2. 若某病在移民中的发病率或死亡率与原居住地人群不同，而接近于移居地当地人群，则该病发病率或死亡率的差别主要是由环境因素造成的。

以胃癌为例，日本为胃癌高发区，而美国则是低发区。移居美国夏威夷的日本第一代移民胃癌死亡率比美国白种人高，和日本本土居民相近，但在美国出生的第二代移民胃癌死亡率大大降低，但仍高于美国白种人。表明环境因素与胃癌有密切关系，同时，遗传因素对胃癌也起着一定的作用。

三、疾病的流行强度

疾病的流行强度是指某疾病在某时期、某地区、某人群中发病数量的变化及各病例间联系的程度。常用散发、流行、暴发等术语表述。

1. 散发　散发（sporadic）指某病发病率呈历年的一般水平，各病例间无明显的时间、空间上的联系，且无相互传播关系，表现为散在发生。判断某病的流行强度是否为散发应参照该地前三年的发病率，而且一般用于范围较大的地区。疾病分布呈现散发的原因主要有：某病在某地长年存在；以隐性感染为主；传播机制不容易实现；潜伏期较长；或人群具有一定的免疫力。

2. 流行与大流行　流行(epidemic)指某病在某地区的发病率显著超过该病历年的一般水平。与散发相比，各病例间有明显的时间、空间上的联系。大流行(pandemic)指某病发病率超过该地区一定历史条件下的流行水平，短时间内跨越省界、国界甚至洲界。

3. 暴发　暴发(outbreak)指在一个局部地区或集体单位中，短时间内突然出现大量症状相同的病人。大多数病人集中出现在该病的最短与最长潜伏期内，有相同的传染源或传播途径，常见的传播媒介有食物、饮水等。

要点提示　①比较两个人群的发病率或死亡率时，首先应判断两个人群的年龄构成是否相同。如明确有差异时，可将率进行标准化之后再比较。②描述性研究通过描述疾病或健康状况的三间分布，探索疾病与人群特点及环境因素的关系，提供病因线索，而不是确定病因。③疾病的流行强度应根据不同病种、不同时期及不同历史背景进行分析判断。

第二节　现况调查

现况调查是在某一人群中应用普查或抽样调查的方法收集特定时间内有关疾病或健康状况的资料，以描述目前疾病或健康状况的分布及某因素与疾病的关联。现况调查是在特定时间内进行的，即在某一时点或在短时间内完成，犹如时间的一个断面，故又称之为横断面研究(cross sectional study)。同时，现况调查中经常使用患病率来描述疾病的分布状况，因此也称患病率研究(prevalence study)。

一、现况调查的目的和分类

(一)现况调查的目的

1. 描述疾病或健康状况的分布　通过现况调查可以描述疾病或健康状况的三间分布，分析疾病或健康状况与哪些环境、人群特征等因素有关。

2. 发现病因线索　描述某些因素或特征与疾病或健康状况的联系以提出病因假设。

3. 早期发现病人　利用普查或筛检等手段，可实现“早发现，早诊断，早治疗”的疾病二级预防的目的。

4. 评价疾病的防制效果　通过对某项干预或防制措施实施前后比较，可评价某些疾病防制措施的效果。

5. 进行疾病监测　一般通过疾病报告制度实行疾病监测，但疾病监测不能全面反映慢性病的分布规律。因此，定期或不定期在人群中进行现况调查，可以弥补常规报告资料的缺陷。

(二)现况调查的分类

1. 普查　普查(census)是指在特定时间、对特定范围内的人群每一成员所进行的全面调查。首先，实施普查时应注意时间范围应该较短，甚至指某时点，一般为 1～2d 或 1～2 周，最长不宜超过 2～3 个月。如果调查时间太长，解释调查结果比较困难。其次，应明确普查的目的，如是针对某种疾病，一般要有比较简易而准确的检测手段，而且有可靠有效的治疗方法。另外，普查的目标疾病要求有较高的患病率，对患病率较低或无切实治疗措施的疾病进行普查意义不大。最后，要注意漏查率应低于30%，应答率在85%以上，否则将失去代表性意义。

普查是调查特定人群的所有成员，所以确定调查对象比较简单；能获得全部调查对象的相关情况，资料准确性高；普查还能提供疾病分布情况和流行因素，对疾病的病因研究有一定的启示。同时，普查也有一定的局限性。例如，普查工作量大，组织工作复杂，难免有遗漏，不适于发病率很低的疾病；而且普查消耗人力物力大，成本高，只能获得患病率而不能获得发病率的资料。

2. 抽样调查　抽样调查(sampling survey)指从总体中随机抽取部分样本进行调查，从样本获得的信息来推断总体情况。抽样调查与普查相比，节省人力、物力和时间，调查工作容易做得细致，在流行病学调查中占有重要的地位，是最常用的方法。但是抽样调查也存在局限性，如设计、实施与资料分析比较复杂，存在抽样误差和偏倚，而且不适用于发病率偏低的疾病与变异大的资料。

要确保抽样调查的质量，必须遵循两个基本原则，即随机化原则与保证样本含量。随机化原则是指在确定的总体中抽取样本时保证随机抽样，即每一个个体都有相同的机会被抽取。样本量过大易造成调查时人力物力的损失，过小则会造成样本无代表性，因此样本含量必须适当。

二、现况调查的设计和实施

现况调查实施前要对调查中的每个环节进行周密的设计和推敲，这样才能得到真实可靠的调查结果。

(一)确定调查目的和对象

1. 确定调查目的　调查目的要做到明确、具体。在确定研究目的之前还需要做许多准备工作，包括查阅文献资料、实地考察、向专家咨询等。只有充分地掌握该问题的背景资料，国内、外研究进展情况，才能找到该研究的切入点，保证调查的科学性、创新性和可行性。

2. 确定调查对象　根据研究目的确定调查对象的人群分布特征和其所在地域范围。选择调查对象时要结合实际情况进行考虑，例如，经费的多少，调查对象是否配合等。

(二)确定调查的类型及抽样方法

1. 确定调查的类型　调查的类型应根据研究目的而确定。如果研究目的是为了早诊断、早治疗，可选择高危人群进行普查。如果想了解某病的患病率，则可以查阅常规资料或采用抽样调查。

2. 确定抽样方法　调查类型如果是抽样调查，此时要确定使用何种抽样方法。以下是常见的随机抽样方法。

(1)单纯随机抽样(simple random sampling)：又称简单随机抽样，是最基本的抽样方法。原则是总体中每一个个体被抽中选入样本的机会是相等的。抽签、抓阄、随机数字法都是常用的单纯随机抽样方法。单纯随机抽样的优点是实施简单、易理解；缺点是抽样范围较大时，工作量大，所以在大型流行病学调查中难以实施。适用于小型流行病学调查或实验室研究。

(2)系统抽样(systematic sampling)：又称机械抽样或等距抽样。是把总体中的全部调查单位按某一特征排列起来，再按一定比例或间隔抽取样本。例如，拟在1000人中选一个10%的样本，即每10个人中抽取1人，可先给每个人编号，再从1～10随机选一个数，假如设为3，这就是抽样的起点，依此类推，依次得 13、23、33……993，这样选出的 100 人就是确定的样本。系统抽样优点是简便易行，样本的观察单位在总体中分布均匀，抽样代表性较好；缺点是如果总体各调查单位的排序有某种规律，则抽取的样本可能有偏倚。例如，上例如果男性为单号结尾，女性以双号结尾，用上述方法抽到的样本则均为男性。因此，必须事先对总体的结构有所了解。

(3)分层抽样(stratified sampling)：把总体按某种标志或特征(例如性别、年龄、民族、教育程度等)分成若干层，然后在每层中随机抽取调查单位，这种方法称为分层抽样。要求层内变异越小越好，层间变异越大越好，这样便于层间进行比较。

(4)整群抽样(cluster sampling)：是从总体中随机抽取若干群(如学校、医院、社区等)，对群内所有调查单位进行调查，称之为整群抽样。此法的优点是抽样和调查均比较方便，节约人力、物力，在实际工作中易为群众所接受，因而适合大规模调查；缺点是抽样误差较大，例如，同在一个社区居住的居民可能经济条件相似，如果研究目的与经济因素相关，而只抽取高收入人群所居住的社区时就会导致调查结果出现偏倚。

(5)多级抽样(multistage sampling)：多级抽样是上述抽样方法的综合运用。先从总体中抽取范围较大的单元，称为一级抽样单元(如省、自治区、直辖市)，再从每个抽中的一级单元中抽取范围较小的二级单元(如市、县或区)，最后抽取范围更小的三级单元(如特定的某社区、村或居委会的全体居民)作为调查单位。多级抽样可以把上述各抽样方法的优势互补，因此大规模现况调查多采用此方法。

(三)确定样本含量

保证样本含量是确保抽样调查质量必须遵循的原则之一。按不同资料类型，有以下两种计算方法。

1. 计量资料　计量资料样本含量的估计公式如下。

$$n=\frac{t_{\alpha}^{2}S^{2}}{d^{2}} \qquad \text{(公式 8-9)}$$

式中 n 是样本量大小，t 是统计学中的 t 值，α 为显著性水平，通常取 0.05 或 0.01，当 $\alpha=0.05$ 时 $t=1.96$，s 是标准差，d 是容许误差，即样本均数与总体均数之差的容许范围。

例 8-1　欲调查肝硬化患者的血色素含量，若一般人群的血色素标准差约为 2.0g/100ml，希望调查的容许误差不超过 0.2g/100ml，则所抽取的样本含量应为多大？

根据题意，设 $\alpha=0.05$，$t=1.96$，$s=2.0$g/100ml，$d=0.2$ g/100ml，则

$$n=\frac{t_{\alpha}^{2}s^{2}}{d^{2}}=\frac{1.96^{2}\times 2^{2}}{0.2^{2}}\approx 384(\text{人})$$

2. 计数资料　计数资料样本含量的估计公式如下。

$$n=\frac{t_{\alpha}^{2}PQ}{d^{2}} \qquad \text{(公式 8-10)}$$

式中 n 是样本量大小，t 是统计学中的 t 值，P 为总体阳性率，$Q=1-P$，d 为容许误差，即样本率与总体率之差。

例 8-2　欲调查我国的高血压患病率，根据 2002 年我国流行病学调查结果显示高血压患病率为 18.8%，若调查的容许误差定 $d=0.1$p，则所抽取的样本含量应为多大？

根据题意，设 $t=1.96$，$P=18.8\%$，$Q=1-P=0.812$，$d=0.1$p，则 n 为

$$n=\frac{t_{\alpha}^{2}PQ}{d^{2}}=\frac{1.96^{2}\times 0.188\times 0.812}{0.1^{2}\times 0.188^{2}}\approx 1659(人)$$

以上介绍了计量资料和计数资料的样本含量计算方法，适用于简单随机抽样，系统抽样和分层抽样。如果是整群抽样，因其抽样误差较大，需在计算结果的基础上再扩大50%。

(四)确定研究指标，制定调查表

确定现况调查的目的后，在实施过程中需要以研究指标来反映。研究指标具体可分为疾病指标（包括死亡率、患病率、感染率等），人口学资料（包括性别、年龄、职业、文化程度等），以及相关指标等。相关指标主要是指可能与研究疾病相关的特征，例如，家族史、饮食习惯、不良行为习惯等。获得研究指标可以通过调查表来体现，调查表是流行病学研究的常用工具，其设计是否完善直接关系到调查的质量。

1. *调查表的种类*　按被调查者是否自己填写调查表分为代填问卷和自填问卷两种。代填问卷通过面访、电话访问来实现，由调查者向被调查者提问，然后再由调查者根据被调查者的口头回答来填写。自填问卷通过调查员直接发放、报刊发行、网络传送等方式来实现，由被调查者自己填写调查表，然后再返回到调查者手中。

2. *调查表的基本结构*　一般来说，调查表通常包括封面信、指导语、问题和选项及其他资料。

封面信是向被调查者介绍和说明调查的目的、内容、调查者的身份及调查结果保密措施等内容。封面信的篇幅应短小，结尾处还要向被调查者表示感谢。

指导语是用来指导调查者如何正确填写调查表的，对填表的要求、方法、注意事项等做一个说明，一般以“填表说明”的形式出现在封面信之后、正式调查问题之前。

问题和选项是调查表的主体，形式上可分为开放式和封闭式两大类。所谓开放式问题，就是不为被调查者提供具体的答案，而是由被调查者自由回答的问题。如“你喜欢什么类型的运动?”“你对考试制度是如何认识的?”。开放式问题的优点是它能使被调查者按照自己的想法回答问题，得到的资料往往比封闭问题所得资料要活泼生动。开放式问题的缺点是所获得的资料难于整理、分析，而且要求被调查者花费较多的时间和精力去思考问题。封闭式问题是在提出问题的同时给出若干个选项，供被调查者根据自己的实际情况选择。其最大的优点是所得的资料便于进行统计处理、分析，而且被调查者填写问卷方便、快捷，所需的时间和精力也较少。但封闭式问题也有缺点，即限制了被调查者回答问题的范围，因此，得到的资料往往失去了开放式问题所得资料中所表现出来的那种灵活多样。

3. *调查表设计的注意事项*　必须围绕研究目的和研究假设选择最必要的问题；设问应简短、具体、明确，不能冗长、抽象、含混；用词通俗易懂，避免用专业术语；避免带有诱导性的问题；应尽量避免敏感性问题，如确有必要可放在调查表后半部分。

问题的数目虽然没有统一的标准，但总的来说，问卷不宜太长。问卷太长容易引起被调查者的厌烦情绪，影响回收率和调查结果的质量。

问题的排列方式需注意以下几点：一般来说，问题的排列要便于被调查者顺利回答问题，便于调查后资料的整理和分析；按问题的性质排列，即把相同性质的问题放在一起；设问先易后难，由浅入深；先事实、行为问题，后观念、情感问题。

(五)资料的收集、整理

若是大型的流行病学调查，往往不是一个调查员所能完成的。因此，开展调查前要对所有调查员进行培训。目的是使调查员工作时使用统一标准的方式，提问时不使用诱导的语言，不带任何偏见，尽最大可能降低来自于调查员的偏倚。需要通过实验才能得到结果的应注意尽量采用简单易行的技术、灵敏度高的检验方法，同时注意检验结果中的假阳性。

资料的整理是对原始资料逐项进行检查与核对，以提高原始资料的准确性、完整性。对疾病或健康状态按规定的标准归类核实。一般现况调查的资料都需计算机处理，将原始资料录入计算机时尽可能用专业人员双轨录入，并科学地应用某些软件中的数据录入核对功能。

(六)资料的分析

资料的分析一般通过统计分析来实现，可以分为统计描述和统计推断两大部分。

1. 统计描述　将疾病的现况调查资料按不同的人口学特征和时间、地区等加以整理，并计算疾病的发病率、患病率或死亡率等，以观察疾病的三间分布。患病率是现况调查的最基本的分析指标，此外还可能用到一些比、构成比等指标，如性别比、年龄构成等。

2. 统计推断　采用何种统计分析方法要根据实际需要而定。线性回归分析可以描述一个变量随另一个变量的变化而发生线性变化的关系，适用于正态分布资料或等级资料，如体重与体脂肪量之间关系的分析。单因素分析可用来比较有无暴露因素的两组人群的患病率差异，如吸烟组与不吸烟组的冠心病的患病率差异。在单因素分析的基础上，可进一步进行多因素分析，如用 Logistic 回归分析冠心病与年龄、性别、体重、吸烟、血脂、运动习惯等因素的关系。

(七)资料的结果解释

现况调查对结果进行解释时一般先应表明样本的代表性，应答率等情况。然后要估计分析调查中有无偏倚、来源及调整方法。根据三间分布特征的结果，结合有关因素进行疾病或健康状况的解释。要注意现况调查不能作因果关系分析，一般只能提供病因线索，为进一步的流行病学研究(如病例对照研究、队列研究等)奠定基础。

三、现况调查的优缺点

现况调查既可以弥补常规报告资料的不足，又能在较短的时间内得到调查结果、花费不大，因此是流行病学调查中常用的方法。另外，现况调查抽样时遵循随机化这一原则，因此样本具有代表性，结果容易推广。

局限性主要体现在不能得出有关病因因果关系的结论，而只能为病因研究提供线索。因为现况调查是在一个时间的横断面收集资料，调查的疾病或健康状况与某些特征或因素同时存在，即在调查时因果并存，无法判断其先后顺序，所以无法做出因果判断。其次，现况调查一般不用于病程比较短的疾病。因为如果所调查疾病的病程较短，在调查时有些人可能已经痊愈，而另一些人可能调查时正处于临床前期，调查后才发病，故不利于反映该疾病的全貌。

> **要点提示**　在某一特定时间对某一特定范围内的人群，以个人为单位收集和描述人群的特征及疾病或健康状况称为现况调查；以群体为单位收集并描述疾病或健康状况的称为生态学研究。

第三节　暴发调查

暴发调查主要是对传染病暴发和突发公共卫生事件而言，目的是了解暴发情况，查明原因，及时采取干预对策。

一、暴发的类型

（一）同源暴发

同源暴发是指易感人群同时或先后暴露于同一传染源所引起的流行。可一次暴露，也可多次暴露。共同传播媒介一次暴露的时间分布特点为流行曲线突起突落，呈单峰型，全部病例均发生在一个潜伏期内；空间分布特点是病例集中发生在与共同传播因素有关的地域内；人群分布特点为发病人群均有共同暴露于某因素的历史。二次暴露特点为有两个发病高峰，时间与二次暴露时间一致。多次暴露特点为高峰宽，可有多个高峰。

（二）非同源暴发

非同源暴发流行曲线可单峰，也可多峰，病例在单位内分布不均匀，有家庭聚集或班组性，呈辐射状分布。

（三）混合传播

混合传播是同源和非同源都存在的情况，往往在同源暴发后又发生非同源暴发。混合传播的流行曲线上往往出现"拖尾现象"。

二、暴发调查的步骤

（一）调查前获取初步信息

讨论评估已知的疫情与控制措施，了解已知病例数，所有病例在发病时间、地点和人群上的分布，初步估计发病率与疾病流行的强度，做好调查前准备工作。

（二）核实诊断

走访医疗机构，明确病例的临床特征，核实病例的临床症状、体征和实验室检查结果，判断引起本次暴发的病原体及其类型。

（三）确定暴发的存在

对病人进行流行病个案调查，特别是首发病例，寻找疾病发生线索。根据核实诊断的结果确认是否存在疾病暴发。

（四）建立病例定义

病例定义一般分为疑似病例、临床诊断病例、实验室确诊病例 3 种类型。病例内容包括临床信息、流行病学信息和实验室检测信息。在调查初期或者为了寻找病例时，应注意病例定义的敏感性。而到了调查后期使用临床诊断病例或实验室确诊病例时，要注意病例定义的特异性。

（五）描述性流行病学分析

根据病例定义计算病例数，将病例信息汇总为发病情况一览表。统计病例的时间、地点和人群的分布状况，即对三间分布进行描述。时间和人群的分布可以绘制直方图，地区分布可以用电子地理图来表示。

(六)建立并检验有关流行因素的假设

通过描述性流行病学调查寻找病因线索,建立暴露因素假设。根据实际情况,考虑选择分析流行病学中的病例对照研究或队列研究来验证假设。

(七)获得结论并采取控制措施

将上述流行病学调查的结果,结合病原学检测结果,得出结论并制定控制措施。通过评价控制措施的效果,不断调整修正。

(八)完成调查报告

调查报告主要包括描述流行病学对疾病三间分布的表述,病因假设,分析流行病学对病因假设的验证,病原学的检测结果,以及控制措施效果的评价。

疾病暴发调查的处理结果关系到公众的健康、经济损失,甚至社会影响。我们不仅需要科学的态度,还需要严谨的处理方式把损失减小到最低程度,以尽可能保障公众的健康。

要点提示 暴发调查时应采取边调查边采取措施的策略,以便尽早控制疫情。同时,根据调查结果的进一步明朗化,应不断地调整防控措施。

复习指导

1. 描述疾病分布的常用指标有发病率、罹患率、患病率、感染率、续发率、死亡率、病死率、生存率。

2. 疾病的三间分布是指疾病在时间、空间和人群中的存在方式及其发生、发展规律。

3. 疾病的流行强度分为散发、流行、大流行、暴发。

4. 现况调查常用的随机抽样方法有单纯随机抽样、系统抽样、分层抽样、整群抽样、多级抽样。

5. 抽样调查时应合理估算样本含量,样本量的计算应根据收集资料的性质而决定。

6. 现况调查能在短时间内得到结果、花费不大,因此是流行病学调查中常用的方法,但不能得出有关病因因果关系的结论,只能为病因研究提供线索。

7. 暴发调查应边调查边采取防制措施,并根据调查的进展不断的调整防制措施。

(王春生)

第 9 章 队列研究

chapter 9

学习要求

领会队列研究的概念，学会基本研究方法，能够在病因假说建立的基础上进一步检验假说因素和疾病之间的相关性，探讨危险因素与所观察结局的关系，指导疾病防制实际工作。

在研究疾病与病因的关系时，当病因假说建立后，应用分析流行病学的方法来检验假说因素和疾病之间的相关性。分析流行病学的方法包括病例对照研究和队列研究。

第一节　队列研究的概念

一、概　　述

(一)概念

队列研究(cohort study)是通过观察对危险因素是否暴露，以及不同暴露状况人群的结局，从而探讨危险因素与所观察结局关系的研究方法。即将研究对象按暴露和未暴露于某种因素分为两组人群，追踪其各自的发病结局，比较两组发病结局差异，从而判断暴露因子与发病有无因果关联及关联大小的一种观察性研究方法。队列研究又称为前瞻性研究(prospective cohort study)、随访研究(follow-up study)、纵向研究 (longitudinal study)、群体研究、定群研究。其基本原理见图 9-1。

链接　**"队列"的含义及应用**

队列原意是古罗马军团中的步兵队，或指一队士兵。流行病学中队列是指有共同经历或共同状态的特定的研究人群。它用于两种情况：①泛指暴露某事物或因素，具有共同特征的一群人，即研究中通常所称的队列；②特定时间内出生并按此出生时期确定的一组人，称为出生队列。

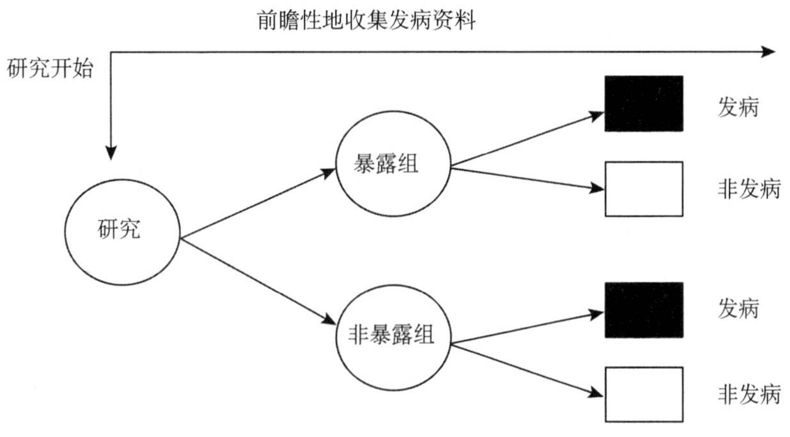

图 9-1 队列研究的基本原理

(二) 队列研究的特点

1. *属于观察性研究方法* 队列研究的人群在开始时不患有所研究的疾病，但每个研究对象在随访过程中均有可能成为所研究疾病的病人。

2. *设立对照组* 在研究开始时暴露已经发生，而且研究者知道每个研究对象的暴露情况，研究对象按暴露与否分组。

3. *可进行发病率研究* 队列研究可估计某病在人群中发生的概率（累计发病率）或发生密度（发病率），计算相对危险度等关联指标。

4. *观察方向由"因"到"果"* 队列研究是从因到果的研究，原因已经存在，结果随后发生，由因找果，符合时间顺序，能确保暴露与结局的因果联系。

二、队列研究的用途

(一)检验病因假设

队列研究是由因及果的研究，故它主要的用途和目的是检验一个或多个病因假设，即观察某一种暴露因素与一种疾病或多种疾病的关联。如研究肥胖与高血压关联的一个假设时，同时还可以研究肥胖与糖尿病、心脏病的关联等多个假设。

(二)评价预防效果

有些暴露为保护因素，能预防某种结局的发生，如摄入大量蔬菜可预防肠癌的发生，这里的预防措施不是人为给予的，而是在研究中研究对象自发的行为。

(三)研究疾病自然史

临床上观察一个病例的自然发病过程，包括疾病的发生、发展，直到结局的全过程，称为个体疾病的自然史。疾病在人群中从发生、发展，直到结局的全过程也是一个自然过程，故将其称为人群的疾病自然史。所以，队列研究不但可了解个体疾病的全部自然史，还可以了解全部人群疾病的发展过程，补充个体疾病自然史，弥补临床观察的不足。

三、队列研究的分类

按研究对象进入队列时间及终止时间分为 3 种。

(一)前瞻性队列研究

前瞻性队列研究亦称即时性队列研究或同步队列研究。前瞻性队列研究是队列研究的基本形式，通常所说的队列研究都是这种。其性质是从现在追踪到将来，即从现在开始，前瞻性地观察将来的结局。

(二)回顾性队列研究

回顾性队列研究(retrospective cohort study)又称非即时性队列研究或历史前瞻性研究(historical prospective cohort study)，即以过去某个时间为起点，以当时人群对研究因素的暴露情况将其分为暴露组和非暴露组，追踪观察到现在的结果。研究开始时结局已经发生，收集历史暴露、疾病及相关资料并进行分析，即可完成回顾性队列研究。例如，我国 1982 年进行的八种职业性因素与肿瘤关系的研究，是以 1971 年 1 月 1 日至 1981 年 12 月 31 日为观察期，以 1970 年底时间断面上的在册工人数为队列成员，按以往记录的职业史分组，搜集观察期间的死亡登记资料进行分析。使用该方法时，要求过去的有关暴露和疾病的记录必须较为准确和完整。该方法所需时间短，耗费的人力、物力少，出结果快，但偏倚较大，常用于具有特殊暴露的职业人群的研究。

(三)双向性队列研究

> **要点提示**　队列研究的 3 个基本知识点即概念、用途及分类。

双向性队列研究(ambispective cohort study)又称混合型队列研究，在回顾性队列研究的基础上，再继续前瞻性地随访，即以过去某个时间为起点，以当时人群对研究因素的暴露情况划分历史性研究队列，即回顾性队列研究，追踪观察到现在，并从现在起继续追踪观察到将来某个时间的队列研究叫双向性队列研究(图 9-2)。此种队列研究是前两种队列研究方法的结合，可以弥补前两种队列研究方法的不足。

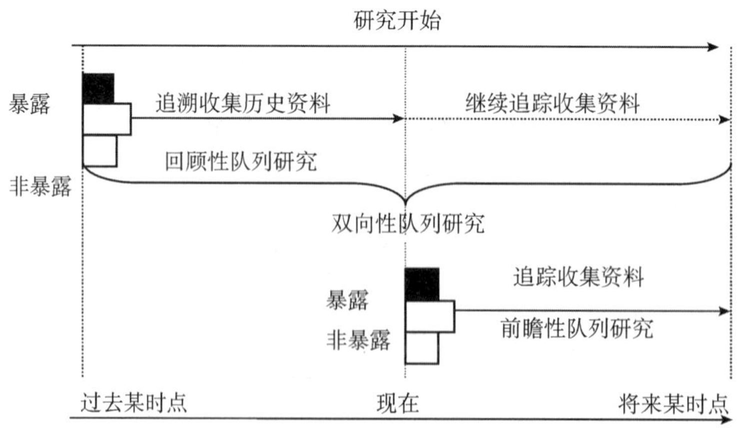

图 9-2　双向性队列研究

第二节　队列研究的设计与实施

一、确定研究目的

首先要确定本次研究的目的。由于队列研究常常是有一定规模的研究，不但实施起来较为复杂，有一定的难度，而且需要观察很长的时间，故在进行队列研究时，往往是在现况研究或病例对照研究结果的基础上，确定队列研究的目的。

二、确定研究因素

研究因素在队列研究中常称为暴露因素或暴露变量，是在描述性研究的基础上确定的。一般应对暴露因素进行定量，同时考虑暴露的方式，采用灵敏、精确、简单和可靠的方法测量暴露。

链接　**"暴露"释义**

暴露是一个专门术语，也称暴露因素或研究因素，是指研究对象接触过某种欲研究的因素或具有某种特征和行为。暴露可以是遗传因素、环境因素，也可以是某种心理因素（如 A 型性格、精神创伤）、行为因素（吸烟、饮酒）；暴露可以是外源性的暴露，也可以是内源性的暴露（如血浆胆固醇浓度、某种激素的水平）；暴露可以是某种元素过多或缺乏，也可以是营养素过多或缺乏；暴露可以是血型、性别、年龄这样一些描述性特征，也可以是指个体所患的某种疾病，如研究脑卒中的病因时，高血压、心脏病、糖尿病就是暴露因素。

三、确定研究结局

结局变量又称为结果变量，简称结局，是指随访观察中将出现的预期结果事件，即研究者希望追踪观察的事件，结局不仅限于发病，还有死亡或疾病指标的变化结果，例如，血脂、血糖、血压、抗体等测量结果。

研究结局的确定应全面、具体、客观；结局变量的测定应尽量采用国际或国内统一标准，并在研究的全过程中严格遵守，以便于研究结果互相比较；除确定主要结局外，可考虑同时收集多种可能与暴露有关的结局。

四、确定研究现场

因为队列研究随访时间长，所以所选择的现场应符合以下要求。

1. 要有足够数量的研究对象，并且最好选择人口稳定、易于随访的人群。
2. 具备有关的完整医疗记录。
3. 该地区无明显的环境污染。
4. 当地的领导重视，群众理解和支持。
5. 现场要有良好的代表性。

五、确定研究人群

研究人群即研究对象，包括暴露组（有时还有不同水平的亚组）和非暴露组，根据研究目的和研究条件的不同，研究人群有不同的选择方法。

1. 暴露人群的选择　暴露人群是指具有某种暴露因素的人群。它具有两种情况：一是特殊暴露人群（高危人群）；二是一般人群。

（1）特殊暴露人群：选择由于特殊原因暴露于特殊因素的人群作为暴露人群。它是在研究某些罕见的特殊暴露时唯一的选择。如研究射线与白血病的关系，选择原子弹爆炸的受害者和接受过放射治疗的人。

（2）一般人群：选择一般居民、有组织的人群团体中的暴露者作为暴露人群。

2. 对照人群的选择　选择对照组的基本要求是尽可能保证与暴露组的可比性，选择对照人群常用的形式有 4 种。

（1）内对照：即先选择同一研究人群中的非暴露或暴露水平低的人作对照称为内对照。内对照科研设计最为合理，除暴露因素外可比性较好，可准确地从总体上了解研究对象的发病情况。

（2）特设对照：也称外对照，在暴露组人群之外设立对照组。外对照在随访时可免受暴露组的影响，即暴露组的“污染”，如在研究射线的作用时，选择放射医生作为暴露组，以接触放射剂量小或不接触的五官科医生作为对照。

（3）总人口对照：即以总人口作为对照，也可看作不设对照。总人口对照对比资料容易获得，但资料比较粗糙，人群可比性差，并且对照中可能包含暴露人群。所以，尽量应用与暴露人群在时间、地区及人群构成上相近的总人群作为对照。

（4）多重对照：将上述结合起来，设立对照，以减小偏倚，增强由研究结果推论时的可靠性。

六、确定样本大小

队列研究往往需要从目标人群中抽取一定数量的样本进行研究，多大数量的样本合适，不仅要考虑抽样方法，同时需要估算样本大小。估算的方法可以使用查表法或公式法。

样本含量的大小与一些因素有关。因此在估计样本含量之前，必须确定这些因素。

1. 非暴露人群或全人群中被研究疾病的发病率（P_0）　发病率越接近 50%，所需要研究的人数越少；相反，则所需要的人数越多。可通过查阅文献或者预调查获得。

2. 暴露人群中被研究疾病的发病率（P_1）　也可通过查阅文献或者预调查获得；若已知相对危险度（用 RR 表示，为暴露人群与非暴露人群中发病率或死亡率之比。RR 同样可通过查阅文献或者预调查获得），可以用公式 $RR = P_1 / P_0$，求 P_1。

3. 显著性水平（α）　所要求的显著性水平 α 越高，需要的样本人数越多；α 通常取 0.05 或 0.01，取 0.05 时所需样本量较 0.01 时为小。

4. 检验效能（1-β）　又称把握度（power），β 常取 0.10，有时用 0.20。所要求的 1-β 越大，即 β 值越小，则所需要的样本人数越多。

一般情况下，要求对照组的样本含量不少于暴露组的样本含量，常常采取两组等量样本的方法。由于队列研究的失访通常是不可避免的，为了防止在研究中因失访而引起样本不足对结果带来的影响，通常按估算样本量再增加 10%作为实际每组样本量。计算样本大小的公式如下：

$$N=\frac{\left(Z_{\alpha}\times\sqrt{2\overline{P}(1-\overline{P})}+Z_{\beta}\times\sqrt{P_{1}(P-P_{1})+P_{0}(1-P_{0})}\right)^{2}}{(P_{1}-P_{0})^{2}}$$ （公式 9-1）

式中：$\overline{P}$ 为两个发病率的平均值，即 $\overline{P}=(P_1+P_0)/2$；P_1 为暴露组预期发病率；P_0 为对照组预期发病率；Z_α 为 α 的标准正态差；Z_β 为 β 的标准正态差；Z_α 和 Z_β 可查表得到。

例 9-1 某地为进一步检验乙型肝炎表面抗原阳性与食管癌之间的关系，用队列研究方法进行了 10 年的随访观察。已知一般人群的食管癌的发病率（P_0）为 0.3%，估计乙型肝炎表面抗原阳性者患食管癌的 $RR=4.42$，设 $\alpha=0.05$（双侧），$\beta=0.10$ 时，需要的样本人数是多少？

$Z_\alpha=1.96$　　$Z_\beta=1.281$　　由 $P_0=0.003$，则 $P_1=P_0\times RR=0.003\times4.42=0.013\ 26$

$\overline{P}=(P_1+P_0)/2=(0.013\ 26+0.003)/2=0.008\ 13$

代入公式 9-1

$$N=\frac{\left(1.96\times\sqrt{2\times0.008(1-0.008)}+1.281\times\sqrt{0.013\times(1-0.013)+0.003\times(1-0.003)}\right)^{2}}{(0.013-0.003)^{2}}$$

$$\approx 278$$

即暴露组与非暴露组各需约 278 人。

考虑到失访的可能，在此基础上再增加 10%的样本量，即两组实际需要的样本数量各为 306 人。

七、资料收集与随访

（一）基线资料与收集

基线资料是研究对象在研究开始时的基本情况，包括暴露的资料及个体的其他信息。收集基线资料的方式有：①收集人口学资料；②查阅研究对象的现有记录或档案；③访问研究对象或知情人；④对研究对象进行医学检查或检验；⑤调查和监测研究对象所处的环境。

（二）随访

随访是队列研究中一项十分重要的工作，其目的是确定研究对象的状态和终止事件的发生。

1. 随访对象及方法　在整个研究过程中所有的研究对象一律采用相同的方法同时进行随访；随访方法包括面对面询问、电话询问、自填问卷、定期体检等，根据随访内容、随访对象及投入的人力、物力等条件来选择。

2. 随访内容　一般与基线资料一致，但收集的重点是结局变量，具体项目视研究目的与研究设计而不同。

3. 观察终点和终止时间　观察终点是指研究对象出现了预期的结果，达到了这个观察终点，就不再对该研究对象继续随访。观察终点可以是疾病或死亡，也可以是某些指标的变化，如血清抗体的出现等。对观察终点的判断应在设计中就给出明确的标准，自始至终不能改变。观察终止时间是指整个研究工作可以得出结论的时间，也即预期可以得到结果的时间，终止时间应依据暴露因素作用于人体至产生结局的一般潜伏期来确定随访期限。

> **要点提示** 研究对象的选取方法及样本量的确定是展开队列研究的最基础性的工作。

第三节　资料的整理与分析

队列研究资料收集工作结束以后，首先应对资料进行检查、核对，并进行整理。然后进行描述性统计，即描述研究对象的组成及人口学特征、结局的发生情况、随访时间及失访情况等，分析暴露组和非暴露组某些基本特征是否相似或齐同。在此基础上计算各组的发病率或死亡率或事件发生率，检验其差异有无统计学意义，以分析暴露因素与疾病（事件）是否有联系，如存在联系则进一步计算相对危险度等指标，分析联系的强度。

一、资料的整理

整理资料的格式见表 9-1。

表 9-1　队列研究资料整理

	病例	非病例	合计	发病率
暴露组	a	b	$a+b$	$a/a+b$
非暴露组	c	d	$c+d$	$c/c+d$
合计	$a+c$	$b+d$	$a+b+c+d$	

二、率的计算

1. 累积发病率　累积发病率（cumulative incidence，CI）指当研究人群比较稳定时，不论观察时间长短，以观察开始时的人口数为分母，整个观察期内的发病人数为分子，计算某病的累积发病率。

2. 发病密度　发病密度（incidence density，ID）是当研究人群不稳定时，研究对象进入研究的时间先后不一，各种原因造成失访，使每个研究对象的随访时间不同，此时不能用总人数为单位计算率，应以人时为单位计算率，即以观察人数乘以观测时间为分母，以整个观察期内的发病或死亡人数为分子，计算某病的发病率或死亡率，称为发病密度。时间可以为年、月、日、时等，10 个人观察 10 个月、100 人观察 1 个月或 200 人观察半月，其暴露人月数均为 100。一般常用的是年，即以人年为单位计算发病率或死亡率。故发病密度又称人年发病率，是一定时期内的平均发病率。

3. 标准化死亡比　标准化死亡比（standardized mortality ratio，SMR）是指在研究人群中观察到的死亡人数与以标准人口死亡率计算的预期死亡数之比。当研究对象数目小，结局事件的发生率较低时，无论观察时间长短，都不宜计算率，而是以全人口的死亡率为标准，算出该观察人群的预期死亡人数，再求观察人群中实际死亡人数，以实际死亡人数与预期死亡人数之比作为标准死亡比，以衡量发病的强度。

标化比是率的一个替代指标，相当于以该观察人群为暴露组，以一般人群为对照组形式，计算出来的发病或死亡的比值。如果 SMR＞1，则研究人群的死亡率大于一般人群。

例 9-2　某单位人群中，在 5 年观察期间内的观察总死亡数及观察冠心病死亡数分别为 79 和 18，根据某标准人群年龄别死亡率估计的期望总死亡数及期望冠心病死亡数分别为

102.95 和 8.40，求 SMR，并对结果做解释。

该单位总死亡 SMR＝79/102.95＝0.77（95%置信区间为 0.61～0.95），说明该单位人群的总死亡危险是标准人群的 0.77 倍，SMR＜1，表示该单位人群的总死亡率低于标准人群。这在职业流行病学研究中是常见现象，往往是由健康工人效应造成的。

该单位冠心病死亡 SMR＝18/8.40＝2.14（95%置信区间为 1.27～3.25），说明该单位人群的冠心病死亡危险是标准人群的 2.14 倍，SMR＞1，表示该单位人群的冠心病死亡率高于标准人群。

三、暴露与疾病的联系

（一）分析暴露与疾病有无联系

根据资料的性质，一般可用 u 检验或 χ^2 检验。

（二）分析暴露与疾病的联系强度

1. *相对危险度（RR）*　相对危险度也叫危险比或率比，为暴露组与非暴露组的发病率或死亡率之比，表示暴露某因素后易患某病的程度。

2. *归因危险度（AR）*　归因危险度又叫特异危险度、率差和超额危险度，是暴露组与非暴露组发病率或死亡率之差的绝对值，它表示完全由暴露因素所致的发病率或死亡率。

3. *归因危险度百分比（AR%）*　表示暴露人群中归因于某暴露的发病或死亡占全部病因的百分比。

4. *人群归因危险度（PAR）及人群归因危险度百分比（PAR%）*　*PAR* 是指总人群中某病的发病或死亡率与非暴露组的发病或死亡率的差值；*PAR* %是指人群中由于暴露于某因素所致发病或死亡率占人群发病或死亡率的百分比。*RR* 与 *AR* 都说明暴露的生物学效应，即暴露的致病作用有多大，*PAR* 与 *PAR* %则说明暴露对一个人群的具体危害程度，以及减少暴露后危险降低的程度。

例 9-3　以表 9-2 资料为例计算以上各指标。

RR、*AR*、*AR*%的计算公式如下

$$RR = \frac{I_1}{I_0} \quad \text{（公式 9-2）}$$

$$AR = I_1 - I_0 \quad \text{（公式 9-3）}$$

$$AR\% = \frac{I_1 - I_0}{I_1} \times 100\% \quad \text{（公式 9-4）}$$

式中：I_1 为暴露组人群中某病的发病率或死亡率；I_0 为非暴露组人群中某病的发病率或死亡率。

表 9-2　吸烟者与不吸烟者死于不同疾病的 *RR* 和 *AR*

疾　病	吸烟者死亡率（1/10 万人年）	非吸烟者死亡率（1/10 万人年）	*RR*	*AR*
肺　癌	48.33	4.49	10.80	43.84
心血管病	294.67	169.54	1.70	125.13

（1）*RR* 和 *AR*：表 9-2 说明吸烟者肺癌危险度是不吸烟者的 10.8 倍；吸烟者心血管病危

险性为不吸烟者的1.7倍；但是，因为心血管疾病的死亡率远高于肺癌，所以，吸烟人群若原本不吸烟就可减少125.134/10万人年的心血管疾病死亡率，但只能减少43.84/10万人年的肺癌死亡率。可见，AR更具有公共卫生学意义。

要点提示 队列研究的资料整理和分析方法只有通过对实际研究资料的反复实践才能掌握。

(2)AR%：把表9-2资料带入公式9-3，还可算得肺癌的AR%为90.71%，说明吸烟者中发生的肺癌有90.71%是由吸烟引起的。

(3)PAR与PAR%：根据表9-2，如果已知非吸烟者的肺癌年死亡率为0.046 9‰，全人群的肺癌年死亡率为0.283 6‰，则：

$PAR = 0.283\,6‰ - 0.046\,9‰ = 0.236\,7‰$

$PAR\% = (0.283\,6‰ - 0.046\,9‰)/0.283\,6‰ = 83.5\%$

说明在人群中因吸烟所致肺癌的死亡率为0.236‰，人群中83.5%的肺癌是由于吸烟引起的。

第四节 队列研究的优缺点及偏倚

一、队列研究的优缺点

(一)优点

1. 队列研究可以直接收集到暴露和疾病的第一手资料，故所得资料准确、可靠，一般不存在回忆偏倚。

2. 可以直接获得暴露组和对照组人群的发病或死亡率，可计算出RR和AR等反映暴露和疾病关联强度的指标，可以充分而直接地分析暴露的病因作用。

3. 队列研究具有暴露在前、疾病在后的合理时间顺序，故检验病因假说的能力较强。

4. 全面地描述疾病的自然史、病程和暴露的结果。

5. 队列研究所需样本量大，故结果比较稳定。

6. 有时还可能获得多种预期以外的疾病的结局资料，分析单因与多种疾病的关系。

(二)缺点

1. 不适合于发病率很低的疾病的病因研究，因为所需样本量太大，难以做到。

2. 由于队列研究需要随访的时间长，故容易产生各种各样的失访偏倚。

3. 观察人数多、期限长，组织工作复杂，开支庞大。研究因素一旦未能选准，得不到结果，则损失较大。

4. 由于消耗太大，故对研究设计的要求更严密，资料的收集和分析也增加了一定的难度，特别是暴露人年的计算较繁重。

5. 在随访过程中，未知变量引入人群，或人群中已知变量的变化等，都可使结局受到影响，使分析复杂化。

二、队列研究的偏倚

为了获得客观真实的结果，一定要注意预防和控制队列研究在设计、实施和资料分析等各个阶段产生的偏倚。

(一)选择偏倚

选择偏倚(selection bias)是由于所选择的样本不是一个目标人群的无偏样本,即样本不能完全代表总体人群而引起的偏倚。例如,最初选定参加研究的对象中有人拒绝参加;在进行历史性队列研究时,有些人的档案丢失了或记录不全;研究对象由志愿者组成,他们往往或是较健康的,或是有某种特殊倾向或习惯的;早期病人,在研究开始时未能发现等。以上内容都可造成研究对象的选择偏倚,因此,应保证研究的样本人群是总人群的一个无偏样本。另外,如果抽样方法不正确,或者执行不严格,则将导致严重的选择偏倚。选择性偏倚要注意在设计阶段的预防,否则一旦产生,往往很难消除。首先要有一个正确的抽样方法,并且严格遵守随机化的原则;严格按规定的标准选择对象;选定研究对象之后,必须克服困难,坚持随访到底;如果有志愿者加入或有选定的研究对象拒绝参加,则应了解他们的基本情况后,与正常选择参加的人群进行比较,如果两者之间在一些基本特征上没有差异,则可认为导致的选择偏倚很小,否则,就不能忽视所引起的选择偏倚。

(二)失访偏倚

失访偏倚(lost to follow-up)是队列研究中不可避免的偏倚,因为在一个较长的追踪观察期内,总会有对象迁移、外出、死于非终点疾病或拒绝继续参加观察而退出队列。一项研究的失访率最好不超过10%,否则应慎重考虑结果的解释和推论。在研究现场和研究对象的选择中就要考虑此问题,并应做好宣传解释工作。对失访者和已随访者的特征做比较分析,从各种途径了解失访者最后的结局,并与已随访者的最后观察结果做比较,以推测失访可能导致的影响。如果失访率达到20%以上,则本次研究的真实性值得怀疑。

(三)信息偏倚

在获取暴露、结局或其他信息时所出现的系统误差或偏差叫信息偏倚(information bias)。信息偏倚又称为错分偏倚(misclassification bias),如判断有病为无病,判断有暴露为无暴露等。信息偏倚常是由于使用的仪器不精确、询问技巧不佳、检验技术不熟练、医生诊断水平不高或标准不明确等。另外,信息偏倚也可来源于记录错误,甚至造假等。错分偏倚若以同样的程度发生于观察的各组,则结果只会影响诊断的准确性而不太影响两组或多组之间的相对关系,但它们的相对危险度会比实际情况更趋近于1。错分偏倚若发生于一组而不发生于另一组,或两组错分的程度不同,则结果可能比实际的相对危险度高或低。通常将前者称为非特异性错分,将后者称为特异性错分。信息偏倚一旦产生,往往既难发现,也难估计与处理,故重在预防。例如,选择精确稳定的测量方法、调准仪器、严格试验操作规程、同等对待每个研究对象、提高临床诊断技术、明确各项标准、严格按规定执行是防止信息偏倚的重要措施。此外,还应认真做好调查员培训,提高询问调查技巧,统一标准,并进行有关责任心和诚信度的教育。

(四)混杂偏倚

混杂是指所研究因素与结果的联系被其他外部因素所混淆,这个外部因素就叫混杂变量。它是疾病的一个危险因子,又与所研究的因素有联系,它在暴露组与对照组的分布是不均衡的。在流行病学研究中,性别、年龄是最常见的混杂因素。在研究设计阶段可利用对研究对象做某种限制,以便获得同质的研究样本;在对照选择中采用匹配的办法,以保证两组在一些重

> **要点提示**　只有知晓队列研究的优缺点才能在研究中正确采用队列研究并认识分析结果。

要变量上的可比性；在研究对象抽样中，严格遵守随机化的原则等措施，来防止混杂偏倚的产生。有关混杂偏倚(confounding bias)的处理一般可采用分层分析、标准化或多因素分析的方法。

问题讨论　在一所医院的200名吸烟男医生中，有50人自动戒烟，150人继续吸烟，研究者进行了20年的随访观察，以确定两组肺癌的发生与死亡情况。

请试着讨论以下问题。

1. 该项研究属于哪种队列研究？采用的是哪种对照形式？
2. 应用什么指标进行该资料的分析？
3. 为什么该研究不采用病例对照研究？队列研究与病例对照研究有何不同？
4. 什么是随访？你认为该研究随访的重点内容是什么？

复习指导

1. 队列研究是将研究对象按暴露和未暴露于某种因素分为两组人群，追踪其各自的发病结局，比较两组发病结局差异，从而判断暴露因子与发病有无因果关联及关联大小的一种观察性研究方法。队列研究又称为前瞻性研究、随访研究、群体研究、定群研究。

2. 队列研究按研究对象进入队列时间及终止时间分为3种，即前瞻性队列研究、回顾性队列研究、双向性队列研究。

3. 队列研究在估计样本含量之前，必须确定的因素包括：非暴露人群或全人群中被研究疾病的发病率(P_0)；暴露人群中被研究疾病的发病率(P_1)；显著性水平α值；检验效能($1-\beta$)。

4. 队列资料主要通过计算发病率或死亡率，进行显著性检验及相对危险度的计算，以便分析暴露因素与疾病之间的联系。常用的率的计算指标有累积发病率、发病密度、标准化死亡比；分析暴露与疾病的联系强度的指标有相对危险度(*RR*)、归因危险度(*AR*)、归因危险度百分比(*AR*%)、人群归因危险度(*PAR*)及人群归因危险度百分比(*PAR*%)。

5. 队列研究的优点主要有可直接收集到暴露和疾病的第一手资料，直接获得暴露组和对照组人群的发病或死亡率，并计算出*RR*和*AR*等反映暴露和疾病关联强度的指标，检验病因假说的能力较强等；缺点主要有不适合于发病率很低的疾病的病因研究，需要随访的时间长，观察人数多、期限长，开支庞大等。

6. 队列研究在设计、实施和资料分析等各个阶段易产生的偏倚有选择偏倚、失访偏倚、信息偏倚、混杂偏倚。

（刘明清）

第10章 病例对照研究

chapter 10

学习要点

学习病例对照研究，能够理解病例对照研究的基本原理、设计模式及其优缺点；能灵活实施病例对照研究设计的工作步骤，并能够很好地控制研究过程中所发生的各种偏倚。

病例对照研究（case-control study）是分析性流行病学研究方法中最基本、最重要的研究类型之一，是迄今最常用的一种分析性流行病学研究方法，也是识别罕见疾病危险因素的唯一实际可行的研究手段，在病因研究中得到广泛应用。

第一节 病例对照研究概述

一、病例对照研究的基本原理

病例对照研究的基本原理是以确诊患有某种特定疾病的病人作为病例，以不患有该病但具有可比性的个体作为对照，分别追溯调查两组人群既往有无暴露于某个或某些因素及暴露程度（剂量），并进行比较以推测疾病与暴露因素之间有无关联及关联强度大小的一种观察性研究方法（图10-1）。

链接 **回顾性研究与因果联系**

病例对照研究是一种回顾性的、由结果探索病因的研究方法，是在疾病发生之后追溯假定的病因因素的方法，是在某种程度上检验病因假设的一种研究方法。但病例对照研究得到的暴露与疾病之间的联系并不一定是因果联系，即使能消除随机误差和已知的系统误差，还可能有尚未明确的因素影响这种关系。

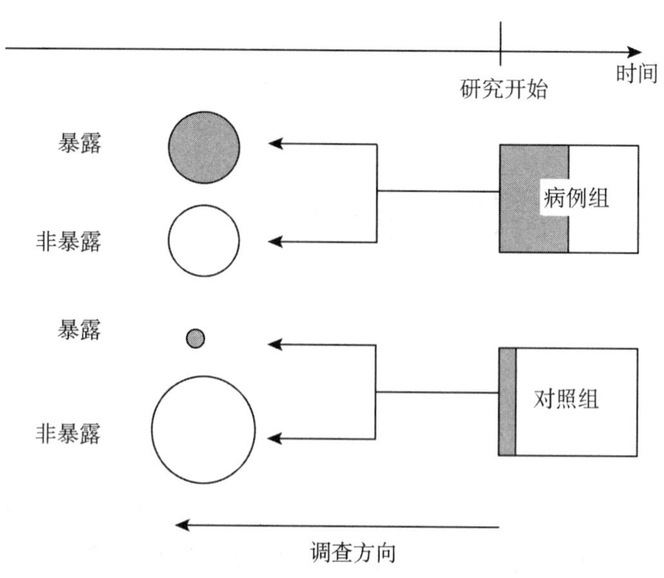

图 10-1　病例对照研究

阴影区域代表暴露于所研究的危险因素的研究对象

二、病例对照研究的基本特征

1. *属于观察性研究*　研究者只是客观地收集研究对象的暴露情况，而不给予任何干预措施。暴露因素是自然存在的，而非人为控制。

2. *设立对照*　病例对照研究必须设立对照组，目的是为病例组提供用于比较的危险因素的暴露率。

3. *观察方向由“果”到“因”*　研究开始时已知确定的结果（患病与未患病），进而追溯可能与疾病有关的因素，可同时研究多个暴露因素与疾病的关联。

4. *一般难以确定暴露与疾病的因果关系*　由于受到回顾性研究方法的限制，不能观察到由“因”及“果”的发展过程并证实其因果关系，故只能推测暴露与疾病是否有关联。

三、病例对照研究的用途

1. *探索疾病的可疑危险因素*　对病因不明的疾病进行可疑因素的广泛探索是病例对照研究的优势，也是识别罕见疾病危险因素的唯一切实可行的研究手段。

2. *验证病因假设*　经过描述性研究或探索性病例对照研究，初步产生了病因假设后，再应用精心设计的病例对照加以检验。

3. *提供进一步研究的线索*　病例对照研究获得的明确病因线索是开展前瞻性研究的重要依据。根据病因假说中的暴露因素进行队列研究或实验性研究，从而证实该假说。

4. *疾病预后因素的研究*　同一种疾病可有不同的结局。将发生某种临床结局者作为病例组，未发生该结局者作为对照组，进行病例对照研究，可以分析产生不同结局的有关因素，从而采取有效措施，改善疾病的预后，或者对影响预后的因素做出正确的解释。

5. 临床疗效影响因素的研究　同样的治疗方法对同一疾病治疗可有不同的疗效反应，将发生和未发生某种临床疗效者分别作为病例组和对照组进行病例对照研究，以分析不同的影响因素。

四、病例对照研究的类型

（一）非匹配的病例对照研究

在设计所规定的病例和对照人群中分别抽取一定数量的研究对象，一般仅要求对照组的人数等于或多于病例组的人数，其他方面不做限制和规定。

（二）匹配的病例对照研究

匹配又称配比（matching），即要求对照在某些因素或特征上与病例保持一致。例如，以年龄为匹配因素，在分析两组资料时，可避免由于两组年龄构成上的差异对疾病与因素关系产生影响。根据匹配的方式不同，可分为成组匹配和个体匹配两种形式。

1. 成组匹配（category matching）　成组匹配又称频数匹配（frequency matching），是指对照组具有某因素或特征，且所占比例与病例组保持一致。如做性别匹配，病例组男女各半，则对照组也应如此；如做年龄匹配，病例组年龄为 50－59 岁，则对照组亦相应为 50－59 岁。两组人数可相等也可不等。

2. 个体匹配（individual matching）　以病例和对照个体为单位进行匹配。1 个病例可匹配一个对照，也叫配对（pair matching），也可以匹配多个对照，如 1∶2，1∶3，……，1 ∶ R。随着 R 的增加，效率也在提高，但效率增加的幅度越来越小，而工作量却显著增大。因此，R 值不宜超过 4，否则将得不偿失。

匹配的目的有两方面：首先是提高研究效率，表现为每个研究对象提供的信息量增加；其次是控制混杂因素的作用，去除这些因素对研究结果的干扰。因此，匹配的特征或变量必须是已知的混杂因子，或有充分理由怀疑为混杂因子，否则不应匹配。

链接　**“匹配过度”和“不应匹配”**

匹配过度可能会丢失某些重要信息，增加工作难度，研究效率反而降低。例如，吸烟对血脂有影响，而血脂与心血管疾病有病因关系，在研究吸烟与心血管病关系的病例对照研究中，按血脂水平对病例和对照进行匹配，则吸烟与疾病的关联消失。另一种是只与可疑病因有关而与疾病无关的因素不应匹配。例如，避孕药的使用与宗教信仰有关，但宗教信仰与研究的疾病并无关系，因此不应将宗教信仰作为匹配因素。

第二节　病例对照研究的设计与实施

一、病例的选择

（一）病例的类型

新发病例、现患病例和死亡病例都可选为研究病例。新发病例对暴露因素记忆清楚，信息较可靠，但对于发病率低的疾病，短期内不易获得足够数量的病例；现患病例相对易获得，且节省研究时间，但对既往暴露的回忆易受到病程迁延和存活因素的影响，不易判断暴露因素与疾病的时间关系；死亡病例的暴露史主要从医学记录或由亲属提供，信息偏倚较大，极少利用。

（二）病例的确定

针对所研究疾病的诊断标准做出明确规定，所有病例都应符合严格的诊断标准。疾病诊断标准应尽量采用国际通用标准和国内统一的诊断标准。对于无明确诊断标准的疾病，可根据研究的需要制定明确的工作定义。

（三）病例的来源

1. *以医院为基础*　医院的现患病人或医院和门诊的病案及出院记录记载的既往病人作为研究对象。其优点是病例比较合作，资料易获得且比较完整、准确，较易实施等；但医院的病例代表性较差，易产生选择偏倚。因此，为了减少选择偏倚，病例的选择应尽可能来自不同地区、不同等级的综合医院。

2. *以社区为基础*　在社区人群中进行普查或抽样调查时发现的病例，或进行社区疾病监测时发现的病例等。其优点是选择偏倚小，病例的代表性强；但研究对象的依从性难以保证，且工作量较大，因此，研究的可行性较差。

二、对照的选择

在病例对照研究中，对照的选择往往比病例的选择更复杂、更困难。设立对照的目的是平衡研究因素以外的其他可能影响因素如年龄、性别、职业等对研究结果的干扰，以提供比较的基础。

（一）对照的形式

选择对照时主要采取匹配和非匹配两种形式。

（二）对照的确定

对照最好是全人群的一个无偏样本，或是产生病例的人群中未患该病者的一个随机样本，以保证对照与病例具有可比性。但是，这种理想的对照在实际中很难得到。过分强调病例与对照的代表性，假定病例代表所有该病病人，对照代表全部非病人群是不恰当的。

（三）对照的来源

1. 同一或多个医疗机构中诊断的其他病例。
2. 社区人口中的非该病病人或健康人。
3. 病例的配偶、同胞、亲戚、同学或同事等。
4. 病例的邻居或所在同一居委会、住宅区内的健康人或非该病病人。
5. 社会团体人群中的非该病病人或健康人。

链接　**恰当进行对照选择**

对照选择是否恰当关系到病例对照研究的成败。不同来源的对照要解决的问题不同，且各有优缺点。如同胞对照有助于控制早期环境影响和遗传因素的混杂作用；配偶对照则主要考虑控制环境的影响；邻居对照有助于控制社会经济地位的混杂作用。对照的选择应遵循以下原则：①对照组应与病例组来自同一总体；②采用相同的诊断标准确定不患有所研究疾病的人，如可能尽量排除潜伏期或亚临床的病人；③不患与研究因素有关的其他疾病；④对照组与病例组有相似的暴露于研究因素的可能性。

三、样本含量的估计

(一)影响样本大小的因素

估计样本含量是病例对照研究的必要步骤。

1. 研究因素在对照组中的暴露率(p_0)。

2. 研究因素与疾病关联强度的估计值，相对危险度(RR)或暴露的比值比(OR)。

3. 假设检验的显著性水平，即第一类错误的概率(α)。

4. 假设检验的把握度($1-\beta$)，β 为第二类错误的概率。

(二)样本含量计算

不同研究设计的样本大小计算方法不同，可通过公式计算或查表获得。需要注意的是：①样本含量的估计是有条件的，并非一成不变，所估计的样本含量并非绝对准确的数值；②应当纠正样本含量越大越好的错误看法，样本含量过大会影响调查工作的质量，增加负担和费用；③在总样本量相同的情况下，病例组和对照组样本含量相等时统计学效率最高。

1. 非匹配病例对照研究　病例对照样本量相等时，可用以下公式计算。

$$n=2\overline{pq}\,(\mathrm{u}_\alpha+\mathrm{u}_\beta)^2/(p_1-p_0)^2 \qquad (公式\ 10\text{-}1)$$

式中：n 为病例组或对照组人数；u_α 与 u_β 分别是 α 与 β 对应的正态分布分位数，p_0 与 p_1 分别是对照组与病例组估计的某因素的暴露率，$\bar{p}=(p_0+p_1)/2$，$\bar{q}=1-\bar{p}$；p_1 可用下式计算：$p_1=(OR\times p_0)/(1-p_0+OR\times p_0)$。

例 10-1　拟进行吸烟与肺癌关系的病例对照研究，已知一般人群吸烟率约为 20%，预期吸烟者发生肺癌的相对危险度为 2，设 $\alpha=0.05$(双侧)，$\beta=0.10$，估计样本含量 n 是多少？

已知：$p_0=0.2$，$OR\approx RR=2$

$p_1=(0.2\times2)/(1-0.2+2\times0.2)=0.333$

$\bar{p}=(0.2+0.333)/2=0.267$

$\bar{q}=1-0.267=0.733$

$n=2\times0.267\times0.733\times(1.96+1.282)^2/(0.333-0.2)^2\approx232$

即每组需要调查约 232 人。

非匹配设计病例数和对照数不等时的样本含量估计，设病例组人数：对照组人数＝1∶c，所需病例数可通过下式计算。

$$n=(1+1/c)\,\overline{pq}\,(u_\alpha+u_\beta)^2/(p_1-p_0)^2 \qquad (公式\ 10\text{-}2)$$

式中 $\bar{p}=(p_1+cp_0)/(1+c)$，$\bar{q}=1-\bar{P}$，p_1 的计算公式同上，对照组人数=c·n。

2.1∶1 匹配病例对照研究 在匹配研究中，只有病例与对照暴露情况不一致的对子才对分析有意义。设 m 为暴露情况不一致的对子数，计算公式如下。

$$m=[u_\alpha/2+u_\beta\sqrt{p(1-p)^2}]/(p-1/2)^2 \quad \text{（公式 10-3）}$$

$$p=OR/(1+OR)\approx RR/(1+RR) \quad \text{（公式 10-4）}$$

需要调查的总对子数 M 用下式计算：$M=m/P_e$。

P_e 为匹配中暴露不一致的对子出现的概率，用下式计算。

$$P_e\approx p_0q_1+p_1q_0, M\approx m/(p_0q_1+p_1q_0) \quad \text{（公式 10-5）}$$

例 10-2 拟进行饮酒与食管癌关系的病例对照研究，设 $\alpha=0.05$（双侧），$\beta=0.10$，对照组的暴露比例为 $p_0=0.3$，估计相对危险度为 2，估计样本含量 M 是多少？

已知：$p_0=0.3$，$OR\approx RR=2$

$p=OR/(1+OR)\approx RR/(1+RR)=2/3$

$p_1=p_0RR/[1+p_0(RR-1)]=0.46$

$q_0=1-p_0=0.7$；$q_1=1-p_1=0.54$

$$m=\frac{[1.96/2+1.282\sqrt{(2/3)(1-2/3)}]^2}{[(2/3)-(1/2)]^2}\approx 90$$

$$M=\frac{90}{0.3\times 0.54+0.46\times 0.7}\approx 186$$

即需调查约 186 对。

四、资料的收集

1. 收集方法 主要包括面询、函询、电话询问、计算机辅助询问、自填问卷、查阅现有记录资料、现场观察、体格检查和实验室检查等，一般由经过统一培训的调查员按照专门设计的调查表进行。病例组和对照组在调查项目、调查员及调查方式等方面应相同，必要时可采用盲法；实验室检查或特殊调查项目应在方法、仪器、试剂等方面要一致。

要点提示 ①病例的选择必须是同一种疾病的病人，而且患病的部位、病理学类型及诊断学标准都要有明确的规定，否则病例中可能混入非病人或不同类型的病人，从而影响研究结果的真实性。②同时探索多个因素，而每个因素都有各自的 OR 及 P_0 时，估计样本大小常以最小的 OR 和最适合的 P_0 为准进行估计，以使所有的因素都能获得较高的检验效率。

2. 收集内容 主要收集一般情况、疾病情况及暴露史 3 个方面的资料。

(1)一般情况：主要包括年龄、性别、职业、民族及婚姻状况等人口学特征，可作为备查项目，也可作为匹配的依据，或用于组间可比性分析和混杂因素分析。

(2)疾病情况：主要包括疾病发病时间、诊断医院及诊断依据等。必须有统一的、明确的诊断标准，对照组也应有相同的标准加以排除。

(3)暴露史：主要包括所研究的危险因素、可疑的危险因素、混杂因素、可疑的混杂因素，以及效应修饰因素的暴露来源、特性、程度、时间（长短、首次和最后的暴露时间），以及暴露是连续的或间断的等。

五、资料的整理

资料整理工作越来越得到各方面的重视。为做好资料管理工作，把对资料的研究引向深入，使其能充分发挥作用，所以收集的资料需经过核查、修正、验收、归档等一系列步骤，以保证资料尽可能完整和高质量；原始资料要进行合理分组和适当的编码后录入计算机。

问题讨论　以“吸烟与肺癌的关系的病例对照研究”为例，说明调查方法在疾病流行因素或病因因素研究上所起的作用及意义如何？进行“病例对照研究”设计及实施调查时，应注意哪些问题？

第三节　病例对照研究的分析

一、统 计 描 述

(一)描述研究对象的一般特征

描述研究对象的人数及各种特征的构成，如年龄、性别、职业、种族、出生地、居住地及疾病类型分布等。频数匹配时应描述匹配因素的频数比例。

(二)均衡性检验

比较病例组和对照组在某些基本特征是否相似或齐同，目的是检验病例组和对照组的可比性。对确有统计学显著差异的因素，在分析时应考虑到它对其他因素可能的影响。

二、统 计 推 断

(一)未匹配或成组匹配资料

1. 暴露史比较　将病例组和对照组按照某个因素暴露史的有无整理成四格表的形式(表10-1)，并进行各暴露因素与疾病之间关联性及关联强度的分析。

表 10-1　非匹配或成组匹配病例对照研究资料的整理

暴露因素	病例组	对照组	合计
有	a	b	$a+b=n_1$
无	c	d	$c+d=n_0$
合计	$a+c=m_1$	$b+d=m_0$	N

检验病例组某因素的暴露比例(a/m_1)与对照组(b/m_0)之间的差异有无统计学意义，检验方法一般采用四格表 χ^2 检验或 Fisher 确切概率法。

当 $N \geqslant 40$ 且 $T_{\min} \geqslant 5$ 时

$$\chi^2 = \frac{(ad-bc)^2 n}{(a+b)(c+d)(a+c)(b+d)} \qquad \text{(公式 10-6)}$$

当 $N \geqslant 40$ 但 $1 \leqslant T_{min} < 5$ 时

$$\chi^2 = \frac{(|ad - bc| - n/2)^2 n}{(a+b)(c+d)(a+c)(b+d)} \qquad (公式 10\text{-}7)$$

当 $N < 40$ 或 $T_{min} < 1$ 时，需采用 Fisher 确切概率法。

2. 关联强度分析　如果两组某因素暴露比例差异有统计学意义，表明该暴露与疾病存在统计学关联，则进一步分析其关联强度。

病例对照研究中表示疾病与暴露之间关联强度的指标为比值比（odds ratio，*OR*；又可译作比数比、优势比、交叉乘积比）。所谓比值（odds）是指某事物发生的可能性与不发生的可能性之比。病例对照研究不能计算发病率，所以也不能计算相对危险度，只能用 *OR* 作为反映关联强度的指标。

$$病例组的暴露比值为：\frac{a/(a+c)}{c/(a+c)} = a/c \qquad (公式 10\text{-}8)$$

$$对照组的暴露比值为：\frac{b/(b+d)}{d/(b+d)} = b/d \qquad (公式 10\text{-}9)$$

$$比值比(OR) = \frac{病例组的暴露比值(a/c)}{对照组的暴露比值(b/d)} = \frac{ad}{bc} \qquad (公式 10\text{-}10)$$

在不同患病率和不同发病率的情况下，*OR* 与 *RR* 是有差别的，疾病率 $<5\%$ 时，*OR* 可以较好地反映 *RR*，是 *RR* 的近似估计值。

OR 的含义与相对危险度相同，指暴露组发生疾病危险性为非暴露者的多少倍或百分之几。$OR<1$，表明暴露因素与疾病之间呈“负”关联，数值越小，该因素成为保护因素的可能性越大；$OR=1$，表示暴露因素与疾病无关联；$OR>1$，表明暴露因素与疾病之间呈“正”关联，数值越大，该因素成为危险因素的可能性越大。

3. *OR* 置信区间的计算　*OR* 值是一个点估计，它不能全面地反映 *OR* 值，故需要样本 *OR* 值推测总体 *OR* 值所在的范围，即置信区间。一般计算 *OR* 的 95% 置信区间。常用 Woolf 自然对数转换法和 Miettnen 卡方值法计算 *OR* 值 95% 的置信区间，这两种方法计算结果基本一致，Miettnen 法较 Woolf 法计算的置信区间范围窄，且计算方法简单，较常用。Miettnen 卡方值法公式如下。

$$OR\,95\%CI = OR^{(1 \pm 1.96/\sqrt{\chi^2})} \qquad (公式 10\text{-}11)$$

例 10-3　某地开展了职业暴露（从事制鞋、染料、化工等）与膀胱癌关系的病例对照研究，其资料整理见表 10-2。

表 10-2　职业暴露与膀胱癌关系的病例对照研究

暴露史	病例	对照	合计
有	118(*a*)	69(*b*)	187
无	257(*c*)	299(*d*)	556
合计	375	368	743(*N*)

$H_0: \pi_1 = \pi_2 \quad H_1: \pi_1 \neq \pi_2 \quad \alpha = 0.05$

$$\chi^2 = \frac{(118 \times 299 - 69 \times 257)^2 \times 743}{(118+257)(118+69)(69+299)(257+299)} = 15.95$$

$\chi^2 = 15.95 > \chi^2_{0.05,1} = 3.84$，按 $\alpha = 0.05$ 水平，$P < 0.05$，拒绝 H_0，接受 H_1，差异有统计学

意义，可认为职业暴露与膀胱癌有关联。

计算 OR 值及 OR 值 95%的置信区间如下。

$$OR=\frac{118\times 299}{69\times 257}=1.99$$

$$OR\,95\%CI=OR^{(1\pm 1.96/\sqrt{\chi^2})}=1.99^{(1\pm 1.96/\sqrt{61.88})}=1.42\sim 2.79$$

即 OR 值 95%的置信区间为 1.42～2.79>1，表明职业暴露与膀胱癌有联系。

(二)1∶1 匹配病例对照研究资料

在病例对照研究中为了控制可疑混杂因素对研究结果所产生的假象，或者为了提高研究效率而常常采用配对的方法来选择对照。下面主要介绍 1∶1 配对资料的分析。

1. 暴露史比较　资料整理见表 10-3，a、b、c、d 是病例和对照配成的对子数。

表 10-3　1∶1 匹配的病例对照研究资料的整理

病例	对照		合计
	有暴露史	无暴露史	
有暴露史	a	c	$a+c$
无暴露史	b	d	$b+d$
对子数	$a+b$	$c+d$	N

检验病例组某因素的暴露比例与对照组之间的差异有无统计学意义，检验方法一般采用配对四格表 x^2 检验。

$$\chi^2=\frac{(b-c)^2}{b+c}\ (b+c\geqslant 40)\qquad\text{(公式 10-12)}$$

$$\chi^2=\frac{(|b-c|-1)^2}{b+c}\ (b+c<40)\qquad\text{(公式 10-13)}$$

2. 联系强度　如果两组某因素暴露比例差异有统计学意义，表明该暴露与疾病存在统计学关联，则进一步分析其关联强度。

$$OR=\frac{c}{b}\qquad\text{(公式 10-14)}$$

3. OR 置信区间的计算　$OR\,95\%CI=OR^{(1\pm 1.96/\sqrt{\chi^2})}$

例 10-4　以孕妇妊娠早期感染风疹病毒与新生儿畸形关系的病例对照研究为例，其资料整理见表 10-4。

表 10-4　妊娠早期感染风疹病毒与新生儿畸形关系的病例对照研究

病例	对照		合计
	有暴露史	无暴露史	
有暴露史	4	24	28
无暴露史	6	34	40
合计	10	58	68

H_0：$B=C$　H_1：$B\neq C$　$\alpha=0.05$

由于 $b+c=30<40$，采用校正公式。

$$\chi^2=\frac{(|6-24|-1)^2}{6+24}=9.63$$

$\chi^2=9.63>\chi^2_{0.05,1}=3.84$，按 $\alpha=0.05$ 水平，$P<0.05$，拒绝 H_0，接受 H_1，差异有统计学意义，可认为妊娠早期感染风疹病毒与新生儿畸形有关联。

计算 OR 值及 OR 值 95%的置信区间：

$$OR=\frac{24}{6}=4$$

$$OR95\%CI=OR^{(1\pm1.96/\sqrt{\chi2})}=4^{(1\pm1.96/\sqrt{9.63})}=1.66\sim9.60$$

结果表明：孕妇妊娠早期感染风疹新生儿发生畸形的危险性是未感染的 1.66～9.60，孕妇妊娠早期感染风疹是新生儿畸形的危险因素。

(三)不匹配分层资料分析

分层分析是把研究人群根据某特征或因素分为不同层次，如按性别可分为男女，按年龄可分为 20≤年龄<40 岁、40≤年龄<60 岁及 60 岁以上等，然后分别分析各层暴露与疾病的关联，从而可以在一定程度上控制混杂因素对研究结果的影响。

1. 资料的整理　资料的整理见表 10-5。

表 10-5　病例对照研究不匹配分层资料的整理

暴露因素	i 层		合计
	病例	对照	
有	a_i	b_i	n_{1i}
无	c_i	d_i	n_{0i}
合计	m_{1i}	m_{0i}	t_i

2. 计算各层的 OR　计算 OR 使用的公式是 $OR_i=\frac{ad}{bc}$

若各层 OR 经齐性检验差异无统计学意义，表明各层资料具有同质性，需要计算总 χ^2 和总 OR；若各层 OR 经齐性检验差异有统计学意义，表明各层资料不具有同质性，不宜计算总 χ^2 和总 OR，应进一步分析分层因素与暴露因素间的交互作用。齐性检验采用 Woolf 齐性检验法，具体方法参考有关统计学书籍或资料。

3. 计算总 χ^2 和总 OR　总 χ^2 和总 OR 的计算采用 Mantel-Haenszel 提出的公式，OR_{MH} 的 95%置信区间可用 Miettnen 法计算。

$$\chi^2_{MH}=\frac{[\sum a_i-\sum E(a_i)]^2}{\sum Var(a_i)} \qquad \text{（公式 10-15）}$$

式中，$\sum E(a_i)$ 是 $\sum a_i$ 的理论值，即 $\sum E(a_i)=\sum m_{1i}n_{1i}/t_i$

式中，$\sum Var(a_i)$ 是 $\sum a_i$ 的方差，即 $\sum Var(a_i)=\sum_{i=1}^{I}\frac{m_{1i}m_{0i}n_{1i}n_{0i}}{t_i^2(t_i-1)}$

其中，I 为分层的总层数，i 为第几层。

$$OR_{MH}=\frac{\sum(a_i d_i/t_i)}{\sum(b_i c_i/t_i)} \quad \text{(公式 10-16)}$$

OR_{MH} 的 $95\%CI=OR_{MH}^{(1\pm1.96/\sqrt{\chi^2 MH})}$

例 10-5　拟研究饮酒与食管癌的关联，资料整理见表 10-6。

表 10-6　饮酒与食管癌关系的病例对照研究

饮酒史	病例	对照	合计
有	164(*a*)	397(*b*)	561
无	36(*c*)	379(*d*)	415
合计	200	776	976(*N*)

$$\chi^2=\frac{(164\times379-36\times397)^2\times976}{(164+397)(36+379)(164+36)(397+379)}=61.88$$

$\chi^2=61.88>\chi^2_{0.05,1}=3.84, P<0.05$

$OR=\frac{164\times379}{36\times397}=4.35$　(OR 的 $95\%CI$: $3.02\sim6.27$)

研究结果提示，饮酒与食管癌有关，是食管癌的危险因素。据以往研究吸烟与食管癌也有关联，而吸烟与饮酒也关系密切。因此，研究者怀疑吸烟可能是饮酒与食管癌关系研究中的一个混杂因素，所以研究者按照是否吸烟分层，再进一步分析饮酒与食管癌的关联，资料整理见表 10-7。

表 10-7　饮酒与食管癌关系按吸烟与否分层分析

饮酒史	吸烟			不吸烟		
	病例	对照	合计	病例	对照	合计
有	102	190	292	62	207	269
无	20	138	158	16	241	257
合计	122	328	450	78	448	526

$$OR_{吸烟}=\frac{102\times138}{20\times190}=3.70 \qquad OR_{不吸烟}=\frac{62\times241}{16\times207}=4.51$$

计算总 χ^2、总 OR 和 OR 的 95%CI。

根据数据得：$\sum a_i=164$，$\sum E(a_i)=119.05$，$\sum Var(a_i)=36.94$

$$\chi^2_{MH}=\frac{(164-119.05)^2}{36.94}=54.70$$

$OR_{MH}=59.69/14.74=4.05$

OR 的 95%CI= $4.05^{(1\pm1.96/\sqrt{54.70})}=2.80\sim5.87$

研究结果显示，按照吸烟与否分层后，总 OR 值为 4.05，仍表明饮酒与食管癌存在关联，与分层前的粗 OR(4.35)虽然有一定差别，但较接近，表明吸烟对饮酒与食管癌关系的研究影响不大。

链接　**病例对照研究对混杂因素的质量控制**

进行病例对照研究时不仅涉及研究因素较多，且混杂因素是其质量控制的一个难点。用简单的单因素及分层分析不可能对多个暴露因素与疾病的关系做出判断，也不可能对多个混杂因素同时加以控制。随着统计学理论的发展和统计软件的开发，多因素分析模型应运而生，如多元线性回归分析、主成分分析及因子分析、Cox回归分析及Logistic回归分析等，可用于探讨多个因素与疾病之间的关系，并且可很好地控制混杂因素，提高研究质量和效率。

问题讨论　2011年1—12月，在某市某口腔医院门诊进行一项关于“吸烟与口腔黏膜白斑病之间关系”的配对病例对照研究。对照选自该口腔医院门诊非口腔黏膜白斑病就诊者(如补牙、洁牙、牙周炎、镶牙等患者)。病例和对照的配对条件：同性别，年龄相差在2岁以内，近10年来一直居住在该市居民。请看下面研究结果并分析问题。

对照组	病例组		合计
	吸烟	不吸烟	
吸烟	50	10	60
不吸烟	25	25	50
合计	75	35	110

1. 如何分析吸烟与口腔黏膜白斑病之间有无关联?
2. 如何计算和解释关联强度?
3. 根据这一研究结果，如何下结论? 为什么?

第四节　病例对照研究中常见的偏倚及其控制

病例对照研究在设计、实施、资料分析乃至推论的过程中都有可能受到多种因素的影响，使研究结果与真实情况存在系统误差，即产生了偏倚(bias)。偏倚的存在可歪曲研究因素与研究疾病的关系，甚至得出完全错误的结论。在病例对照研究中常见的偏倚有选择偏倚、信息偏倚和混杂偏倚。

一、选择偏倚及其控制

选择偏倚(selection bias)主要产生于研究的设计阶段，是由于研究对象的选择不当造成的，其主要表现是病例不能代表目标人群中病例的暴露特征，或对照不能代表目标人群的暴露特征。

常见的选择偏倚有入院率偏倚、现患病例-新发病例偏倚、检出征候偏倚和无应答偏倚等。

减少选择偏倚，关键在于严密科学的设计。研究者对在整个研究中可能会出现的各种选择偏倚应有充分的了解、掌握；严格掌握研究对象纳入与排除的标准；以医院为基础的病例对照研究，尽可能选择多家医院新发病例；在研究中采取相应措施，尽量取得研究对象的合作，以获得尽可能高的应答率。

二、信息偏倚及其控制

信息偏倚（information bias）是在收集整理信息过程中由于测量暴露与结局的方法有缺陷造成的系统误差，常发生在资料的收集阶段。常见的信息偏倚有回忆偏倚和调查偏倚等。

避免和控制信息偏倚的方法主要是在于：研究者对拟进行的研究要制定明细的资料收集方法和严格的质量控制方法；尽可能采用"盲法"收集资料；尽量采用客观指标的信息；在调查询问研究对象的远期暴露史时，由于记忆力的限制，很难避免回忆偏倚；资料的校正等。

三、混杂偏倚及其控制

在病例对研究中，由于一个或多个外来因素的存在，掩盖或夸大了研究因素与疾病的关系，从而部分或全部歪曲了两者之间的真实联系，称之为混杂偏倚（confounding bias）。通常在研究的设计阶段，可用随机化、限制、匹配的方法来控制混杂偏倚的产生；在资料的分析阶段，可用分层分析及多因素分析的方法来控制混杂偏倚。

第五节　病例对照研究的优点与局限性

一、病例对照研究的优点

1. 特别适用于少见病、罕见病的研究，有时往往也是罕见病病因研究的唯一选择。
2. 所需的样本含量少，节省人力、物力和时间，且易组织实施。
3. 可以同时研究多个因素与某种疾病的联系，特别适合于探索性病因研究。
4. 收集资料后可在短时间内得到结果，对于慢性病可较快得到危险因素的估计。
5. 该方法不仅应用于病因探讨，而且广泛应用于许多方面，例如，研究药物不良反应、疫苗效果的考核及暴发调查等。
6. 对研究对象多无损害。

二、病例对照研究的局限性

1. 不适用于研究人群中暴露比例很低的因素，因为需要的样本量很大。
2. 选择研究对象时，难以避免选择偏倚。
3. 获得既往信息时，难以避免回忆偏倚。
4. 暴露与疾病的时间先后顺序常难以判断，因此论证因果关系的能力没有队列研究强。
5. 不能计算发病率，不能直接计算相对危险度，只能用比值比估计相对危险度。

复习指导

1. 病例对照研究是分析性流行病学研究方法中最基本、最重要的研究类型之一。

2. 匹配包括成组匹配和个体匹配，匹配的目的是提高研究效率，控制混杂因素。

3. 病例的选择可为新发病例、现患病例和死亡病例，但最好选择新发病例，对暴露因素记忆清楚，信息较可靠。

4. 设立对照的目的是平衡研究因素以外的其他可能影响因素如年龄、性别、职业等对研究结果的干扰，以提供比较的基础。

5. 均衡性检验目的是检验病例组和对照组的可比性。

6. OR 的含义是指暴露组发生疾病危险性为非暴露者的多少倍或百分之几。

7. 偏倚包括选择偏倚、信息偏倚和混杂偏倚。

8. 混杂偏倚的控制，在设计阶段可用随机化、限制、匹配的方法；在资料的分析阶段，可用分层分析及多因素分析的方法。

（包丽红）

第11章 实验性研究

chapter 11

学习要求

学习流行病学实验研究的基本原理及方法，知晓临床试验研究设计思路，能够正确开展该项实验研究。

流行病学实验研究与观察性研究是流行病学研究的重要方法。流行病学实验研究包括临床试验、现场试验和社区试验，设计方法主要有随机对照试验和类实验。

第一节 实验性研究概述

一、定 义

早在1747年，英国詹姆斯·林德(James Lind)关于坏血病病因的研究是人群中最早开展的流行病学实验性研究。1919年，英国托普利(Topley)首先提出了“实验流行病学(experimental epidemiology)”，他用鼠伤寒沙门菌感染纯种小鼠群，改变宿主及环境因素，观察这些因素对动物群感染流行的影响，从而创立了实验流行病学。

实验流行病学是将来自同一总体的人群随机分为实验组和对照组，研究者对实验组人群施加某种干预措施后，随访并比较两组人群的结局，从而判断干预措施效果的一种前瞻性研究方法，或称为流行病学实验(epidemiological experiment)研究。因为在研究中施加了人为的干预因素，因此又称干预性研究(intervention study)。

流行病学实验研究与队列研究的相同之处是均需要对研究对象进行随访，以确定结局；两者的不同之处是前者需要对研究对象随机分组并采取某种措施，而后者按照研究对象的暴露状态分组且不采取任何措施。

链接　**我国开展的一些临床试验研究**

在1979年前后，中国医学科学院卫生研究所在东北克山病地区开展了向人群投硒制剂以预防克山病的现场实验；1979年苏德隆等在江苏启东进行了关于水源与肝癌发生关系的类实验；在这个时期，全国各省、市卫生防疫站进行了多种疫苗的人群流行病学实验等。近年来，实验流行病学越来越广泛地被应用于脑血管疾病、恶性肿瘤、心脏病、糖尿病、先天畸形、尿石症、意外伤害等非传染病危险因素及其防治的研究。

二、基本特征

1. 属于前瞻性研究　流行病学实验研究给予干预措施后，必须随访追踪研究对象一段时间后，才能得到结局资料，所以是前瞻性研究。这些研究对象虽然不一定从同一天开始，但必须从一个确定的起点开始随访追踪。

2. 随机化分组　研究对象必须是来自同一个总体的随机抽样人群，并在分组时严格遵循随机化原则，以控制研究中的偏倚和混杂。

3. 设立对照组　流行病学实验研究中必须有平行的实验组和对照组，要求在开始实验时，两组的基本特征、自然暴露因素和预后因素应该均衡、相似或可比，这样实验结果的组间差别才能认为是干预措施的效应。

4. 施加干预措施　流行病学实验研究为了实现研究目的而必须人为施加实验组一种或多种干预措施，可以是预防某种疾病的疫苗、治疗某病的药物或其他干预的方法措施等。但是在实验性研究中要注意医学伦理学问题。

问题讨论　请讨论实验性研究与观察性研究的异同点，并列出一个区别表。

三、主要类型

根据不同的研究目的和研究对象，流行病学实验性研究可以分为临床试验(clinical trial)、现场试验(field trial)和社区试验(community trial)3类。

1. 临床试验　临床试验又称治疗试验(therapeutic trial)，是以病人为研究对象的试验研究，常用于检验和评价某种药物或治疗措施的效果。

要点提示　实验性研究是随机对照分组、人为施加干预措施的前瞻性研究；实验性研究包括临床试验、现场试验和社区试验3大类。

2. 现场试验　现场试验又称预防试验(preventive trial)，是在实地环境下进行，以自然人群为研究对象的试验研究，常用于评价疾病预防措施的效果，如评价乙肝疫苗预防乙肝的效果。

临床试验和现场试验的干预单位都是个体，即干预措施是具体分配到每一个体的。

3. 社区试验　社区试验又称为社区干预项目(community intervention program, CIP)、

生活方式干预试验(lifestyle intervention trial)、以社区为基础的公共卫生试验(community-based public health trial)等，以社区人群整体为研究对象的实验研究，常用于考核或评价某种预防措施或方法的效果。如评价食盐加碘预防地方性甲状腺肿的效果，将碘统一加入到食盐中，让整个研究地区的人群食用，而不是分别给予每一个体。

第二节　临床试验

临床试验是在医院或其他医疗照顾环境下进行的试验，该试验是用来判定新药或新疗法是否安全和有效的医学研究。严格设计并认真实施的临床试验是发现有效疗法的最快和最安全的途径。

一、概　　述

(一)定义

临床试验是选定患有某种疾病的病人，将他们随机分为试验组和对照组，前者接受某种治疗措施，后者无治疗措施或给予安慰剂，经过一段时间后同时观察比较两组病人的疗效，并评价该措施产生的效果与价值的一种前瞻性研究。

临床试验的方法可以分为两大类，即随机对照试验和非随机对照试验。

随机对照试验(randomized clinical trial，RCT)是将研究人群随机分为试验组和对照组，将研究者所控制的措施给予试验组后，随访观察并比较两组人群的结局，以判断措施的效果。随机对照试验是目前评价医学干预措施效果最严谨、最可靠的方法。

链接　**循证医学的出现**

20 世纪末，人们对随机对照试验研究结果的重视，发展了临床流行病学和催生了循证医学，促进了系统评价和 Meta 分析的发展和应用，带动了一切医学实践相关问题研究的发展，也正在由经验医学实践模式向循证医学实践模式转变。

非随机对照试验(non-randomized controlled trial)又称类实验(quasi-experiment)，是一类有对照组但没有随机分配或完全没有对照组的实验方法。此类试验受控条件较差，所得研究结果不如随机对照试验的结果可靠。但由于有时病人拒绝参加或医生没有条件进行研究，而且随机对照试验既费时又费力，有时又存在医德问题，在许多情况下不能用随机对照试验来评价疗效，此时可用非随机对照试验来评价药物的疗效。

(二)基本原则

1. 随机化　随机化包括随机抽样和随机分组，随机抽样是指从总体中随机抽取研究样本，每个研究对象被抽中的机会是相等的。随机分组是指样本中的每个研究对象都有完全均等的机会被分配到试验组或对照组。随机化可以使研究样本具有很好的代表性，并可以提高组间的均衡性，使研究结果具有良好的可比性。研究者书写有关临床试验报告时，除描述应用随机分配的具体方法外，还要报告有关组间均衡性的资料和数据。

2. 对照　病人作为临床试验的研究对象，会存在很多干扰或混杂因素，在研究中要排除掉，否则很难得出客观真实的研究结果，因此需要将一部分研究对象设置为对照组。临床试验中常使用标准疗法对照，即以常规或现行的最好防治疾病的方法做对照。

3. 重复　重复是指在相同的条件下重复试验的过程，即应该有足够的样本量。重复也是消除非处理因素影响的重要手段。

4. 盲法　在试验过程中人的主观心理因素会对研究结果产生一定的影响，通过盲法观察结果就可以减少或避免因主观心理因素对试验造成的误差，能得到客观真实的结果。但盲法并不是所有研究都必须采用或都能实行。例如，若是比较手术疗法与放射疗法治疗乳腺癌的效果，就不必采用盲法。

5. 多中心　多中心临床试验是指有多名研究者在不同的研究机构内参加并按同一试验方案要求用相同的方法同步进行的临床试验。它能在较短的时间内收集较多的研究对象，涵盖面较广，可以避免单一研究机构可能存在的局限性，因而所得结论可有较广泛的意义，是一种更加有效地评价新药的方法。

链接　**关于多中心大规模试验**

有些临床试验要求样本量大，并希望短时间内完成，这就需要很多单位、地区（甚至是很多国家）的合作，这种试验称为“多中心大规模试验”。大规模试验一般只适合评估疗效不是很大的干预措施，效果很明显的干预适合用中小型试验评估。

6. 符合医学伦理　临床试验是在人体上进行的研究，所以必须面对医学伦理学问题。充分考虑到病人的安全并遵循自愿的原则，经病人同意并在知情同意书上签字后，方可进行试验，不能强迫病人参加。目前国际上普遍使用的临床试验伦理准则是国际协调会议提出的《药物临床试验质量管理规范》(Good Clinical Practice，GCP)，目的是确保研究者以崇高的道德准则和严格的科学标准进行临床研究，获得准确、可靠的研究结果。

（三）基本设计类型

根据设计方案，可以把临床试验分为平行设计、交叉设计、析因设计和序贯设计 4 种类型。

1. 平行设计　平行设计(parallel design)是研究对象被随机分配到两组，分别接受不同的处理，两组同时开始进行研究，同时分析和比较研究结果的设计方法。

2. 交叉设计　交叉设计(cross-over design)是对两组研究对象使用两种不同的处理措施，然后将处理措施互相交换，最后将结果进行对比分析的设计方法。

3. 析因设计　析因设计(factorial design)是将处理因素交叉形成不同的处理组合，并对它们同时进行评价，可以评价不同处理的单独作用和联合应用的交互效应的设计方法。

4. 序贯设计　序贯设计(sequential design)是在试验前不规定样本量，患者按进入的先后随机化分配到试验组或对照组，每试验一个或一对研究对象后，及时进行分析，一旦可以判定结果，即可停止试验的设计方法。

（四）主要用途

1. 治疗研究　检验药物治疗、外科手术治疗、其他医疗服务方式或其他干预措施的效果。

2. 诊断研究　评价某一新的诊断性试验是否有效（即真实性、可靠性）。在该研究中，研究对象要接受新的检验方法和金标准方法的检查。

3. 筛检研究　评价一种检查方法是否能够用于大规模人群某疾病的筛检。

4. 预后研究　确定早期发现的患有某种疾病的病人可能发生什么情况。

5. 病因研究　确定某种有害物质,如环境污染是否与疾病的发生有关。主要是疾病危险因素干预研究。

二、设计与分析

(一)制定试验方案

随机对照试验在实施前必须先制定一个可行的设计方案,否则研究结果可能出现误差,影响结果的真实性。制定设计方案应包括以下几方面内容。

1. 明确试验的目的:即要解决什么问题,是评价治疗方法还是验证病因。通常一次试验只解决一个问题,若目的不明确,想解决的问题很多,往往适得其反,甚至造成各项试验措施不集中,力量分散,进而影响整个试验研究的结果与结论。

2. 明确试验对象的具体要求和来源:选择试验对象时,要使用统一的疾病诊断标准。要注意试验对象的代表性,即试验对象的病情、年龄、性别和试验的样本量。

3. 明确规定研究因素:如药物的总量、次数、每次的剂量、用药的时间或疗程、给药的途径等。

4. 确定观察指标:即反映干预措施效果的指标,可用计量指标,也可以用计数指标。

5. 确定观察时间及资料收集的方法,并做好记录。

6. 应说明资料分析时使用的统计分析方法。

(二)确定研究人群

试验设计初期,应考虑在哪些人群中进行试验研究,既考虑试验组人群,也考虑对照组人群。选择研究对象时应注意以下几点。

1. 选择研究对象的标准　必须使用统一的、权威的诊断和排除标准,并严格遵照执行,以确保与同类研究结果有可比性。

2. 入选研究对象的获益　从医学伦理原则讲,当试验结束时病人的疾病应被治愈或症状得到缓解,如以泌尿系统感染病人为研究对象,研究者应对试验用药的作用机制、适应证、禁忌证等资料有清楚的认识,即应该知道哪种抗生素是通过泌尿系统起作用的,这样可以使研究对象获益。已知试验对其有害的人群不能作为研究对象,如有消化道出血史者不能作为抗炎药的试验对象。老人、儿童和孕妇一般不作为研究对象。

3. 研究对象的代表性　要求入选的研究对象在病型、病情,以及性别、年龄、种族等方面具备某病的特征,即有代表性,这样结论才能够推论到目标人群。

4. 尽可能选择症状和体征明显的研究对象　如研究抗心律失常药物的药效时,试验对象最好是近期心律失常频繁发作的病人,而不是很长时间才发作过一次的病人,这样才能容易获得要观察的试验效应。

5. 研究对象的依从性　临床试验为了获得准确的结果应选择依从性(compliance)好的病人作为研究对象,研究者通过观察和谈话了解病人的情况,从中选择能够服从试验安排并坚持合作到底的病人作为研究对象。

(三)研究对象的样本含量

为保证试验质量,在设计时就应该对研究所需的样本量加以适当估计。因为样本量过小会降低试验研究的把握度(power),影响对总体推断的精度;样本量过大,不仅导致人力、物力、财力和时间浪费,而且给试验的质量控制带来更多的困难。

1. 影响样本含量大小的主要因素

(1)观察指标的发生率 P:发生率可以是治愈率、有效率、缓解率,也可以是病死率等,是反映药物疗效的指标,发生率越高,所需的样本量越小,反之就越大。

(2)两组结局比较指标数值差异的大小 d:差异越小,即干预效果越不明显,所需样本量越大,反之越小。

(3)显著性水平 α:即出现假阳性错误的概率,α 水平由研究者根据研究目的自行确定,通常取 0.05 或 0.01。α 越小,所需的样本量越大。

(4)检验效能 $1-\beta$:又称把握度,通常 β 取 0.10 或 0.20。β 越小,所需的样本量越大。

(5)单双侧检验:单侧检验所需样本量较小,双侧检验所需样本量较大。

2. 样本量的计算公式　由于资料的性质不同,其计算公式也不同(参见第 6 章实验设计的样本量估计)。

3. 注意问题

(1)由计算公式所得到的 N 是一组人群(试验组或对照组)的大小。如果两组人数相等,则全部试验所需要的样本量为 $2N$。

(2)试验中 α 和 β 值一般由研究者根据需要确定,如果希望结果更准确、可靠,可以选择数值小的 α 和 β 值,则样本量就会大些。

(3)可以通过增大样本量来降低失访对试验结局的影响。确定样本量时,应对失访有个预先的估计,在计算的样本量基础上增加 10%～15%作为实际应用的样本量。

(四)设立严格的对照

设立对照的目的是消除非研究因素干扰而产生的混杂和偏倚,以便正确评价干预措施的效应。

在临床上,由于多数疾病的自然病程还不能准确地预料,当有的疾病自然恢复时,如果没有设立阴性(不用治疗的)对照,则易误认为是某药的治疗结果。若设立对照就可消除这些因素对试验产生的干扰,可得出正确的结论。另外,设立对照还有助于确定治疗的不良反应或疾病本身产生的并发症。常用的对照方式有标准对照、安慰剂对照、交叉对照、互相对照、自身对照等。

交叉对照(crossover control)是一种特殊的对照方式,即在试验过程中将研究对象随机分为甲、乙两组。在第一阶段,甲组先用试验药,乙组用对照药。一个疗程结束后,两组对换用药。这样,每个研究对象均兼做试验组和对照组成员,可以减少组间差异的影响;自身前后也能对比,又可以消除试验顺序带来的偏倚。但这种对照必须有一个前提,即第一阶段的干预一定不能对第二阶段的干预效应有影响。两次治疗的间隔时间,因疾病的症状或药物残留作用时间的长短而不同。此种对照一般在研究药物应用先后顺序对治疗结果的影响,以及研究药物的最佳配伍时应用。

链接　**GCP 规范对"对照"的要求**

2002 年修订的 GCP 明确提出,在具有有效治疗的情况下,使用安慰剂对照不符合伦理原则,应以现有最好的治疗做对照。

(五)随机分组

研究对象和使用的对照方式确定之后，下一步的工作就是随机将研究对象分配到试验组或对照组。

所有的对象都有相等的机会被分配到试验组或对照组中，而不受研究者或受试者主观愿望或客观原因的影响。随机化是为了平衡试验组与对照组已知和未知的混杂因素，从而提高两组的可比性，使研究结论更加可靠。在临床试验中常用的随机分组方法有 3 种。

1. *简单随机化*　最常用的方法是利用随机数字表或随机排列表，也可用抽签等方法。简单随机化(simple randomization)分组的优点是简单易行，随时可用；缺点是要求在随机分组前记录全部对象的名单并编号，当研究对象数量大时，工作量相当大，有时甚至难以做到。

2. *区组随机化*　当研究对象人数较少而影响实验结果的因素又较多时，可以采用区组随机化(block randomization)分组。其基本方法是将条件相近的一组受试对象(如年龄、性别、病情相近)作为一个区组，每一区组内研究对象的数量应相等，再将每个区组内的研究对象进行随机化分组。其优点是在分组过程中，任何时刻试验组与对照组的病例数保持一致，并可根据试验要求设计不同的区组。

3. *分层随机化*　按研究对象的重要临床特点将其分为若干层，然后在每层内随机地把研究对象分到试验组和对照组。分层随机化(stratified randomization)能将影响试验的因素按影响程度的大小依次分层加以考虑，这使得两组的临床特征比较相近，增加了组间均衡性，提高了检验效率。其缺点是在分组前与简单随机分组相同，需要有一个完整的研究对象名单，样本大时工作量大。

(六)盲法的应用

在临床试验中，为了去除人(包括研究对象、观察者及资料整理和分析者)的主观心理因素对研究结果产生的干扰作用，最好使用盲法(blinding，masking)。盲法分为单盲法、双盲法和三盲法(详见第 6 章)。

在试验过程中，双盲状态可因种种原因遭到破坏，因此在使用时应注意如下问题。

1. *试验药的制剂应防止破密*　试验药和对照药两种药物的颜色、气味、大小、外形要相同，甚至容器和外包装也要一样，一般常用胶囊制剂。

2. *保证试验对象的安全*　在双盲试验中，当医生发现病人出现了严重的不良反应、治疗无效或病情加重时，不应单纯为追求完整的资料而继续试验，必须从医德的观点出发，对该病人立即停止盲法治疗，并公开该病人所用的真实药物。因此，在盲法试验之前，应由设计者预先制定出停止盲法的指标和条件，以利观察者执行，避免给病人带来不良影响或严重后果。

3. *不适用于危重病人*　双盲法的缺点是在管理上缺乏灵活性，因而不适用于危重病人的抢救。此外，有特殊不良反应的药物容易破密。

(七)资料的收集与分析

收集资料前，应该根据研究目的设计不同的调查表，在实施过程中仔细记录调查表中的各项内容。收集资料的方法有访问法、信访法或电话访问法。对于住院病人可用访问法收集所需的资料，门诊病人可用信访法或电话访问法。除了做好严谨的科研设计外，还需收集高质量的数据资料，即具有可靠性、完整性及可比性的资料。同时，要尽可能防止偏倚出现。偏倚一方面来自研究对象，另一方面来自研究者，包括设计者和执行者。为此，要对研究的全过程实行质量控制。

资料收集后，首先要对资料进行仔细核对、整理，然后确定分析指标和分析方法。

1. 仔细核对资料　对收集到的资料要进行仔细核对，首先剔除不合格、失访研究对象的资料，然后进行分类整理，防止差错、偏倚和混杂的发生。

2. 确定评价指标　临床试验的最终目的就是比较两组或多组结果之间有无差异及差异的大小。一般来说，仅用绝对数值相比是不合适的，如治疗组死亡 6 例，对照组死亡 8 例，认为疗效是减少了 2 人死亡，这样的评价是没有意义的。因为死亡、好转或治愈等，都是以概率为基础表达的。因此常用的指标是一些率，如有效率、治愈率、病死率、n 年生存率、不良事件发生率、相对危险度降低、绝对危险度降低、需治疗人数等。有些情况下，反映干预措施有无效果的指标是计量资料，如治疗高血压的药物以血压数值下降的幅度作为疗效标准。

选择哪种指标，要根据研究内容的具体性质来决定。无论是哪种指标，最重要的是明确规定好转、恶化、复发、观察起止时间等标准，并严格加以判定，否则各组间就无法进行比较。

3. 主要的分析方法　临床试验资料分析的主要形式是比较两组或多组指标之间的差异有无统计学意义。进行统计分析时，不同性质的资料要用不同的统计方法。

计量资料用 t 检验或检验 F 检验（方差分析），大样本正态分布资料可用 u 检验。

计数资料用 χ^2 检验或非参数检验，后者适用于计数资料呈等级顺序关系时。如果比较的指标是生存率，特别是用寿命表法计算的生存率，则需要用 Log-rank 检验。

（八）多因素试验设计

上述的随机对照试验设计是针对单因素的，即一种药物、一个剂量、用药时间相同的情况。但是，在临床实际工作中经常是研究药物的不同剂量的作用结果、不同时间用药的疗效、在常规治疗的基础上增加试验药物等。这种情况下，就需要应用多因素设计方法。常用的多因素试验设计方法有拉丁方设计、析因设计和正交设计等（详见统计类书籍）。

三、偏倚及其控制

偏倚可以发生在临床试验的任何阶段，从而影响结果的准确性。临床试验中常见的偏倚有以下几种。

1. 选择偏倚　主要是选择研究对象和分组时，由于人为的干预而导致的偏倚，使研究结果偏离真实情况。防止的方法就是严格掌握研究对象的入选标准，并使用随机抽样和随机分组联合分组隐匿法。

链接　分组隐匿

分组隐匿是为防止研究人员和研究对象在分组前知道随机分组的方案，而采取的一种防止随机分组方案提前解密的方法。任何随机对照试验都必须使用分组隐匿。

2. 测量偏倚　收集资料过程中，因仪器或试剂问题产生的误差，以及观察者操作的误差和被观察者主观的误差均可导致测量偏倚的发生。防止的方法主要在于仪器和试剂的标准化和操作的规范化。

3. 干扰和沾染　干扰（co-intervention）是指试验组额外地接受了与试验效应一致的其他处理措施，从而导致疗效提高，扩大了试验组与对照组的疗效差异。沾染（contamination）是指对照组意外地接受了试验组的药物，如果药物有效，沾染会使对照组疗效提高，从而导致试验组和对照组的疗效差异缩小。干扰和沾染都可能影响研究结果的真实性。其控制办法就是使用盲法，并严格按治疗方案进行，不要随意增加和减少药物种类，其次是提高研究对象的依从性。

四、临床试验应注意的问题

(一)临床依从性

临床依从性(clinical compliance)是指患者执行医疗措施的程度，即患者执行医嘱的程度。临床医生为了诊治病人的疾病，而为病人开出各种化验单、药物或治疗处方即医嘱。患者能否及时得到正确的诊治，很大程度上取决于患者执行医嘱情况的好坏，即依从性的高低。患者对治疗是否有较好的依从性，对提高疗效、改善患者预后均有重要影响。良好的依从性是保证获得真实效应的重要条件之一。因此了解病人的依从性，分析依从性不好的原因，研究如何提高依从性是提高临床疗效和科研水平的重要环节，已日益为医学界所重视。

1. 衡量依从性的方法

(1)通过计数患者剩余的处方药量。

(2)通过测定药物水平：利用生化方法检测服药者血、尿、唾液或其他排泄物、分泌物中的药物浓度，以确定患者的依从性。此外，在使用的药物中加入某种无毒、无害、理化性质稳定的指示剂，如维生素 B_2、荧光素等，这些物质不易被病人发现，且服后数小时能在尿中出现，可用以判断患者服药情况。

(3)直接询问病人：根据调查表询问患者，从答案中判断病人的服药情况。

2. 不依从性的原因　患者能完全按医嘱要求执行者称为依从性好，否则称为不依从性。不依从可能有各种原因，其中有些是不可避免的客观原因，不依从性可以分以下几种情况。

(1)患者由于病情恶化需采取进一步的治疗措施，如改用其他药物或手术治疗等，从而改变原定治疗方案。

(2)患者接受治疗后，出现严重不良反应因而终止治疗。

(3)某些治疗过于复杂或疗程太长，以致患者不易坚持。

(4)患者经短期治疗后，症状无明显或轻微改善，因而对治疗缺乏信心。

(5)医务人员服务态度欠佳，或技术水平较低，使患者不满或失去信任。

3. 提高临床依从性的措施　首先要做到对所研究的疾病诊断必须正确；其次是所给予的治疗措施应该是有效的，并且没有严重的不良反应；最后是患者接受治疗措施一定要自愿而不能强迫。要提高患者的依从性，可在试验的设计和实施阶段采取措施。试验设计阶段，尽可能缩短研究持续的时间，在水平较高的医院开展研究，选择居住地离医院近的患者等；试验开始后做好充分的宣传工作，让患者了解研究的重要性，保持医生与患者间的良好关系，争取合作，随访时尽量给患者方便，多提醒患者按时服药或定期检查，与患者的家属搞好关系等。

4. 依从性的分析　在资料整理时可以根据研究对象的依从性进行分组并分析。例如，一项随机对照试验有以下 4 种结果(表 11-1)，可以进行以下 3 种结局分析。

表 11-1 随机对照干预试验实际依从和分组

实际依从情况	A 治疗		B 治疗	
	未完成 A 治疗或改为 B 治疗	完成 A 治疗	完成 B 治疗	未完成 B 治疗或改为 A 治疗
资料整理后分组	Ⅰ	Ⅱ	Ⅲ	Ⅳ

(1)意向性分析[intention-to-treat(ITT)analysis]:比较Ⅰ组+Ⅱ组和Ⅲ组+Ⅳ组。它反映了原来试验意向干预的效果。如 A 干预措施确实有效,该种分析往往会低估其效果。

(2)遵循研究方案分析[per-protocol(PP)analysis]:比较Ⅱ组和Ⅲ组,而不分析Ⅰ组和Ⅳ组。它只对试验依从的人进行分析,能反映试验药物的生物效应,但由于剔除了不依从者,可能高估干预的效果。

(3)接受干预措施分析:比较Ⅰ组+Ⅲ组和Ⅱ组+Ⅳ组。它是对接受了实际干预措施者进行分析。但因为比较的对象非随机分组,可能存在选择偏倚。

上述分组分析说明,不依从会对试验研究的真实性造成影响,在评价随机对照试验的效应时,单独用上述任何一种结果分析均存在一定的局限性。所以建议同时使用上述 3 种分析方法,以获得更全面的信息,使结果的解释更为合理。ITT 分析虽然可能高估或低估处理的生物效应,但因为它反映了选择人群对研究措施的事实效应,因此是分析中不可缺少的部分。

(二)临床不一致性

临床医生在工作中经常发生临床意见分歧,即同一医生对同一病人连续几次检查结果,或者不同医生对同一病人的检查结果不相符,称为临床不一致性(clinical disagreement)。

1. 发生临床不一致性情况

(1)采集病史中的不一致性:某些疾病的诊断治疗常依靠病人的主观描述,不同病人可能对同一种症状有不同的描述,不同的医生由于询问方法不同,也可能对同种疾病或症状询问出不同的病史。

(2)体格检查中的不一致性:不同医生检查同一病人,或同一医生先后两次检查同一病人,有时结果就不一致。

(3)实验室检查中的不一致性:由于被检查者的变异、检查者自身的变异,以及仪器、设备、试剂、条件等的变异均可造成结果的不一致性。

(4)诊断和治疗中的不一致性:根据临床表现或症状确定诊断的疾病,以及对某些非典型病例的治疗最容易发生意见分歧。

2. 产生临床不一致的原因

(1)被检查者的生理、心理反应差异:如血压、脉搏等常受多种因素的影响而发生改变。

(2)检查者感觉的生理变异:不同医生的生理差异如视力、听力等差别造成判断的不同。

(3)检查者的经验不同:不同医生的临床经验、责任心、情绪等均可能影响到其判断。

(4)检查的仪器、方法、试剂方面的问题,以及检查环境中的干扰因素等。

3. 减少临床不一致性的措施

(1)创造良好的诊断环境,保持整洁、安静、光线充足,不受任何干扰。

(2)加强责任心,建立良好的医患关系。

(3)加强人员训练,熟练掌握操作技术。

(4)统一检查、诊断和治疗标准。

(5)复查病史,引用旁证资料,避免主观臆断。

(6)邀请专家会诊,邀请不了解病情的医生会诊,以核实临床资料的准确性。

(7)应用适当的辅助检查技术。

(8)在可能的条件下进行复查。

4. 临床一致性判断　Kappa值表示不同人判断同一批结果,或同一人不同时间判断同一批结果的一致性强度。Kappa值越高表示一致性越好。一般认为,Kappa值在0.4～0.75为中、高度一致,≥0.75为一致性极好。

(三)安慰剂效应

在临床试验中,应用安慰剂可以排除非特异性的来自病人精神心理方面对治疗的影响,但使用安慰剂应当符合医学伦理道德。安慰剂对照只是在没有标准有效疗法时使用。除了药物安慰剂,还应包括其他安慰治疗,如冷安慰疗法治疗溃疡病,其手术方式、切口部位等均与真正手术一样。但安慰疗法容易被病人识破,而使临床医生中断试验或改变对比的方式。

(四)向均数回归

这是临床上常见到的一种现象,即一些极端的临床症状或体征有向正常回归的现象,称为向均数回归(regression to the mean)。例如,血压水平处于特别高的病人中有5%的人即使不治疗,过一段时间再测量血压时,也可能会降低一些。

(五)失访

指研究对象因迁移或与本病无关的其他疾病死亡等而造成失访(loss to follow-up)。在临床试验中应尽量设法减少失访,一般要求失访率不超过10%。在试验中出现失访时,尽量用电话、通讯或专门访视进行调查。在资料收集和分析时,应考虑两组失访率的差异,若失访率不同,则资料分析结果可能产生偏倚,即使两组失访率相同,但失访原因或失访者的特征不同,则两组预后也可能不同。

五、优　缺　点

(一)优点

1. 在试验中随机分组,平行比较,因此能够较好地控制试验中的偏倚和混杂。

2. 是前瞻性研究,研究因素事先设计,结局变量和测量方法事先规定,试验中能观察到干预前、干预过程和效应发生的全过程,因果论证强度高。

3. 有助于了解疾病的自然史,并且可以获得一种干预与多种结局的关系。

(二)缺点

1. 要求研究对象有很好的依从性,但实际工作中有时很难做到。

2. 受干预措施适用范围的约束,所选择的研究对象代表性不够,以致会不同程度地影响试验结果推论到总体。

3. 试验费用高。

4. 容易涉及伦理道德问题。

> **要点提示**　掌握随机对照试验的概念及其设计内容;临床试验常见的偏倚有选择偏倚、测量偏倚、干扰和沾染、失访。

第三节　现场试验和社区试验

一、定　　义

现场试验(field trial)和社区试验(community trial)是在现场环境下对自然人群进行的干预试验,给予的干预措施包括生物医学治疗或预防措施、健康教育和行为改变措施,以及生物或社会环境改变措施等。现场试验干预的基本单位是个体,而社区试验干预的基本单位是整个社区或某一人群的各个亚人群。例如,为了评价某疫苗预防疾病的效果采用的是现场试验;为了评价食盐加碘预防甲状腺肿的效果,须在当地社区给食盐中加入碘,采用的是社区试验。

现场试验与临床试验的不同点在于,其研究对象是一般自然人群,而不是病人;需到社区"现场"(工作场所、家庭、学校等)开展研究,而不是在医院。

二、目　　的

现场试验和社区试验的主要目的有以下几点。

1. 评价预防措施的效果　通过大样本人群评价疫苗、药物或其他措施预防疾病的效果。

2. 评估病因和危险因素　通过干预危险因素的暴露、观察干预对预防疾病或促进健康的效果来评估病因或危险因素。例如,通过评估戒烟对预防肺癌发病的效果来验证吸烟与肺癌的因果关系。

3. 评价卫生服务措施的质量　通过社区试验评价一项公共卫生措施在人群中实施后的效果,为卫生行政部门制定相关公共卫生政策提供依据。

三、设计类型

设计类型有以下几种。

1. 平行随机对照试验　研究对象以个体为干预单位进行随机分组的现场试验,其设计基本原则同临床随机对照试验。例如,评价某种疫苗的预防效果可采用此设计。

2. 整群随机对照试验　按社区或团体分配的方式,即以一个家庭、一个学校、一个机关、一个工厂或一个村庄等为单位进行随机分组的试验。此试验的优点是易被群众所接受,研究对象依从性好,抽样比较方便,缺点是抽样误差较大,需要的样本量较大。

3. 类实验　现场试验或社区试验由于可行性问题(如费用或便利性等),常常不能做到随机分组或没有平行对照,这种实验称为类实验。类实验的设计与实施原则与标准的现场试验相比,除研究对象的分组一项不同外,其余基本相同。类实验无法随机设对照组,但仍常设非随机对照组,对照组也需要按可比的原则进行选择,必要时对一些特征进行匹配。类试验也可以不另设对照组,而以试验组自身为对照,即干预试验前和干预试验后相比较。

> **要点提示**　现场试验和社区试验的目的是评价预防措施的效果、病因与危险因素及卫生服务措施的质量;其设计类型有3种,即平行随机、整群随机对照试验及类实验。

四、实施注意

(一)伦理问题

现场试验和社区试验虽然不像临床试验那样经过严格审批,但研究者需从伦理上考虑。首先必须保证试验的预防或干预措施有充分的科学依据;其次要获得社区的认可或知情同意;最后要公平公正处理对照组。

(二)结局变量的确定

现场试验和社区试验的主要结局变量通常为减少发病或死亡,但通常也包括中间结局变量,如疫苗的抗体反应、危险行为的改变等。在社区试验中,一般需要考虑结局是否具有公共卫生意义,能否达到满意程度,以及是否能被准确记录。

(三)资料收集

由于现场试验和社区试验的样本量大,所以常不能做精细的随访记录,而需建立社区登记系统来收集结局的资料。

(四)减少失访

因为样本量大,现场范围广,现场试验比临床试验更容易存在失访问题。因此在估计样本量时可以适当增加一定的数量,选择现场和人群也要考虑到便于随访的问题,而且要充分做好宣传动员工作,争取社区和研究对象的配合。

(五)避免组间"沾染"

现场试验和社区试验不像临床试验那么容易掌握受试者的行为,现场的情况很复杂,研究对象的行为受很多因素影响,因而容易发生"串组"的问题,即对照组也采用了与试验组相同的措施。另外,对照组个体可能通过各种途径获取有关信息,而自发改变行为。如果各组行为改善的实际状况接近,其健康效应也就可能没有差异。

(六)注意控制混杂因素

现场试验如果不是随机分组,两组间的特征可能差异较大。可以采取的方法有:在设计时尽可能做到平衡两组人群的基本特征;在资料分析时可以采用分层分析、标准化或多因素分析等方法来控制混杂。对自身前后对照的类实验资料,可能会存在时间效应偏倚。

问题讨论　如果请你在北京、上海、广东 3 个城市进行脑血管病危险因素干预试验,适合用哪种试验方法?如何设计?

复习指导

1. 实验性研究就是将来自同一总体的人群随机分为实验组和对照组两组,人为施加干预措施后随访并比较两组人群的结局,从而判断干预措施效果的一种前瞻性研究方法。分为临床试验、现场试验和社区试验 3 类。

2. 实验性研究的基本特征有 4 点:前瞻性研究、随机化分组、设立对照、施加干预措施。

3. 临床试验是选定患有某种疾病的病人，随机分为试验组和对照组，前者接受某种治疗措施，后者无治疗措施或给予安慰剂，经过一段时间后观察比较两组病人的发病结果并评价该措施产生的效果与价值。

4. 临床试验的基本原则有：随机化、对照、重复、盲法、多中心、符合医学伦理。

5. 临床试验的基本设计类型有平行设计、交叉设计、析因设计和序贯设计，临床试验最常用的设计类型是平行设计。

6. 常用的对照方式有标准对照、安慰剂对照、交叉对照、互相对照、自身对照5种。

7. 盲法分为单盲法、双盲法和三盲法。临床上常用的是双盲法。

8. 干扰是试验组额外地接受了与试验效应一致的其他处理措施，从而导致疗效提高，扩大了试验组与对照组的疗效差异。沾染是对照组意外地接受了试验组的药物，如果药物有效，沾染会使对照组疗效提高，从而导致试验组和对照组的疗效差异缩小。控制干扰和沾染的办法就是使用盲法，并严格按治疗方案进行，不要随意增加和减少药物种类，其次是提高研究对象的依从性。

9. 现场试验和社区试验是在现场环境下对自然人群进行的干预试验。现场试验干预的基本单位是个体，而社区试验干预的基本单位是整个社区或某一人群的各个亚人群。

10. 现场试验和社区试验的主要目的是评价预防措施的效果、验证病因和危险因素、评价卫生服务措施的质量。

（王福彦）

第12章 医学科研中误差与偏倚的控制

chapter 12

学习要求

学习随机误差和系统误差的概念及特点，偏倚的概念、种类和控制方法。知晓选择偏倚、信息偏倚和混杂偏倚的概念，能够在实例中区分不同类型的选择偏倚、信息偏倚和混杂偏倚。

在医学研究中，由于受诸多因素影响，研究结果与真实情况之间往往存在一定的差异，有时甚至会得出错误结论。所以，无论是观察性研究还是实验性研究，研究者都必须考虑研究结果的真实性，需采取必要措施保证研究结果的真实性。

第一节 概 述

一、误差的概念

误差(error)是指对事物某一特征的测量值偏离真实值的部分，即研究所获得的实际测定值与真实值之间的差别。误差是无法避免的，任何一项科学研究都可能产生误差，但重要的是研究者在研究中如何识别误差，以及了解误差对结果产生什么样的影响，并及时采取相应的措施加以控制误差。

二、误差的种类

根据误差的来源、性质和是否可控制，误差可分为两大类：随机误差(random error)和系统误差(systematic error)。

(一)随机误差

随机误差指由于多种无法控制及不能预测的因素引起的一类表现不恒定、随机变化的误差，包括随机测量误差和抽样误差。随机误差不可能完全避免，但可以通过合理的设计、正确的抽样方法及增大样本含量等措施使之减小。

1. *随机测量误差* 随机测量误差指对同一观察对象的某项指标在同一条件下进行反复测量所产生的误差。如用天平称同一烧杯的重量，重复测定多次，其结果会有些波动。这种误差一般没有固定的倾向，有时高于真实值，有时低于真实值，当测量次数足够多时，所有测量值服从正态分布。在实际工作中，即使测量仪器或方法再精密，测量误差也无法避免，但可以控制在允许范围内。通过增加测量次数求平均值的方法可以减小随机测量误差。

2. 抽样误差　抽样误差指由抽样造成的样本指标与总体指标之间的差异。只要是抽样研究，就必然存在抽样误差。这有两方面的原因：一是研究对象之间存在个体差异，即变异，这是抽样误差产生的根本原因；二是抽样研究只研究一部分对象，部分不可能等同于全部。抽样误差有一定规律性，可用统计方法进行正确分析与估计。可以通过增加样本含量、选择合适的抽样方法与个体差异较小的研究指标等措施减小抽样误差。在随机误差中，最重要的是抽样误差。

(二) 系统误差

> **要点提示**　误差有随机误差和系统误差。偏倚指除随机误差外，在研究设计、实施、分析和推断过程中存在的所有可导致研究结果与真实情况间差异。

系统误差即偏倚(bias)，指除随机误差外，在研究设计、实施、分析和推断过程中存在的所有可导致研究结果与真实情况间差异。在科学研究的各个阶段，由于样本选择的不同、测量仪器的不精确、试剂不纯、操作不规范，以及结果分析时使用错误的方法都可引起偏倚。偏倚是人为的，具有方向性，是可以测量并且可控制或避免的。偏倚是影响医学研究真实性的主要问题。研究者应仔细分析研究中可能产生偏倚的原因，通过周密设计加以控制，把偏倚降低到最低程度。

第二节　偏倚的种类及其控制

偏倚的种类很多，一般按其性质和产生的原因分为 3 大类，即选择偏倚(selection bias)、信息偏倚(information bias)和混杂偏倚(confounding bias)。了解偏倚有两个目的：第一是在研究设计时就要充分考虑到研究中可能会出现哪种偏倚，如何加以避免；第二是在分析与下结论时要慎重。

一、选择偏倚

(一)概念

选择偏倚是指被选入到研究中的研究对象与没有被选入者在某些特征上存在差异所造成的系统误差。这种偏倚主要发生在研究的设计阶段，也可产生于资料收集过程中的失访或无应答等。选择偏倚在各类研究中均可发生，以现况研究与病例对照研究中较为常见。

(二)种类

1. 入院率偏倚　入院率偏倚又称伯克森偏倚(Berkson bias)，伯克森(Berkson)等在 1946 年首先对此类偏倚进行了描述。在利用医院就诊或住院病人作为研究对象时，由于就诊机会或入院率的不同所导致的偏倚。因所患疾病的严重程度、就医条件、经济水平和对某一疾病的认识程度、入院治疗的难易程度、医院的规模不同等，不同的病人将有不同的入院率和就诊率。那些没有入院的对象在某些特征上可能与入院的研究对象有所不同。

减少入院率偏倚，应尽量在多个医院选择对象，同时选择医院和社区的对象或住院和门诊的病人等。

2. *检出症候偏倚*　检出证候偏倚指某因素与某疾病在病因学上虽无关联，但由于该因素引起的某些症状或体征的出现，使患者及早就医，接受检查，从而使该人群中此病有较高的检出率，以致得出该因素与该疾病相关联的错误结论。在以医院为基础的病例对照研究中这种偏倚的影响尤为明显。

例如，Ziel 等（1975 年）进行病例对照研究发现，子宫内膜癌患者服用雌激素的比例高于一般人群，由此推断服用雌激素与子宫内膜癌发生有关。但对这一结论，有学者发现是检出证候偏倚所致，因为使用雌激素的患者容易出现阴道出血而较早或较频繁地去医院就诊，使医生能及早发现该人群中患子宫内膜癌的患者，从而造成了雌激素与子宫内膜癌存在关联的假象。而那些未服用雌激素者的子宫内膜癌患者，由于没有或很少子宫出血症状，减少了就诊机会，所以未能被早期发现、诊断而没有被纳入研究。分析发现，Ziel 等研究对象相当一部分为早期患者，从而导致雌激素与子宫内膜癌之间的虚假联系。

3. *奈曼偏倚*　奈曼偏倚又称现患-新发病例偏倚（prevalence-incidence bias），在进行现况研究或病例对照研究时，选择的病例一般是研究时的现患病人，不包括死亡病例和那些病程短、轻型或不典型病例，致使调查结果出现的误差。此外一些病人在患病后，有可能会改变其原来对某些因素的暴露情况，从而低估了这种因素的作用。

例如，Friedman 等对心血管系统疾病的研究中发现，队列研究中高胆固醇水平的人患冠心病的危险是低胆固醇水平的 2.4 倍（$RR=2.40$），而病例对照研究中 $OR=1.16$。进一步分析发现，队列研究中高胆固醇者占现患病人数的 42.3%，而在病例对照研究中，高胆固醇者只占现患病人数的 25.1%。造成上述不同结果的原因是在病例对照研究时，因冠心病而死亡的病例已被排除，而冠心病幸存者可能改变了生活习惯，更加注意饮食，使胆固醇水平下降，甚至他们本身的胆固醇水平可能就比死亡者低。

4. *排除偏倚*　在选择研究对象的过程中，各比较组未按同样的原则和标准排除某些研究对象所产生的偏倚。例如，在一项抗高血压药物利血平与乳腺癌关系的研究中，对照组排除了心血管疾病患者，而病例组并未排除，结果产生了排除偏倚，导致了利血平与乳腺癌的虚假联系。

5. *无应答偏倚*　无应答者指调查对象中那些因为各种原因不能回答调查研究工作所提出的问题的人。在研究工作中，无应答者可能在某些重要特征或暴露上与应答者有所区别。如果无应答者超过一定比例，就会使研究结果产生偏倚，即无应答偏倚（non-respondent bias）。造成研究对象无应答的原因是多方面的，如身体健康状况、对健康的关心程度、对调查内容是否感兴趣，或由于涉及个人隐私及年龄、受教育程度等均可影响研究对象的应答率。失访（loss of follow-up）是无应答的另一种表现形式，是指在随访研究中，由于某种或某些原因，研究对象未能按计划被随访。失访在队列研究中很容易发生，是选择偏倚的主要来源之一。

Alderson 认为应答率要超过 90%，Sachett 提出应答率不应低于 80%，因此，公认的应答率最低限为 80%。

6. *易感性偏倚*　研究对象可能因各种主客观原因而暴露于危险因素的概率不同，使得各比较组对所研究疾病的易感性有差异，这就可能扩大或缩小了暴露因素与疾病的关联强度，由此而产生的偏倚称为易感性偏倚（susceptibility bias）。如观察麻疹在成人和幼儿中的发病率，由于幼儿普遍对麻疹易感，故无论观察何种暴露因素，都会出现幼儿组发病率高的现象，这就是典型的易感性偏倚。

7. 非同期对照偏倚　在研究中使用了不同时期的病例作为对照，由于他们之间某些因素分布的不同，不具可比性而产生的误差。因为疾病的定义、诊断标准、临床表现、治疗方法、疗效判定标准及疾病危险因素种类和数量均会随时间的推移而发生变化。例如，当前用口服红霉素治疗猩红热，治愈率优于40年前青霉素等药物治疗的结果，并发症也很少。但是这种现象并非由于红霉素疗效真正优于青霉素所致，而是因为猩红热的病原体乙型溶血性链球菌随着时间的推移发生了变异，毒力减弱，致使患者的病情减轻，并发症减少所致。

(三)控制措施

选择偏倚一旦发生，再消除或校正其对结果的影响都很困难。为了减少和避免这类偏倚的产生，应进行科学的研究设计和认真实施。具体注意以下几点。

1. 对可能出现的偏倚应有充分了解　在选择研究对象、研究方法等过程中要充分了解是否存在产生选择偏倚的原因，是什么原因，在设计时应周密考虑，并在相应的环节采取针对性措施以减少或避免其产生。

2. 严格掌握研究对象的纳入与排除标准　无论是观察性研究还是实验性研究，研究对象的纳入与排除标准必须有严格、明确和统一的标准，包括疾病诊断标准和暴露判别标准，使入选的研究对象能更好地代表总体。入选与排除标准确定后，在研究的实施阶段要严格遵守，不能随便改动。

3. 提高应答率，减少失访　在研究中应采取各种措施，尽量取得研究对象的合作，以提高应答率，减少或防止失访的发生。如做好组织宣传工作，向研究对象宣传研究的意义，调查方法要简便、易行，以及对调查内容中敏感问题的处理技巧等。在队列研究中，由于研究时间长，无应答偏倚很难避免。对无应答者要分析原因，针对原因采取补救措施，努力争取按原设计获得研究对象的资料。若无应答者超过10%，研究结果的推论就应慎重。此外，在设计阶段计算出相应的样本量后，可适当加大样本量以减少失访或无应答对结果造成的影响。

4. 尽量采用多种对照　如在病例对照研究中，理想的研究对象应是人群中的全部病例和非病例，但往往很难做到。在医院中选择对象虽然产生入院率偏倚，但由于方便、易行、应答率高等优点，在实际研究工作中常常采用。最好选用两个或两个以上的对照组，其中之一最好选自一般人群。通过比较不同对照组的结果，可判断是否存在选择偏倚，并可对结果的真实性做出估计。

二、信息偏倚

(一)概念

在研究的实施过程中，获取研究对象的信息时所产生的系统误差就是信息偏倚。信息偏倚可来自于研究对象、研究者，也可来自于测量仪器、设备、方法等。产生信息偏倚的原因主要是诊断或结果判断的标准不明确、既往资料不准确或遗漏、对各比较组采用了不一致的观察或测量方法，以致获得错误信息影响了结果的真实性。

(二)种类

1. 回忆偏倚　回忆偏倚指研究对象在回忆以往发生的事情或经历时，由于在准确性或完整性上的不同而产生的误差。这种偏倚多见于病例对照研究和回顾性队列研究。其产生的主要原因有：调查的因素或事件发生的频率低，未给研究对象留下深刻印象；事件发生时间久远，研究对象已经淡忘；研究对象对所调查的事件或因素的关心程度不同，因而回忆的认真状况不同;研究对象因种种原因如高龄、年幼、重病或死亡不能直接回答而由其亲属代理所产生的偏倚。

2. 报告偏倚　报告偏倚指研究对象有意夸大或缩小某些信息所致的误差,又叫说谎偏倚(lie bias)。例如,当调查因素涉及生活方式或个人隐私,如研究中小学生吸烟和饮酒情况、未婚者人工流产、性乱关系等事件时,调查对象会因种种原因而隐瞒或编造有关信息,从而导致报告偏倚产生。调查因素涉及劳保和福利问题,也易出现报告偏倚。

3. 调查者偏倚　调查者偏倚指调查者在收集、记录和解释来自研究对象的信息时发生的偏倚。常见有诊断怀疑偏倚(diagnostic suspicion bias)和暴露怀疑偏倚(exposure suspicion bias)。

诊断怀疑偏倚是指研究者事先了解研究对象暴露史,怀疑其已患病或在主观上倾向于应该出现某种结果,因此在诊断或分析时倾向于自己的判断。该偏倚多见于队列研究和临床试验。如美国弗明汉的心血管病研究中有一项规定,即病人若在发病后几分钟内死亡,医生未发现其他病因或既往病史不能提供其他死因,则可确定为冠心病猝死。而事实上蛛网膜下腔出血、某些代谢病和呼吸系统疾病也可引起突然死亡。同时,由于公认心血管危险因素与猝死有关,尤其是病人亦具备这些危险因素时,医生在填写死亡证明书时就会将死因归因于冠心病。进一步研究发现,只有 38%的死亡病例生前有冠心病症状。这说明心血管危险因素与猝死的关联由于诊断怀疑偏倚而被人为地夸大了。

暴露怀疑偏倚是指当研究者认为某病与某因素有关联时,对病例组和对照组主观地采用不同深度和广度的调查或观测方法探索可疑的致病因素。如多次认真的询问病例组某因素的暴露史,而漫不经心的询问对照组。该偏倚多见于病例对照研究。

4. 测量偏倚　测量偏倚指由于研究中所使用的仪器设备、试剂、方法和条件不标准、不统一,研究指标设定不合理、数据记录不完整或操作人员的技术不熟练等造成的偏倚。例如,对同一研究指标检测时,不同的实验室采用不同的检测方法,或尽管使用同一检测方法,但其检测试剂的供货商、品牌或批号不同所导致的误差。

5. 错误分类偏倚　错误分类偏倚指由于疾病的诊断标准(或暴露的判断标准)不明确、诊断方法不完善或未使用统一的诊断方法,结果错误地将病例判断为非病例而归为对照组或将非病例判断为病例而归为病例组,出现错误的分类所导致的偏倚。这种偏倚由于研究者的主观判断、检查或诊断标准、测量的工具、资料的收集方法,或者病人的因素等引起。

链接　**错误分类对研究结果的影响及分类**

错误分类偏倚对研究结果影响的大小取决于对比各组中错分概率是否一致,以及人群中暴露的比例。根据错分概率的一致与否,可将错误分类偏倚分为无差异和有差异错误分类偏倚两种,也称为均衡性与非均衡性错误分类偏倚。

6. 家庭信息偏倚　家庭信息偏倚指向家庭成员调查某研究对象的既往病史或暴露史,若该研究对象是新发病例或久病不愈的患者,则倾向于提供更多的阳性信息;若研究对象是健康人,则可能提供更多的阴性信息,其中有些可能是假阴性,由此所造成的两组信息的偏差。例如,Schull 研究风湿性关节炎的家庭聚集性,以健康人为对照组,首先询问风湿性关节炎患者其父母患风湿性关节炎的家族史,结果呈现该病有家庭聚集性。然后以风湿性关节炎患者的健康同胞兄弟姐妹为对照询问其父母风湿性关节炎的患病情况，对比结果是患病的家庭成员比健康的家庭成员提供了更多的阳性信息。

(三)控制措施

信息偏倚主要在资料收集阶段由于种种原因获得不真实的信息。为防止信息偏倚的产生，通常应采取以下措施。

1. 制定明细、严格的资料收集和质量控制方法　设计统一的调查表，对调查内容或测量指标要规定明确、客观的标准。对调查员要进行统一培训，使其了解调查项目或调查内容的含义，统一标准、统一方法、统一调查技巧。研究中所使用的仪器、设备应予标定并定期校验，试剂是同一品牌、同一来源并力求同一批号。对研究对象要做好宣传、组织工作，以取得研究对象的密切配合，如实、客观地提供信息。

2. 尽可能采用"盲法"收集资料　为消除研究者和研究对象主观因素的影响，可采用盲法。在收集和处理资料过程中，对研究者及研究对象掩盖暴露或疾病的信息，或研究假说的内容。

3. 尽量收集客观指标的信息　尽量使用客观指标或定量指标，如应用实验室检查结果，查阅研究对象的诊疗记录或健康体检记录作为调查信息来源。通过询问方式收集资料时，应尽可能采用封闭式问题。

4. 采用适当调查技巧　对于某些问题，为了便于调查对象理解并准确地定量，可在询问中使用实物如杯子、量匙等为某些暴露因素(如每日饮酒量、食盐摄入量等)定量，也可向调查对象提供有关因素的实物照片，如询问食物烧烤程度时可出示不同烧烤程度的肉类照片来帮助对象回答。在调查研究对象的远期暴露史时，可通过选择一个与暴露史有联系的记忆明确的指标帮助研究对象联想回忆。

在调查过程中可通过一定的方法检查研究对象在回忆过去暴露史或既往史时是否存在回忆偏倚，如对同一研究对象进行两次调查，而第二次调查时应用稍不同的方式，重复提问同一问题，检查两次回答是否一致。若回答不一致，存在回忆偏倚，应及时调整调查方法。

三、混杂偏倚

(一)概念

混杂偏倚指在研究中，由于一个或多个潜在的混杂因素(confounding factor)的影响，掩盖或扩大了研究因素与疾病间的联系，从而使两者之间的真正联系被歪曲。

混杂因素也称混杂因子、外来因素，指与研究因素与研究疾病均有关，而且在各比较组人群中分布不均，可以掩盖或扩大研究因素与疾病之间真正联系的因素。混杂因素必须同时具备3个特征：①是所研究疾病的独立危险因子；②与所研究因素有关，两者间存在统计学上的联系；③不是研究因素与研究疾病因果链上的中间变量。

一项关于饮酒与心血管疾病的关系的病例对照研究结果显示，饮酒与心血管疾病的发生有密切的联系，饮酒者发生心血管疾病的危险性较大，$OR=22.94$。但对吸烟的情况进行调查后发现，吸烟与心血管疾病的关系非常密切，$OR=100$。同时对吸烟与饮酒的关系进行了分析，结果表明饮酒者与不饮酒者相比，吸烟率差别十分明显。但吸烟同时又是心血管疾病的危险因素，按是否吸烟对饮酒与心血管疾病的关系进行分层分析，结果发现无论是吸烟组还是不吸烟组，饮酒与心血管疾病的发生都没有关系。这提示，在这项研究中吸烟是一个混杂因素。

(二)控制措施

1. 限制　在研究设计阶段对研究对象的入选条件加以限制(restriction)。例如,在研究吸烟与冠心病的关系时,考虑年龄与性别可能为混杂因素,可规定研究对象为 40－50 岁的男性居民,这样就控制了年龄和性别在研究中的混杂作用。在限制混杂因素的同时,对暴露因素与疾病的发生范围也做了限制,影响了研究结果的代表性,以致研究结果的外推性会受到一定限制。因此,采用限制的方法只能针对特别重要的混杂因素,且保证限制后仍然能保持适当的样本量。

2. 匹配　匹配或称配比(matching)是指在为确定的研究对象选择对照时,除研究因素外,使两者的某些重要特征相一致。匹配的特征或变量必须是已知的混杂因素,至少也应有充分的理由怀疑,否则不应进行匹配。匹配一般分为个体匹配和成组匹配,后者也称为频数匹配。个体匹配是为每一研究对象根据要控制的混杂因素配上一个或多个对照。成组匹配是为一组研究对象配上一个潜在混杂因素频率相似的对照组。

通常将年龄和性别作为匹配因素,因为这两个因素与许多疾病的发生、发展和预后关系密切。匹配使用得当可以有效地控制混杂因素对研究结果的影响,提高研究结果的真实性。但在一项研究中匹配因素不能过多,一是会增加获得符合条件对象的难度,二是匹配因素不能在研究中加以分析,可能会损失信息,造成“匹配过度(over matching)”。

3. 随机化　随机化(randomization)指采取随机抽样的方法选择研究对象和采取随机分组的方法将研究对象分配到各比较组,使除研究因素以外的各种因素,包括未知的混杂因素均衡地分布在各组中,以消除混杂作用。

4. 分层　分层(stratification)指在资料分析阶段,将已知的或可疑的混杂因素按其不同水平分层后,再进行统计分析。这种方法适合于设计和实施阶段出现误差,已无法更改资料,经过分层分析,可以控制混杂因素的影响。例如,某项研究中性别可能是混杂因素,我们可以把资料按男女分开,分别计算男性和女性中暴露与疾病的联系,这样就排除了性别的混杂作用。使用分层分析法,既可以评价在各层中暴露与疾病的联系,又可整体估计在分层排除混杂因素后暴露与疾病总的联系。

5. 标准化　标准化(standardization)指在规定统一标准的条件下,调整不同组间混杂因素分布的不均衡性,以控制和消除各组内混杂因素构成不同所造成的影响。标准化是对分层分析方法的补充,可以通过计算标化的发病率、死亡率、相对危险度等来控制混杂作用。

6. 多因素分析　当样本量不够大,不足以进行分层分析时,或者研究多因素(包括暴露因素和混杂因素)对疾病的综合影响时,可考虑应用多因素分析。常用的多因素分析方法有多元回归分析、Logistic 回归分析、聚类分析、Cox 回归分析等。由于电子计算机的普及和统计软件的发展,多因素分析方法应用更为广泛,可以有效地消除混杂因素的影响。

要点提示　偏倚有选择偏倚、信息偏倚、混杂偏倚;混杂偏倚的控制措施有限制、匹配、随机化、分层、标准化、多因素分析。

问题讨论 当研究某职业毒物对机体的危害时，常以接触毒物作业的工人为暴露组，不接触毒物的工人为对照组。有时在分析结果中会发现接触毒物工人的死亡率或某些疾病的发病率反而低于不接触毒物的工人，因而得出该毒物对机体无害甚至有保护作用的结论。请问：①该结论正确吗？存在什么偏倚？②如何控制存在的偏倚？

复习指导

1. 随机误差包括随机测量误差和抽样误差，不可能完全避免，但可通过合理的设计、使用正确的抽样方法及增大样本含量等措施使之减小。

2. 偏倚分为选择偏倚、信息偏倚和混杂偏倚，偏倚是人为的，具有方向性，是可以测量并且可以控制或避免的。

3. 在科学研究的各个阶段，控制好随机误差的同时要采取各种措施加以控制各种偏倚。

（周玲玲）

第13章 病因研究方法概述

chapter 13

学习要求

学习病因的概念及研究的基本方法，能依据某病发生现象提出病因假设并开展研究，对研究结果能进行病因判断，做出结论，指导疾病防制实际工作。

医学科学研究最根本的目的就是有效地预防和治疗疾病，要达到这个目的首要条件是了解疾病发生的原因、过程及影响因素。因此对于疾病病因的研究是医疗卫生工作者的重要职责与工作内容。

第一节 病因的概念

一、病因的定义

关于疾病发生的原因自古以来就是医学家所关心的重点问题。在不同历史时期，由于人们对客观世界的认识程度、认识水平不同，因而对疾病发生的原因有不同的认识。

链接 **病因学说的演变**

在古代，人们常将疾病归因于鬼神、上帝及天意等。之后中医学创立五行学说，将疾病与外环境及有关物质联系起来，认为疾病的发生与自然地理等因素有关。“虚邪之风，避之有时”(素问·上古天真论)；“轻水所，多秃与瘿人；……甘水所，多好与美人”(吕氏春秋)。这里所说的“虚邪之风”就是指自然气候的变化；“轻水，甘水”就是地理环境等。西方著名医学家希波克拉底在其著作《空气、水和土壤》中反映了与中国医学类似的观点。19世纪中叶以来，随着对病原微生物认识的深化及生物医学模式的产生，便产生了单一病因说。

当前由于人类对客观世界认识的深化，对疾病发生与健康的深刻认识，以及生物-心理-社会医学模式的指导，对病因的概念有了深入的理解与认识，但是关于病因尚无一个统一的定义，不同的学者对其有不同的叙述。比较一致的通俗定义是：病因系指各种环境中客观存在的生物的、物理的、化学的、社会的有害因素等，或者人体自身的心理及遗传的缺陷，当其作用于人体时，可引起致病反应者，称之为病因，亦称致病因素。

1980年美国著名流行病学家李林弗尔（A. M. Lilienfeld）教授在其所著的《流行病学基础》一书中，从流行病学角度给出了病因的定义："那些能使人群发病概率升高的因素，就可认为是病因，其中一个或多个因素不存在时，人群疾病频率就会下降。"简单讲，病因就是能引起人类疾病的各种社会因素、自然因素，以及机体自身心理、生理等因素。

要点提示　病因包括两方面：外部有害因素和人体自身缺陷。

二、病因的分类

病因亦称致病因素，其种类繁多，涉及现实生产、生活实践的方方面面，可从不同角度对其认识与分类。

（一）按作用程度

在导致某一疾病发生的多种病因中，由于其作用性质、程度不同，又将其分为直接病因、间接病因。

1. 直接病因　直接病因亦称近因或主因，指与疾病发生直接相关的病因，即只有该病病原体侵入人体，才能引起疾病。如结核杆菌是结核病的直接病因，触电是电击伤的直接原因。

2. 间接病因　间接病因亦称远因，指对疾病发生起间接作用的因素，它们的存在促进疾病发生。如营养状况差、恶劣的工作环境、不良的心理和精神刺激等均可能导致机体功能失调易患某种疾病。

人群中某一暴露或因素存在时，使某一疾病的发生频率增加，而通过干预措施控制或消除该因素后疾病发生率就会下降。这种与发病增高有关的因素常称危险因素。在疾病的多因素研究中，其是一个很有实际意义的概念，通常将所观察的可疑致病因素统称为危险因素。可借助一定的分析技术，测量每个危险因素对疾病的作用强度及其相互作用。

（二）按病因来源

1. 环境因素　包括自然环境和社会环境因素，自然环境中有物理因素、化学因素、生物因素。社会环境包括政治制度、经济、文化教育、精神状态等。

2. 个人行为因素　如吸毒、酗酒、不良饮食习惯、不洁性行为、缺乏体育活动等。有资料显示，目前死亡率较高（死因顺位在前）的疾病，其发生在不同程度上都与人类的行为生活方式有关。

3. 卫生服务因素　卫生服务因素指卫生服务系统中不利于健康或导致疾病发生的因素。例如，卫生资源配置不合理，医疗保健制度不完善，公共卫生体系不健全，以及滥用抗生素、医院内感染、误诊误治等。

4. 生物学因素　越来越多的研究显示，许多疾病与遗传基因有关，绝大多数疾病是遗传因素和环境因素共同作用的结果，因此生物遗传因素是导致人类疾病发生的重要因素。

（三）按与疾病的逻辑关系

从现代逻辑学分析，效应的产生都有必要原因和充分原因，即效应与原因间有一定的逻辑关系。类似的，病因也可分为必要病因（necessary cause）和充分病因（sufficient cause）。

1. 必要病因　必要病因指导致某病发生必须具备的因素，某疾病发生以前必定有该因素存在，缺乏该因素疾病就不会发生。如结核病的发生必须有结核杆菌感染，没有结核杆菌感染就不会有结核病发生。结核杆菌感染是结核病的必要病因。

要点提示 病因分类方法应根据工作实际需要使用，以满足区分病因的主因、追踪病因的来源、预测相关因素进行预防的需要。

2. 充分病因　当与某病发生相关的诸多因素同时存在时，必定导致该病发生，这种综合作用因素就称充分病因。例如，结核杆菌感染，加之免疫缺乏、营养不良、过度疲劳、精神紧张、卫生条件差、有遗传背景等因素同时存在时必定发生结核病。可见充分病因包含必要病因。这些综合作用因素是结核病的充分病因，其中结核杆菌感染既是充分病因，又是必要病因。

三、关于病因的几种学说

由于人们对客观世界认识程度的不同，因而对病因与疾病关系就有不同的认识。关于致病因素导致人体发病的机制是十分复杂的，有单一病因引起一种疾病，一种病因引起多种疾病，多种因素引起一种疾病，几种因素联合作用引起某一疾病等。

（一）单一病因学说

单一病因学说产生于 19 世纪生物医学时代，主要是对传染病因果关系的认识与解释。认为某一种疾病均由特定的病原微生物所引起。如痢疾杆菌导致细菌性痢疾，霍乱弧菌引起霍乱。较有代表性的是科赫(Koch)提出的推断病因的 4 条假说。这种单一病因学说对于推动当时病因的研究及传染病的控制做出了积极贡献。但是并不能对复杂的病因效应做出完全解释。一种病因可引起多种疾病，例如，溶血性链球菌感染，既可引起猩红热，也可引起急性风湿热、肾小球性肾炎等。这就产生了一因多果的因果联系模式。

（二）多病因学说

1880 年，德国慕尼黑的马克斯·冯·佩腾科弗(Von Pettenkofer)用霍乱弧菌做自身试验时，亲自口服了一杯新鲜的霍乱菌混悬液，但未感染霍乱。说明只有细菌这一条件时，受感染的人不一定都发病，而是在有其他条件共同存在时，才引起疾病的发生。这就导致对疾病多因性的认识。在对慢性病的观察中进一步得到证实，例如，对冠心病的研究发现，高血压、高胆固醇血症、心动过缓都是其重要的致病因素；吸烟是肺癌的病因，但并非所有吸烟者均发生肺癌。这些现象使人们相信，疾病的发生并非由单一因素所决定，而常常是多种原因共同作用的结果。这种疾病的多因性表现为如下几种形式。

1. 病因协同作用　例如，吸烟、接触石棉均是导致肺癌的原因，但石棉工人吸烟者肺癌的发病率远高于两者引起肺癌发生率之和，表现为吸烟与接触石棉协同致病。

2. 几种因素同时具备才产生疾病反应　例如，破伤风只有在机体缺乏免疫力、发生创伤、被土壤污染同时存在时才可发生。

3. 因果关联引起某一疾病　例如，乙肝病毒等因素引起乙型肝炎，乙型肝炎又引起肝癌。乙型肝炎既是疾病，又是病因，因果关联，呈链状形式。

（三）多因多果学说

一种疾病的发生是多种因素综合作用的结果，而绝大多数致病因素并非特异地与一种疾病联系，而是与多种疾病有联系，即多种病因与多个疾病相关联，例如，缺乏体育活动、高脂膳食、吸烟、饮酒等多种因素，可引起高血压、心肌梗死、大肠癌等多种疾病。多个病因在多种疾病中，可以是完全共同的，也可以是部分共同的。

四、病因模式

（一）三角模式

认为疾病发生是病因(agent)、宿主(host)和环境(environment)3 个方面同时存在，互相作用的结果，三者中缺少其一就不会发生疾病。这三者间的关系见图 13-1。此模式用这三者间的平衡解释健康和疾病的关系，即当三者处于平衡状态时表现为健康，当三者平衡关系被破坏则发生疾病。当然这种平衡的破坏可有多种原因，如病因的增强、宿主机体自身状况的变化、环境变化导致机体抵抗力降低或病因致病能力增强等。三角模式也称流行病学三角(epidemiologic triangle)。

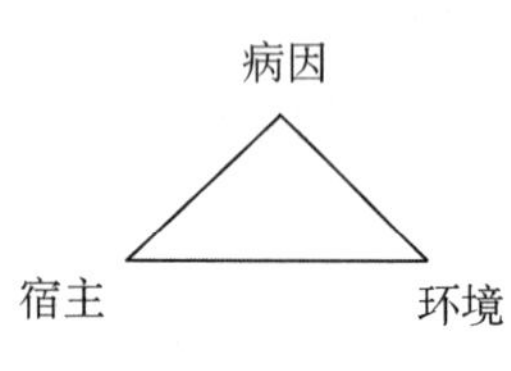

图 13-1 三角模式

病因包括生物因素、物理因素、化学因素和社会因素等；宿主方面包括机体的生理因素和心理因素，与疾病发生关系较密切的有遗传、免疫水平、适应能力及先天性疾病等；环境包括与人类生产生活密切相关的各种自然因素与社会因素。

（二）轮状模式

轮状模式(wheel model)认为人机体的内在因素与外环境因素的协同作用，使疾病发生流行。用上述三角模式解释传染病、寄生虫病较为合适，但对于慢性病，特别是病因不明或无特异性病因的疾病难以用这一模式予以概括，而且病因事实上来自环境，可将其看作环境中诸多因素之一。这样就产生了轮状模式。

轮状模式(图 13-2)由机体和环境两方面组成，人的机体为轮轴(其中包含"遗传""核心")，包括年龄、性别、营养状况、免疫力、遗传(以 G 表示)等内在因素。轮轴被四周的环境包围着，包括互相影响的生物环境、物质环境和社会环境三方面。

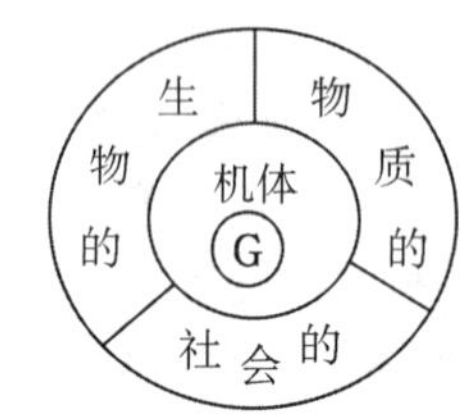

图 13-2 轮状模式

在轮状模式中，轮轴及其周围的环境部分，依疾病种类和具体情况不同，各部分在图中的大小可以很不相同，表示各种因素在该病发生中占有的不同地位。

与三角模式相比，轮状模式并未把病因看作一个独立的实体，而是将其看作外环境中的一部分，外环境因素是多元的、复杂的，往往是多因素联合作用才引起疾病发生。因此，它更易于解释疾病现象，更符合当前疾病的多因性。

（三）病因网

> **要点提示** 临床上对疾病的治疗有病因治疗和对症治疗两种。病因治疗是根本，但病因治疗的前提是病因明确，因此病因研究对疾病防治具有重要意义。

致病因素如何导致疾病的发生是错综复杂的，各种因子的作用可以相继或同时、持续或间隙、反复或单次；各因素所起作用程度不同，其作用可为单纯相加，也可能是彼此促进或互相协同，各因素可以互为因果导致某病的发生。这些因素互相联系、交错联结，形成一张类似"渔网"的网状结构，称为病因网(web of cause)。例如，肝癌的病因网由三条病因链交错形成，终点为肝癌，起始端分别为乙型肝炎病毒感染，黄曲霉毒素污染食品和饮水中的藻类毒素。

第二节　病因研究的主要方法

一、病因研究的基本步骤

病因探索的基本步骤可概括为 4 个方面：观察现象→提出假设→验证假设→导出结论。

(一)观察现象

应用描述性研究观察疾病在人群中发生、发展的特点、规律，以及与疾病发生可能有关的因素，为进一步深入研究提供线索。

前面已述，描述性研究是其他研究的基础，通过疾病现象的观察描述，目的在于提供病因线索，以便形成假设，进一步开展研究。观察疾病现象的方式如下。

1. *现况调查*　采用现况调查描述疾病的分布现象。

2. *历史回顾性调查*　动态性地调查回顾某人群某病发生情况并通过比较，分析可能的发病因素。

3. *观察临床特殊病例特点*　对于病因不明的疾病通过一些特殊病例临床特点的观察，发现其共性，进而推断可疑的病因线索。

4. *疾病监测*　通过疾病监测等常规资料的分析，描述某病在不同时间、地点、人群的分布特征，提供病因线索。

(二)提出假设

提出假设是指根据对疾病现象的观察，应用分析、综合、归纳、推理等逻辑方法，提出某病的发生可能原因是什么？提出假设的目的在于为进一步研究指出方向。

提出假设的过程，是经过逻辑思维，对所掌握的资料和信息进行科学的分析和归纳，找出可能的致病因素的过程，以便提供进一步研究的线索与思路。

在建立假设过程中，必须从实际出发，以客观信息为依据，充分利用国内外有关资料，应用医学、生物学及逻辑学等多学科知识进行综合分析，绝不能主观臆断、以偏概全，更不能凭空捏造。

提出假设的方法有多种，较多应用的有归纳法、类比法、历史法等。在病因研究中常用 Mill 准则。

1. *求同法*　求同法(method of agreement)也称契合法，就是找事物发生的共性。假设在多种不同情况或场合下，引起某种疾病的发生均有一个共同因素，那么这个共同因素就是可疑病因。

2. *求异法*　求异法(method of deference)是在差异中找原因，即在相似的事件中找不同点。假如在两种不同的情况下，某种疾病的发生频率有显著差别，一种情况某种因素存在较多，而在另一种情况下该因素较少甚至没有，那么推测这种因素就是该病病因。

3. *共变法*　共变法(method of concomitant variation)是寻找与某一事物一起变动的偕同变异。如果某一疾病的发生频率随着某一现象(因素)数量的变化而相应变化，则推测这一现象就是该病的病因。例如，水土中含氟量与氟斑牙发生率的关系，食盐量与高血压发生率的关系。

4. *排除法*　排除法(method of exclusion)也称剩余法，即在引起某病的诸多可能因素中，运用逻辑推理排除不可能的因素，剩余的就是可能的病因。通常是根据疾病主要的发生和分布特点提出可能的致病因素，然后再根据其他方面的特点排除不可能的。

5. 类推法　类推法(method of analogy)是用一种病因明确的疾病推断某种病因不明疾病的发生原因。如果某种原因不明的疾病其分布特征与另一种疾病的分布相似，则考虑有相同的病因。

问题讨论

试分析下面几个病例的病因研究中使用了什么方法?

1. 白血病病因调查中发现，高发人群有放射科医生、铀矿工人、妊娠期接受X线辐射的婴儿。这是三种不同情况，但是引起白血病高发有一个共同因素，这就是放射线。由此确认放射线是白血病病因之一。

2. 新疆察布查尔县是锡伯族、维吾尔族和哈萨克族杂居县。1958年那里发生一起疾病流行，临床表现为头痛，头晕、复视、视物模糊，声音嘶哑、吞咽困难等。当时由于病因不明，故被命名为察布查尔病。后来经调查发现该病只有锡伯族发病，他们有食一种发酵食品——米送呼呼(相当于面酱半成品)的习惯，是由于该食品形成厌氧环境，被肉毒杆菌污染导致肉毒中毒致病。

3. 某高校发生一起以消化道症状为主要表现的疾病暴发，经初步了解，该病在学生中高发，教工发病较少，于是考虑病因可能与学生居住区水源污染或食堂食品污染有关。但进一步观察又发现只有在一食堂就餐的学生发病，而在二食堂就餐的学生不发病，于是确定食品污染致病可能性更大。

4. 1978年以来湖北省农村发生较多的瘫痪病例，临床认为是一种原因不明的脑动脉炎。后通过流行病学病例对照研究证实该病是由钩端螺旋体感染所致。而烟雾病(moyamoya disease)1961年首次由Takeuck报道以来，其病因一直在学术界争论不休。通过比对发现其临床特点与分布特点与湖北农村脑动脉炎极其相似，受此启发，提出烟雾病也可能与钩端螺旋体感染有关，最后证实该病是一种主要由钩端螺旋体感染脑动脉引起的多种原因致病的临床综合征。

(三)验证假设

验证假设是选择专门的人群进行调查或实验，提示某病的发生是否与所研究的因素存在联系，即检验所提出的假设是否正确。

验证假设所用的方法有病例对照研究、队列研究和实验性研究。具体方法已在有关章节详细叙述，不再赘述，在病因研究中这些方法的应用注意如下几点。

1. 在分析性研究中，病例对照研究简便易行，所需样本小，所用时间短，尤其便于临床医生开展，而且其适应于发病率低的病，能够对一种疾病与多种因素的关系做出分析。因此在病因研究中应用较多的是病例对照研究，其不足之处在于不能直接确立病因关系。因此，通常在病因研究中首先应用病例对照研究筛选有意义的致病因素，在此基础上进行队列研究或实验研究。

2. 队列研究所需样本大，时间长，开展难度大，适应于常见病多发病的研究，而且主要是解决某一种因素与某病(可多病)的关系问题。因此,其多在病例对照研究的基础上进行。

在实际工作中,对暴发(流行)因素的调查,常采用回顾性队列研究,以缩短调查时间,尽快查明暴发(流行)原因,采取有效措施,控制暴发(流行)的进一步蔓延。

3. 实验研究是验证病因假设的最佳方法,但在病因研究中,由于医德等原因,它的应用受到极大限制。对于某些疾病可通过预防性实验来反证病因问题。如化学元素引起的疾病可通过水、土及食物中化学元素的实验室测定等辅助手段,分析与发病的关系,说明病因问题。

要点提示　病因研究基本步骤为观察→假设→验证→结论。研究的基本方法主要有求同、求异、共变、排除、类推。

(四)导出结论

病因研究最终目的就是确定影响某病发生的原因是什么。导出结论就是根据验证假设过程所得结论,运用综合分析方法,说明所提出的假设病因是否为真正的病因,即确定疾病与因素间的因果关系。

二、流行病学研究病因的特点

1. 流行病学是从宏观,即从群体出发,用分布的观点来研究疾病。所以它最接近人群的现实生活和实际环境。

2. 它用定量的方法,运用概率论的观点和方法进行研究。这是群体研究所必需的,也反映流行病学研究方法的优越性。

3. 流行病学从疾病的多因性综合探讨疾病与环境因素及机体自身因素间的关系。特别是现代多因素统计分析方法的应用,使得各种因素与一种或几种疾病之间的关系可以同时进行综合分析。不仅可以分析某一种因素单独对疾病发生的影响程度,而且可以分析因素间的相互作用。

4. 流行病学对于疾病病因的研究,有其极为广泛的适应性。无论是对暴露于生物性因子、化学性因子或物理性因子,还是关于人群的某种特征或生活方式、习惯等病因作用的研究,它都适用。此外,它也适用于无论潜伏期短的或潜伏期长的疾病的病因研究。

流行病学病因研究在医学科学研究中占有十分重要的地位。虽然病因的研究要靠多种学科的协作,但流行病学病因研究已成为病因探讨必需的、不可替代的手段,其成功的例子很多,例如,霍乱、黑热病、察布查尔病、坏血病、糙皮病等疾病病因的探讨。

第三节　病因的判断

病因的判断就是我们前面所述的导出结论,也就是对验证假设过程所得的结果,应用评价病因的标准,通过分析推断,得出所研究的疾病与病因假设是否存在因果关系。

一、病因判断的步骤

1. *确定疾病与因素间是否存在统计学上的联系*　某因素是某病的病因,前提条件是疾病与因素间存在统计学联系,因此,推断因果关系的首要步骤是分析所研究病因与疾病间是否存在统计学联系及其联系强度。

2. *判断统计学联系的性质*　经分析,如果发现某因素与某病有统计学上的关联(特别 RR

或 *OR* 值较大)，并不意味着存在因果联系(causal association)，需排除虚假联系，正确理解事物间的联系性质与形式。

3. 评价是否符合判断因果联系的标准　所观察的因素是否为病因必须经过因果联系判断标准评价与推断，对其进行逻辑关系检验，做出综合判断，确定因果关系。

二、事物间联系的种类

1. 虚假联系　虚假联系(spurious association) 也称人为联系，这是在研究中有意或无意制造的假象。例如，用病例对照研究探讨孕期吸烟与新生儿畸形间的关系，病例组为畸形儿的母亲，对照组为正常儿母亲。调查时，病例组的母亲由于自己孩子为畸形感到内疚，把致畸的原因归结于自己的吸烟。故把吸烟情况报告的要重一点，而对照组则较客观，这就加重了吸烟与畸形的联系，或使没有联系的两个事物发生联系。在研究中研究者或被调查者的某种偏见，使调查结果不符合真实情况就会发生虚假联系。

2. 间接联系　间接联系(indirect association)是指如果某事物 A 既能引起 B，又能引起 C 时，则 B 和 C 也会有统计学联系。事实上 B 和 C 之间无任何联系，但由于两者均与 A 有联系，结果使其发生联系。例如，痢疾高发的地区人群伤寒也高发。这两种病之所以发生联系是由于两病均与公共卫生不良和个人卫生习惯差有关，所以痢疾和伤寒是间接联系，而非因果联系。

3. 偶然联系　偶然联系(accidentol association)是由于病因假设不对，研究内容不合理，使毫不相关的两个事物发生联系。例如，古书中说“蛙鸣而燕至”，两者本是毫不相关的两个事物，但经观察比较发生联系。

4. 因果联系　因果联系指某因素是某病的真正病因。因果联系必须是在有统计学联系的基础上，排除虚假联系、二次联系与偶然联系，并依据判断因果联系的标准做出综合判定。

问题讨论　关于肺癌的病因，近半个世纪以来曾指出过吸烟、大气污染是主要的危险因素，但亦有人提出肺癌死亡率升高的原因，是由于人的寿命延长，人口老化的结果，或与肺癌诊断手段的改进，使肺癌的检出率与死因诊断水平提高等有关。请分为正方和反方两组，各自收集资料对上述观点召开一次辩论会，看看谁的论据更充足？

三、判断因果联系的标准

1. 联系强度　联系强度(strength of association)也称因果的相关性高低。由于疾病的多因性与复杂性，暴露于致病因素者不一定均发病，非暴露者也会发病，但暴露者的发生率一定要高于非暴露人群。联系强度就是反映暴露人群与非暴露人群发病间差异程度，常用相对危险度(*RR*)或比值比(*OR*)来表示。相对危险度越大，该关联是因果联系的可能性就越大。例如，观察吸烟与肺癌及吸烟与冠心病的关系，吸烟与肺癌的联系强度远大于吸烟与冠心病间的联系强度，所以前者有更大的可能是因果关系。

至于相对危险度达到多大就可能是因果关系，无一个绝对的标准。

2. 联系的时间顺序　联系的时间顺序(temporal sequence of association)是指从逻辑上讲,如果某因素与某病存在因果关系,则该因素应出现在前,疾病出现在后,而且中间相隔一定的时间。这是因果关联判断中的一个必要条件。在病例对照研究中对比的是病例组与对照组过去的暴露比例。由于回忆不确切或疾病潜伏期长,往往不能很好地区分暴露史是否在疾病之前,故通常不能直接推断因果联系。例如,调查发现胃癌患者比无胃癌者易生气的比例高,除非有充分的证据说明"易生气"在胃癌之前,否则不能推断因果关系。

3. 联系的特异性　如果某因素仅与某病有关,那么这种因素与疾病的特异关系就称联系的特异性(specificity of association)。这种情况在传染病与职业病中比较明显。对于慢性病,则由于疾病的多因性,不一定可识别某一因素有明显的特异性。

联系的特异性常与联系强度有关,联系强度大,也表明联系的特异性强。吸烟与多种疾病有联系,但在有关的疾病中,吸烟与肺癌的相对危险度在 10 以上,而与其他任何疾病均没有如此大的相对危险度,因此可认为吸烟与肺癌的联系有特异性。许多疾病具有多因性,在这多种病因中,由于其作用强度不同,可以将致病作用强,相对危险度高的因素看作特异性强。

联系的特异性所包含的另一个意思是某因素与某病的联系只是引起该病某些型别的高发或是在特定时间的暴露才导致疾病发生。例如,吸烟只引起肺癌中的支气管鳞状上皮细胞癌和小细胞癌,而与肺部腺癌无关联。妊娠期感染风疹只有暴露在妊娠初期 3 个月才引起先天畸形。

4. 联系的一致性　联系的一致性(consistency of association)亦称联系的重复性,联系的普遍性。这是指如果某因素与某病的关系在任何时间、地点、人群的调查中均得到同样有意义的结果,则有更大的可能为因果联系。例如,关于吸烟与肺癌关系的研究,世界上至少有 30 起病例对照研究和 7 次以上的群组研究得到相同结果,吸烟与肺癌具有很强的联系。这种联系的一致性使我们有充分理由认为吸烟是肺癌的病因。

5. 剂量反应关系　如果所研究的因素可以定量,随着该因素量的变化人群中某病发生频率也相应变化,则称为因素与疾病间存在剂量反应关系。例如,平均每日吸烟量越大,肺癌发生的概率也越大,且戒烟的年数越长久,死于肺癌的概率越小,因此,认为吸烟与肺癌存在因果关系。将"因子的去除导致疾病率的下降"作为"病因判断"的依据之一,事实上这就是"剂量反应关系"(dose-response relationship)。一般来讲,有了剂量反应关系的资料,判断为病因的说服力较强。但要注意:一方面,当无肯定的剂量反应关系并不一定就排除因果联系;另一方面,所研究的因素必须是"生物学上言之有理",否则就会因偶然联系而造成推断上的错误。

6. 分布的一致性　分布的一致性(coherence of distribution)指所研究疾病的时间、地区分布应与假设病因的分布基本一致,才可能是因果联系。否则因果联系就不能成立。例如,传播疟疾的按蚊地区分布与疟疾患者的地区分布基本一致。食用较多生榨棉子油的地方和人群,正好是烧热病的流行地区和人群。

7. 实验证据　实验证据(experimental evidence)在病因研究中有重要地位。如果运用流行病学实验研究在人群中进行病因实验得出阳性结果,则是病因推断的有力根据。前面所述,在人群中进行病因实验受医德等因素的限制,但在病因研究中如有其他方面检验结果或动物实验研究结果则可作为病因推断的有力佐证,例如,在我国台湾黑脚病流行地区的井水中测得砷含量较高,支持砷是黑脚病的病因。动物实验结果不能完全推及于人,因为存在种属差异。但可以互相借鉴,作为人群病因推断的参考。

8. 联系的合理性　如果认为某因素是某病的病因，则可以用现代的生物学、医学知识给予解释，至少有可能加以解释。也称作“生物学言之有理”或生物学支持。联系的合理性(plausibility of association)是建立在目前的生物学知识水平的基础之上。由于科学水平的限制，很多客观事实目前可能难以被正确地认识。如特异功能对疾病的诊断与治疗，如何用生物学知识解释？因此，对目前尚不能认识的两个事物间的联系也不能一律否定因果关系。随着生物学、医学科学的发展，必将会得出肯定或否定的结论。

四、病因研究与疾病预防

病因研究的目的在于对疾病采取有效的防制，控制或减少疾病的发生。对于已了解病因的疾病，可针对病因预防，即进行一级预防；对于病因不明的疾病，可在研究过程中采取预防措施，这样既不影响病因的进一步研究，又可为研究提供启发和根据。因此，病因研究与疾病预防存在如下关系。

1. 病因明确是疾病防制的必要条件　一种疾病要得到有效控制，必须具备的条件是：①病因明确；②具有有效的防制措施；③有实施有效防制措施的社会与自然条件。在我国天花的消灭，白喉、麻疹等疾病的控制，有些人群戒烟后肺癌的发生率显著下降，均有力地说明病因明确对疾病控制的意义。

2. 在病因的研究过程中就可对疾病进行预防　对疾病预防，并非要等到病因十分明确的情况下才进行。在病因研究过程中，只要有利于减少发生、控制流行，就可根据已获得的有意义的初步信息，采取相应的疾病预防措施。在这方面，有许多很有价值的实例。如1854年秋，伦敦宽街霍乱流行，当时盛行“瘴气”说，约翰·斯诺(John Snow)初步观察分析认为与饮水污染有关。当时虽未发现霍乱病原体，但通过采用未污染的水作水源后达到了对霍乱控制的目的。20世纪初欧洲梅毒流行中，注射新胂凡纳明者多发生黄疸，后来知道是因使用污染的注射器所引起的。消毒注射器后对预防黄疸十分有效。当时并不知道引起黄疸的原因是乙型肝炎病毒污染。可见在具体的病因研究结论得出前，根据已掌握的信息及时采取预防措施，不仅是可能的，而且是必要的。

3. 疾病防制是验证病因的有效手段　病因的确立要通过多途径、多方面的论证。疾病预防措施的实施效果，可以为病因推断提供有力的证据，成为验证病因假设的有效手段。例如，1915年戈德伯格(Goldberger)关于糙皮病的研究。糙皮病于1735年在西班牙首先发现，之后在意大利、法国、美国等相继发生。开始一些学者认为是一种传染病，也有的认为是遗传病。戈德伯格认为不可能是传染病。他在发病多的孤儿院内做了细致的现场调查后发现6—12岁组儿童发病率最高，而该组儿童每日主食以玉米为主，一周只吃一次肉，故认为该病的发生可能是由于缺乏肉类、蛋、奶等动物食品所致。于是选择了部分孤儿，给其食谱中增加肉、蛋、牛奶等新鲜动物性食品。结果施加预防措施的孤儿无糙皮病发生。这既说明预防措施有效，也证实了该病的病因。

预防措施有效是验证病因的有力证据，但并不能轻易地认为病因问题已解决，注意排除虚假联系。例如，霍乱流行原因如按“瘴气说”，认为居住于低处的空气污浊故霍乱多发，将居民移居山上可有效地减少疾病发生，但这并不能成为瘴气是霍乱病因的证据，事实上居住山上霍乱少发是由于离开了低凹处污染的水源。

4. 病因研究推动疾病防治措施的探讨　病因研究不仅可使我们认识疾病发生的内在规

律，对疾病采取一级预防措施，而且可为疾病防制措施的探讨提供思路与方向，推动有效防制措施探讨的成功。例如，正是由于霍乱、结核、麻疹等传染病病原体的发现才导致了免疫制剂、抗生素的诞生。早在 18 世纪就已知道海员中坏血病的发生是由于其缺乏新鲜蔬菜和水果所致，正是这一线索导致最终证实坏血病是由于维生素 C 缺乏所致及维生素 C 治疗坏血病的应用。

病因与疾病防制，两者间处于互相推动、互相促进、互相校正的关系。因此，病因的研究要靠多学科的协作，相互补充、各取所长，多方位、多角度探讨。

问题讨论　英国学者 Doll 和 Hill 于 1948 年 4 月至 1952 年 2 月近 4 年收集了伦敦及其附近 20 所医院诊断为肺癌的住院病人为调查对象(去除了误诊的、病危不能配合的、死亡者、耳聋者、不会英语者共计 1465 例)，占当时这些医院里肺癌病人的 85%，在调查每一例肺癌病人的同时配一例同医院同期住院的其他癌症病人作为对照。然后调查以往的吸烟情况。请分析以下问题。

1. 这一研究是如何验证假设的?
2. 应用判断因果联系的标准，对吸烟为肺癌病因做出综合判定。
3. 如何排除虚假联系、二次联系与偶然联系?

复习指导

1. 病因就是能引起人类疾病的各种社会因素、自然因素，以及机体自身心理、生理等因素。病因可按作用程度，病因来源及其与疾病的逻辑关系分类。

2. 病因探索的基本步骤可概括为 4 个方面：观察现象→提出假设→验证假设→导出结论。

3. 提出假设的方法有求同法、求异法、共变法、排除法、类推法等。

4. 验证假设是选择专门的人群进行调查或实验，说明某病的发生是否与所研究的因素存在联系，即检验所提出的假设是否为真正病因。

5. 病因的判断需排除虚假联系、间接联系、偶然联系，然后依据判断因果联系的标准做出结论。

6. 病因明确是疾病防制的必要条件，疾病防制是验证病因的有效手段，病因研究推动疾病防制的探讨，在病因的研究过程中就可对疾病进行预防。

（王福彦）

第14章 诊断试验和筛检试验

chapter 14

学习要求

学习诊断试验和筛检试验、试验评价的基本步骤及评价指标，能够在临床工作中正确评价试验和提高试验的效率。

任何一种疾病都有自然史，如果能在疾病发展的早期通过一些简单、安全、经济的方法做出筛检和诊断，并进一步治疗，有利于延缓疾病的发展和预后的改善。正确的诊断是临床医疗服务的首要前提，是临床医师必备的技能，而正确诊断本身依赖于灵敏、可靠的诊断试验。诊断试验与筛检试验既有联系，又有区别，两者相互作用共同组成一个从筛检到诊断的完整过程，见图 14-1。

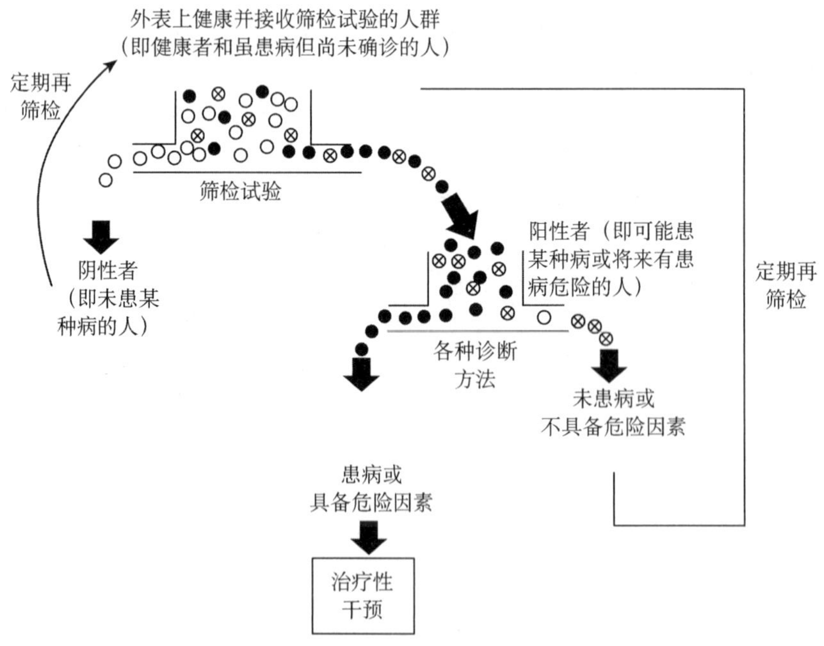

图 14-1 筛检试验与诊断试验流程

[引自：连志浩．流行病学，1989]

第一节　基本概念

一、筛检试验

(一)定义

筛检(screening)是运用快速、简便的试验、检查或其他方法，在健康人群中，发现那些表面健康，但疑似有病或有缺陷的人。用于筛检的各种检查方法称为筛检试验(screening test)。筛检试验的种类很多，它可以是问卷调查、体格检查、内镜与 X 线等物理检查，也可以是血清学、生物化学等实验室检查，甚至是基因分析等高级生物技术。

筛检试验只是将人群中疑似有病或有缺陷者(试验阳性者)与那些可能无病者(试验阴性者)区分开，仅是一个初步的检查，对筛检结果阳性或疑似阳性者需进一步做确诊检查，对确诊者需进行治疗。例如，通过检查尿糖水平筛检糖尿病患者，如果筛检结果阳性则需做进一步的检查，达到早期诊断的目的。筛检试验与诊断试验流程见图 14-1。

(二)分类

1. 根据筛检对象的范围不同　①整群筛检(mass screening)：是对整个目标人群进行筛检，也称普查。如对整个社区 50 岁以上的人群进行高血压的筛检以预防脑卒中。②选择性筛检(selective screening)：是在高危人群中进行筛检。如对矿工进行尘肺的筛检。

2. 根据筛检项目的数量不同　①单项筛检(single screening)：是用一种筛检方法检查一种疾病。如以儿童呼吸次数筛检可疑儿童肺炎。②多项筛检(multiple screening)：是用多种筛检方法筛检一种疾病或多种疾病。如用胸透，血、尿化验筛检可疑肺结核病、糖尿病患者。

3. 根据筛检的目的不同　①治疗性筛检(therapeutic screening)：是为早发现、早诊断和早治疗某种疾病，从而达到二级预防目的。如乳腺癌、宫颈癌的筛检。②预防性筛检(preventive screening)：是为发现某病的高危人群，以便进行干预预防某种疾病的发生所进行的筛检。如筛检高胆固醇血症预防冠心病。

(三)目的

1. 早期发现病人　通过筛检可以在表面健康的人群中发现可能患病的早期病人，以早期诊断、早期治疗，实现二级预防。如乳腺癌、宫颈癌的筛检。

2. 确定高危人群　例如，对孕妇进行乙型肝炎病毒感染情况的筛检，筛检阳性者所生的婴儿即为肝炎病毒感染的高危人群，因而建议在产后应迅速对这些婴儿进行乙型肝炎的被动和主动免疫，以阻止乙型肝炎病毒的垂直传播。

3. 帮助了解疾病的自然史　通过筛检识别疾病的早期阶段，从而了解疾病的自然史。

(四)应用原则

由于筛检是一项预防性的医疗活动，服务对象是表面健康的人群，且筛检需消耗一定的人力、物力和时间等，因此应用筛检时要考虑下列几项原则。

1. 要筛检的疾病或缺陷应具备下列特点：①该病是当前存在的重大公共卫生问题，对人群健康有较大危害；②该病有可识别的早期症状和体征；③该病有进一步确诊的条件和可接受的治疗方法。如先天性髋关节脱臼、苯丙酮尿症等。

2. 要有一个快速、经济、安全、易为群众所接受的筛检试验，并且该筛检试验应有较高的灵敏度和特异度，能达到筛检的目的。

3. 要对欲筛检疾病的自然史有足够的了解，以便于准确判断筛检的效果。

4. 要考虑当地卫生事业经费状况，对整个筛检、诊断和治疗的成本与效益进行评价。

5. 筛检计划应是一个长期计划，可以定期或不定期进行，但不能筛检一次就停止了。对可疑病人（筛检试验阳性者）的进一步确诊及治疗也应该纳入计划。

二、诊断试验

诊断试验（diagnosis test）是指应用各种实验、医疗仪器等手段对病人进行检查，以对疾病做出诊断的实验，即应用一定的诊断方法把就诊的人区分为患某病的病人和非病人，并对确诊的病人给予相应的治疗。广义的诊断试验包括各种实验室检查、病史、体格检查所获得的临床资料，各种影像诊断和仪器诊断等。

诊断（diagnosis）不同于筛检，筛检是把病人及可疑病人与无病者区别开来，而诊断则是进一步把病人与疑似有病，但实际无病者区别开来，换言之，诊断的最终结果是有病或无病，而筛检的最终结果是阳性或阴性。因此，诊断对指导下一步治疗有决定意义，诊断正确与否至关重要。

链接　**唐氏筛检释疑**

唐氏综合征（DS）是一种先天性染色体异常，即所谓的21染色体三体。DS的主要危害是患儿智力严重低下，发育迟缓，容易产生各种胃肠道畸形等。由于DS病因尚不清楚，无法有效预防，也不能有效治疗。因此，只能通过产前诊断和选择性流产预防DS新生儿的出生。国外对唐氏综合征的筛查始于20世纪80年代，近年在我国DS筛查也逐步受到重视。唐氏筛检已是我国卫生保健中一个重要的检查项目。

三、诊断试验与筛检试验的区别

要点提示　诊断试验与筛检试验在研究对象、研究目的、试验要求、试验费用、处理方式等方面均有不同。

诊断试验和筛检试验都是使用一些调查、检查方法，判断受检者的健康状况，但两者存在许多差异。具体区别见表14-1。

表14-1　诊断试验与筛检试验的区别

项目	诊断试验	筛检试验
对象	病人或可疑病人	健康人或表面健康的人
目的	把病人与疑似有病但实际无病的人区分开	把可疑病人与可能无病者区分开
要求	准确性和特异度高，真实可靠，最好能排除所有非病人	快速、简便、灵敏度高，最好能检出所有病人
费用	低廉	较高
处理	及时治疗	进一步确诊

第二节　诊断试验的评价

诊断试验和筛检试验的评价方法基本相同,除考虑安全可靠、简便快速及经济可行外,还要考虑其科学性,即该方法对疾病进行诊断的真实性和价值,具体与标准诊断方法即"金标准"进行比较。评价步骤和方法如下。

一、基本步骤

(一)确定"金标准"

"金标准"即标准诊断方法,是指可靠的、公认的、能正确地将有病和无病区分开的诊断方法。一般来讲,病理学检查、手术、尸体解剖、特殊的影像学诊断、微生物学培养及生物学标志检测是具有普遍意义的"金标准"。不同的疾病有不同的"金标准",如诊断冠心病是冠状动脉造影,诊断肿瘤是病理学检查。评价筛检试验时,必须先选择合适的"金标准",将研究人群正确地分成有病和无病两组,然后应用待研究的筛检试验盲法地对该人群重复检查,将两组检查结果进行分析比较后,就能对筛检试验进行评价。

(二)选择研究对象

用于评价筛检试验的研究对象包括两组人,一组是经"金标准"确诊的某病病例,称为病例组。所选的病例组应是该病病例总体的一个随机样本,在可能影响试验结果的诸多因素(如年龄、性别、疾病类型、病情严重程度、病程及治疗等)方面应能代表整个患病人群。另一组是经"金标准"证实的未患该病的其他病人或健康人群,称为非病例组(对照组)。非病例组除被"金标准"证实未患所研究疾病外,在其他因素和特征上应与病例组具有可比性。如果非病例组由其他疾病病例组成,应考虑选择那些容易与所研究疾病混淆的其他疾病病例,以评价试验的鉴别诊断能力。

(三)估计样本含量

要对一个试验进行准确无误的评价依赖于适当的样本含量,影响样本含量的因素主要有 4 个:①待评价试验的灵敏度;②待评价试验的特异度;③检验水平 α;④容许误差 δ。样本含量的估计方法,可按照对率做抽样调查时计算样本含量公式的方法或查相应样本量表的方法进行。如公式计算法

$$n=\left(\frac{u_\alpha}{\delta}\right)^2 p(1-p) \qquad \text{(公式 14-1)}$$

式中:n 为所需样本量;u_α 为正态分布中累积概率等于 $\alpha/2$ 时的 u 值,如 $u_{0.05}=1.96$,或 $u_{0.01}=2.58$;δ 为容许误差,一般定为 0.05 或 0.01; p 为待评价试验的灵敏度或特异度,通常用灵敏度估计病例组样本含量,用特异度估计非病例组样本含量。

此公式的应用条件是要求灵敏度和特异度均接近 50%。当灵敏度或特异度<20%或>80%时,样本率的分布呈偏态,此时需对 p 做 $\sin^{-1}\sqrt{p}$ 转换,则利用下面的公式估计样本量(57.3 为常数)。

$$n=\left\{57.3u_\alpha/\sin^{-1}\left[\delta/\sqrt{p(1-p)}\right]\right\}^2 \qquad \text{(公式 14-2)}$$

例 14-1　欲评价某试验的临床应用价值,该试验的灵敏度为 60%,特异度为 80%,规定 $\alpha=0.05$,$\delta=0.05$,试求出病例组和对照组所需样本量。

病例组样本含量 $n_1=\left(\frac{1.96}{0.05}\right)^2\times 0.6(1-0.6)\approx 369$(例)

非病例组样本含量 $n_2=\left(\frac{1.96}{0.05}\right)^2\times 0.8(1-0.8)\approx 246$(例)

即评价该试验所需病例组样本含量约为 369 例，对照组约为 246 例。

(四)同步评价

对确定的每个受试对象，用金标准和被评价的筛检试验同时进行测试。根据试验检查结果，评价其诊断价值。

(五)整理分析资料

对所获得的资料进行检查核对，确保准确无误。由金标准确定的病例组和非病例组，经待评价试验检测后，其结果可有 4 种情况：金标准确诊的病人中被评价试验结果阳性，即真阳性；金标准确诊的非病人中被评价试验结果阴性，即真阴性；金标准确诊的病人中被评价试验结果阴性，即假阴性；金标准确诊的非病人中诊断试验结果阳性，即假阳性。整理成四格表，见表 14-2。

表 14-2　评价试验的整理

诊断试验	金标准		合计
	病例	非病例	
阳性	a（真阳性）	b（假阳性）	$a+b(n_1)$
阴性	c（假阴性）	d（真阴性）	$c+d(n_2)$
合计	$a+c(m_1)$	$b+d(m_2)$	N

(六)质量控制

除采用盲法同步测试以保证结果的真实性外，对试验所用的仪器型号、试验条件、试验方法、所用试剂的质量、标号等要统一、标准化，尽量采用客观指标，对调查员要进行严格培训，将误差减小到最低。

二、评价指标

评价指标主要包括真实性、可靠性和预测值 3 个方面。

(一)真实性

真实性(validity)又称准确度(accuracy)和效度，是指试验所获得的测量值与实际值(金标准的测量值)的符合程度。即正确地判定受试者有病或无病的识别能力。评价试验真实性的指标包括灵敏度与假阴性率、特异度与假阳性率、约登指数、似然比。

1. *灵敏度与假阴性率*　灵敏度(sensitivity,Se)也称真阳性率，即金标准确诊的病例中被评价试验也正确地判断为有病的百分比，见公式 14-3。它反映了该试验检出病例的能力，理想的试验灵敏度应为 100%。

$$灵敏度=\frac{a}{a+c}\times 100\% \qquad (公式\ 14\text{-}3)$$

假阴性率 (false negative rate,FN)也称漏诊率或第二类错误(β)，即金标准确诊的病例中被评价试验错误地判断为无病的百分比，见公式 14-4。假阴性率反映该试验漏诊病例的情况，理想的试验假阴性率应为 0。

$$假阴性率(漏诊率) = \frac{c}{a+c} \times 100\% \qquad (公式\ 14\text{-}4)$$

灵敏度与假阴性率为互补关系，灵敏度＝1－假阴性率，即灵敏度越高，假阴性率越低，反之亦然。

2. 特异度与假阳性率　特异度(specificity，Sp)也称真阴性率，即金标准确诊的非病例中被评价试验正确地判断为无病的百分比，见公式 14-5。它反映了该试验检出非病例的能力，理想的试验特异度应为 100%。

$$特异度 = \frac{d}{b+d} \times 100\% \qquad (公式\ 14\text{-}5)$$

假阳性率 (false positive rate，FP)也称误诊率或第一类错误(α)，即金标准确诊的非病例中被评价试验错误地判断为有病的百分比，见公式 14-6。假阳性率反映该试验误诊病例的情况，理想的试验假阳性率应为 0。

$$假阳性率(误诊率) = \frac{b}{b+d} \times 100\% \qquad (公式\ 14\text{-}6)$$

特异度与假阳性率为互补关系。假阳性率＝1－特异度，即特异度越高，假阳性率越低，反之亦然。

灵敏度和特异度是评价试验的两个重要指标。我们希望诊断试验或筛检试验的灵敏度和特异度都能令人满意，尽可能没有漏诊和误诊，但多数情况下难以达到。因为许多试验是用定量或半定量方法判断阳性或阴性，而病人与非病人的测量值多不能截然分开，有重叠现象，故灵敏度与特异度之间往往顾此失彼。往往提高了试验的灵敏度却降低了试验的特异度，而提高了试验的特异度却又降低了试验的灵敏度。

3. 约登指数　约登指数(Youden's index，YI)也称正确指数，是灵敏度和特异度之和减去 1，见公式 14-7。即将灵敏度和特异度合并为一个指标来评价某项试验的真实性。它反映了该试验检出真正病例和非病例的综合能力。约登指数越接近 1，该试验的真实性越好。

$$约登指数(正确诊断指数) = (灵敏度 + 特异度) - 1 \qquad (公式\ 14\text{-}7)$$

4. 似然比　似然比(likelihood ratio，LR)即病人中出现某种试验结果的概率与非病人中出现相应结果的概率之比，说明病人出现该结果的机会是非病人的多少倍。由于试验结果通常分为阳性和阴性，因此，似然比也相应地分为阳性似然比和阴性似然比。

阳性似然比(positive likelihood ratio，＋LR)是指真阳性率与假阳性率之比，说明病人中出现某种试验结果阳性的概率是非病人的多少倍；比值越大说明患病的概率越大，试验结果的诊断价值越高。其计算公式见公式 14-8。

$$阳性似然比 = \frac{真阳性率}{假阳性率} = \frac{灵敏度}{1 - 特异度} \qquad (公式\ 14\text{-}8)$$

阴性似然比(negative likelihood ratio，－LR)是假阴性率与真阴性率之比，说明病人中出现某种试验结果阴性的概率是非病人的多少倍；比值越小，试验诊断的价值越高，其计算公式见公式 14-9。

$$阴性似然比 = \frac{假阴性率}{真阴性率} = \frac{1 - 灵敏度}{特异度} \qquad (公式\ 14\text{-}9)$$

似然比是一个相对稳定的综合性评价指标，计算时只涉及灵敏度和特异度，不受患病率的影响。阳性似然比越大，阴性似然比越小，试验的真实性越好。因此，在选择诊断试验时应选择阳性似然比较高的方法。

例 14-2　某医院收治 390 名疑似心肌梗死的病例，经金标准诊断 245 名为心肌梗死患者，145 名不是心肌梗死患者。为了评价血清肌酸激酶(CPK)诊断心肌梗死的准确性，对每个就诊者同时做了 CPK 测定，该试验以 CPK≥80U/L 为阳性，<80U/L 为阴性，结果见表 14-3。

表 14-3　CPK 诊断心肌梗死的试验结果

CPK 诊断结果	金标准		合计
	心肌梗死	非心肌梗死	
阳性(≥80U/L)	230	16	246
阴性(<80U/L)	15	129	144
合计	245	145	390

根据该结果计算该试验的真实性指标如下。

灵敏度＝230/245×100%＝93.88%

假阴性率＝15/245×100%＝6.12%

特异度＝129/145×100%＝88.97%

假阳性率＝16/145×100%＝11.03%

约登指数＝(93.88%＋88.97%)－1＝0.83

阳性似然比＝(230/245)/(16/145)＝8.51

阴性似然比＝(15/245)/(129/145)＝0.07

(二)可靠性

可靠性(reliability)又称重复性(repeatability)或精确度(precision)、信度，指相同条件下同一试验对相同人群重复试验获得相同结果的稳定程度。它反映的是试验结果的稳定程度，可靠性越大，其稳定程度越高，受随机误差的影响就越小。常用评价指标如下。

1. 变异系数　当某试验是做定量测定时，可用变异系数(coefficient of variance，CV)来表示可靠性。即所测平均数的标准差与测定的均数之比，见公式 14-10。比值越小，可靠性越好。

$$\text{变异系数}(CV)=\frac{\text{测定值均数的标准差}}{\text{测定值均数}}\times 100\% \qquad \text{(公式 14-10)}$$

2. 符合率　符合率又称准确度(accuracy)，当某试验做定性测定时，同一批研究对象两次试验结果均为阳性与均为阴性的人数之和占所有进行试验人数的比率，见公式 14-11。符合率(agreement rate)可用于比较两个医师诊断同一组病人，或同一医师两次诊断同一组病人的结果。

$$\text{符合率}=\frac{a+d}{a+b+c+d}\times 100\% \qquad \text{(公式 14-11)}$$

3. Kappa 值　适用于定性资料的可靠性分析，该值表示不同观察者对同一批结果的判定和同一观察者在不同情况下对同一批结果的判定的一致程度。Kappa 值不同于观察一致率，它在判断两次测量的一致性时，考虑了机遇因素对试验一致性的影响，见公式 14-12。

$$Kappa\text{ 值}=\frac{n(a+d)-(n_1m_1+n_2m_2)}{n^2-(n_1m_1+n_2m_2)} \qquad (\text{公式 14-12})$$

Kappa 值的取值为－1～＋1，若 Kappa 值＜0，表明机遇一致率大于观察一致率。Kappa 值＝－1，表明两种方法判断结果完全不一致；Kappa 值＝0，表明观察一致率完全由机遇因素导致；Kappa 值＞0，表明观察一致率大于机遇一致率；Kappa 值＝1，表明两种方法判断的结果完全一。一般认为 Kappa 值在 0.4～0.6 为中度一致；0.6～0.8 为高度一致；＞0.8 为极好的一致性。

例 14-3　以冠心病为例，甲医生用金标准，乙医生用待评价的诊断试验对同一人群的患病情况做出诊断，其结果见表 14-4，试计算两名医生检测结果的符合率和 Kappa 值。

表 14-4　甲、乙两医生对某人群冠心病的诊断情况

乙医生（待评价试验）	甲医生（金标准）		合计
	患者	非患者	
患病	85	12	97
未患病	15	358	373
合计	100	370	470

$$\text{符合率}=\frac{a+d}{a+b+c+d}\times100\%=\frac{85+358}{85+12+15+358}\times100\%=94.26\%$$

$$\text{Kappa 值}=\frac{n(a+d)-(n_1m_1+n_2m_2)}{n^2-(n_1m_1+n_2m_2)}=\frac{470(85+358)-(97\times100+373\times370)}{470^2-(97\times100+373\times370)}$$

$$=0.827$$

影响试验的可靠性的因素：①试验方法的变异：重复试验时，测试条件的变化如试验方法本身的不稳定、试剂批号不一样、电源不稳定等实验条件和实验环境所致的变异，导致测量结果出现差异。②观察者的变异：由于观察者对测量结果判断的不一致所造成的差异。可以来自观察者之间，也可以来自观察者自身。不同的观察者同时测量，由于技术、能力或认真程度等的不一致而导致结果的不同；同样，同一观察者在不同时间、条件下重复测量，由于观察者的自身稳定性不好也可导致所得结果的不同。③受试对象生物学变异：指同一指标在同一受试者身上重复测量时，测量结果表现为不一致。由于生物个体的各种生理、生化测量值均随测量时间、条件等变化而不断变化。如血压值在上、下午，冬、夏季不同，并随测量体位和部位的不同而变化；血糖值在饭前、饭后不同时间有明显差异。因此，要严格规定统一的测量时间、条件等，以使受试对象在相同条件下进行比较。

（三）效益

评价一项试验尤其是筛检试验的优劣除了考虑其真实性、可靠性，还要考虑其效益。对试验效益的评价可从个体效益和社会效益的生物学、社会经济学效益等方面进行评价。反映试验效益的指标，这里仅介绍预测值。

预测值（predictive value，PV）又称诊断价值（diagnostic value），是表示试验结果判断正确的概率，它表明试验结果的实际临床意义。根据试验结果的不同，预测值可分为阳性预测值和阴性预测值。

阳性预测值(positive predictive value,+PV)是指试验为阳性者真正患有该病的可能性。即由试验检出的全部阳性者中,真正有病者所占比例,用公式14-13表示。

$$阳性预测值=\frac{a}{a+b}\times 100\% \qquad (公式14\text{-}13)$$

阴性预测值(negative predictive value,-PV)是指试验为阴性者真正没有患该病的可能性。即由试验检出的全部阴性者中,真正没有患该病者所占比例,用公式14-14表示。

$$阴性预测值=\frac{c}{c+d}\times 100\% \qquad (公式14\text{-}14)$$

例14-4　某医师经皮穿刺检查法(PNABL)对肺恶性肿瘤的诊断结果见表14-5。

表14-5　PNABL对肺恶性肿瘤的诊断结果

PNABL	确诊		合计
	患者	非患者	
+	5296	94	5309
-	624	2590	3214
合计	5920	2684	8604

$$+PV=\frac{a}{a+b}\times 100\%=\frac{5296}{(5296+94)}\times 100\%=98.26\%$$

$$-PV=\frac{d}{c+d}\times 100\%=\frac{2590}{(624+2590)}\times 100\%=80.58\%$$

一般来说,患病率相同时,诊断试验的灵敏度愈高,则阴性预测值愈好,临床医师更有把握判断阴性结果为非病人;反之,特异度愈高,则阳性预测值越好,临床医师越有理由判断阳性结果为病人。阳性预测值和阴性预测值的大小不仅与灵敏度、特异度有关,还受患病率的影响。当灵敏度和特异度一定时,受检人群中所检疾病的患病率越高,阳性预测值越高,阴性预测值越低;受检人群所检疾病患病率越低,阳性预测值越低,阴性预测值越高。患病率对阳性预测值的影响也较阴性预测值明显。表14-6反映了预测值与患病率变化的关系。

表14-6　不同患病率时心电图运动试验的预测值

患病率(%)	阳性预测值(%)	阴性预测值(%)
90	97	29
80	92	48
70	88	61
60	82	71
50	75	79
40	67	85
30	57	90
20	43	94
10	25	97

引自:林果为,沈福民．现代临床流行病学．上海:上海医科大学出版社,2000。

利用试验的灵敏度、特异度和群体中所检疾病的患病率，也可以计算预测值，公式如下。

$$\text{阳性预测值}=\frac{\text{患病率}\times\text{灵敏度}}{\text{患病率}\times\text{灵敏度}+(1-\text{患病率})(1-\text{特异度})} \quad \text{(公式 14-15)}$$

$$\text{阴性预测值}=\frac{(1-\text{患病率})\times\text{特异度}}{(1-\text{患病率})\times\text{特异度}+\text{患病率}\times(1-\text{灵敏率})} \quad \text{(公式 14-16)}$$

问题讨论　在制订诊断方法标准过程中我们应提高试验的哪项指标才有利于发现病人？而提高试验的哪项指标有利于发现非病人？

三、确定试验判断标准

试验指标确定之后，就应该确定一个区别正常与异常的标准，即界值。一个合理的判断标准就是要使试验的真实性最好，理想的判断标准就是要使试验的灵敏度和特异度都达到 100%，也就是说所有的病人都被确诊，所有的非病人均被排除，没有漏诊和误诊。这种理想的结果只出现在正常者与异常者的检查结果完全没有重叠的情况下。但实际上这种情况不大可能，对绝大多数而言，正常者与异常者的检查结果的分布总有不同程度重叠的现象。此时，无论判断标准如何选择，都不可能同时使灵敏度和特异度均达到 100%，总有误诊或漏诊发生。

如以眼内压测定试验诊断青光眼为例，眼内压水平与是否患青光眼的关系见图 14-2。甲组为无青光眼者，眼内压值波动在 14～26mmHg，乙组为青光眼患者，眼内压值波动在 22～42mmHg。在 22～26mmHg 两组有重叠。在这种情况下，无论如何也不能同时使灵敏度和特异度都达到 100%。若以 26mmHg 作为正常和青光眼的判断标准，则所有非青光眼者将被判为阴性，即特异度可达到 100%，但眼内压为 22～26mmHg 的青光眼患者将漏诊；但若以 22mmHg 作为判断标准，则所有青光眼者将被判为阳性，则灵敏度可达到 100%，但眼内压为 22～26mmHg 的非青光眼者将被误诊。在这种情况下，判断标准的选择将直接影响到试验的灵敏度和特异度，而且由于判断标准的变化所导致的灵敏度和特异度的变化，其方向相反。由此可见，当正常与异常的测量值有重叠时，判断标准的选择将至关重要。

1. 确定诊断标准的原则　试验的诊断标准选择在何处，则根据具体情况而定，以下原则可供参考。

(1)如果疾病的预后差，漏诊将会造成严重后果，目前又有可靠的治疗方法，此时应选择灵敏度高的诊断标准，尽可能保证所有的病人都被诊断出来。但同时特异度降低，假阳性增多，需要进一步确诊的可疑病例增多，从而增加检查成本。

(2)如果疾病的预后不严重，现有治疗效果不理想的疾病，且治疗费用又较昂贵时，或者误诊一个非病人为病人时后果严重，造成严重的精神负担，则可选择特异度较高的诊断标准。

(3)当漏诊和误诊的重要性相等时，应该将诊断试验的诊断标准确定在灵敏度和特异度均较高的位置，一般可把诊断标准定在非病人的分布曲线与病人的分布曲线的交界线处，或定在正确指数最大的分界值作为判断标准。

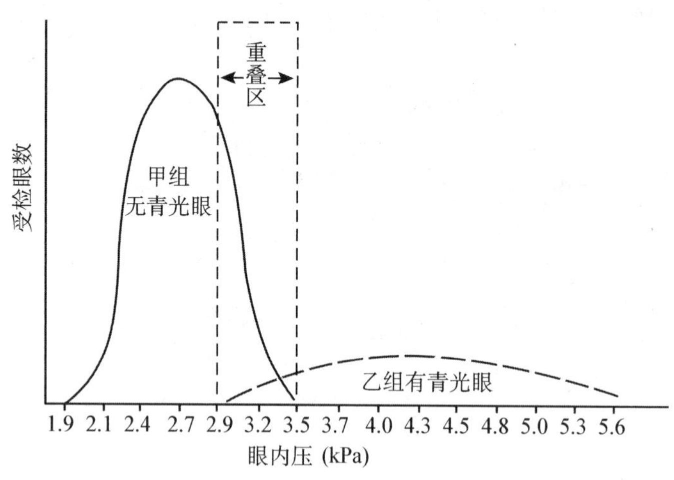

图 14-2　青光眼病人和正常人的眼内压分布

2. *确定判断标准的方法*　判断标准的确定，首先要考虑上述原则。具体实施时，通常采用以下几种方法。

(1)均数加减标准差法：是目前较为常用的方法。该法一般采用"均数±2 倍标准差"作为正常值范围，凡是超出该范围视为异常。该法要求诊断试验的数据资料呈正态分布，如果资料不呈正态分布，可将资料做对数变换，转换成正态分布后再计算。

(2)百分位数法：当诊断试验的测定值呈偏态分布、分布类型不确定或有极端数字的资料时，可采用百分位数法制定正常与异常的分界值。

(3)临床判断法：主要是通过大量的临床观察和研究或系列追踪观察某些致病因素对健康损害的阈值，作为诊断正常水平的分界值。例如，高血压的判断标注以收缩压≥140mmHg 为异常，舒张压≥90mmHg 为异常，这个标准是在长期的高血压病的医疗实践中得到的。

要点提示　试验评价的基本步骤包括：①确定金标准；②选择研究对象；③确定样本含量；④盲法同步测试；⑤整理分析资料；⑥质量控制。

评价试验真实性的指标有灵敏度与假阴性率、特异度与假阳性率、粗一致率、约登指数、似然比。评价试验可靠性的指标有变异系数、符合率、Kappa 值。

(4)受试者工作特征曲线：是以真阳性率(灵敏度)为纵坐标，假阳性率(1－特异度)为横坐标所做的曲线，以表示灵敏度与特异度之间相互关系的一种方法。

表 14-7 是以餐后 2h 血糖浓度作为糖尿病的诊断试验的灵敏度和特异度的变化情况，据此绘制 ROC 曲线见图 14-3，将该曲线最接近左上角的一点(A 点)或曲线左上方的拐点处定为最佳截断值，即最佳判断标准。因为此点灵敏度和特异度均较高，假阳性和假阴性之和最小，故 ROC 曲线常被用来确定诊断试验的最佳截断值。

表 14-7　不同血糖浓度诊断糖尿病的灵敏度和特异度

血糖浓度(mmol/L)	灵敏度(%)	特异度(%)
4.955	98.6	7.3
5.550	97.1	25.3
6.105	92.9	48.4
6.660	88.6	68.2
7.215	81.4	82.4
7.770	74.3	91.2
8.325	64.3	96.1
8.880	55.7	98.6
9.435	52.9	99.6
9.990	50.0	99.8
10.545	44.3	99.8

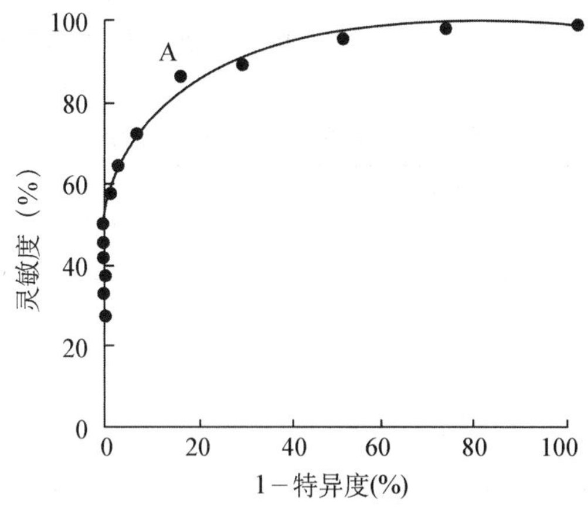

图 14-3　按不同血糖浓度诊断糖尿病的 ROC 曲线

第三节　提高诊断和筛检试验效率的方法

如何提高诊断试验的效率，是临床医生十分关心的问题。在临床试验应用中，可以通过选择高危人群、联合试验等手段来提高试验的效率，使患者得到准确、及时的诊断。

一、选择患病率高的人群

预测值的大小受诊断试验的灵敏度、特异度和待诊疾病的患病率的影响，但受患病率的影响更大。当试验方法确定后，试验的灵敏度和特异度就已经固定。如果用于患病率很低的人群时，阳性预测值就会很低，但用于患病率高的人群则可明显提高阳性预测值，可有效提高诊断的质量和效率。临床上通过询问病史、筛查高危人群、职业人群和特殊暴露人群，实行逐级转诊制度，建立专科门诊及专科医院等，提高就诊群体的患病率，因而也提高了试验效率。

二、联合试验的应用

任何一种试验都不可能尽善尽美，有的灵敏度高特异度低，有的特异度高灵敏度低，但多项试验联合应用便可弥补某一项或几项试验的不足，从而提高实验的效率。通常有以下几种联合应用方法。

1. 串联试验　串联试验(series test)是指只有当所有的试验结果均为阳性时，才能最终判定结果为阳性，只要其中任意一个试验出现了阴性结果，则本试验的结果为阴性。临床工作中一般只要出现了阴性结果，为了节省成本，后面的试验可以终止。本法的特点是降低了灵敏度，但提高了特异度，有利于疾病的确诊。

2. 并联试验　并联试验(parallel test)是指其中任意一个试验出现了阳性结果，便判定该试验为阳性，只有所有的试验结果均为阴性时才能判定其最终结果为阴性。本法的特点是降低了特异度，但提高了灵敏度，有利于排除疾病。

例 14-5　某医生用两种试验方法联合对一批疑似某病的就诊者进行诊断，结果整理见表 14-8。试分别计算串联试验和并联试验的联合灵敏度和联合特异度。

表 14-8　某病联合试验的诊断结果

试验结果		病人	非病人
方法 1	方法 2		
+	+	300	20
+	−	50	15
−	+	70	20
−	−	90	5800
合计		510	5855

方法 1：

灵敏度 $=\dfrac{300+50}{510}\times100\%=68.63\%$　　特异度 $=\dfrac{20+5800}{5855}\times100\%=99.40\%$

方法 2：

灵敏度 $=\dfrac{300+70}{510}\times100\%=74.1\%$　　特异度 $=\dfrac{15+5800}{5855}\times100\%=99.32\%$

串联试验：

联合灵敏度 $=\dfrac{300}{510}\times100\%=58.82\%$　　联合特异度 $=\dfrac{15+20+5800}{5855}\times100\%=99.66\%$

并联试验：

联合灵敏度 $=\dfrac{300+50+70}{510}\times100\%=82.35\%$　　联合特异度 $=\dfrac{5800}{5855}\times100\%=99.06\%$

上述联合试验的结果表明，串联试验的特异度提高，但灵敏度降低；并联试验的灵敏度提高，但特异度降低。在进行联合试验时，应考虑先做特异度高的试验，后做灵敏度高的试验，以减少受试人数和检查费用。

问题讨论　如果你是一名临床医生，在疾病诊断过程中你会采取哪些方法提高诊断试验的效率？

复习指导

1. 筛检是运用快速、简便的试验、检查或其他方法，在健康人群中，发现那些表面健康，但疑似有病或有缺陷的人。用于筛检的各种检查方法称为筛检试验。

2. 筛检试验和诊断试验的区别：①目的不同：筛检试验是用以区别可疑病人与可能无病者，诊断试验是用来区别病人与可疑有病但实际无病的人。②观察对象不同：筛检是以健康或表面健康的人为观察对象，诊断试验是以病人或可疑病人为观察对象。③试验的要求不同：筛检试验要求快速、简便、灵敏度高；诊断试验要求科学、准确，特异度高。④费用不同：诊断试验一般花费高；筛检试验则应使用简单、价廉的方法。⑤结果的处理不同：筛检试验阳性者须做进一步的诊断，诊断试验阳性者须给予治疗。

3. 评价试验真实性的指标有灵敏度与假阴性率、特异度与假阳性率、粗一致率、约登指数、似然比。评价试验可靠性的指标有变异系数、符合率、Kappa 值。

4. 串联试验：是指联合试验时当所有的试验结果均为阳性时，才能最终判定结果为阳性，只要其中任意一个试验出现了阴性结果，则串联试验的结果为阴性。串联试验提高了特异度。

5. 并联试验：是指联合试验时任意一个试验出现了阳性结果，便判定该试验为阳性，只有所有的试验结果均为阴性时才能判定其最终结果为阴性。并联试验提高了试验的灵敏度。

（王丽华）

第15章 疾病预后研究与评价

chapter 15

学习要求

明确预后研究、预后因素和生存分析的概念，学习预后研究中常见的偏倚及其控制方法，能够初步进行生存分析和预后研究的评价。

临床工作中，医生、患者及其家属都非常关心患者确诊后疾病的发展过程及其结局。作为一名医生，只有充分掌握患者所患疾病预后的证据，包括疾病的可能结局，以及发生结局所需要的时间、概率及其影响因素等内容，才能根据患者的病情，结合其专业技能和临床经验，正确判断疾病转归，制定出更适合患者的诊疗方案。例如，面对一个肝细胞癌的肝移植患者，医生需要分析和评估该病患者群体是否会发生肿瘤复发和转移，以及发生概率、发生时间、促进或抑制肿瘤复发和转移的可能影响因素。

第一节　疾病预后研究的方法

一、预后研究的基本概念

(一)预后研究

1. 概念　预后研究(prognosis research)是指在疾病发生后，对其将来的发展过程和各种结局(痊愈、复发、恶化、伤残、发生并发症和死亡等)的发生概率及其影响因素进行预测的研究。它是疾病自然病程研究的一部分，通常是大样本研究，包括疾病各种结局的发生概率、生命质量及其预后因素的研究。

预后研究要求医生具备一定的专业知识、掌握患者的疾病特征，并查阅疾病预后的相关证据，进行综合性判断和估计，保证预测结果尽可能地接近患者的真实结局，这是一种因果关系的推导过程。

2. 意义　疾病不同，预后不同。即使相同的疾病，由于影响因素的差异，预后也是不同的。因此，通过预后研究有助于医生明确疾病的发展规律和各种结局发生的可能性，定性或定量地说明临床治疗的迫切性，提示可采取的诊疗措施，从而制定最佳的诊疗决策，克服单凭临床经验判断预后的局限性；通过预后因素的研究，可以使医生在熟悉疾病预后因素的基础上进行医学干预,控制患者对危险因素的暴露,改善疾病的预后,进一步提高临床治疗水平;通过预后比较,还可以正确评价临床干预的防治效果。

(二)预后影响因素

疾病的预后受多种因素的影响,而且不同因素对疾病的预后产生不同的作用。因此,医生只有在明确预后因素的种类及其对结局的作用强度的基础上,才能因人而异地制定出科学的诊疗决策,进行有效干预,改善患者的预后。

1. *预后因素*　预后因素(prognostic factor)是指影响患者群体某疾病结局的一切因素,是从患病到结局的所有影响因素,它的存在可能会改变疾病的结局和病程。

预后因素不同于危险因素。危险因素(risk factor)是导致人群疾病发生概率增高的一切因素,是在健康人群中可增加某病危险的条件,是从健康到患病的影响因素。预后因素强调的是在已患病的前提下,影响疾病结局的因素。两者既有联系,又有区别。对于同一种疾病,某一因素可以是该病的危险因素,也有可能成为该病的预后因素。有时同一因素在疾病发生前和预后的意义上可能是相互矛盾的。例如,血压的高低对于心肌梗死的发生和预后的作用完全相反,高血压可以增加罹患急性心肌梗死的概率,但若患者已处于急性心肌梗死期,高血压却是一个良好的影响因素。因此,危险因素可以成为不良的预后因素,也可能成为良好的预后因素。

2. *常见的预后因素*　疾病结局的产生不是孤立的,而是多个因素之间相互影响、综合作用的结果。这些因素包括:①患者状况,如机体的一般特征、心理状况和患者的依从性;②疾病特征,如疾病的性质、病程、临床类型及是否有并发症等;③医疗条件,如医生的业务水平、医疗设备、用药种类,药物剂量等;④社会与家庭因素,如社会的医疗制度、家庭成员之间关系、家庭经济情况等;⑤危险因素的作用强度。

二、预后研究的方法

(一)常用的方法

预后研究包括预后评定、健康相关生命质量研究与预后因素研究三方面。预后评定是指预后概率的估计,常用描述性研究、病例对照研究、队列研究、随机对照试验(randomized controlled trial,RCT)等方法。其中队列研究是最有效的研究方法,因为在队列研究中考虑了时间因素,可以清晰地显示疾病的时间生存率,从而更加客观地确定因素对预后的影响。健康相关生命质量研究,包括对身体状况、功能状态、家庭关系、生命质量评分等方面的评价。预后因素研究的方法与危险因素的研究完全一致,通常是从单因素分析到多因素研究。在单因素分析时应注意单独研究某个因素对结局的影响,可能会忽略联合作用的影响,具有一定的局限性,而且单因素分析易产生混杂偏倚,因此,必须采用限制、配对、分层和标准化等方法进行控制。目前,多因素分析越来越多地应用在预后因素的研究中。因为预后因素往往涉及多个因素,这些因素之间可能相互协同,也可能相互拮抗,而多因素分析恰恰考虑了各因素之间的混杂,结果的可靠性较单因素分析高,但必须注意多因素分析需要首先从较多的临床指标中,运用单因素分析方法筛选出若干个真正与预后相关的因素。

(二)设计时应注意的问题

设计是整个预后研究的关键,一个良好的设计可以使研究结果事半功倍。不同的研究目的,设计的内容也有所不同,预后研究的设计尤其需要考虑以下问题。

1. 研究对象的代表性　为保证研究结果的真实性，必须明确研究对象的来源、特征、诊断标准、纳入标准和排除标准。

2. 组间的均衡可比性　考虑研究对象是否需要分组，如何分组；除了所研究的因素外，其他因素如年龄、性别、病程、行为等混杂因子在组间是否均衡可比，因为这些因素可能对预后有一定的影响。

3. 零点时间　研究的起始点即零点时间(zero time)。虽然纳入研究的观察对象进入随访的时间不一定相同，但必须具有共同的随访起始点，可以是疾病的诊断日期、患者接受治疗的日期、手术存活出院的日期等。设计时应事先明确规定是以何时点开始观察。

4. 观察终点、随访期限　预后研究中，不是每个研究对象都能观察到疾病的结局，因此，事先要明确观察终点及其判断标准。随访期限根据病程而定，原则上随访期限要足够长，以便能够收集到该病所有动态变化资料，一般病程短的疾病，随访时间要短，病程长的疾病，随访时间可以长一点。

5. 降低失访率　保证随访成功是预后研究成功的关键之一。设计中应制定相关措施，如建立质量控制小组和完整的调查制度、调查员培训等，以提高随访率，保证随访资料完整齐全、准确无误。若失访率达到10%，应引起注意；若＞20%，将严重影响结果的真实性，应认真分析失访的原因、失访者的特征和疾病特点构成是否与随访者可比。

(三)预后研究指标

选择有效、可靠的预后指标是预后研究的前提。“概率”指标是用来描述、估计、分析疾病结局最直接、最简单的指标。常用的概率指标有病死率、治愈率、缓解率、复发率、致残率、反应率、生存率等。

(四)应用预后指标时应注意的问题

1. 根据疾病特点选择指标　不同的疾病，临床结局各不相同，而预后指标是用来反映疾病结局最直接的方式。因此，必须根据疾病的病程特点选择不同的指标描述疾病预后。例如，对于病程短，易引起死亡的疾病，通常选用病死率来描述该种疾病的预后，而病程长、反复发作、不易治愈但病死率低的疾病，一般使用复发率来反映其预后特征。

2. 尽可能选择客观、特异、明确、具有公认标准的指标　计算预后指标的目的之一是便于交流和比较，因此，预后指标必须具有简单、易理解特点，尽可能选择客观、特异、公认的指标反映疾病的结局。

3. 注意“率”所反映的信息　注意预后的概率指标只能反映某个时间点上的预后信息，不能充分体现预后随时间变化的整个动态过程。有些疾病即使有相同的预后概率，预后过程也可能完全不同。

要点提示　预后研究是在疾病发生后，对其将来的发展过程和各种结局的发生概率、影响因素的预测，在设计时尤其要注意研究对象的选择、对比组的可比性、随访时间的确定和失访率等相关问题。

链接　**如何采用不同的概率指标评价预后**

评价预后的概率指标根据疾病临床结局不同而有所不同。包括：①病死率：用于病程短，易引起死亡的疾病。如各种急性传染病、心脑血管疾病的急性期及迅速致死的癌症。②治愈率：适用于病程短、不易引起死亡、疗效较为明显的疾病。③缓解率：对于病程长、病情重、病死率低但又不易治愈的疾病比较适用。④复发率：用于病程长、反复发作、不易治愈但病死率低的疾病。⑤致残率：又称功能丧失率，适用于病程长、病死率低、病情重又极难治愈的疾病。⑥反应率：主要适用于难以用缓解率、治愈率等指标进行分析的疾病，如轻度功能障碍性疾病的描述。

第二节　生存分析

预后研究中，不仅要观察患者的结局，同时还要分析出现结局所需要的时间。对随访的预后资料若单纯使用“概率”指标分析，则只能获得疾病在某个时点上的预后信息，无法了解随访期间各个时点上患者的动态变化情况，比较粗糙，不够全面。因此，为了考虑时间因素对预后的影响，并充分利用失访者提供的时间信息，可以运用生存分析准确地统计和评价随访资料，这是目前进行预后研究的主要分析方法。

一、生存分析的基本概念

（一）生存分析

“生存”广义上指的是研究结局尚未发生的状态。生存分析(survival analysis)是将随访到的患者结局和出现结局所经历的时间结合起来，分析在任一时点上发生该结局的平均概率的统计方法。生存分析考虑了患者出现结局的时间因素，因此，又称为时间-效应分析(time-effect analysis)。

（二）起始事件和终点事件

起始事件是反映研究对象生存过程起始特征的事件；终点事件是研究者所关心的特定结局，可以是死亡、发病、事故或其他。例如，疾病的确诊时间、手术时间、采取干预措施时间等事件可作为起始事件，而肿瘤患者的死亡、急性白血病患者化疗缓解后的复发等事件可作为终点事件。起始事件和终点事件是相对而言的，应根据研究目的和疾病特点，做出明确规定，在研究过程中严格遵守，不能随意改变。

（三）生存时间

生存时间(survival time)也就是随访观察持续的时间，即从起始事件开始到终点事件发生之间所经历的间隔时间，常用符号“t”表示。不同的研究目的和疾病特征应选用不同的时间单位，如年、月、周、天、小时等。例如，某胃癌患者于 2010 年 7 月 6 日确诊进入随访，2010 年 8 月 20 日死于胃癌作为观察终点，则该患者胃癌的生存时间 t 为 45d。生存时间有两种类型。

1. 完全数据　完全数据(complete data)指观察对象从随访起点至结局出现所经历的时间信息，即患者的存活时间被完整地收集。

2. *截尾数据*　截尾数据(censored data)又称截尾值,是指收集到研究对象从起始事件至截尾点所经历的时间。截尾点是研究对象在随访过程中被终止观察的事件,如失访、死于非研究疾病或在研究结束时仍未出现结局等,从而未能收集到患者确切的研究结局。这部分患者提供的时间信息是不完整的,故也称为不完全数据。截尾数据虽然不能获得患者的真正生存时间,但可以提示其生存时间长于观察到的时间。通常在其生存时间的右上角用“+”符号标记。例如,某胃癌患者于手术日开始随访,2年后死于急性心肌梗死,则该患者胃癌手术后的生存时间为截尾数据,记作 $t=2^+$ 年。

(四)生存率

生存率(survival rate)又称累积生存率,是接受干预的病人或患某病的病人中,经若干时间随访后,尚存活的病人所占的比例,即研究对象活过 n 时刻的概率。生存率随生存时间 t 的变化而变化,常用于病程长、病情较重、致死性强的疾病的远期疗效观察。

二、生存分析的目的

生存分析是对生存过程的描述和比较,并对影响生存过程的可能因素进行探讨。

1. *描述疾病的生存过程*　生存分析通过生存时间分布特点的分析、各时点总体生存率的估计、中位生存期的计算和生存曲线的绘制等一系列途径描述疾病的整个生存状况。统计方法包括寿命表法、Kaplan-Meier生存曲线法等。

2. *评价临床干预的疗效*　通过样本生存率之间的比较,评价治疗方法的优劣。一般用于肿瘤治疗、器官移植和慢性非传染性疾病的医疗干预后的评估。可采用时序检验法进行比较。

3. *探讨生存时间的影响因素*　以因素(包括危险因素与保护因素)作为自变量,生存时间和结局作为应变量进行多因素生存分析,研究因素对生存时间的影响。例如,运用生存分析考虑患者的年龄、性别、病程、肿瘤分期、治疗方案等因素对改善脑瘤患者预后的影响作用。为全面正确地衡量预后因素的作用,目前多采用多因素统计分析方法,如Cox回归分析。

三、生存资料收集的内容与特点

(一)收集内容

生存资料即随访资料,在方案设计时,根据研究目的,考虑需要收集的资料,包括时间变量、结局变量及其影响因素等内容,制定统一的调查表格。

1. *随访日期*　患者一般是陆续进入随访的,但必须以零点时间,即起始事件发生的日期,如诊断、治疗或出院等时间作为开始随访时间。例如,白血病患者化疗后缓解的出院日期或开始治疗的日期均可规定为随访日期。

2. *终止日期*　根据疾病的临床特点,若在短时间内即可出现结局,通常不必规定统一的终止时间,而是将观察到所有研究对象的结局日期作为终止时间;但是如果疾病的病程较长,则必须规定统一的随访时间,以多数研究对象终止事件发生的日期作为随访终止日期。

3. *观察对象的结局*　收集到的结局资料可以是:①患者死于研究的疾病,即干预失效;②患者生存但中途失访;③患者死于其他与研究疾病无关的疾病;④研究结束时患者仍存活。通常结局变量是二项分类变量,反映终点事件是否发生。

4. *与结局相关的因素*　包括研究变量和混杂因子,记录可能对疾病的生存状况有影响的所有因素，如患者的年龄、性别、病程、术前健康状况、文化程度等。

(二)生存资料的特点

生存资料通常分为分组资料和未分组资料，前者是以个体患者为单位取值；后者是以一组观察对象为单位计算，尤其是大规模的人群随访资料。与其他的统计资料比较，生存资料具有以下特点。

1. 分布类型复杂：生存时间是反映时间长短的指标，属于数值变量，受随机因素的影响，通常不服从正态分布。在不同的情况下，分布规律不同，有时近似服从指数分布、威布尔(Weibull)分布，多数情况下不服从任何分布类型。

2. 资料中含有截尾数据：由于时间或其他方面的限制，收集的资料中截尾数据较多。截尾数据不能反映患者真实的生存时间，因此，这部分资料既不能算入死亡，也不能计入存活，但可以明确患者的生存时间比观察到的截尾时间还要长。

3. 生存时间的影响因素较多且复杂，不易控制。

4. 生存资料中有两个效应变量：生存分析是将研究结局与出现结局所经历的时间结合起来的统计分析方法，因此，生存资料的显著特点是具有生存时间变量和结局变量。

四、生存分析的方法

通常运用统计学方法对收集到的生存资料计算不同时点的生存率，进行生存分析。常用的生存率计算方法有 3 种：直接法、寿命表法和 Kaplan-Meier 法。这些方法适用于单变量对生存时间的影响。若考虑多变量对生存时间的影响时应使用多元回归、Logistic 回归、Cox 回归、Poisson 回归等多变量生存分析法。

(一)直接法

直接法又称粗生存率法(crude survival rate)，观察进入随访队列的所有某病病例，直至随访结束时观察对象仍生存的概率，常用于无截尾数据生存资料的生存分析。

$$nP_0=\frac{\text{随访满 }n\text{ 年尚存活的病例数}}{\text{随访满 }n\text{ 年的病例总数}}\times 100\% \qquad \text{公式(15-1)}$$

式中：P 指生存率；0 表示随访开始时间，即随访第 0 年；n 表示随访经过的年数，nP_0 是随访从第 0 年开始经过 n 年的生存率。

例 15-1　某医院在 2011 年年末总结了 2000－2010 年本院胃癌手术后随访各年存活人数，统计出 11 年的生存率动态资料见表 15-1。

表 15-1　2000－2010 年某医院 375 例胃癌患者术后随访存活情况

术后年数(n)	1	2	3	4	5	6	7	8	9	10	11
存活人数	342	264	198	167	152	119	97	82	59	38	20
随访满 n 年人数	375	348	295	267	249	210	178	145	111	82	45
生存率(%)	91.20	75.86	67.12	62.55	61.04	56.67	54.49	56.55	53.15	46.34	44.44

直接法计算生存率比较简便、直观，在样本例数较多时误差较小，可得到较为准确的结论。但样本例数过少时，会出现后一年比前一年生存率高的倒置现象。例如，表 15-1 中术后 8 年的生存率高于术后 7 年的生存率。此外，由于失访者未列入计算，观察年限不到的病例资料无

法应用，导致信息的利用率较低。因此，目前该方法已不再推荐使用。

(二)寿命表法

寿命表法(life table method)又称间接法，常用于大样本资料的生存分析，由于样本较大，生存数据通常按年、月或日进行分组，编制具有若干时间段的生存数据频数分布表。

寿命表法是最常用，也是比较准确的生存分析法，它是描述人群中死亡和生存情况的一种概括的方法，可有效地利用所有的资料。通常用于有截尾数据，且生存时间的分布类型未知的生存资料。

1. 基本原理 寿命表法采用编制队列寿命表的原理计算生存率。首先计算患者从随访日期至各时期的生存概率 nP_0，即活过 x 时期的患者再存活 n 时期的概率；然后假定患者在不同时期内是否生存的事件是相互独立的，根据概率论中的乘法定律将各时期的生存概率 nP_X 相乘，获得自观察开始到不同时期的累计生存率 nP_0。

$$nP_x = P_0 \times P_1 \times_1 P_2 \times_1 P_3 \cdots\cdots \times_1 P_{n-1} \qquad (公式 15\text{-}2)$$

2. 意义 累计生存率是将时间 t 尚存活视为前 t 个时间段一直存活的累计结果。寿命表法可以说明患者在任一时点发生结局的平均概率，即可获得病人在干预后活过某一时期后，再活过下一时期的概率。

寿命表法的优点是对提供资料的随访患者均视为随访满半年，充分利用所有患者的随访资料，包括截尾数据；同时结果不会出现直接法的倒置现象。这种方法可用于分析生存或其他结局资料，例如，器官移植的排斥或再感染的定期随访资料。

3. 分析步骤

(1)列出生存率计算表：寿命表法生存率的计算过程较为复杂，可参阅相关统计学方面书籍。

(2)绘制生存率曲线(survival curve)：单个生存率是某一时刻生存率的点估计值，不能反映疾病在某期间内生存率的动态变化趋势；而生存率曲线是以观察时间为横轴，生存率为纵轴，将各个时间点所对应的生存率点估计值绘制成一条逐渐下降的曲线，从而获得患者的整个生存过程。

寿命表法生存率曲线呈折线形。因为寿命表法只估计时间段右端点的生存率，忽略了时间段内的生存率估计，因此只能用直线连接各点生存率，用折线图表示各时间段生存率的变化规律；并且寿命表法常用于大样本资料，通常在最后一个时间段内仍有一定的观察例数，误差较小，因此，其曲线尾部的稳定性较 K-M 法好。

(3)估计总体生存率的置信区间：公式可参阅相关统计学方面书籍。

(三)Kaplan-Meier 法(K-M 法)

当观察病例较少或随访时间较短，而且生存时间的分布类型未知时，常用 K-M 法计算生存率进行生存分析。该方法由 Kaplan 和 Meier 于 1958 年首先提出，属于非参数统计方法。它是用乘积极限法估计生存率的，故又称乘积极限法(product-limit method)。

1. 原理 K-M 法与寿命表法在本质上是一致的，对于活过各时点的生存率也是应用乘法定律进行计算的，但寿命表法的生存率估计是基于按区间分组的数据，而 K-M 法对生存率的估计是基于未分组的数据。

2. K-M 法分析步骤

(1)列出生存率的计算表：K-M 法的生存率计算类似于寿命表法，较为复杂。

(2)绘制 Kaplan-Meier 曲线:K-M 曲线是以生存时间 t 为横轴,生存率 P 为纵轴绘制的表示生存时间与生存率关系的函数曲线。

K-M 曲线呈阶梯形,因为 K-M 法对所有死亡时点估计生存率,其生存率变化是跳跃的。曲线中水平横线的长短代表一个时点到下一时间的距离,体现时间与生存率之间的关系。通过曲线可以直观地比较各样本资料的生存过程,并且可以对任意时点的生存率进行估计,同时也可由任意生存率估计生存时间。

(3)估计总体生存率的置信区间。

链接　**寿命表法中生存率的计算**

寿命表法常用于大样本资料的生存分析,其生存率的计算过程:①将生存资料按时间区间进行分组;②统计在时间(t_{i-1},t_i)内的死亡人数;③统计在时间(t_{i-1},t_i)内的截尾人数;④计算在时点 t_{i-1} 上生存的患者人数,即期初观察人数;⑤计算校正的观察人数,即假设截尾者平均每人观察了时间区间的一半,从期初人数中减去截尾人数的一半;⑥计算在时间(t_{i-1},t_i)内的死亡概率;⑦计算在时间(t_{i-1},t_i)内的生存概率;⑧根据概率的乘法定律,计算活过 t_i 的生存率;⑨计算生存率的标准误。

(四)生存率比较

在临床实践中,经常需要比较不同治疗方法、不同病情或病程对疾病预后的影响,可以进行生存率的比较研究。生存率比较方法有参数法、半参数法和非参数法。因为,预后研究中生存时间多数为不规则分布或分布类型未知,故常采用非参数法进行分析。目前最常用的非参数方法是时序检验(log-rank test),又称对数秩检验,是较为理想的生存曲线的比较方法。该法由 Mantel 等在 1966 年提出,可以用来比较两组或多组生存时间的分布,应用范围较广。

1. log-rank 检验的基本原理　log-rank 检验是运用 χ^2 检验的基本思想,分析实际观察值与理论值之间差值的大小,从而对各样本间的差异做出有无统计学意义的结论。其中,两个生存率作为整体的比较常用对数等级检验。

要点提示　生存分析是分析任一时点上发生某结局的平均概率的统计方法。

2. log-rank 检验的适用条件　用 log-rank 检验比较样本的生存率时,要求各样本生存曲线不能交叉,因为,此时提示存在某种混杂因子,应采用分层分析或多因素分析。

第三节　疾病预后研究的质量控制

偏倚直接影响着研究结果的真实性,在预后研究的任何阶段都有可能产生各种各样的偏倚。因此,研究者必须分析可能存在的偏倚种类、发生环节和对真实性的影响程度,采取积极有效的措施控制偏倚的发生,保证研究结论真实可靠。

一、预后研究常见的偏倚

预后研究的偏倚常发生在研究对象的选择、随访和结局的测量等阶段,以下偏倚比较多见。

1. 集合偏倚　集合偏倚(assembly bias)又称集中偏倚，是指纳入研究的患者存在一些研究因素以外的其他因素，而这些因素对结局会产生影响，导致收集到的预后资料产生偏倚。如医院的性质、医务人员的专业水平或患者所在的地区、经济收入、职业等因素，可使不同医院收治的患者病情、病程、临床类型等不同，那么由这些患者集合成队列进行随访，观察到的预后资料将产生偏倚。其本质是研究对象的代表性存在问题，因此属于选择偏倚。例如，三级医院收治的病例通常较基层医院的病例危重，从而导致其预后较基层医院差。

2. 零点偏倚　零点偏倚(zero time bias)是指纳入随访的研究对象不是起始队列，而是在该病病程的不同阶段进入随访的，随访起点不同，从而导致研究结果产生偏倚。例如，肾结石复发率的研究，无论初发者，还是复发者，如果均以肾结石手术患者作为观察对象，将会导致肾结石复发率偏高。

3. 迁移偏倚　随访期间患者退出、失访或从一个队列迁移到另一个队列等变动所引起的偏倚，称为迁移偏倚(migration bias)，也是一种选择偏倚。例如，不同干预措施的两组患者或具有不同预后因素的两组病人出现互换，且发生迁移的患者所占比例较多，就会直接影响结果的准确性。原因是这种移动是非随机的、不均衡的，从而影响到设计的严谨性，导致两组患者的可比性下降。

4. 诊断怀疑偏倚　研究者若事先知道研究对象的某种预后因素，怀疑其将发生某种结局，或在主观上倾向于出现某结局，于是在进行诊断或分析时倾向于自己的判断，从而导致偏倚，此即诊断怀疑偏倚(diagnostic suspicion bias)；此外，若研究对象知道自己存在某种预后因素，或了解研究目的，其主观因素对研究结果造成的影响也属于诊断怀疑偏倚，属于测量偏倚。

5. 混杂偏倚　组间存在的非研究因素缺乏可比性，且这些因素与预后因素和结局均有联系时，会产生混杂偏倚(confounding bias)。例如，患者的心理状态、有无并发症、性别、年龄等因素在比较组间有差异时，可能会增强或减弱预后与因素之间的联系强度。

二、偏倚的控制方法

对预后研究的偏倚通常在研究的 3 个阶段加以控制。在设计阶段可以采用限制、随机化、匹配、制定资料收集和质量控制方法等措施。例如，在选择患者时，规定只有病情、病程和治疗措施相同的患者纳入研究，或将不同病情、病程和治疗措施的患者进行分组观察，在一定程度上可以减少集合偏倚；在资料收集阶段，尽可能采用“盲法”观察结果，可以减少测量偏倚，如难以诊断的肿瘤、亚临床患者的不良反应等结局测量，采用“盲法”观察结果，可以减少因为研究者的不同而产生测量偏倚；在分析资料时，采用标准化分析、分层分析和多因素分析等统计学方法进行处理，可以控制混杂偏倚。

> **要点提示**　在预后研究中，集合偏倚、零点偏倚、迁移偏倚、诊断怀疑偏倚和混杂偏倚比较多见。

问题讨论　为评估某抗癌药物的抗癌效果，某临床医疗小组选择市级三甲医院的晚期肺癌患者 28 例作为实验组，接受包括该药物的干预措施；以省级三甲医院的晚期肺癌患者 50 例作为对照组，接受肺癌患者的常规治疗。两组患者除新的药物不同外，其他治疗方法无显著差异。随访满两年后，发现两组患者的两年生存率无显著差异（$P>0.05$）。因此，该小组成员认为此抗癌药物的抗癌效果并不显著。请分析以下内容。

1. 此研究结果是否合理？为什么？
2. 在该研究中可能存在哪些偏倚？为什么？
3. 应采取哪些措施控制可能存在的偏倚？

第四节　疾病预后研究的评价

一、评价原则

预后研究的结果通常在临床上作为制定干预措施的参考证据，指导临床实践，因此其结论的正确性至关重要；并且在预后研究中，常常会出现同一疾病的预后结论不同，甚至相互矛盾。因此，对于任何一项预后研究，应进行严格评估，以保证其结论的可靠性。

预后研究通常以国际临床流行病学的原则进行评估，主要考虑研究对象的代表性、随访资料的真实性、结局判断的可靠性、混杂因素的控制、研究结果的完整性和实用性等方面，即从研究的真实性、应用性和生命质量 3 个方面入手。

二、评价内容

（一）研究对象

对研究对象的评估是分析样本对总体的代表性和结果的适用性，包括研究对象的来源、临床特征的均匀性等方面。

1. 研究对象的来源与特征

（1）病例来源明确：明确研究对象是来自社区还是医院，详细到来自哪一级（一、二、三级）医院。因为不同的病例来源，其代表性差别较大。

（2）病例特征均匀：研究对象应具有明确、统一、公认的诊断标准、纳入标准和排除标准，根据专业知识，排除易混淆的疾病。例如，研究消化性溃疡急性出血的预后因素，首先应明确患者重要的临床特点，制定诊断标准和排除标准。其中，诊断标准包括胃镜证实胃/十二指肠溃疡、黑粪、粪便隐血（＋＋）以上；排除标准有合并肝硬化（易发生食管下段静脉曲张出血）、凝血障碍性疾病等。纳入标准中应包括病例的个体特征，如年龄、性别、职业、病情轻重、病期、并发症等。

2. 研究对象的偏倚　在病例选择上考虑是否存在集中性、转诊和诊断条件等偏倚；有无采取相应的措施进行控制。

3. 样本含量　由于生物间存在个体差异，来自样本的研究结果对总体总是存在抽样误差。因此，在设计时必须估计适当的样本含量，才能得出有意义的结论。根据经验，一般数值变量资料的样本每组不得少于10例，分类变量资料的样本每组不应少于20～30例。

（二）随访过程

预后研究需要随访，因此，必须评价对研究结果有影响的随访时间、随访起点等内容。

1. 随访起点　病期或病程不同，对患者的预后有直接的影响，易产生零点偏倚。所以必须考虑患者的随访起始点是否相同，分析患者进入研究的时间是否都处于疾病的早期或疾病的同一阶段，即零点时间。零点时间可以是筛选日、发病日、就诊日、手术日、出院日等日期，最好在病程早期，但至少在相同病程阶段，零点时间必须明确而不杂乱。

2. 随访时间　随访时间的长短直接影响着研究结果的真实性。因为时间代表着预后，时间过短会增加研究的假阴性，所以必须考虑随访时间是否足够长，是否所有的研究对象都随访到研究终点，出现相应结局。

3. 随访资料与失访率　分析随访资料是否完整准确、失访率及失访者的特征有无说明和分析。在研究结束时，尚未达到随访终点者称为“删失”。删失并不能确定为“阴性结局”，因为这部分病人的结局在研究结束时并不明确。应注意的是删失的原因必须是与阳性结局无关的因素，不能盲目地将失访的病例均归入删失，否则会导致偏倚。例如，由于病情加重或疗效欠佳，转到其他医院就诊而失访，则不能归入删失；当然，当失访的原因与结局无关时，如病人移民或搬迁，可以记录从随访起点到失访的时间，并将失访者归入删失病例。

发生阳性结局的病人失访越多，对研究结果的真实性威胁越大。所以应考虑失访率。一般失访率在5%以下，对研究结果产生的影响较小；但在20%以上时，将会严重影响结果的真实性，失去阅读价值；在5%～20%时，视情况而定，但必须说明失访的原因。同时，预后研究还必须比较失访者与未失访者的重要人口学特征与临床特征，若两组病例的各项特征比较接近，则对结果不会产生影响。

（三）结局判断

预后结局通常用预后指标来反映，故必须评定预后指标的客观性、真实性和可靠性。首先阳性结局必须具有明确的定义或标准，不能模棱两可，否则易出现测量偏倚。其次尽可能采用客观、真实、可靠的指标反映研究终点。

1. 客观性　评估在所有指标中客观指标的数量，尽可能选择以客观方法记录为主，因为只有客观指标，才能有效避免主观心理因素造成的偏倚。

2. 真实性　要求预后指标的灵敏度和特异度高，它与研究目的密切相关。若要求预后指标能确切反映预后因素的效应，并防止非预后因素的干扰，则特异度要高；若要求预后指标对预后因素的效应能灵敏地反映出来，则灵敏度要高。

3. 可靠性　任何指标都要求可靠性好，能在不同时间、不同地点，由不同的研究者重复验证，误差应在允许范围之内。预后评定中选择结局性指标一般比中间性指标可靠性强。

（四）影响预后其他因素的校正

1. 预后因素　预后因素研究中，常常受到其他因素的影响。因此，必须分析预后因素是否考虑周密、是否有明确的定义，暴露时间与程度是否明确、与对照组是否一致、因果的时间顺序是否肯定等。常见的预后因素见本章第一节。

对于多因素引起的慢性病，危险因素的联合作用往往也影响着预后。例如，肺癌的主要危险因素有吸烟、空气污染、职业暴露、电离辐射等，某患者若是由于多个危险因素共同作用发生的肺癌，则预后较差。因此，还应注意危险因素联合作用对预后的影响。

2. 混杂因素　除了预后因素外，与预后因素和结局均有联系的因子称为混杂因素。为保证预后研究结论可靠，还应评估研究中是否采取了各种方法对混杂因素加以校正处理，如盲法调查、分层分析、多因素分析等。例如，对于受主观心理影响的阳性结局，如疼痛、恶心的判断，是否采用了"盲法"观察，以避免诊断怀疑偏倚。

（五）研究结果的完整性

不同的预后指标对预后的估计结果不同，因此，应当应用多种指标全面估计病人的预后，即强调指标的多元化；同时分析研究结果是否报告了预后结局概率的 95%置信区间和生存过程，让读者可以判断预后估计的精确度；以及分析是否报告了整个病程的预后结局，而不是某一时点的结局，即不仅要了解某一时点的生存率，还要了解生存曲线，分析在各个时点的生存率有何不同；考虑对预后因素的 *RR* 值是否计算了置信区间等内容。

（六）研究结果的实用性

评价研究结果的实用性和重要性包括研究结果是否有助于临床医生做出临床决策、是否有助于医生向病人及家属解释其所患疾病的结局等。若一项可靠、精确而推广性高的结果显示疾病预后良好，则有利于向焦虑的病人或家属做出正确的解释而使其放心；若真实、可靠的研究提示疾病预后不良，则应该以此为起点，与病人和家属进行有关不良结局的讨论。

要点提示　预后研究通常从研究对象的来源与特征、随访过程、结局判断、影响因素的校正、研究结果的完整性和实用性等方面进行评价。

复习指导

1. 预后研究是对疾病发生后的发展过程及其各种结局的发生概率、影响因素进行预测的研究。

2. 预后因素是影响患病群体的疾病结局的一切因素，不同于危险因素。

3. 预后研究在设计时应考虑研究对象的代表性、组间的可比性、零点时间、观察终点、随访期限和失访率等相关问题。

4. 生存分析是将随访到的研究对象结局和出现这一结局所经历的时间结合起来，分析患者在任一时点上发生结局的平均概率的方法。

5. 分析单个变量对生存时间的影响方法有直接法、寿命表法和 Kaplan-Meier 法。

6. 预后研究常见的偏倚有集合偏倚、零点偏倚、迁移偏倚、诊断怀疑偏倚和混杂偏倚。

7. 预后研究的评价通常需要考虑研究对象、随访过程、结局判断、影响预后的其他因素的校正和研究结果的完整性、实用性等多方面内容。

（龚戬芳）

第16章 循证医学与循证决策

chapter 16

学习要求

学习循证医学、系统评价及循证决策的概念，知晓其实施步骤及证据质量分级，能够初步进行系统评价与 Meta 分析。

循证医学(evidence-based medicine，EBM)是以最佳科研结果为决策基础的医学，是临床流行病学理论和方法在医疗实践中的具体应用。它促进了医疗决策的科学化，对推动医学的发展，提高医疗服务质量具有十分重要的意义和科学价值。目前循证医学已逐渐深入到医学许多学科，如循证保健、循证护理、循证妇产科、循证外科等。人们越来越重视遵循最新、最佳证据进行诊治、预防疾病。现代医学已基本完成从经验医学向循证医学的转变。

第一节 循证医学的概念及意义

一、循证医学的定义和产生背景

(一)循证医学的定义

循证医学是有意识地、明确地、审慎地利用现有的或可获得的最佳研究证据，结合医生的专业技能和临床经验，考虑患者的价值和愿望，制订关于患者的诊治方案的过程。其中最佳研究证据(best research evidence)是循证医学的基石，是来自临床研究的具有更大把握度、更高准确性、更好疗效和安全性的诊断、治疗、预防、康复、护理等方面的研究结果。任何医疗决策的制订仅仅依靠临床经验和技能是不够的，应当基于当前最佳的研究证据，并充分考虑病人对治疗的选择、关注和期望。

(二)循证医学的产生背景

早在 20 世纪 70 年代，临床医学研究开展了许多随机对照试验(randomized controlled trial，RCT)，但由于文献检索与合并方法的限制，针对某一问题的相关研究并没有进行系统地综合，使得大量的研究成果没有被应用到临床实践中，造成有限卫生资源的浪费，也使很多临床研究仍处于低水平的重复；同时，由于传统医学在解决临床问题的局限性、片面性，使整个社会的卫生问题日益突出，陈旧、无效的诊疗技术仍在继续使用，高新诊疗技术滥用现象非常普遍，医疗费用快速增长，卫生资源配置条块分割、重复建设和整体利用率较低；并且在市场经济的冲击下，没有严格验证效果的治疗措施或药物泛滥等。这时，迫切需要一种严谨科学的医学模式指导临床医生在众多的研究成果中寻找最佳证据作为临床决策的依据。在这种大环境下，循证医学作为一种新的医学实践模式开始萌芽。

至 20 世纪 80 年代，大规模的 RCT 蓬勃开展起来，人们发现某些医学研究结果与临床医生的经验认识不尽相同。例如，过去临床医学中推荐利多卡因作为心肌梗死后各类室性心律失常的首选药，但经 RCT 研究后发现，该治疗措施无效甚至可能会提高患者的病死率。类似的研究及其汇总分析结果，逐渐引起了整个社会对系统总结、传播和利用临床研究证据的极大重视，从而导致系统评价、Meta 分析等临床研究方法应运而生。此时，网络的迅猛发展及推广，也进一步推动了循证医学的兴起和发展。

1992 年美国医学会杂志刊登了加拿大麦克马斯特(McMaster)大学循证医学工作组关于“循证医学”的系列总结性文献，提出循证医学思想。“循证医学”一词首次在医学文献中出现。1995 年在英国成立了循证医学中心，通过出版循证医学刊物，建立柯克伦(Cochrane)协作网，将有价值的研究成果推荐给临床医生和相关专业的实践者，进一步促进了循证医学实践的发展。

此后，国外越来越多的临床决策开始从基于专家意见转向基于临床证据。在澳大利亚、美国、英国等发达国家，EBM 已普遍应用到临床实践。目前，以 RCT、系统评价、Meta 分析等为基本研究方法的循证医学已逐渐发展成熟、完善。中国 Cochrane 中心于 1998 年在成都华西医科大学成立，标志着我国临床医学正在走近 EBM。但是与国外相比，EBM 在我国临床诊疗实践、开展临床科研等方面的应用还非常薄弱。

(三)循证医学的要素

EBM 的核心思想是任何医疗决策都应以最新、最佳的研究结果为主要依据，它是现有的最佳证据、医生的临床经验和病人的价值三者的有机结合，缺一不可，相辅相成，共同构成循证思维的主体。

1. *最佳证据*　循证医学要求的最佳证据除了来自基础医学的研究，更主要的是来自以病人为中心的临床研究。对医生而言，最困难的是如何从大量的、不断更新的医学证据中，有效地搜集、整理自己需要的最好证据，否则医生的知识就会变的过时、陈旧，无法更新。

Cochrane 中心和 Cochrane 协作网是开展循证医学最重要的信息来源，它将系统评价的结果通过电子杂志、光盘、因特网等形式向全世界发布。国际 Cochrane 协作网的主要产品是 Cochrane Library，简称 CL，是临床医学各专业最全面的系统评价和临床对照试验的资料库。其特点是按照疾病的种类收集可能获得的全部高质量的系统评价。目前，Cochrane 系统评价结果被作为许多发达国家卫生决策的依据。

2. *临床技能*　由于科研证据来源于群体医学研究，代表的是平均趋势。因此，在应用这些证据时，医生必须审慎地考虑自己病人的特殊性，根据临床经验和技能，综合把握和平衡研究证据、医疗条件和病人的选择，制订最合理的诊治方案。

3. *病人的价值*　病人的价值(patient value)是指每个病人对其治疗的选择、关注和期望，在临床治疗决策中必不可少。循证医学的结果是医生和病人形成诊治联盟，使病人获得最好的临床结果和生命质量。

EBM 是一种以治疗病人为目的，医生不断获得有关重要的诊断、治疗、预后等相关信息的自我学习实践活动。通过这一活动,临床医师可以尽最大可能捕捉到最可靠的事实证据来解决各种各样的临床问题,正确评价建立在事实证据上的实践结果,并将这些结果应用于今后的临床实践中,不断提高医疗卫生的服务质量。

二、循证医学与传统医学的关系

循证医学的核心是使以经验为基础的传统医学向以科学为依据的循证医学发展,但循证医学并不排斥经验医学,它不能取代医生的临床经验,所获得的证据必须是在仔细采集患者的病史、体格检查和实验室检查等相关信息基础上,慎重地决定是否能应用于患者。因此,两种模式是互相依存、互相补充、共同发展的,它们之间的区别是相对的,体现在以下方面。

1. 证据来源不同　传统医学进行医学研究与临床实践是以经验性的行医模式为指导的行为,这种经验是从长期的失败与成功的尝试与摸索中获得的,虽然也是证据,但这种非系统的临床经验总结与循证医学中所特指的"现有最佳的证据"不同,因为客观条件的限制,这些证据数量较少、可靠性较差、质量较低。只有当高质量的证据不存在时,个人的经验才是最好的证据,是决策的唯一依据。循证医学中所指的证据是通过全面系统的文献检索,并对所得文献的科学性进行评估和综合分析,以获得无偏倚证据。因此,循证医学是临床医学发展的必然。

2. 对研究方法的要求不同　传统医学强调从经验中学习,注重经验的积累,对临床疗效的研究多来源于局部小样本的描述性研究和定性研究;而循证医学注重提供证据的研究必须遵循临床科研方法学原则,设计多为严谨的前瞻性研究,更强调来自多中心、大样本的实证性研究,如 RCT、Meta 分析。这是因为临床研究的复杂性,更容易产生偏倚,循证医学可以运用客观定量的研究方法尽可能地控制或减少偏倚,以保证结果的普遍性、可靠性和外推性。

3. 结果评价的指标不同　传统医学以适度疗效指标(surrogate end-point)为主要评价指标,这是一种中间指标如症状的改善、实验室检查参数等,具有一定的局限性,可靠性较低。例如,对某种降血糖药物的研究,若用传统医学研究方法分析,可以评估这种药物有无降血糖作用,但对糖尿病患者的并发症有无防治效果却无法确定;而通过循证医学的研究不仅可以分析此药物有无降血糖作用,同时,也可以分析其有无增加糖尿病并发症的危险。因为循证医学是以预后终点指标(outcome end-point),即临床结局作为主要评价指标,包括病死率、生存率、生存质量等为观察终点,更接近病人的需求。

4. 对临床医生的要求不同　传统医学是以医生的知识、技能和临床经验积累为临床实践基础。而循证医学除此以外,还强调医生必须掌握临床科研方法和现代信息技术手段的利用,不断学习和掌握最新的医学证据,利用科学方法正确评价和使用证据。

此外,传统医学很少考虑成本-效益问题,对样本含量的要求较低,而循证医学则将"成本-效益分析"作为临床决策的一个重要证据,而且需要较多的样本。因此,循证医学是对传统医学的发展和创新。

三、循证医学对临床医学的影响

在循证医学与临床医学的冲突中,人们逐渐认识到循证医学的重要性和必要性,它对临床医学具有重要的启示和挑战。

1. 循证医学促进医学实践模式的转变　医学实践不断产生大量新的证据,这些证据若被医生熟悉和掌握,则原有的诊疗措施将被肯定或否定,使得"该用的没用"或"滥用、误用"现象减少，必然会提高医疗服务水平，所以循证医学要求临床医生和宏观决策人员更多地了解循证方法，掌握新的最佳证据，指导临床实践和决策。

2. 循证医学促进医学科研模式的改变　循证医学中的 RCT、系统评价和 Meta 分析等方法已逐渐成为评价某种措施的有效性和安全性最可靠的金标准方法。这些方法可以提高群体研究的代表性、确定性、有效性、可靠性、重复性，形成循证系列学科，为现代医学研究注入新的活力。因此，循证医学要求临床医生更多地了解科学研究方法，从科研中不断学习。

3. 循证医学促进医学教育的改革　现有的知识和临床应用随着时间的推移将变得陈旧、过时，仅仅运用传统的医学教育已无法克服这一现象；而循证医学是终身的、自我引导的学习过程。循证医学原则已成为医学本科、研究生和继续医学教育的核心概念之一，目前相关的课程、培训班和网络信息资源也迅速增多，因此，循证能力和科学研究方法的培养，能够促进临床教学、培训水平的提高，培养素质良好的医学人才。

4. 循证医学对知识管理提出了新的要求　循证医学使医生的临床医疗行为变得有证可循，这就要求医疗卫生的组织系统不但具备促进证据生产、传播和利用的机制，还应具有激励与监督证据使用的机制。

总之，循证医学并不是要替代传统医学，而是以传统医学为基础，促进其发展和完善，提倡以病人为中心的治疗宗旨，通过使用安全、有效的医疗措施以提高病人的生命质量，节约医疗资源。

四、循证医学的研究内容

循证医学涵盖十分丰富的内容，它强调任何医疗决策的确定都要基于医学科研所取得的最好证据，包括治疗性临床试验、药物不良反应、疾病预后、临床经济学、治疗指南、卫生政策等。因此，循证医学应用领域越来越广泛，研究内容也越来越深入。

1. 临床决策的制定　医学决策主要包括疾病的诊断决策和治疗决策等。循证可以帮助医生准确认识临床上面临的各种问题，掌握解决问题所需的信息；制定临床决策，并对决策进行分析评估，包括决策的成本-效益分析。循证决策的全过程实际上是“批判地评估过程”，目的是应用最新、最佳的成果解决临床问题，循证医学为临床医生提供的是“渔”的方法而不是现成的“鱼”。

2. 药物效果的研究　研究者通过收集系统、完整的关于某种药物的临床作用与不良反应的证据，经过系统评价对药物性质进行评估，使医生能够了解药物研究的趋势，科学用药，并确定药物的开发方向。

3. 医学信息的评估和使用　循证医学采用信息技术和逻辑方法，运用更严谨的设计、更精确的分析及临床流行病学方法制定医学研究可靠性评估的指导原则；同时，应用该指导原则进行文献资料的综合性评价，以获得最新、最科学的医学信息。

4. 卫生技术评估　卫生技术评估是对卫生技术（医疗器械与设备、医疗方案与手术程序、新技术等）的技术特性，包括临床安全性、有效性（效能、效果和生存质量）、经济学特性（成本-效果、成本-效益、成本-效用）和社会适应性（社会、法律、伦理、政治）等方面进行全面评估，为决策者提供

> **要点提示**　循证医学是有意识地、明确地、审慎地利用现有的最佳证据，结合医生的专业技能和临床经验，考虑患者的价值和愿望，制订关于患者的诊治方案的过程。

相关的科学信息和决策依据,从而合理配置卫生资源,提高其利用效率和利用质量。目前,循证理念已逐步地运用于针对群体的任何保健措施与策略的制订和实施,分析和解决患者群体和公众的各种卫生问题,包括循证决策、循证管理、循证实践等,即循证保健。

第二节　循证医学的实施步骤

循证医学通过决策者的自我尝试、制定医疗卫生保健政策、制订和推行临床指南、对医疗卫生技术准入的控制、新药审批的控制等途径实施,实施本质是应用循证的原则和理念寻找、评价、应用证据,制定相关决策,以缩小研究与实践之间的距离,是一种有组织、有计划的集体行为。循证医学的实施步骤归纳为“五部曲”。

一、确定临床问题

根据病人的实际情况提出需要解决的问题,是整个循证医学的第一步,也是非常关键的一步。它关系到卫生工作者能否寻找到最佳的证据来解决所面对的问题,能否为病人提供一个满意的医疗卫生服务。其前提是准确地采集患者的病史、体格检查和实验室检查资料,以获得可靠的第一手信息;然后仔细分析、论证,准确地找出临床存在的问题和需要解决的问题。拟确定的临床问题通常是疑难的、重要的、发展的、有待提高的问题,有临床表现分析、病因探索和预后估计。估计患者的预后包括病人可能产生的临床表现、病程和并发症、诊断方法的选择、治疗措施的选择、预防措施的选择、自我提高等。

二、检索相关证据

证据是循证医学最基本的特征。因此,实施循证医学必须根据临床问题制订严格的检索策略,通过期刊、电子等各种检索系统进行全面系统地检索。证据一般来源于教科书、专著、专业杂志等专业数据库或高质量的系统评价、Meta分析等二次研究资料,如循证教科书、循证杂志及其相关数据库、网站。

为避免遗漏重要的文献,检索证据时尽可能通过多种渠道寻找证据;而且检索词必须正确、具体。一般根据问题提炼检索词,包括研究的疾病、干预措施或设计方案等;涉及专业名词时应根据检索工具的规定标准化;可先使用多个检索词或意义相近的检索词进行检索,然后再逐渐缩小检索范围。

三、严格评价证据

在将证据应用于患者之前,需要对证据的质量进行严格的评估。通常应用国际临床流行病学原则和证据质量评价标准,分析证据设计的严谨性、研究对象的代表性、统计方法的合理性等相关内容,以判断研究结果的真实性、可靠性、安全性及外推性。

如果涉及的合格文献较多,则进行系统评价,以获得较为可靠的结论。采用的研究方法不同,所提供的证据质量也是不同的。循证医学强调以国际公认的大样本RCT和对RCT的系统评价结果作为评价某干预的有效性和安全性的最可靠依据(金标准)。

根据临床研究的科学性和可靠性,证据的质量一般分为五级(可靠性依次降低)。

级别Ⅰ:对所有随机对照试验的系统评价(SR或Meta分析)的结论。

级别Ⅱ：对队列研究的系统评价，如多项队列研究、单项队列研究、结局研究等。

级别Ⅲ：对准临床试验的系统评价，包括非随机的、单组对照的、前后队列、时间序列或配对病例对照系列。

级别Ⅳ：非临床试验的系统评价，包括系列病例分析、质量较差的病例对照研究、没有采用对照的病例观察或者描述性研究。

级别Ⅴ：研究结论来自病例报告、临床总结或专家意见。

在五个等级中，第一、第二级证据的可靠性最高，第三、第四级次之，第五级证据受个人经验限制，相对而言可靠性最低。循证医学强调使用当前、可获得的最佳证据，因此，根据证据的分级优先选择最佳证据。在没有金标准的前提下，使用当前能够获得的证据。例如，无随机对照试验的证据时，非随机对照试验研究也可作为证据，但可靠程度不如随机对照试验。对于非治疗性的研究，证据不一定强调随机对照试验。

对于真实可靠的证据，还应分析其结果是否可外推到自己的病人，对个体患者是否有帮助，评价其临床适用性。一般而言，对于同一问题的多个研究结果一致有效时，则外推的安全性就比较大，否则应慎重考虑。

四、应用最佳证据

高质量的证据并不等于最恰当的决策，因为证据只是影响决策的因素之一，它只是回答了某干预的普遍性问题。在不同地区、不同患者，由于经济水平、医疗卫生服务模式、价值取向及患者的接受程度不同，可能对干预会做出不同的选择。因此，针对证据的可靠性和临床适用性的不同，结合医生的专业技能和临床经验，分析患者对诊治方案的特殊选择和需求，将三者有机结合进行判断，慎重考虑证据是否可用于自己的患者，从而做出科学的决策。

在应用不同质量的证据时，需要注意的问题有所不同。对于肯定的最佳证据，应当尽快进行临床应用，指导临床实践；反之，确定为无效或有害的证据，则停止或废弃使用；对于难以判定、无定论的证据，则进行进一步探索以提供重要信息。

五、评估实践后效

将循证结果运用于临床实践之后，对其应用过程进行监测，并对实施效果和效率进行再次评价，也称后效评价。评价内容一般包括临床医疗质量、科研水平、医疗干预措施的效益-成本比例等。通过实施前后的比较，将获得的经验和教训运用于终身继续教育，不断提高临床专业水平和医疗服务质量。

在循证医学的实施过程中，寻找和评估证据是任何实施方式的必要环节。实施循证可以不断淘汰现行无效的干预措施，防止新的无效措施进入医学实践，从而节省资源、提高医疗卫生服务的质量和效率。

> **要点提示**　循证医学实践的基本步骤可归纳为确定临床问题、检索相关证据、严格评价证据、应用最佳证据、评估实践后效等“五部曲”。

第三节　系统评价和 Meta 分析

一、系统评价

随着医学信息的迅速增长和临床医生的时间、精力及有限的文献检索合成技能之间的矛盾日益加剧，使得系统评价方法被应用于临床医学领域，并逐渐完善。目前，发达国家的临床医生和卫生决策者已将 Cochrane 中心的系统综述作为重要的决策依据，指导临床实践和医学科研。

(一)系统评价的概念

1. 定义　系统评价(systematic review，SR)又称系统综述，是针对某一特定的医学问题，系统、全面地收集全球范围内所有已发表或未发表的研究，然后采用流行病学原则和方法制订评价标准，筛选出符合质量标准的文献，进行定性或定量合成，得出综合、可靠结论的过程。目前，它已成为一种公认的可重复的、系统的、客观的整合证据的最佳手段。

系统评价不同于传统的文献综述(review)，文献综述带有作者的观点，缺乏科学性，结论容易过时，通常采用定性分析方法阐述特定问题的全貌，涉及面较广。系统评价常集中于一个临床问题，比较专一；且具有明确的设计方法和严格的纳入与剔除标准；通过合并多项研究增大了样本含量，提高了统计效能；并解决了研究结果的不一致性，改善效应估计值；随着新研究的出现，可在发表后定期更新。

2. 种类　根据是否采用 Meta 分析，系统评价可分为定量和定性两类。定性系统评价(qualitative systematic review)常用于研究结果的变异性较大，获取的资料具有明显的异质性不能合并时，只能对结果进行描述性的综合。定量系统评价(quantitative systematic review)是对多个同质性的研究结果采用定量合成的统计处理方法，即 Meta 分析。因此，是否进行 Meta 分析需要考虑纳入评价的研究的同质性。

根据收集资料的时限，系统评价又可分为回顾性系统评价和前瞻性系统评价。目前多数系统评价为回顾性的，因为收集的资料均为已完成或已发表的研究，因而其结果易受系统偏倚、随机误差的影响。前瞻性系统评价是指开始评价时，对各个研究结果尚不明确或纳入的试验正在进行之中，对其研究结果需要进行前瞻性地跟踪收集。与回顾性系统评价相比，前瞻性系统评价具有周期性长、费用高，但结果可靠的特点。

根据收集的资料性质，系统评价可分为单个病例资料的系统评价、一般性整合资料的系统评价和累计性 Meta 分析。除此之外，还有系统评价的评价，是对多个系统评价结果进行的 Meta 分析。

(二)系统评价的步骤与方法

系统评价是鉴定并获得证据的最佳方法，其实施方法的正确与否，决定着结论的真实性和可靠性。由于 Cochrane 系统评价具有严格、系统的研究方法，且定期更新，目前被认为是评价干预措施疗效的唯一的信息资源。因此，以评价治疗措施的 Cochrane 系统评价为例，说明系统评价的基本步骤和方法。

1. 拟定研究方案　同其他科研一样，在进行系统评价之前必须制订严谨的设计方案。该方案在系统评价之前应当发表，接受评论或批评以不断完善。内容包括：①明确研究目的。在掌握科研方法的基础上，结合临床经验，通过文献检索，熟悉研究背景，提出临床上需要解决的问题。②提出检验假设。将特定问题转化为研究可以回答的问题。例如，对某一干预措施的系统评价，其假设中应包含设计方案、干预措施、研究对象、结局四要素。这些要素对指导检索、筛选和评价各个研究，以及分析、解释结果的应用价值均具有十分重要的意义，必须明确。③确定和选择研究的方法和标准，即研究的定位与选择。纳入研究的选择标准一般包括研究的设计类型、研究对象特征、干预措施和对照组干预的种类、结局测量指标、经济学指标 5 个方面。④明确提取和分析资料的方法和标准。邀请相关专业人员制订和完善检索策略，以备重复检索；制定对纳入的质量合格研究进行系统评价或 Meta 分析方法。

2. 收集资料　系统评价与一般研究不同，它是利用已存在的各独立研究资料进行研究，而不需要对各独立研究中的原始数据进行分析，要求检索时必须查全、查准，最好能找到所有相关文献，以减少发表偏倚和语言偏倚对结论的影响，因此，根据方案中的检索策略进行全面无偏倚的检索是系统评价的关键。它必须遵循多途径、多渠道、最大限度的原则。利用多途径广泛收集资料，包括电子资源数据库、临床试验注册登记系统、参考文献的追溯、手工检索等途径。

当然，应当注意收集未正式发表的“灰色文献”(grey literature)，这种文献可能包含阴性研究结果，有会议专题论文、专著内的章节、未发表的学位论文、制药工业的报告等，对结果的综合起着至关重要的作用。

3. 选择合格的研究　针对所有可能合格的研究，根据方案中的纳入标准和排除标准进行仔细的筛选。通过初筛、阅读全文、与作者联系三步骤选出能够回答研究目的的资料。一般由两人以上的成员进行独立选择，存在不同意见时通过共同协商或由第三者仲裁解决。

4. 评估纳入研究的质量　由两个以上评价人独立评估所有纳入研究的真实性和可能存在的偏倚。评估内容包括：①方法学质量。对研究中的设计、实施和分析过程中控制或减小偏倚的程度进行评估。如 RCT 方法学的质量考察包括研究对象是否随机分组；是否详细说明入选标准；组间基线资料是否可比；研究过程中是否使用了盲法；对失访、退出及不良反应病例是否进行了详细记录；是否报告了失访原因；患者的依从性如何等。②精确度。分析研究的随机误差程度，一般用可信限的宽度来表示。③外部真实性。评价研究结果外推的程度，这与研究对象的特征、干预措施的实施方法和结果的选择标准有关。

链接　关于质量评估方法的标准

目前尚无研究质量评估方法的金标准。Cochrane 系统评价常采用 Jadad 量表作为质量评价标准。例如，RCT 质量评价的 Jadad 量表记分为 1～5 分，分别从随机化方法、盲法、失访与退出三方面评分。若结果为 1 或 2 分，则为低质量；若结果为 3～5 分，则为高质量。

5. 提取信息，填写摘录表，建立数据库　按事先制定的调查表提取相应变量，包括一般资料、质量资料、基线资料、干预措施资料、结局资料等信息；用相应统计软件建立数据库。数值变量资料需注明单位，用 $\overline{X}$ 和 s 表示；分类变量资料使用相应的率表示。

6. 分析资料　根据纳入研究的同质性，考虑采用定性或定量方法进行分析。①定性分析：采用描述的方法，对各独立研究的特征进行总结并排列成表格，包括研究对象、干预措施、研究结果、研究质量和设计方法等内容；分析各研究方法的严格性和不同研究间的差异。定性分析是定量分析前必不可少的步骤。②定量分析：即 Meta 分析，包括同质性检验、效应值计算和敏感性分析。

7. 总结报告　报告中需要说明系统评价的论证强度、意义、结果的可应用性、卫生经济学分析、其他与干预措施有关的信息等内容。对于新的证据出现时，还应对前面的系统评价进行改进与更新，使系统评价不断完善。总结报告可以用直观的图示方法表示。

二、Meta　分　析

1976 年，英国心理学家 Glass 首次提出 Meta 分析，由于它是对某个主题的所有研究结果进行合并的方法，故又称"荟萃分析"。20 世纪 80 年代之后，临床随机对照试验被逐步引入 Meta 分析，获得了大量结果可靠的证据。近年来，Meta 分析在整个医学领域中受到广泛的关注和应用，包括重大健康问题的研究、临床诊断和治疗方法的选择与评价、临床治疗效果评价、卫生经济学研究、卫生服务评价和卫生决策等。

（一）Meta 分析的定义

Meta 分析是以综合研究结果为目的而对大量单个研究结果进行统计分析。其实质就是汇总相同研究目的的多个研究结果并分析评价其合并效应量的一系列过程。它是系统评价的一种研究手段和方法，但系统评价不一定都要做 Meta 分析。Meta 分析是对符合标准的不同研究者在不同地区进行的研究进行定量综合，不仅增加了样本含量，使结果更具有说服力；同时通过整合，得到对特定问题的全面认识，可解决临床分歧。

（二）Meta 分析的特征

Meta 分析是更高一级的统计分析方法，常被称为"分析的分析"。近年来广泛应用于诊断、治疗、预后和病因等方面的医学领域。具有以下特征。

1. 具有处理大量文献的能力，且不受研究数目的限制　Meta 分析的资料来源全面，具有清晰的搜索资料的策略与措施，是在批判、评价的基础上收集证据，有统一的评估方法，对资料进行定量综合而不同于以往综述中的定性估计。它的推论常建立在证据基础之上，因此，可以为临床进一步研究和决策提供全面的文献复习。

2. 提高统计检验效能　Meta 分析在整合大量的研究时，增加了样本含量，因此，在某临床现象发生率较低的情况下，为发现某些结果之间的差别增加了统计学上的把握度，增加了对治疗作用大小估计的正确性，有助于防止小样本导致的偏倚。

3. 评价并解决各研究结果的不一致性　Meta 分析可以测定和解决文献之间的矛盾，研究不同文献异质性的来源和重要性，分析不同对比组治疗作用的变化，从而提高有意义的新疗法被发现的把握度，显示出联合或相关作用的重要性；通过比较不同的治疗措施，提供最佳治疗方案；而且可以发现某个研究的不足，寻找新的假说和研究思路。

需要注意的是，Meta 分析只是一种统计处理方法，是系统评价中的一部分，它不可能将本身有问题的研究结果综合成一个好的结果。

（三）实施 Meta 分析时应注意的问题

Meta 分析与系统评价的关系非常密切。由于定量的系统评价结论更具有说服力和应用性，因此多数系统评价均应用 Meta 分析。目前，国外文献常常将系统评价与 Meta 分析交叉使用。Meta 分析的实施步骤类似于系统评价，但应当注意以下方面。

1. 确定研究目的　Meta 分析的主题一般来自临床研究或流行病学研究不确定或有争议的问题。对于一些经过大样本、多中心合作的临床试验已得到明确结论的，不必再做 Meta 分析；而对一些尚不清楚或没有把握的研究，通过 Meta 分析获得可靠结论。

2. 检索文献　从立题入手确定检索词，制定检索策略和检索范围。用计算机检索时，常用的医学网站与数据库有 www.cnki.net、www.ncbi.nlm.nih.gov/pubmed/、MEDLINE、中国医院数字图书资料、中国学术期刊全文数据库、中国生物医学文献数据库(CBMdisc)、维普数据库(VIP)等。单纯通过计算机检索而获得所需的所有文献是很困难的，必要时还应补充手工检索、学术会议资料未发表的文献等，不应只依靠一个数据库。

3. 筛选与评价文献　如果被评价的文章在设计或实施方面质量太差，应当删除。因为有偏倚或没有意义的文献，不可能通过 Meta 分析得到可信的结论，反而会引起误导。

4. 资料统计学处理　Meta 分析的统计学处理主要包括三方面内容。

(1)齐性检验：齐性检验(heterogeneity test)又称异质性检验，是 Meta 分析过程中必须进行的重要环节。因为 Meta 分析是对多个研究结果进行定量综合，计算其总体效应。因此，必须先评价这些研究结果之间是否同质，了解各研究结果合并的合理性。从而确定采用固定效应模型或随机效应模型进行合成。

如果同质，采用固定效应模型(fixed effects model，FEM)合并各研究结果。如果齐性检验 $P \leqslant 0.05$，各研究结果存在异质性，则先不要贸然选择随机效应模型(random effects model，REM)进行 Meta 分析。应先分析导致异质性的原因，明确临床异质性和统计学异质性，包括设计类型，试验条件，试验所定义的暴露、结局及其测量方法、观察对象的选择标准、干预措施等；然后剔除不合格的资料后，再考虑选择随机效应模型进行 Meta 分析。当然，必须根据不同情况采用不同的处理方法，有忽略异质性(固定效应模型)、检验异质性(有异质性不合并)、合并(随机效应模型)、解释(亚组分析、Meta 回归)4 种手段。

(2)合并后效应值的计算：根据资料的类型和评价目的选择效应量和分析方法。例如，两组间比较时，若为数值变量，当结果测量采用相同度量衡单位时，用加权平均差值比较；而当度量衡单位不同时，应用标准化平均差值比较。若是二项分类变量，则用率差、比值比(*OR*)、相对危险度(*RR*)等效应量表示合成结果。

(3)敏感性分析：敏感性分析(sensitivity analysis)是检验在假设条件下结果稳定性的方法，即改变某种影响结果的重要因素，观察结果的稳定性和强度。因素包括：①选择不同的分析模型，效应量合并值的差异；②剔除质量较差的文献前后结论的差异；③文献分层前后结论的差异；④改变纳入和剔除标准前后结论的差异；⑤比较大样本研究的效应量合并值与总效应量合并值是否一致等。

若结论不随各种因素的改变而发生变化，说明 Meta 分析对其不敏感，结论可信度高；若发生变化，则可以发现影响结果的主要因素和产生不同结论的原因，也可以解决不同结果之间的矛盾。

5. 结果的解释与讨论　Meta 分析属于观察性研究，因此，在解释结果时尤其要慎重，必须考虑齐性及其对结果的影响，以及各种偏倚的识别与控制；分析结果不能脱离专业知识背景，要具有实际意义。

要点提示　系统评价是针对某医学问题，系统全面地收集所有的研究，运用评价标准，筛选出符合质量标准的文献，进行合成，得出综合可靠结论的过程。基本步骤有设计、收集资料、选择研究、评估研究、提取信息、分析资料和总结报告。

6. 常见的偏倚及其检查　由于Meta分析属于描述性二次分析，因此存在发表、文献库、纳入标准、筛选者等偏倚及分析方法本身的一些缺陷，故在医学实践和科研中应该正确认识和合理应用。检查偏倚的程度，具体方法有漏斗图分析法、线性回归法、秩相关检验法和计算失安全数法等。

Meta分析在医疗卫生领域的应用，为医学实践和医学科研提供了新的理论和方法。它通过定量地合并分析多个研究，得出更为科学、合理和可信的结论，因而成为循证医学科学获取、评价和应用最佳证据的重要手段，也可作为医疗卫生服务和卫生管理评价的手段之一。

第四节　循证决策

2005年David发表了“Evidence Based Medicine：A Unified Approach”文章，重新诠释了循证医学的定义。他认为以往关于循证医学的定义并不能完全表达其真正含义。循证医学的范畴不仅仅包括临床医生的决策，还应包含对群体卫生保健人员的决策，有必要整合循证指南与循证医学，以避免循证医学只注重个体病人而忽视人群的风险。

一、循证决策的概念和意义

（一）循证决策的定义

循证决策（evidence-based for policy）是基于证据的决策，是遵循现有最好的证据，结合当地实际情况和群众需求，制定个人、单位、区域或国家医疗卫生服务管理模式、公共卫生措施和医疗卫生政策的学科。这是广义的循证医学，其关键是证据的获取，核心是证据的评价，目的是提高决策水平，使决策更具有科学性和可行性。在医疗卫生服务过程中，决策者往往会提出各种需要解决的政策问题，例如，对于不同激励机制，医务人员的反应有何不同？这时需要对分散的证据进行循证决策。

（二）循证决策的分类

根据研究对象不同，循证决策可分为两类，一类是针对群体的循证宏观医疗卫生决策，包括卫生政策法规、循证公共卫生与卫生管理等；另一类是针对个体病人的循证临床实践，即微观决策，如临床决策、治疗方案的制定和循证临床实践等。事实上，广义的循证医学就是遵循证据的循证决策，它包括上述两部分，两者相辅相成，相得益彰，共同提高医疗卫生服务的整体质量和效益。

传统的决策方式往往带有主观臆断，主要受价值取向和可利用资源的影响，证据不是决策的决定因素。而循证决策重视证据在决策中的重要作用，并在决策过程中获取、分析和利用高质量的证据。目前，循证决策已逐步成为实现医疗卫生管理的最高原则，是提供有效、有用的服务项目必不可缺的手段。

（三）循证决策的意义

循证决策可以促进决策者们在制定决策过程中提高证据的利用，强化决策者收集、评估和利用证据的能力；同时也可加强决策的科学性，使所执行的计划或行动取得最大效益，减少随意性、盲目性，从而改进国家或地区卫生系统的绩效。

随着卫生事业的不断发展，人们对卫生决策的科学性要求越来越高。循证决策已被国际社会实践证明是先进有效的决策方法，是目前决策者最常用、最客观、也是最重要的一种政策研究方法，常用于政策的制定。

二、循证决策的内容

循证决策不等于证据，它是现有最好的证据、当地可利用的资源和政策的价值取向的综合体，这也是循证决策效果的重要影响因素。尤其是证据，在一些重大医疗卫生问题上，必须要有足够的、高质量的研究证据；而且这些证据必须容易获得，也就是说，循证决策需要建立一个快速有效的证据收集、整理和传播的系统，这也是循证决策成功的必要条件。

循证决策的应用范围非常广泛，包括药物进入医疗卫生服务前的把关和控制、个体临床医生和卫生决策者的循证实践、医疗卫生技术循证准入控制办法、国家宏观医疗卫生政策和诊治指南、临床路径的制订等。例如，某地冠心病严重威胁人群的健康和生命，是否需要对 60 岁及以上的人群进行年度体格检查，这时需要运用循证决策的方法，分析评估这种筛检计划的成本与效果如何？能否制定相应的政策，在社区人群中实施这项筛检？

三、循证决策的实施步骤

实施循证决策必须营造一个有利的文化和环境，才可以在实践中根据新出现的、高质量的“证据”。其具体实施步骤如下。

1. *决策前基本情况的分析*　决策者在决策前必须根据研究目的了解本地区的基本情况、相互关系和影响因素，从而掌握大环境资料、人口资料、健康与疾病现况和现行政策等信息，找出存在的问题及其形成原因，为决策提供依据。决策者可利用历史资料，或必要的快速调查，或综合性的对比分析，将各种因素有机结合，通过纵向或横向的比较分析，提出可能的因果联系。

2. *发现问题*　通过掌握的资料，分析当前需要解决的问题及其产生原因，这是循证决策关键的一步。例如，采用 SWOT 方法分析需要解决的问题。其中，S(Strength)和 W(Weakness)分别是指需要解决的问题中存在的优势和弱势是什么？而 O(Opportunitiy)和 T(Threaten)分别是指解决本问题的外部机遇和威胁分别是什么？

3. *寻找优先解决的问题*　在决策过程中有很多问题需要解决，但由于资源有限，应当分清轻重，优先解决重点问题。从决策者角度出发，通过确定问题→按优先次序排列问题→分析问题→陈述问题→最终确立优先解决的问题 5 个步骤完成。同时，通过各种途径检索证据，建立数据库，并对文献进行分类，确定检索范围，分析证据不足之处，从而确定当地需要优先重点解决的政策问题清单。世界卫生组织卫生政策与系统研究联盟提出了在国家水平上的 3 个重点研究主题是卫生筹资、卫生人力资源和非政府部门的作用。

4. *查找证据*　根据优先需要解决的问题，再次查找研究证据，包括专家的知识、发表的研究成果、现有的统计资料、以前的政策评价、多种政策方案的成本估算等。由于决策的过程比较复杂，因此，在搜集证据时要注意多方面因素，尤其是证据存在的背景特征和结果产生所需要的条件。

5. 评估证据　对于收集到的证据，必须评估其质量、效果和结果的外推性。质量是指证据的科学性及其与当前政策问题、背景环境的相关性，对覆盖人群的代表性等。通过定性或定量系统评价确定证据对需优先解决问题的影响力及其可信度，即效果评估。在评价证据时必须考虑结果的外推性，证据中的结果对拟解决的主要问题应具有普遍性，因此，必须分析在同样条件下，出现同样结果的可能性。

6. 制定决策　根据问题，结合证据的评估结果、当地的可利用的资源和政策的价值取向制定决策计划，包括决策的总目标、分目标、投入、执行、产出、结果和影响等相关内容。

7. 对决策实施的督导与评估　实施决策计划，并遵循医疗卫生管理的最高原则，即最低成本、最高效率和最优质量对决策计划进行督导和评估，使所执行的行动能取得最大效益，减少随意性、盲目性，从而改进卫生服务质量，有效利用有限的医疗卫生资源。

复习指导

1. 循证医学是有意识地、明确地、审慎地利用现有的、可获得的最佳研究证据，结合医生的专业技能和临床经验，考虑患者的价值和愿望，制定患者的诊治方案的过程。

2. 循证医学的实施步骤可概括为 5 个方面：确定临床问题→检索相关证据→严格评价证据→应用最佳证据→评估实践后效。

3. 系统评价是针对某一医学问题，系统全面地收集全球范围内已发表或未发表的研究；然后采用评价标准，筛选出符合标准的文献，进行定性或定量合成，得出综合、可靠结论的过程。

4. 系统评价包括拟定研究方案→收集资料→选择合格的研究→评估纳入研究的质量→提取信息，建立数据库→分析资料→总结报告 7 个步骤。

5. Meta 分析是以综合研究结果为目的而对大量单个研究结果进行统计分析。其实质就是汇总相同研究目的的多个研究结果并分析评价其合并效应量的一系列过程。

6. 循证决策是基于证据的决策，是遵循现有最好的证据，结合当地实际情况和群众需求，制定个人、单位、区域或国家医疗卫生服务管理模式，公共卫生措施和医疗卫生政策的学科。

（龚戬芳）

第三篇

PART 3

人类环境与健康

第17章 环境卫生与健康

chapter 17

学习要求

学习环境污染的来源及健康危害、环境污染物的危险度评价，能对环境有害因素的健康效应做出判断，并追溯污染源。

在人类长期进化和发展的历程中，人与环境之间既相互适应、相互依存，又相互作用、相互制约。人类在适应环境的同时也在不断地改造着环境。原始社会时期，人们主要以依靠狩猎和采集野生植物为生，以洞穴为住所，其生存在很大程度上受到环境的制约。农业革命时期，森林和田野逐渐被转变为农田和牧场，种植业与畜牧业得以发展，食物和生活资料的供应趋于稳定，但是过度地毁林垦荒导致了水土流失、草原沙漠化等早期环境问题。从工业革命开始，科学技术不断发展，环境资源被大量利用，矿产开发、金属冶炼、机械制造、化工生产与合成等产业形成规模，人类生存所需要的物质条件极大丰富；与此同时，人类活动对环境的破坏日益加剧，带来了环境污染、传染病流行、臭氧层破坏等环境问题，以及环境质量恶化和生态平衡破坏，直接或间接地影响了人们的生存质量和身心健康。

第一节　人与环境

一、人类环境及其组成

(一)环境及环境卫生的概念

1. 环境　环境(environment)是指环绕在人群周围的空间及空间中能够直接或间接影响人类生存和发展的各种因素的总和。WHO公共卫生专家委员会将环境定义为：在特定时刻由物理、化学、生物及社会各种因素构成的整体状态，这些因素可能对生命机体或人类活动直接或间接地产生现时或远期作用。

2. 环境卫生　环境卫生(environmental health)以人类及其周围环境为对象，阐明环境因素对人群健康影响的发生及发展规律，通过识别、评价、利用或控制与人群健康有关的各种环境因素，以达到增进人类健康的目的。

(二)环境的分类

环境是一个复杂而庞大的系统,它由多种环境介质(environmental media)和环境因素(environmental factor)构成。环境介质是人类赖以生存的物质条件,包括大气、水、土壤及各种生物体。环境因素通过环境介质的载体作用或参与环境介质的组成而直接或间接地对人体产生作用。根据环境要素的性质和特征,常将环境分为自然环境和社会环境。

1. 自然环境 自然环境(natural environment)是指人类赖以生存和发展的各种自然条件的总和,包括空气、水、阳光、土壤、动植物、微生物等,其中动植物、微生物又称作生物因素,而空气、水、阳光、土壤等又称为非生物因素。根据是否受到过人为活动的影响,自然环境又可以分为原生环境和次生环境。

(1)原生环境(primary environment):是指天然形成的,从未受到人为因素影响的自然环境条件。其中存在很多对人体健康有益的因素,如清洁且化学组成正常的空气、土壤和水,适宜的阳光和气候等;但是,原生环境中的某种元素分布过多或过少也会给当地居民带来健康危害,甚至引起生物地球化学性疾病(biogeochemical disease)。

(2)次生环境(secondary environment):是指受到人类生产、生活等活动的影响而形成的环境。人类在改造自然环境及开发利用自然资源的过程中,为自身的生存和发展提供了优良的物质生活条件,但是,不合理甚至过度地开发及工农业生产中使用各种化学物质,使生产性和生活性废弃物大量进入环境,对大气、水、土壤等环境介质造成严重污染。

2. 社会环境 社会环境(social environment)是人类通过长期的生产、生活和社会交往等活动所形成的经济体制、社会结构、政治制度等非物质因素的总和。社会环境不仅直接影响人类的健康水平,还能通过影响自然环境的质量及人的心理状态等间接影响人体健康。社会环境对健康的影响同样具有两重性:良好的社会环境,如社会安定团结、卫生服务体系健全、人际关系和谐融洽等,有利于人的身心健康;不良的社会环境,如社会动荡不安、战争频发、社会服务体系不健全、人际关系恶劣等,可使人出现精神紧张、心理扭曲、行为失控等,甚至会诱发疾病。

二、人与环境的关系

人与环境息息相通、紧密相连。客观环境的复杂性、多样性及人类特有的改造环境和利用环境的主观能动性,使人与环境之间呈现出极其复杂的关系。环境为人类提供物质资料及生存场所,人类适应环境和不断地改造环境,逐渐形成了人与环境之间的对立统一关系。

1. 人与环境之间的动态平衡 人体从环境中获取氧气、水、食物等,通过体内的各种生理、生化反应合成生命的必需物质;同时,又通过异化作用进行分解代谢,代谢产物由不同途径排出体外而进入环境,并被环境中的其他生物所利用。人体通过新陈代谢与周围环境进行物质交换、能量转移及信息交换,实现了人与环境的动态平衡及物质上的统一。英国科学家对220名英国人的血液和地壳中的化学元素进行了检测,发现人体血液中化学元素的种类和含量与地壳中化学元素的种类与含量有明显的相关性(图17-1)。

2. 人对环境有一定的适应能力 各种环境条件是不断变化的,不同地区、不同时期的人类环境各不相同。人类为了生存和发展,需要进行自身的内部调节以适应环境。调节是指群体通过生理和行为反应来应对环境变化的过程,适应则是指群体通过基因频率的改变来

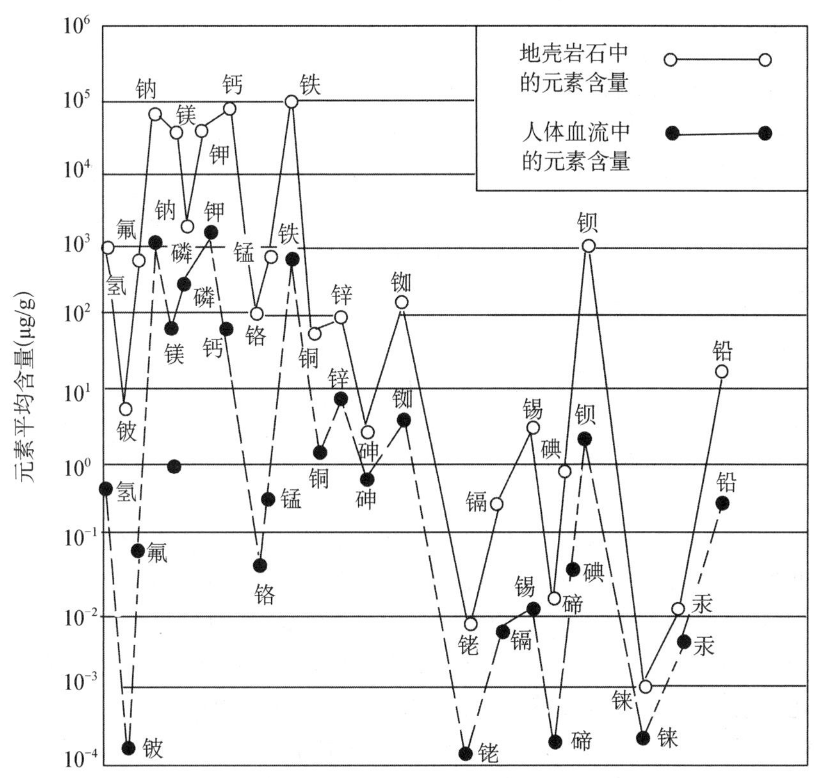

图 17-1　地壳与人体血液中元素含量的相关性

[引自:杨克敌. 环境卫生学,2012]

应对环境改变的过程。机体对环境的适应性是人类在发展的进程中与环境相互作用逐渐形成的遗传特征,长期生活在不同地区的人群,对自然环境及社会环境有着不同的适应性。例如,在高原环境中,大气含氧量少,为了适应缺氧环境,人体通过增加呼吸量、加快血液循环、增加红细胞数量及血红蛋白含量等方式提高机体的携氧能力,维持正常的生理活动。但是,人体对环境的适应能力有限,环境的异常变化如果大大超出了人的适应能力,就可使人体的某些组织器官发生结构或功能的改变,导致健康损害甚至死亡,如严重的高原反应或高山病。

3. *人与环境之间的相互作用*　环境为人类生命活动提供物质基础,是人类赖以生存的外部条件,环境的任何改变都对人体产生一定的影响。人类在适应环境的同时,有意识地利用和改造环境,创造出适合人类发展的物质和精神条件。环境对于人类活动带来的影响及污染有一定的缓冲能力,即环境可以通过自净作用使污染物减少或消失,但自净作用是有限的,当人类对环境的污染超过了环境的自净能力时,就会导致环境质量恶化、生态平衡破坏。

链接　**人类基因组计划**

人类基因组计划完成了人类23对染色体约60亿个核苷酸排列顺序的测定，使人类基因组所包含的约3万个基因与人体的重要生命功能及重要疾病的相关基因被不断发现，6000多种人类单基因遗传病和一些严重危害人类健康的多基因疾病有可能因此而得到有效的预防、诊断及治疗。人类的健康、疾病、寿命等是环境因素与机体遗传因素相互作用的结果，实验动物和人群中对环境有害因素的敏感个体，其生物学本质往往就是由机体的遗传特征所决定。

三、生态系统与生态平衡

(一)生态系统

生态系统(ecosystem)是指在一定的空间范围内，由生物群落及其环境组成，借助于各种功能流(物质流、能量流、物种流和信息流)所联结形成的稳态系统。生态系统可分为自然生态系统(森林、湖泊、海洋等)和人工生态系统(城市、乡村等)。一个完整的生态系统包括生物有机体和非生物成分。生物有机体又分为生产者、消费者和分解者3个类群。生产者为绿色植物，它们可以利用空气和阳光进行光合作用，把来自环境的无机物质转化为有机物质，并将太阳能转化为化学能储存，从而为地球上的其他生物提供食物，因此，生产者是有机物质的最初制造者；消费者是指动物，它们自己不能生产食物，只能直接或间接地通过植物获得营养物质和能量，以保证其生存和生长；分解者是指细菌、真菌及一些原生动物，它们通过分解动植物的排泄物和死亡的有机残体来获得营养物质和能量，并且把复杂的有机物降解为无机物，这些降解产物回归到环境中可以被生产者再次利用。非生物成分包括太阳能、水、二氧化碳和矿物质等，它们共同组成大气、水和土壤环境，为生物提供生存场所。组成生态系统的各个部分通过其自身功能维持着生态系统内的物质、能量和信息的循环和交流，从而形成一个不可分割的整体(图17-2)。不同的生物群落和其周围环境构成不同的生态系统，不同地理位置和空间的生态系统亦各不相同，这些大大小小的不同的生态系统构成了地球上最大的生态系统，即生物圈。

(二)食物链

食物链(food chain)是指生态系统中一种生物以另一种生物为食物，后者再被第三种生物所吞食，生物之间以食物连接构成的一种链锁关系。食物链维系着各生物种群间物质和能量的交换。很多条食物链交错连接形成一种网状食物关系，即食物网(food web)。生态系统通过食物网维持其内部结构和功能的相对稳定。生态系统的内部结构是动态变化的，若其中的某条食物链发生变化则会引起食物网的变化，系统内部就需要进行必要的调整和补偿，以保证生态系统的稳定。

食物链对环境中的物质有转移和蓄积作用，某些环境污染物可以通过食物链逐级在生物体内放大，使其在较高营养级生物体内的浓度远远超过低营养级生物体的几倍、几十倍甚至成千上万倍。环境污染物通过食物链蓄积使其浓度逐级提高的现象称为生物富集作用(biological concentration)。

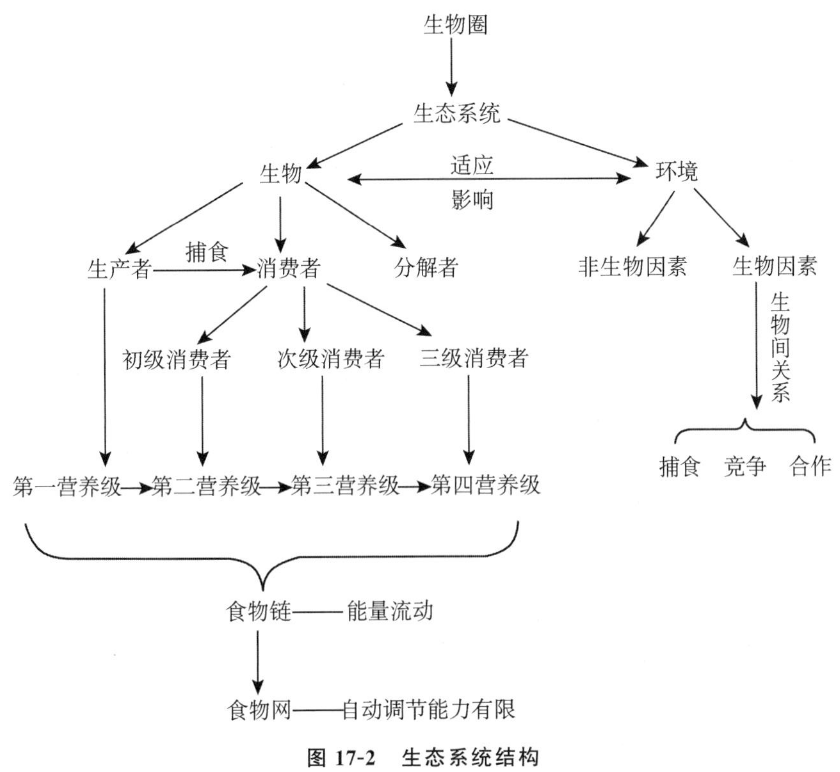

图 17-2　生态系统结构

(三)生态平衡

生态平衡(ecological balance)是指在自然状态下,生态系统的结构和功能(包括生物的种类,种群的数量,种群的比例及物质、能量的输入与输出)都处于相对稳定、相互协调的平衡状态。生态平衡是一种动态平衡。

影响生态平衡的因素主要有自然因素和人为因素。自然因素包括地震、海啸、洪水、泥石流等,可在很短的时间内破坏生态系统,甚至造成其毁灭,但发生频率不高,地理分布有相对的特定性;人为因素主要包括乱砍滥伐、破坏植被、大量捕杀野生动物、过度开发水资源等,可导致森林减少、生物种群减少、自然生态和生物的结构破坏等。此外,工农业生产排放的废弃物及生活垃圾、污水等也会对生物种群的繁衍生存产生影响,对人类健康和后代发育产生严重危害。

生态平衡是生态系统健康的基础,只有健康的生态系统才能为人类提供良好的生产、生活环境,才能促进人体的健康和社会的可持续发展。因此,一定要十分重视维护和保持生态平衡。

要点提示 生物圈是地球上最大的生态系统,生物圈中的所有生物通过食物链联系在一起,维持一种动态的平衡状态,即生态平衡。

问题讨论　澳大利亚原本没有兔子，英国人托马斯·奥斯汀1859年到澳洲定居时带了24只野兔，放养在庄园里，供他打猎取乐。后来，兔子陆续逃亡到了有茂盛牧草的野外。由于没有兔子的天敌(鹰等)，100年后24只野兔的上亿个“子孙”给澳大利亚带来了无尽的烦恼。野兔与牛羊争牧草，啃树干，常常把数万平方公里的植物啃吃精光，严重破坏植被，导致水土流失，使其他种类野生动物面临饥饿甚至灭绝的危险。据估计，这些野兔每年至少造成1亿美元的经济损失。澳大利亚人想尽办法控制兔子的扩散和繁殖——筑围墙、打猎、捕捉、投毒、引进天敌狐狸等。但是，兔子的繁殖力极为惊人，一对兔子一年可生下近百只兔子。至今澳大利亚的兔子仍是祸害。请结合本例讨论下列问题。

1. 生态平衡的重要性是什么？

2. 生物多样性与生态平衡之间有什么关系？

第二节　环境有害因素及其对健康的影响

一、环境有害因素的来源

(一)环境污染

环境污染(environmental pollution)是指由于自然的或人为的污染原因，使进入环境的各种污染物的数量或其作用强度大大超过了环境的自净能力，导致环境的结构和功能发生改变，生态平衡被破坏，对人类健康产生了直接或间接危害的现象。严重的环境污染对居民的健康危害严重，对生态平衡的破坏巨大，称为公害(public nuisance)。由于公害而引起的地区性疾病称为公害病(public nuisance disease)，如美国洛杉矶1953年发生的光化学烟雾事件，1～2d 65岁以上的老年人死亡400余人，大批居民出现眼睛红肿、头痛、咳嗽、气喘、呼吸困难等症状，严重者出现肺水肿、呼吸衰竭甚至死亡。

(二)环境污染物的来源

进入环境并能造成环境污染的物质称为环境污染物(environmental pollutant)。污染物按照其性质可分为：①化学性污染物，如铅、汞、铬、二氧化硫、一氧化碳等；②物理性污染物，如噪声、振动、电磁辐射、电离辐射等；③生物性污染物，如各种病原微生物及寄生虫等。根据污染物的理化性质在环境中是否发生变化又分为一次污染物和二次污染物。一次污染物(primary pollutant)是指由污染源直接排入环境的理化性质未发生改变的污染物。二次污染物(secondary pollutant)是指排入环境的一次污染物在各种环境因素的作用下，其理化性质发生改变，生成的与一次污染物不同的新污染物。

污染源(pollution source)即为污染物的发生源，根据其来源可将污染源分为自然污染源和人为污染源两大类。自然污染源包括洪水、地震、飓风、火山爆发等自然灾害造成的污染和特殊地质条件及某种化学元素大量累积等。人为污染源包括生产性污染、生活性污染、交通污染及其他污染。

1. 生产性污染　生产性污染指工农业生产中向环境排放有害物质而导致的污染，如工业生产中产生的未经无害化处理或处理方式不当的"三废"(废水、废气、废渣)大量排放到环境中，对空气、土壤、水体等造成污染；农业生产中过度使用甚至滥用农药和化肥，也可对农作物，以及空气、土壤和水体造成污染。

2. 生活性污染　生活性污染是指由居民生活产生的垃圾、污水、粪便等未经处理或处理方法不当而排入环境后所引起的污染，以及由室内装修、烟草烟雾、烹调油烟、室内燃烧物等所导致的室内空气污染等。如含烷基磺酸盐合成洗涤剂的使用，使富含氮、磷的生活污水大量排入水体，造成水体富营养化，藻类迅速繁殖，水体缺氧而致水生动物大量死亡。

3. 交通污染　交通污染是指汽车、火车、轮船、飞机等交通工具产生的噪声、振动和废气对环境造成的污染。汽车尾气和噪声已经成为城市环境污染的重要来源之一。

4. 其他污染　广播电视信号发射塔、无线通讯设备产生的电磁辐射和微波辐射，医疗卫生机构使用放射性核素产生的电离辐射、医疗垃圾和废水等，也会对环境造成污染。

二、环境污染物在生物体内的过程

环境污染物的体内过程是指化学性污染物从进入体内到排出体外的全部过程(图 17-3)，包括污染物的吸收(absorption)、分布(distribution)、代谢(metabolism)和排泄(excretion)。

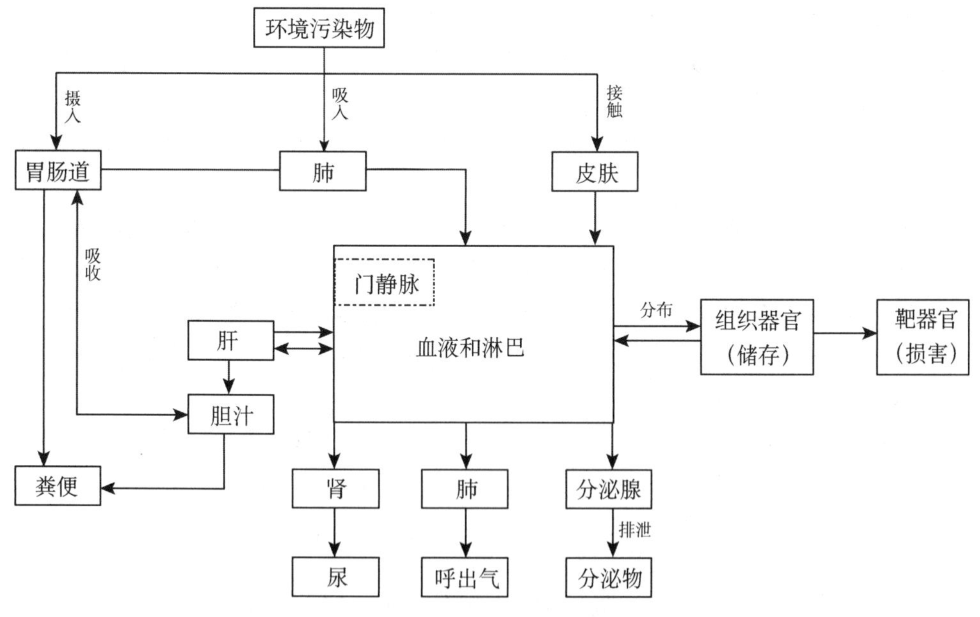

图 17-3　环境污染物在体内的吸收、分布与排泄

(一)吸收

1. 呼吸道　气态(气体、蒸汽)和气溶胶(烟、雾、粉尘)形式的污染物可经呼吸道进入人体。整个呼吸道均能吸收污染物，肺是最重要的吸收器官。由于肺泡表面积大，血液灌注量大，肺内毛细管网密集，易于简单扩散。污染物经肺吸收迅速，仅次于静脉注射。

2. 消化道　饮用水及食物的污染物中经消化道进入体内。整个消化道皆可吸收，小肠是主要的吸收部位。如金属汞、铅、镉等都可以通过消化道进入机体，对机体产生危害作用。

3. 皮肤 有些污染物可以透过皮肤表层,经表皮、毛囊、汗腺、皮脂腺吸收,如苯、甲苯、二甲苯等可经皮肤吸收。

(二)分布与储存

进入体内的污染物,随血液或淋巴液分布到各组织器官,由于不同的组织器官对污染物亲和力的差异,污染物在体内的分布往往不均衡,可蓄积在某些组织器官,如镉沉积于骨骼、有机氯蓄积于脂肪组织、一氧化碳在红细胞中与血红蛋白结合等。蓄积分为物质蓄积和功能蓄积。物质蓄积是指可在体内测出污染物或其代谢产物的蓄积;功能蓄积是指体内虽未测出污染物或其代谢产物,但却产生了有害效应。

(三)代谢

代谢是污染物在细胞内经酶促反应或非酶促反应发生一系列的化学结构和理化性质改变而形成新的代谢产物的过程,又称为生物转化(biotransformation)。生物转化的主要场所是肝,其次是肺、肾、皮肤、血液等。生物转化的最终结果是改变污染物毒效应的强度和性质及其在体内的分布和排泄。污染物经生物转化后生成低毒或无毒代谢物的过程称为代谢解毒,多数污染物代谢后毒性降低;有些污染物经生物转化后毒性反而增强,甚至产生致癌、致畸、致突变作用,这种现象称为代谢活化。例如,对硫磷在体内氧化成对氧磷,毒性增强;苯并(a)芘、氯乙烯的某些代谢产物有致癌作用。

(四)排泄

排泄是指污染物及其代谢产物排出体外的过程。最重要、最有效的排泄途径是经肾随尿排泄,其次是随粪便排泄。

1. 经肾排泄 污染物及其代谢产物通过肾小球被动滤过和肾小管主动分泌随尿液排出体外。

2. 经粪便排泄 粪便排泄的来源及过程较复杂。胃肠道摄入但未被吸收的污染物、经被动扩散从血液转运到肠腔或在小肠黏膜生物转化后排入肠腔的污染物、肠道菌群摄取污染物进行生物转化的产物,均可通过粪便排出。经肝生物转化的代谢产物可直接随胆汁排出而进入肠道,其中一部分随粪便排出体外,另有一部分经小肠重吸收返回肝,形成肠肝循环。肠肝循环使污染物的生物半衰期延长。

3. 经肺排泄 气态及挥发性污染物可经简单扩散通过呼吸过程由肺排出体外。

4. 其他途径 污染物也可经涎液、汗液、乳汁、毛发和指甲等途径排出体外。

三、环境有害因素的健康效应

环境有害因素能否对人体健康造成损害及其损害的程度受到很多条件的限制,其中最主要的就是环境有害因素的作用强度、作用时间、毒性大小等。

(一)剂量-效应(反应)关系

剂量是指进入机体的有害物质的数量。环境污染物通常以空气、食物、水等为载体而进入人体,多数情况下无法准确测量进入人体的数量,因此,常用与人体接触的空气、食物、水等所含污染物的浓度来估计进入人体的污染物剂量。剂量不同引起的生物学效应不同。

1. 剂量-效应关系 剂量-效应关系(dose-effect relationship)是指随着环境有害因素剂量的增加,对机体产生的有害生物学效应随之增加的关系。例如,进入机体的有机磷农药剂量越大,血液中胆碱酯酶活力降低越明显。

2. 剂量-反应关系　剂量-反应关系（dose-response relationship）是指随着接触环境有害因素剂量的增加，群体中产生某种特定生物学效应的个体在群体中所占比例也随之增加的关系，一般以百分数表示，如反应率、发生率等。剂量-反应曲线可反映个体对污染物作用易感性的分布，剂量-反应曲线的基本类型是 S 形曲线，也有少数剂量-反应曲线呈直线、抛物线或 U 形曲线。

对机体产生不良或有害生物学效应的最小剂量称为阈剂量。低于阈剂量、观察不到对机体产生不良效应的最大剂量称为无作用剂量。阈剂量与无作用剂量是制定卫生标准的理论基础和主要依据。

（二）作用时间和蓄积效应

人体对于环境污染物的暴露，通常是小剂量下数月甚至数年的重复暴露。当污染物进入机体的速度或总量超出其代谢转化与排出的速度或总量时，污染物就可在体内蓄积，并随着量的不断积累而逐渐达到对靶器官造成病理性损害的剂量或浓度。环境污染物在体内的蓄积量与污染物进入机体的量、作用时间及污染物本身的生物半衰期等密切相关，接触时间的长短明显影响污染物的体内蓄积量及其毒性的大小。

（三）健康效应谱与易感人群

环境组成和性质的异常变化都会使人体产生不同程度的健康效应。健康效应从弱到强可分成五级，不同级别的效应在人群中的分布称为健康效应谱（health effect spectrum）（图 17-4）。①污染物在体内负荷增加，但未引起机体生理功能和生化代谢的改变；②体内负荷进一步增加，出现某些功能和代谢的生理代偿性改变，一般是可逆的变化；③暴露继续增加，某些功能或代谢发生异常改变，机体处于病理性的代偿和调节状态，但无明显的临床症状，可视为亚临床状态；④暴露进一步增加，机体功能失调，出现临床症状，发生疾病；⑤出现严重疾病，导致死亡。

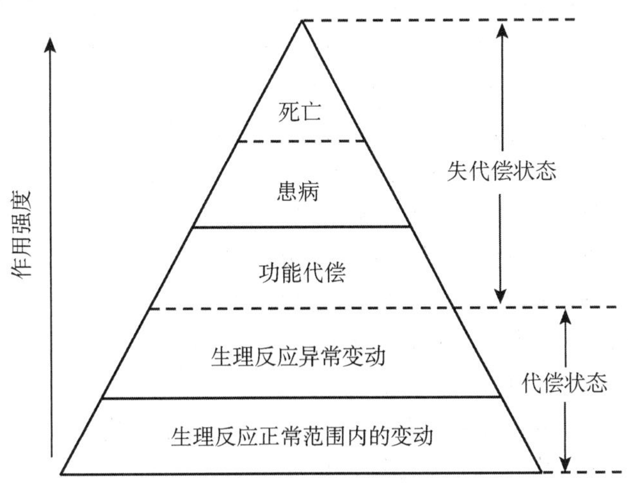

图 17-4　人群对环境异常变化的健康效应谱

［引自：杨克敌．环境卫生学，2012］

个体对环境有害因素的健康效应存在差异。从人群健康效应谱可以看出，多数人表现为生理负荷增加或出现生理代偿性变化；少数人则表现出严重损伤、疾病甚至死亡。这类对环境有害因素反应更为敏感和强烈的人群称为易感人群(susceptive persons)。与一般人群相比，易感人群出现有害效应的剂量更低；或者在相同暴露条件下，易感人群出现不良效应的反应率增高(图 17-5)。影响人群易感性的主要因素有年龄、性别、生理状况、健康状况、遗传因素及营养条件等。

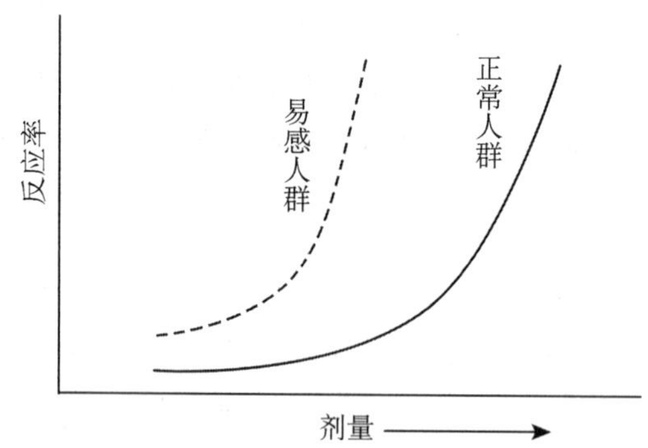

图 17-5　不同人群对环境因素变化的剂量-反应关系

[引自：杨克敌．环境卫生学，2007]

(四)多种污染物的联合作用

环境中的有害因素具有多样性。一方面，生物性、物理性、化学性因素存在于各种环境介质中，并且可通过多种途径进入人体；另一方面，人类生产和生活活动排放的污染物都是复杂的混合物，如烹调油烟有 200 多种成分。因此，人体总是处于多种污染物联合暴露之下。多种污染物并存时，往往呈现复杂的交互作用，彼此影响体内的吸收、分布、代谢转化、排泄等过程，使污染物的毒效应不同于单一污染物。两种或两种以上的污染物同时或短时间内先后作用于人体而产生的综合效应称为环境污染物的联合作用，联合作用可以分为 5 类。

1. *相加作用*　相加作用指多种污染物同时存在时产生的总效应是每种污染物单独效应之和。常见于化学结构相似或同系物及毒作用机制相同或靶器官相同的化合物，如大部分刺激性气体(氯气、二氧化硫等)的毒作用通常表现为相加作用。

2. *增强作用*　一种污染物对某器官或系统并无毒性作用，但与另一种污染物同时或先后进入机体时，可使后一种污染物的毒性增加，这种作用为增强作用。如异丙醇本身对肝无毒，当其与四氯化碳同时进入机体时，能使四氯化碳的肝毒性明显大于其单独效应。

3. *协同作用*　多种污染物同时存在时产生的效应远远大于各种污染物单独效应的总和。如石棉暴露者发生肺癌的相对危险度增加 5 倍，吸烟者发生肺癌的相对危险度增加 12 倍，吸烟且从事石棉作业的工人发生肺癌的危险度增加 55 倍，吸烟与石棉致肺癌的联合作用为协同作用。

4. *拮抗作用*　多种污染物同时存在时产生的效应小于各种污染物单独作用的效应。其发生机制可以是竞争性、功能性或效应性拮抗，也可以是污染物之间引起体内代谢过程发生变化。

5. *独立作用*　多种污染物联合作用于机体时，由于其各自对机体作用的方式、部位、靶及其机制均不相同，在体内的作用互不影响，称为独立作用。如乙醇引起线粒体脂质过氧化，氯乙烯引起微粒体脂质过氧化，在一定剂量下，两者的联合作用表现为独立作用。

（五）生物标志物

以机体的病理性变化、中毒症状或死亡作为环境污染物危害作用的终点，其结果虽然可靠，但不利于早期发现和预防污染物的有害作用。环境污染物对机体的作用是一个连续的、渐进的过程，机体暴露于环境污染物后生理生化变化早期特异性的、敏感的生物标志物，有助于早期发现环境污染物的潜在健康效应。生物标志物（biological marker）是指存在于人体内的生物材料（体液、组织等）中，能特异地反映出机体对环境污染物的暴露或早期损害的测定指标。WHO 将其定义为：反映生物系统与环境中化学、物理或生物因素之间相互作用的任何测定指标。生物标志物可分为三类。

1. 接触性生物标志物　接触性生物标志物（biomarker of exposure）是指生物材料中环境污染物及其代谢产物，其含量的多少可以反映机体对该污染物的暴露水平。如尿液中的酚含量可作为苯及其化合物的接触性标志物。

2. 效应性生物标志物　效应性生物标志物（biomarker of effect）是指生物材料中可测定的反映机体早期的生物学效应、结构和（或）功能改变的指标。如血细胞 8-羟基脱氧鸟嘌呤可作为遗传性毒物对 DNA 损伤的效应性生物标志物。

3. 易感性生物标志物　易感性生物标志物（biomarker of susceptibility）是指机体先天具有的或后天获得的对环境污染物暴露的反应能力的指标。如代谢酶的遗传多态性常作为易感性生物标志物。

链接　**生物标志物研究的意义**

生物标志物的研究在分子流行病学、分子毒理学、职业医学、环境医学等诸多领域中均具有极其重要的价值，也是近年来预防医学领域的热点课题之一。通过生物标志物的检测，不但可以了解机体在环境有害因素中的暴露程度和产生的早期损害，还可以发现暴露于环境有害因素中的易感个体，对于防治环境污染物的健康损害意义重大。

四、环境污染对健康的影响

环境污染对人体的危害一般分为急性危害和慢性危害。

（一）急性危害

急性危害是指环境污染物短时间内大量进入环境，使暴露人群在短时间内出现异常反应、急性中毒甚至死亡。主要有以下几种类型。

1. 意外事故　由于各种原因造成的事故性泄露或排放，使大量有毒有害物质在短时间内进入环境，造成污染事件，导致污染区居民的急性中毒。例如，1984 年印度博帕尔农药厂的异氰酸甲酯泄漏事故，短时间内有 20 多万人中毒，5 万人失明，2500 多人死亡。

2. 烟雾事件　工业生产、交通运输排出大量污染物，在不利于污染物扩散的天气、气象及地形条件下，污染物难以稀释、扩散，导致大量污染物积聚在环境中，使居民发生呼吸道刺激症状、心肺功能受损，甚至死亡。如伦敦烟雾事件，洛杉矶光化学烟雾事件。

3. 生物性污染　饮用水特别是集中供水系统受到病原体污染可引起介水传染病的暴发，

如美国威斯康星州发生的隐孢子虫病、印度德里发生的甲型肝炎分别导致数十万人发病；游泳池水受到腺病毒污染可引起“红眼病”流行；此外，经空气传播的病原微生物在通风不良、人员拥挤的室内可造成呼吸道传染病的暴发。

4. 核泄漏事故　这类事故造成受害范围广泛的灾难性危害，不但引起致命的急性放射病，还会因放射性核素进入体内形成内照射而使癌症、畸变、遗传性疾病的发生率增加。发生在苏联切尔诺贝利、日本福岛、美国三哩岛的核泄漏事故是人类历史上最严重的三大核事故。

（二）慢性危害

慢性危害是指环境污染物小剂量、低浓度、长时间反复或持续作用于人体所产生的危害。污染物在体内的物质蓄积或功能蓄积是产生慢性危害的根本原因。主要包括以下几种类型。

1. 非特异性损害　环境污染物长期作用于人体，可使机体的生理功能和免疫功能，以及对外界有害因素的抵抗力减弱，敏感性增强，健康状况下降，主要表现为人群中某些疾病的患病率、死亡率增加，儿童生长发育受影响。

2. 引起慢性疾病　大气污染物的长期作用，会引发慢性支气管炎、支气管哮喘和肺气肿，即慢性阻塞性肺疾病（chronic obstructive pulmonary disease，COPD）。COPD 的发生与大气污染物的长期作用和气象条件有关，随着大气污染的加重，居民 COPD 在死因中所占的比重增加。

3. 持续性蓄积危害　有些环境污染物虽然在环境中的浓度很低，但生物半衰期较长，长期暴露会导致人体内持续性蓄积。铅、汞、镉等重金属及其化合物与滴滴涕、二噁英、多氯联苯等脂溶性强、不易降解的有机化合物进入人体后，能较长时间储存在组织和器官中，当机体发生生理或病理变化（妊娠、疾病等）时，这些物质可由蓄积的组织或器官中动员出来，对机体造成损害。此外，体内的有毒有害物质还可通过胎盘屏障或乳汁传递给胚胎或婴儿，对后代产生健康危害。

4. 致癌作用　人类日常使用的化学物质中，经动物实验证实有致癌作用的已有 1700 多种。人类肿瘤与环境因素的关系获得了更多的流行病学研究证据，有专家估计人类 80％的肿瘤与环境有关。常见的环境化学致癌物有苯并(a)芘、沥青、石棉、煤焦油、铬及铬化合物、镍及镍化合物、联苯胺、苯、氯乙烯等。

5. 致畸作用　环境污染物作用于胚胎发育的不同阶段可引起不同的后果，如发育迟缓、畸形、功能缺陷、代谢异常，以及流产、早产、死产。环境污染物通过母体影响胚胎的生长发育和器官分化，使子代出现先天畸形的作用称为致畸作用。多种环境化学物和药物对人类有致畸作用，如甲基汞、甲苯、碘化物、多氯联苯、己烯雌酚、环磷酰胺等。20 世纪 60 年代发生的震惊世界的“反应停”事件，由于孕妇妊娠早期服用该药后，出现了近万名短肢畸形儿，部分儿童还有泌尿系统、肠和心血管畸形。“反应停”事件推动了各国对医药、农药、食品添加剂、环境化学物致畸作用的研究。

要点提示　环境污染的来源主要有生产性、生活性、交通运输及医疗垃圾、电磁辐射等；环境污染物的生物学效应可以用剂量-效应关系和剂量-反应关系来描述。生物标志物有助于早期发现环境污染物的潜在健康效益。环境污染对人体的危害包括急性危害和致畸、致癌、免疫毒性、慢性疾病、持续性蓄积和非特异性损害等慢性危害。

6. 免疫毒作用　环境污染物可影响 T 细胞、B 细胞和巨噬细胞的发育、分化、迁移和功能，损伤免疫系统，导致免疫功能降低，感染性疾病及癌症的发生率升高；还会影响免疫细胞的抗原识别能力，引起病理性免疫应答，发生变态反应性疾病。

问题讨论　水俣市是以新日本氮肥厂为中心建立起来的市镇，水俣湾位于日本九州岛西侧。1956 年 4 月，一名 6 岁的女孩被送到水俣工厂附属医院就诊，其主要症状是步态不稳、言语不清、谵语等。接下来的 5 周内，患儿的妹妹和近邻中的 4 人也出现了同样的症状，并且患者的症状与当地猫发生的"舞蹈病"相似。1956 年 5 月 1 日，该院院长向水俣市官方报告说："发生了一种不能确诊的中枢神经系统疾病的流行"。经调查发现儿童及成年人中都有病例发生，初步调查共发现了 30 例患者。请结合文献讨论以下问题。

1. 水俣湾附近发生的这些病例可能与哪些因素有关？为什么？
2. 这一事件可否确定为环境污染引起的公害病？
3. 结合本事件说明食物链的生物富集作用。

第三节　环境污染的控制

一、环境污染的危险度评价

（一）危险度评价的目的

环境危险度评价（risk assessment）是指按照一定的准则，对环境有害因素作用于特定人群所产生的有害健康效应及危害程度进行定性和定量的评价，计算和估计预期危害概率的过程。危险度评价是一种多学科综合应用的研究方法，需要借助毒理学、统计学、流行病学及监测学等多个学科的研究成果及技术。危险度评价的结果可作为确定安全剂量、制定环境卫生标准和管理法规及卫生监督、环境监测的科学依据。

（二）危险度评价的步骤

1. 危害鉴定　危害鉴定（hazard identification）是危险度评价的第一步，属于定性评价阶段，目的是确定在一定的暴露条件下，被评价的化学物是否会对机体产生健康损害及损害效应的特征和类型。

2. 剂量-反应关系评定　剂量-反应关系评定（dose-response assessment）是被评价化学物的暴露水平与健康效应之间的定量评价，是危险度评价的核心部分。主要是利用动物实验资料（也可以用人群流行病学研究资料），外推并确定化学物的暴露剂量（浓度）与人群有害效应发生频率之间的关系，推导出参考剂量或基准剂量。

3. 暴露评价　暴露评价（exposure assessment）又称为接触评价，是危险度评价中不可或缺的步骤。通过暴露评价可以估计被评价化学物的人群暴露程度、暴露频率、持续时间，以及暴露人群的年龄、性别、职业、易感性等特征。

4. 危险度特征分析　危险度特征分析(risk characterization)是根据上述3个阶段的评价结果,对化学物在环境中存在的各种健康效应进行综合性评价,以确定暴露人群发生健康损害作用的概率及不确定因素,是危险度评价的最后步骤。

二、环境污染的预防与控制

预防与控制环境污染的目的是保护人类的生存环境免受污染和破坏,从而确保人类健康和生命安全,这项工作任重而道远,需要采取全面和科学的措施,多学科和多部门协作,才能取得良好的效果。

(一)贯彻执行环境保护的法律法规

环境保护的法律法规具有约束环境污染物排放、控制环境污染的法律效力,可以为卫生执法监督提供技术依据和法律依据。我国已经相继颁布了《中华人民共和国环境保护法》《中华人民共和国水污染防治法》《中华人民共和国大气污染防治法》等多部法律法规。

(二)加强环境卫生监测与监督

1. 污染源调查监测　监测工业生产中排放的主要污染物及其排放量、排放速度等,此外还需要监测企业执行环境保护法律法规及排放标准的情况。

2. 环境污染状况监测　监测工业区及周围居民区的环境污染状况,了解环境污染的总体规律及其对健康的影响范围和危害程度。

3. 人群健康危害调查　调查暴露人群的有害健康效应,评价环境污染物对人群健康的影响特征和损害程度。

4. 加强卫生监督与管理　与环境保护相关的卫生部门应密切协作,认真开展预防性卫生监督、经常性卫生监督、应急性卫生监督等工作。

(三)控制污染源

污染源的排放总量和排放特征决定了某一区域的环境质量。控制污染物的发生源,加强污染源管理的主要对策有:调整工业结构、合理进行工业布局;完善城市绿化体系、提高生态环境的自净能力;加强居民区内污染源的控制与管理;改善能源结构,采用清洁能源;改进生产工艺,以无毒或低毒原料代替高毒原料;控制交通工具的废气和噪声污染,推广节能环保的交通工具。

(四)加强环境保护的宣传教育,增强全民环境保护意识

环境保护教育是保护环境、维持生态平衡的重要措施之一。要充分利用媒体和多种传播渠道,向群众宣传环境保护的重要性和必要性,增强全民的环保意识及社会责任感,使人们自觉主动地加入到环境保护的行列中,共同创造和维护良好的生态环境,促进人类的健康。

复习指导

1. 人类环境是环绕在人群周围的空间及空间中能够直接或间接影响人类生存和发展的各种因素的总和,是一个复杂而庞大的系统,由多种环境介质和环境因素构成。

2. 环境污染源主要包括生产性污染、生活性污染、交通污染及医疗垃圾、电磁辐射等污染。环境污染对人体的危害作用包括急性中毒、非特异性损害、慢性疾病、持续性蓄积、致畸和致癌作用等。

3. 环境污染物对人体健康的影响及其影响程度主要受到环境有害因素的作用强度、作用时间、毒性大小等的影响。环境危险度评价的步骤是危害鉴定→剂量—反应关系评定→暴露评价→危险度特征分析。

4. 环境污染的主要预防控制措施是贯彻执行相关法律法规、加强监测和管理、控制污染源及加强环境保护的宣传教育。

（赵宏林）

第18章 行为与健康

chapter 18

学习要求

学习行为的概念及相关理论，能依据行为改变理论开展健康咨询与健康教育，并对吸烟、久坐和缺少体力活动的行为生活方式进行科学的干预指导。

现有的研究表明，行为与生活方式在疾病的发生发展中起着十分重要的作用。据2002年WHO的估计，全球1/3的死亡可归因于吸烟、酗酒、不健康饮食等10种行为危险因素。加利福尼亚人类人口研究室的贝洛(Belloc)和希瑞斯洛(Breslow)对近7000名成人进行了5.5年的行为干预研究，总结出7种健康行为，即有规律地体力活动、每日吃早餐、两餐之间避免零食、保持正常体重、每晚7～8h的适当睡眠、从不吸烟、不饮酒或适度饮酒；对于45岁的男性，有6～7项健康行为者比仅有0～3项者期望寿命多11岁。

第一节 行为与健康的关系

一、行为与生活方式

行为(behavior)是指一种活动过程，是社会成员为个人生存和种族延续，而适应不断变化的环境时所做出的反应或活动的总和。

人的行为是多学科研究的课题。生理学认为，行为是人体器官对外界刺激所产生的反应；社会学对行为的定义是人类在生活中表现出来的生活态度及具体的生活方式。行为是在一定的物质条件下，在社会文化制度、个人价值观念的影响下，不同的个人或群体在生活中表现出来的基本特征，或对内外环境因素刺激所做出的能动反应。

人的行为具有差异性、目的性和可塑性，是由生物因素和社会因素共同决定的，一般可分为本能行为和社会行为。本能行为是指遗传因素决定的、与生俱来的行为，如摄食、睡眠、性、追求刺激等；社会行为是指人在社会化过程中形成的、主要由社会情境决定的行为，如合理营养、体育锻炼、吸毒和酗酒等。事实上，很多行为既有本能的成分也有社会因素的作用。人的行为又可分为外显行为和内在行为。外显行为可以被他人直接观察到，内在行为则可以通过观察人的外显行为进行推测。

生活方式是指不同的个人或群体在一定的社会条件和价值观念下所形成的满足自身生活需要的全部活动形式与行为特征的体系。狭义的生活方式则是指日常生活领域的活动形式与行为特征。换言之,长期形成和坚持的行为(习惯)就是“生活方式”行为。

二、生活方式行为与健康

良好的生活方式行为对人体健康起着积极的促进作用,有利于身心健康,又称之为健康行为。健康行为(health behavior)是指有助于个体在生理、心理和社会上保持良好状态的行为模式;有益于健康的习惯化的行为方式又称为健康的生活方式。

不良的生活方式行为不仅会导致疾病的发生,还会加剧患者的病情和影响治疗的效果,造成严重的健康危害。流行病学研究证实,人类的行为与多数慢性非传染性疾病的发生密切相关,如 25%的癌症可能是由于吸烟所致,吸烟可使冠心病发病相对危险度增加 2.4 倍。感染性疾病、意外伤害和职业危害也与不良行为有一定的关系,例如,静脉注射毒品者共用注射器和不安全性行为是艾滋病的危险因素,酒后驾车导致车祸增加,石棉作业工人中的吸烟者发生肺癌的危险性增高。

由于生活方式行为存在于人们的日常生活当中,往往不引起人们的重视,因此对于健康的影响具有潜伏期长、特异性弱、变异性大的特点。行为对健康的影响是自创性的、可改变的。通过行为的干预与矫正,使人们的不良生活方式行为向健康行为转变,可以有效地降低行为相关疾病的发生。

三、健康相关行为

健康相关行为(health-related behavior)是指个体或群体与增进、维护、恢复健康及预防疾病有关的行为。在实际应用中,常将健康相关行为等同于健康行为。

Kasl 和 Cobb 将健康行为分为 3 类:预防性健康行为、疾病行为、病人角色行为。此外,还有多种其他分类方法,例如,按照行为者对自身和他人健康状况的影响可分为促进健康行为与危害健康行为。

1. *促进健康行为*　促进健康行为是指个体或群体表现出来的、客观上有益于自身和他人健康的一组行为。促进健康行为可分为 5 类。

(1)基本健康行为:指日常生活中一系列有益于健康的基本行为,如积极的休息与适量的睡眠、合理营养与平衡膳食、适度运动锻炼、饭前洗手等行为。

(2)戒除不良嗜好:不良嗜好是指对健康有危害的个人偏好,如吸烟、酗酒、药物滥用等。戒烟、戒酒等属于戒除不良嗜好行为。

(3)预警行为:指对可能发生的危害健康的事件预先给予警示,从而预防意外事故发生,并能在事故发生后正确处置,如驾车时系好安全带、遇险后自救和他救行为。

(4)避开环境危害:以积极或消极的方式避开有害环境因素所致的健康危害,如避免食用霉变食物、积极应对引起心理应激的生活事件等。

(5)合理利用卫生服务:指有效、合理利用现有卫生服务,以实现三级预防、维护自身健康,包括接受预防服务(预防接种、定期健康体检等)、医疗服务(手术或住院、遵从医嘱等)。

2. *危害健康行为*　危害健康行为是指偏离个人和他人乃至社会的健康期望、客观上不利于健康的一组行为。危害健康行为可分为 4 类。

(1)不良生活方式：不良生活方式是一组对健康有害的习以为常的行为习惯，如高脂和(或)高盐饮食、缺乏运动、吃饭过快和(或)过饱等。

(2)致病性行为模式：致病性行为模式是导致特异性疾病发生的行为模式。国内外研究较多的是A型行为模式和C型行为模式。A型行为模式是一种与冠心病密切相关的行为模式，其特征往往表现为雄心勃勃、争强好胜、有时间紧迫感、嫉妒心强、具有攻击性；C型行为模式是一种与肿瘤发生有关的行为模式，其核心行为表现为情绪过分压抑和自我克制、时常生闷气。

(3)不良疾病行为：疾病行为是指个体从感知自身患病至疾病康复的全过程所表现出来的一系列行为。不良疾病行为可发生在疾病发生、发展、治愈过程的任何阶段，常表现为疑病、恐惧、瞒病、不及时就诊、讳疾忌医、不遵从医嘱、迷信、放弃治疗等。

(4)违反社会法律与道德的危害健康行为：吸毒、性乱属于此类行为，这些行为既直接危害行为者自身健康，又严重影响正常的社会秩序与社会健康。

要点提示

行为与生活方式是在一定的社会条件和价值观念影响下形成的，具有可改变性。

第二节　影响健康行为的因素与行为改变理论

一、影响健康行为的因素

1. 倾向因素　倾向因素(predisposing factor)是产生某种行为的动机或愿望，或者是诱发产生某行为的因素，包括价值观、知识、信念、态度和自信心，以及现有技能、自我效能等。

2. 促成因素　促成因素(enabling factor)是实现或达到某行为所必需的技术和资源，包括个人保健技术、医务人员和保健设施等资源、健康食品的供应、交通工具、医疗费用，以及政府的支持、政策、法律等。

3. 强化因素　强化因素(reinforcing factor)是实施某行为后得到加强或减弱该行为的因素，包括来自行为者亲朋好友或行为者自身对行为后果的感受，如得到奖励、受人尊重、心情愉快、痛苦缓解等。

McLeroy等提出健康行为的生态学模式，该模式认为：人的行为与环境相互作用，健康行为的发生发展受到多个水平和多种因素(个体内部因素及物质环境、社会文化、公共政策因素等)的影响，从而揭示了行为改变的复杂性。

二、常用行为改变理论

行为的改变，一方面取决于行为改变者自身的知识、信念和技能，另一方面取决于行为改变者以外的社会文化背景、经济状况、社会关系、风俗习惯等环境因素的影响。各国学者先后提出了多个行为改变理论。运用这些理论，有助于确定健康教育的最佳目标，制定有效的干预策略和措施，设计效果评价方案等。

(一)健康信念模式

健康信念模式(health belief model，HBM)由美国的霍克巴姆(Hochbaum)和罗森斯托克(Rosenstock)等社会心理学家于20世纪五六十年代提出并逐步完善。最初用于解释为什么人们不接受“X线检查筛检结核病”。HBM认为健康信念是人们接受劝导、改变不良行为、采取健康行为的关键,而健康信念的形成又涉及以下三方面的因素。

1. 恐惧因素　①内心感觉到自身健康状况面临某种疾病的威胁或受到损害,即对疾病的自觉易感性;②意识到疾病的临床后果、社会后果的严重危害性,即自觉疾病的严重程度。

2. 对行为效果的预期因素　①感觉到某特定行为能够带来的益处,即自觉益处;②主观上认识到采取某种健康行为可能遇到的客观困难或自身心理上的障碍,即自觉可能障碍。

3. 效能期望因素　对自己是否有能力采取某一特定行为的自信程度,即自我效能(自信心)。这里的自信心是对能力的自我认识,对于改变人们长期形成的生活方式行为(如吸烟、饮酒、缺乏锻炼等)尤为重要。

按照 HBM 理论,改变生活方式行为,首先要对目前的某种行为自觉到威胁和严重性,接着要相信改变该行为将会取得非常有价值的效果,并且对改变该行为的障碍有思想准备和克服的办法,同时还要有自信心,自己有能力做出行为的改变。

(二)行为改变阶段模式

1982 年 Prochaska 和 DiClimente 在从事戒烟的相关研究中,以有关的理论构建为基础提出了行为改变阶段模式(stages of change model)。该模式将行为改变视为一个连续的、动态的、由五个阶段逐步推进的过程,要根据处于不同阶段的行为转变对象的特点和需要,采取有针对性的措施(表 18-1);并且认为,人们采取正向行为或修正负向行为的实质是个人决策的过程,该决策过程包括认知层面和行为层面的 10 个方面的心理活动。对行为改变心理活动的认识有助于帮助行为转变对象由一个阶段过渡到另一个阶段,最终实现行为转变。

表 18-1　行为改变各阶段的特点及干预措施

阶段	特点	干预措施
无转变打算	未意识到问题的存在,未想到要改变行为,不喜欢谈论行为危害	提供个体化的行为后果利弊的信息;提高改变行为的意识
打算转变	意识到问题存在,处于权衡利弊的矛盾心态,犹豫不决	动员、鼓励病人制定特定的计划,提高自信心
转变准备	承诺改变行为	帮助制定一个具体的行动计划,设定阶段性行为改变目标
行动	实施行为改变(<6 个月),复发风险较大	协助信息反馈、解决问题,寻找替代品、设置提醒物,不断强化,避免发生反复
维持	继续行为的改变(6 个月以上,甚至终生),内在动机强烈	协助应对可能出现的问题,预防反复,自我强化和寻求社会支持

(三)社会认知理论

社会认知理论(social cognitive theory,SCT)源于社会学习理论(social learning theory,SLT),该理论不仅阐明了健康行为的社会心理学机制,还提供了促进行为改变的多种方法。

1. 交互作用　交互作用是社会认知理论的基本观点。个体的行为方式由行为、个人认知等内部因素和环境因素之间交互作用所决定,三者处于动态的、相互作用、相互决定的联系之中。

2. 自我效能　自我效能是社会认知理论的核心内容。个体信念及对自己能力的信心对于行为的形成与改变至关重要。自我效能在行为实践中和能力训练与强化刺激下会逐渐增强。

3. 观察学习　人类的大多数行为是在观察中学会的,通过模仿过程可形成自己的行为。

不良行为常由这一途径形成，健康教育也可以运用榜样的示范作用引导人们建立健康行为。

4. 强化　强化是通过改变行为后件（强化因素）使行为反应频度增高的技术。这里的行为后件是指在某行为结果之后发生的、能对该行为的再发生和发生频度/强度产生影响的事件。强化分为内部强化和外部强化。内部强化来自于个人的经验、自身的价值观，其中，结果预期和结果期望起着重要作用；外部强化一般是通过他人的反应或其他环境因素来实现。

（四）格林模式

格林模式（PRECEDE-PROCEED）由美国著名流行病学、健康教育学专家劳伦斯·格林（Lawrence W. Green）提出来，是目前国内外最常用的健康教育与健康促进计划的设计与评价方法。PRECEDE是"predisposing，reinforcing，and enabling constructs in educational/environmental diagnosis and evaluation"的英文缩写，即在教育/环境诊断和评价中的倾向因素、强化因素和促成因素；PROCEED是"policy，regulatory，and organizational constructs in educational and environmental development"的英文缩写，即在教育和环境干预中运用政策、法规及组织等手段。格林模式的PRECEDE考虑了影响健康状况的多种因素，并把这些因素作为重点干预的目标，同时产生特定的计划目标和评价标准；PROCEED则提供了政策制定、计划执行及评价过程中的工作程序。格林模式与以往的计划设计路线不同之处在于"从果到因"的思考，先从具体健康状况的分析入手，从中发现问题，并根据存在问题的特殊性提出解决问题的计划，有针对性地提出达到特定目标所必须进行的各个程序。格林模式的框架可分为9个步骤，即社会诊断、流行病学诊断、行为与环境诊断、教育和组织诊断、管理和政策诊断、计划执行、过程评价、效应评价和结局评价。

> **要点提示**　行为改变理论多起源于社会心理学。HBM认为个人信念是关键；行为改变阶段理论注重行为转变的连续性、动态性及其心理活动；SCT则强调行为、个人认知和环境之间动态的交互作用。格林模式是目前国内外最常用的健康教育与健康促进计划的设计和评价方法，包括影响健康状况多种因素的诊断、计划执行及评价等步骤。

第三节　健康教育与健康促进

健康教育与健康促进的首要任务是通过改善人们的健康相关行为预防和控制疾病，是临床预防服务工作的重要组成部分。

一、健康教育与健康促进的概念

（一）健康教育

健康教育（health education）是指通过有计划、有组织的教育活动，促使人们自觉地采纳有益于健康的行为和生活方式，消除或减轻影响健康的危险因素，预防疾病、促进健康和提高生活质量。健康教育的核心是行为干预，基本策略是信息传播、行为干预和社区组织。

健康教育以行为改变、习惯养成和生活方式的改变为教育的具体目标；采取相应的教育策略和方法，争取领导和社会的支持，动员广大居民积极参与；通过教育活动向居民提供行为改变所必需的知识、技能与服务，使人们对待自己的健康问题有能力做出行为抉择，激发人们自愿改善自己的行为与生活方式。

(二)健康促进

近年来,健康促进(health promotion)的研究内涵不断扩展,随之也提出了健康促进的多种新概念,目前国际上比较公认的有:①健康促进是促使人们提高、维护和改善自身健康的过程,是协调人类与环境的战略,它规定个人与社会对健康各自所负的责任(1986 年 WHO《渥太华宪章》);②健康促进是指一切能促使行为和生活条件向有益于健康改变的教育与环境支持的综合体(格林);③健康促进是指个人与其家庭、社区和国家一起采取措施,鼓励健康的行为,增强人们改进和处理自身健康问题能力的活动(1995 年 WHO 西太平洋地区办事处)。

健康促进概念的内涵主要包括:涉及整个人群的健康和生活的各个方面;是直接作用于影响健康的病因或危险因素的活动;涉及社会多个领域,应是多部门、多学科、多专业的广泛合作;强调个体和组织的积极有效地参与。

(三)健康教育与健康促进的联系

健康教育与健康促进既有区别又有联系。一方面,健康教育是健康促进的组成要素之一,政策、法规、组织及其他环境的支持都需要与健康教育相结合,没有健康教育,健康促进将徒有虚名;另一方面,健康促进为健康教育提供了有效的环境支持,没有健康促进,健康教育对行为改变的作用难以持久。

二、健康促进的基本策略

1986 年第一届国际健康促进大会通过的《渥太华宪章》提出了健康促进的活动领域,以及为实现这些活动领域采取的基本策略,即倡导(advocacy)、增权(empowerment)和协调(mediation)。1989 年 WHO 针对健康促进在发展中国家的作用,明确提出了健康促进的三项主要策略。

1. *政策倡导* 积极主动地争取各级政府从政策上支持有利于健康的活动,争取立法,保证提供必需的资源,倡导建立社会支持环境,以利于居民做出抉择。

2. *发展强大的健康促进联盟和社会支持系统* 争取各方的支持与合作,从而产生有效的社会和政治氛围,使健康的生活方式成为普遍接受的社会规范。

3. *积极参与* 通过各种方法改变居民的态度,提高其知识和技能,促使其明智、有效地解决个人或群体的健康问题;通过各种渠道,促使个人、群体和社会组织积极参与社区卫生规划、参与决策和管理、参加健康促进的各项活动。

开展健康促进的十大优先活动领域是:建立促进健康的公共政策;创造健康支持环境;加强社区行动;发展个人技能;调整卫生服务方向;促进对健康的社会责任;增加健康投资以解决健康和社会的不公平;巩固和扩展健康的伙伴关系;增强社区能力;建立健康促进的有力保障。

三、健康咨询的基本模式

(一)咨询与健康咨询

咨询(counseling)是指有需求的个体(通常是患者)与能提供支持和鼓励的个体(咨询者)接触,通过讨论使有需求的个体获得自信并找到解决问题的办法。咨询是为有需求的个体提供各种选择,而不是强迫咨询对象接受某项建议。医生在临床场所提供医疗服务时,有许多机会可以提供健康咨询服务。健康咨询(health counseling)既是最常用的健康教育方式,也可以作为治疗咨询的一部分。在临床场所适宜开展的健康咨询包括劝阻吸烟、促进有规律的体力活动、保持正常体重、倡导平衡膳食、预防意外伤害和事故、预防艾滋病病毒感染及其他性传播疾病等。许多国家在临床预防服务指南中都把健康咨询作为帮助患者改变各种不良行为的主要方法，并且推荐使用以行为评估为基础的“5A”模式开展健康咨询。

（二）“5A” 模式的基本内容

1. 评估(assess)　评估健康状态、知识、技能、自信心，收集咨询对象的相关信息。

2. 劝告(advise)　提供行为改变的益处及不良行为的健康危害等相关信息。

3. 达成共识(agree)　根据咨询对象的兴趣和能力，与其共同设定目标，改变不良行为。

4. 协助(assist)　帮助咨询对象分析行为改变可能遇到的问题与障碍，协助制定正确的策略、解决问题的技巧及获得社会支持。

5. 安排随访(arrange)　明确随访的时间、方式与行动计划。

“5A”模式是临床场所帮助/协助个体及家庭改变不良行为的一系列步骤，其实质是指导医务人员怎样从事咨询服务。运用“5A”模式开展行为改变的健康咨询时，应针对不同行为实施不同内容的干预措施。由于人们的行为可能处于行为改变的不同阶段，因此，实施“5A”模式的步骤不是固定不变的，可以从“5A”的任何一个适当阶段开始，也可以在任何一个步骤完成咨询服务。

（三）“5A”模式的应用实例

一位 38 岁的家庭主妇咨询怎样减轻体重。她家有做会计师的丈夫和正在上小学的女儿，三口人体重均超重。进一步询问获知如下信息：全家每日消费肉蛋鱼 800～1000g、蔬菜水果 1000g，几乎每日吃一次油炸食品，每月烹调用油 3500g；除了每周末晚上一次全家人的散步外没有其他运动，晚饭后总是坐在家里看电视或上网。

运用“5A” 模式进行健康咨询和行为转变的指导(图 18-1)。

四、健康咨询的原则

健康咨询的形式有个别咨询、集体咨询、门诊咨询、电话咨询、街头咨询等。由于咨询对象咨询的健康危险因素及文化背景有差异，咨询者所采用的方式和方法必然有所不同，但是健康咨询必须遵循五项基本原则。

1. 建立友好关系的原则　咨询者应重视与咨询对象建立友好关系，要真正关心和爱护咨询对象，使其感到咨询者是可以信赖的、真诚的和有能力的，从而愿意敞开心扉与咨询者谈论自己的问题。

2. 针对性原则　咨询者要让咨询对象自己说出自身存在的问题，根据具体情况，有针对性地采用合适的咨询方法。

3. 情感中立原则　咨询者应站在咨询对象的角度去看待问题，理解和接受咨询对象的情感，但不能使自己的情感随咨询对象情绪变化而转移。

4. 保密性原则　对咨询对象的隐私及其咨询档案严格保密。①不在任何场合谈论咨询对象的隐私；②未征得咨询对象同意时，不能向咨询对象的亲属、朋友、同事、领导等谈及咨询对象的隐私；③除本部门确定的专业人员外，不允许其他人员查阅咨询档案；④除非咨询对象触犯法律，并经公检法机关认定和出具证明，否则任何机构和个人不得借阅咨询档案。

> **要点提示**　健康咨询的“5A”模式是临床场所帮助服务对象改变行为的 5 个步骤，即评估、劝告、达成共识、协助、安排随访。

5. 参与适度原则　咨询者根据咨询对象的健康信

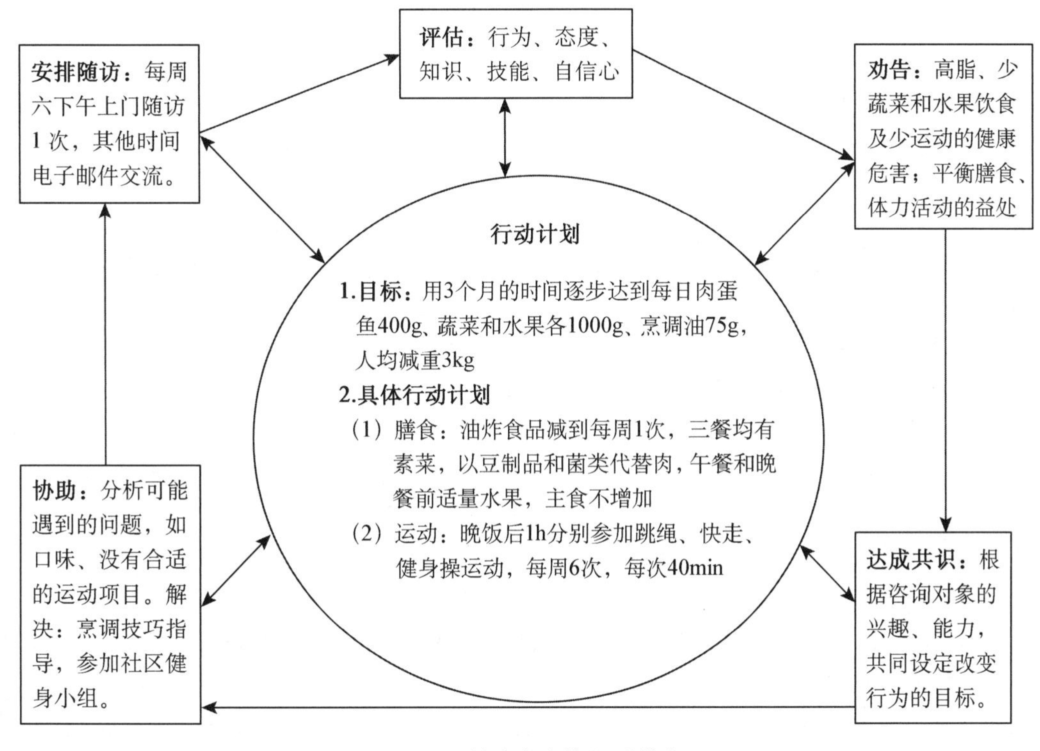

图 18-1　健康咨询的"5A"模式

息，鼓励咨询对象找出最适合自己的解决问题的办法；与咨询对象分享有用的信息，为其提供消除或减少健康危害的各种资源，以便咨询对象自己做出选择。

第四节　控制烟草使用

吸烟是当今世界上对健康危害最为严重的公共卫生问题之一，1999 年 10 月到 2007 年 6 月，全球有 3300 多万人因吸烟致死，平均每 6.5s 死亡 1 人。据估计，目前全世界吸烟人数约 13 亿，烟草相关疾病的死亡人数占总死亡构成的 10%。我国是世界上最大的烟草生产国、消费国、受害国，现有 3.5 亿吸烟者，每年死于烟草相关疾病的人数为 100 万，超过艾滋病、结核病、交通事故及自杀死亡人数的总和，占全部死亡人数的 12%。

吸烟是最主要的可预防的健康危险因素，可以通过健康教育和健康促进进行干预并取得显著成效。控制吸烟已成为各国政府的共识。1980 年 WHO 将每年的 5 月 31 日定为"世界无烟日"；1997 年在北京召开的第十届世界健康和烟草大会上，我国政府做出了"大力劝阻吸烟、完善控烟法规、促进人民健康"的庄严承诺；2003 年 5 月第 56 届世界卫生大会通过了国际《烟草控制框架公约》，同年 11 月我国成为第 77 个签约国，2006 年 1 月该公约在我国正式生效。

一、烟草使用的主要危害

（一）卷烟烟雾的有害成分

卷烟烟雾是由4000多种化合物组成的复杂混合物，有害成分达1200余种，包括烟焦油和烟碱（尼古丁），镉、铅等有害重金属，二氧化碳、一氧化碳、氰化物、挥发性亚硝胺、烃类、胺类、挥发性硫化物、腈类、酚类、残留农药、放射性氡和钋等，其中已知的致癌物不少于43种。香烟气中的尼古丁是吸烟成瘾的主要成分，吸烟时90%的尼古丁进入肺中，6s后即经血液循环进入脑组织，经过约48min后方可排出。

（二）吸烟与疾病

1. *癌症* 烟草烟雾中有多种促癌、致癌物质。流行病学研究表明，吸烟是肺癌最主要的病因，重度吸烟者患肺癌的危险性比非吸烟者大15～30倍。吸烟与肺癌存在剂量-反应关系，每天吸烟10支以下者，其肺癌死亡率为非吸烟者的4.4～4.8倍；每天吸烟21～39支者，其肺癌死亡率为非吸烟者的15.9～43.7倍。吸烟还与唇、口、鼻、咽、喉、食管、胃、肝、肾、膀胱、胰腺及子宫颈的肿瘤有关。每天吸烟20支者苯并(a)芘的吸入量超过了从严重污染的大气中的吸入量。

2. *心血管疾病* 多个国家2000万人年的前瞻性研究表明，吸烟者缺血性心脏病的发病率和冠心病的死亡率比非吸烟者高70%。研究证实，尼古丁可以促进儿茶酚胺的释放，后者不仅增加血小板黏滞度和血脂浓度，而且可以使心率加速、血压升高、心排血量和心肌需氧量增加，与烟草烟雾同时吸入的一氧化碳又减弱了血液的携氧能力，导致心肌缺氧和冠心病发作。此外，吸烟还与外周血管病和其他血管性疾病有关。

3. *呼吸道疾病* 吸烟者的慢性支气管炎、支气管扩张、肺气肿的患病率增高，吸烟者患慢性阻塞性肺疾病的相对危险度为2.3，亦有人报道高达24.7。吸烟也是肺炎、流感等呼吸道疾病的重要危险因素。实验证明，焦油可吸附在咽及支气管内壁诱发细胞突变，尼古丁可使支气管纤毛失去活力，烟草中的醛类、氮氧化物、烃类等的慢性作用可使杯状细胞增多、分泌亢进，最终被鳞状上皮取代，引起继发感染。

4. *对妇女及子代的危害* 妊娠期吸烟与胎儿生长发育迟缓明显相关，可导致低出生体重、流产、死胎，而且对胎儿体格发育、神经系统和智力有长期影响，21%～33%的低出生体重是由于妊娠期吸烟所致。尼古丁抑制性激素分泌，可使吸烟妇女月经失调、提前进入绝经期和出现更年期综合征。

5. *其他* 接触职业性有害物质的工人中，吸烟者的职业危害更加明显，会显著增加职业性肿瘤的发病率。吸烟可使胃溃疡患者的病情加重，可抑制免疫功能。由于侧流烟雾气体的危险性比主流烟雾更大，因此被动吸烟者受到的健康危害甚至可能超过吸烟者本人。

二、烟草使用人群的预防与控制目标

人群中烟草的使用大致可以分为烟草依赖、开始吸烟和被动吸烟三类情况，不同烟草使用者的关系及基本结构见图18-2。针对人群中不同烟草使用者应制定有区别的干预策略和目标。

烟草使用人群的预防与控制目标：①保护不吸烟者，减少不吸烟者被动吸烟的机会；②消除吸烟的促动因素，阻止新吸烟者的产生；③提高戒烟率。最终目标是预防和控制吸烟相关疾病。

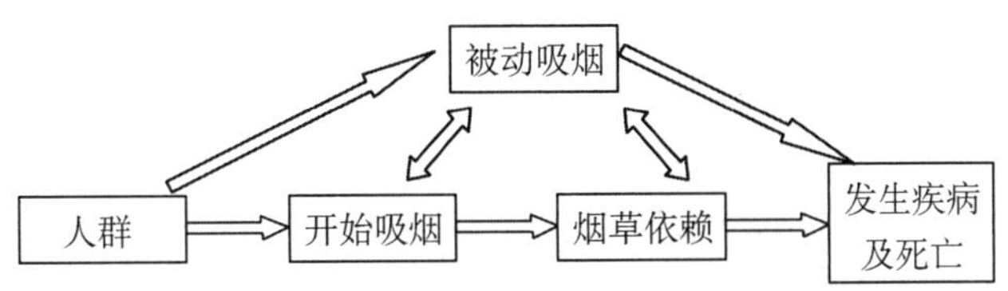

图 18-2　人群中不同烟草使用者的关系及基本结构

［引自：傅华．预防医学，2007］

三、控制烟草使用的策略与措施

吸烟是一种慢性成瘾性疾病，WHO 已将烟草依赖（又称尼古丁依赖）列入国际疾病分类 ICD-10（F17.2，精神神经疾病）。控制烟草使用（以下简称控烟）和改变吸烟行为的策略可概括为群体行为干预和个体行为矫正。群体行为干预主要是通过政策倡导、目标人群行为干预、环境改善的综合策略与措施来实现；个体行为矫正则是按照一定的期望，在一定条件下采取特定的措施，促使吸烟者戒烟。

链接　成瘾行为

成瘾行为包括物质成瘾和行为成瘾两种类型。物质成瘾具有相应的成瘾物质的摄入，如吸烟、酗酒、吸毒、药物依赖；行为成瘾虽然没有成瘾物质的摄入，但对特定行为具有依赖性，如赌博成瘾、网络成瘾等。成瘾行为的共同特点：具有不可抗拒的满足需要的强烈愿望，对物质的使用或行为的执行缺乏控制和节制，甚至不择手段、不计后果，产生精神依赖和（或）躯体依赖，并对个人和社会产生危害。

（一）社区的控烟策略与措施

1. 全面开展健康教育　通过大众传媒、控烟板报和专栏、发放宣传资料及警示牌等，长期、反复地使用简要信息提醒未吸烟者远离烟草，敦促吸烟者戒烟。

2. 创建控烟的社区环境　禁止向未成年人出售烟草制品；全面推行公共场所禁烟；扩大无烟场所的范围，实行室内 100％无烟政策。

3. 开展社区活动　举办控烟知识竞赛、无烟家庭和无烟单位及无烟日活动等；争取有影响力的公众人物、医生、教师、学生、家长、妇女及吸烟者的广泛支持和参与；争取政府和非政府组织支持。

4. 改变个人行为和提高个人技能　开展控烟技能教育，介绍戒烟技巧，帮助吸烟者戒烟，树立成功戒烟的典型。

5. 全面禁止烟草广告和促销活动　禁止烟草商以任何形式进行赞助。

（二）日常诊疗时的戒烟策略与措施

控烟是医生义不容辞的职业责任之一，医生支持降低烟草危害的最直接方法就是帮助患者戒烟。医生是帮助吸烟者戒烟的最佳人选，医生给患者提出的“不要再吸烟”的简单忠告，比其他人的劝告及其他形式的宣传教育更为有效，有可能完全改变患者日后的吸烟行为。吸烟成瘾的实质是尼古丁依赖，它具有药物成瘾的全部特征，因此戒烟是一个长期的治疗过程，需要持续地采取综合干预措施，克服生理依赖、心理依赖及改变行为习惯。日常诊疗时，对于有戒烟意愿的吸烟者，一般采取快速干预和强化干预的策略及措施，同时建议药物治疗；对于不愿意戒烟者，则要实行增强戒烟动机的干预。

1. *快速干预戒烟*　对于有戒烟意愿的吸烟者，快速干预主要采取“5A 戒烟法”。

(1)询问：了解并记录患者的吸烟状况、行为特征、家庭和社会背景，明确吸烟行为所处的阶段；将吸烟情况记录作为病历首页的一部分，并随时更新。

(2)劝阻：强化吸烟者的戒烟意识。要结合吸烟者的年龄、职业、健康状况、病史和吸烟行为特征等，用清晰的、强烈的、个性化的方式，劝说吸烟者戒烟。具体方法：①告诉吸烟者“毫不犹豫地”戒烟，而不是减少吸烟量；②与吸烟者交流戒烟的重要性，如“戒烟是你恢复健康最重要的一步”；③告知吸烟者为什么要戒烟，如“我认为您的咳嗽是吸烟所致，如果您戒烟，咳嗽会得到改善”。

(3)评估：通过询问戒烟的兴趣和意向判断戒烟动机，明确吸烟者戒烟的意愿。对于已经决定戒烟的吸烟者，提供具体的支持；对于还没有决定戒烟的吸烟者，进行动机干预。

(4)帮助：帮助吸烟者戒烟。具体方法：①帮助吸烟者树立正确的观念，正确认识吸烟的危害和戒烟的益处，纠正偏见。②审查戒烟理由，请吸烟者主动列出吸烟的“好处”和坏处、戒烟的“坏处”和好处，以及继续吸烟和戒烟的原因，以使吸烟者认清矛盾，做出决定。③让吸烟者了解自己的吸烟类型，写 1 周的吸烟日记，记录每次吸烟的时间、场所和当时的心情，了解这些特点有助于为吸烟者设计维持戒烟状态的方法。④确定开始戒烟日。⑤告知吸烟者如何创造有助于戒烟的环境，例如，通知家庭成员、亲朋好友自己开始戒烟，周围的人如果想戒烟可以一起参加这个活动；抛弃所有保留的烟草产品、打火机和其他吸烟用具，将随手可及卷烟的环境变成没有卷烟的环境，在过去吸烟的地方放置警示牌；选择替代品克服习惯性动作，口香糖、牙签可针对嘴上的习惯，铅笔、小勺和咖啡搅拌棒可针对手指的习惯。⑥回顾以往的戒烟经历，找出复吸的原因，以便吸取教训。⑦告诉戒烟者对戒断症状做好思想准备。⑧签一份戒烟协议，使戒烟更容易成功。⑨选择适当的戒烟方法，“逐渐减量法”由于持续时间长而不易坚持，最好采用“突然停止法”。⑩鼓励使用戒烟药物。

(5)安排随访：确定随访时间表，以面对面或电话方式进行。开始戒烟后的第一周至少随访 1 次，最好每周 1 次、连续 4～8 周，接着每月 1 次、连续 6 个月。

2. *强化干预*　戒烟干预的强度与戒烟效果之间存在明显的剂量-反应关系，干预强度越大，其效果越好。因此，应尽量为有戒烟意愿的吸烟者提供戒烟强化干预服务，即为吸烟者提供≥4 次的干预服务，每次持续 10min 以上。强化干预包括咨询、行为干预及药物治疗。

3. *药物治疗*　对于没有禁忌证的吸烟者，鼓励使用戒烟药物；对于高成瘾者(每天吸烟 1 包以上或起床后半小时内要吸第一支烟者)或多次复吸者，应考虑采取尼古丁替代疗法。

(1)尼古丁替代品：尼古丁替代递减治疗可减轻戒断症状，降低复吸率，提高戒烟成功率，是一种有效的戒除烟瘾的治疗手段。已有尼古丁舌下含片、口胶剂、吸入剂、鼻腔喷雾剂、贴剂(戒烟贴)等多种剂型。

(2)一线药物：①缓释盐酸安非他酮，一种抗抑郁药，1997 年开始用于戒烟；②伐尼克兰，尼古丁受体拮抗药，可减轻烟瘾和戒断症状。

(3)二线药物：一线药物无效时可使用(但目前临床上基本不用)。①可乐定，α_2 受体激动药，能减轻交感神经系统功能亢进的症状，并有降血压作用；②去甲替林，三环类抗抑郁药，具有抗胆碱作用和拟肾上腺素能作用，能提高情绪、减轻焦虑和改善睡眠。

4. 处理戒断症状和体重增加的措施

(1)处理戒断症状：戒烟后血液中尼古丁浓度降低，加上心理上和行为习惯的原因会出现渴望吸烟、头晕目眩、胃不适、便秘、紧张、易激动、注意力不集中、抑郁及失眠等症状，称为戒断症状，一般在戒烟后 2～3 周可迅速消失。针对吸烟者的主诉可以采取一些有效的相应措施（表 18-2）。

表 18-2　戒断症状及其处理措施

主诉	处理措施
渴望吸烟	饮水或饮茶、咀嚼口香糖或干海藻等替代行为
烦躁、易激动	深呼吸，使紧张的肌肉逐渐松弛或采取散步等补偿行为
精力不能集中	戒烟后减少工作负担 1 周，以便释放压力
头痛	深呼吸，睡觉时抬高双脚
失眠	避免饮用含咖啡因的饮料，适度锻炼，用温水洗澡
便秘	大量饮水，多吃蔬菜和水果

(2)控制体重增加：戒烟后由于食欲增加而使体重增加，是很多戒烟者遇到的共同问题，应从制定戒烟目标起就实施体重控制计划。①设定运动目标和计划：每周运动 5 次，运动时的目标心率设为(220－年龄)×(60%～80%)，每次运动时保持该目标心率持续 15～20min；既往有运动习惯者，在原有运动量的基础上增加 10%～20%。②设定膳食控制目标和计划。根据体质指数(BMI)设定能量摄入和三大生热营养素的分配比例，避免摄入高脂肪、高能量的食物，尽量多吃些蔬菜和水果等。

5. "5R 法"增强戒烟动机　对于不愿意戒烟的吸烟者可采用 5 个"R"的干预措施，增强其戒烟动机。

(1)指出相关性(relevance)：鼓励吸烟者找出与其本人和家人健康相关的戒烟理由或原因(如健康问题、患病、家里有婴幼儿、经济拮据等)，与自身情况的相关性越密切越好。

(2)强调危险性(risk)：鼓励吸烟者说出吸烟可能造成的对本人和家人的短期与长期的负面影响及环境危害；医务人员应提出和强调与吸烟者疾病关系最大的危害，指出吸低焦油/低尼古丁的卷烟或其他形式的烟草并不能减少危险，并着重强调彻底戒烟是避免不良后果的唯一办法。

(3)认识益处(rewards)：鼓励吸烟者说出戒烟的潜在益处，并说明和强调与吸烟者最相关的益处。例如，疾病康复，增加食欲，节约金钱，减少皮肤皱纹，养育更健康的子女，家里、汽车内和衣服上的气味更清新，不再担心吸烟会影响他人等。

(4)认清障碍(roadblock)：应使吸烟者意识到戒烟过程中可能遇到的障碍及挫折，并告知解决这些问题的办法和措施。

> **要点提示**　"5R 法"属于动机干预，是针对尚无戒烟意愿的吸烟者，在每次临床诊疗时有针对性地反复指出吸烟与健康的相关性、强调吸烟的危害和戒烟的益处及戒烟可能存在的障碍，强化吸烟者的戒烟动机，促使其采取戒烟行动。

(5)反复动员(repetition)：利用与患者接触和沟通的机会，不断重复上述戒烟动机干预，不断鼓励吸烟者积极戒烟。

问题讨论　王某是某高校一年级学生，高中阶段就开始吸烟，现每天至少吸 1 包烟，起床后第一件事就是点燃一支烟。由于烟瘾大，时常违反校规在教室和宿舍吸烟，还不断地向同学递烟。同宿舍的其他三位同学每天吸“二手烟”很不情愿，宋某认为与其被动吸烟，莫不如跟王某一起吸烟，于是也开始尝试吸烟，张某、李某两位同学则极力反对吸烟，但是又不知道如何解决这个问题。请根据所学控烟、戒烟的知识，分别指导王某、宋某戒烟，指导张某、李某如何远离烟草、避免初吸。

第五节　促进体力活动

随着城市化、工业化的发展，机械化、自动化设备逐渐代替了人的体力劳动(包括农业劳动)，许多职业变成了以坐位为主的工作；驾车和乘坐公共交通工具基本替代了步行和骑车的出行方式；快餐、加工食品、餐馆就餐更多地取代了家庭烹饪食物，机器做了大部分家务；看电视、用电脑代替了积极的娱乐体育活动。这些变化使得人们的劳动强度降低、体力活动减少，人们变得越来越久坐少动。久坐少动的生活方式是肥胖、糖尿病等多种慢性病的独立危险因素，是导致全球死亡的第八位主要危险因素。因此，改变不利于健康的久坐少动的生活方式、增加人们的身体活动与体育锻炼，已成为慢性病防治的重点措施之一。

一、久坐少动生活方式及其危害

(一)久坐少动生活方式与体力活动

1. 久坐少动生活方式　久坐少动生活方式亦称为静坐生活方式(physical inactivity)，是指在工作、家务、交通行程期间或在休闲时间内，不进行任何体力活动或仅有非常少的体力活动。“久坐”或“静坐”通常指身体活动水平(physical activity level，PAL)等于或小于 1.4。

2. 体力活动　体力活动(physical activity)是指由于骨骼肌活动引起的伴随能量消耗的任何形式的身体移动，又称为身体活动。其涵盖范围广泛，包括工作中的站立、走动或体力劳动，上下班途中的步行或骑自行车，居家生活的打扫房间、上下楼梯、洗衣做饭，休闲时间的健身操、游泳、爬山、跑步等。

链接　**身体活动水平**

身体活动水平(PAL)是人体每日总能量消耗与基础代谢能量消耗的比值，可反映每日的身体活动强度。卧床时 PAL 值约为 1.2，久坐者 PAL≤1.4，正常 BMI 范围的人 PAL 值约为 1.6，活动量较大的职业人群(如矿工、伐木工、士兵和运动员) PAL 值通常>2.0。

(二)久坐少动生活方式的危害

有数据显示，22%的冠心病、11%的缺血性脑卒中、14%的糖尿病、10%的乳腺癌、16%的大肠癌与缺乏体力活动有关，全球每年大约有 200 万人的死亡是久坐少动所致。随着人群中久坐少动生活方式人数的增加，与缺乏体力活动有关的疾病明显增多，这类疾病又有人称之为运动不足综合征。

1. 代谢性疾病与心脑血管疾病　缺少体力活动伴随高脂、高能量膳食的直接后果就是体重增加和机体代谢紊乱，进而引起肥胖、高血压、血脂异常及糖尿病，增加了患心脑血管疾病的危险性；长期缺乏运动，使心肌收缩力减弱、心脏功能减退、血液循环变慢、血液黏度增高，可直接引起心脑血管疾病。

2. 骨骼关节系统疾病　缺少体力活动可导致长骨骺部和干骺端骨松质的钙丢失，引起骨质疏松、骨折，易患颈椎病、腰椎间盘病变和骨关节炎。

3. 免疫功能减退　身体活动量的减少可引起免疫功能下降，抗病能力减弱，易患各种感染性疾病。

此外，缺乏体力活动还会使人情绪低落，导致生活质量下降、寿命缩短等。

二、体力活动与健康

(一)体力活动对健康的影响

许多随机对照临床试验和队列研究数据表明，体力活动可以降低心血管病、非胰岛素依赖型糖尿病、骨质疏松、肥胖，以及结肠癌、绝经期后乳腺癌、子宫内膜癌的风险。据估计，适宜水平的体力活动可以减少 30%～50%的糖尿病新发病例；可使发生乳腺癌的危险性降低 30%。实验研究证明，体力活动能够升高高密度脂蛋白胆固醇含量(HDL-C)、降低低密度脂蛋白胆固醇含量(LDL-C)，减轻动脉粥样硬化；使血液中纤维蛋白酶活性增高，减少血小板黏附力，减少血栓形成；能增强心肌收缩力，提高心排血量和降低心率，使冠状动脉扩张，改善血流和心肌代谢；使肾上腺素的活性降低，减少严重心律失常及心室纤颤引起猝死的可能性；增强血管壁的弹性，改善微循环，使血压降低。因此，适宜的体力活动能防治心血管系统疾病已为医学界所公认。

体力活动为关节健康所必需，有助于控制关节炎的症状；负重的体力活动具有增加骨量的作用，对提高骨量峰值有重要意义；老年人参加体力活动，有助于维持肌肉力量和关节的柔韧性，减少发生跌倒和骨折的危险。体力活动对心理健康可以产生有益作用，一些观察显示，体力活动可以缓解抑郁症状，减轻焦虑和紧张症状。

(二)体力活动分类与活动水平

1. 体力活动分类

(1)按生活方式分类：①职业性工作的活动；②家务劳动的活动；③交通行程的活动；④休闲时间的活动。

(2)按生理功能分类：①有氧运动：在氧气充分供应的情况下进行的活动，能提高心肺功能，如健步走、骑自行车、慢跑、游泳。②无氧运动：相对于有氧运动而言，是指肌肉在“缺氧”状态下高速剧烈的运动，如举重、短跑。③对抗阻力运动：增加肌肉力量的活动，如杠铃、哑铃操。④灵活性和柔韧性锻炼：躯体或肢体的伸展、屈曲、旋转活动，如瑜伽。

2. 体力活动水平　体力活动总水平取决于体力活动的频度、强度和持续时间(表 18-3)。

表 18-3　不同活动与持续时间对每日 PAL 的影响*

活动强度	活动频度与持续时间				
	每周 1h	每日 20min	每日 30min	每日 40min	每日 1h
久坐(安静地躺着)	0	0	0	0	0
轻度(散步、轻度园艺劳动、家务)	0.01	0.03	0.05	0.06	0.09
中度(快走、骑车、跳舞、游泳)	0.03	0.07	0.10	0.13	0.20
重度(跑步、打网球、踢足球)	0.07	0.17	0.25	0.35	0.50

* 表中数据为平均每日 PAL 增加的估计值。
引自:陈君石主译．食物、营养、身体活动和癌症预防．2008。

(1)频度:在一段特定时间(如 1 周、1 个月)重复某类体力活动的次数。

(2)强度:身体负荷的大小。常用物理量或生理量表示,如单位时间消耗的能量、最大摄氧量百分比(V_{O2max}%)、最大心率百分比(HR_{max}%)或代谢当量(MET)。有氧运动适宜的活动强度为 50%～70%最大摄氧量,老年人、心脏病患者应低于 50%最大摄氧量;一般以 60%～80%最大心率作为活动中适宜的目标心率或靶心率(target heart rate,THR)。

(3)持续时间:维持一定强度或以一定节奏重复运动的时间。

链接　**测量运动强度最实用的指标**

测量运动强度最实用的指标是心率。最大心率(HR_{max})的简便计算方法是:一般人 HR_{max}=220－年龄,经常运动的人 HR_{max}=210－0.8×年龄。通常采用自测脉搏的方法监测运动中的心率。具体做法:运动停止后立即测 10s 的脉搏数,然后乘以 6,表示 1min 脉搏数,其与运动中的心率非常接近。中度体力活动的心率为 60%～75%HR_{max},重度体力活动的心率≥80%HR_{max}。

3. *有益健康的体力活动水平*　目前,国内外建议的体力活动水平主要参考了美国卫生总署(USSG)1996 年推荐的标准和《2008 美国国民体力活动指南》。以降低各种慢性病风险为目标的成年人,应坚持每日 30min 中等强度的体力活动,约消耗能量 150kcal;以控制体重为目的者,则推荐每日 60min 以上中等强度的体力活动。近年来,许多证据提示,更长期的、强度更大的身体活动更有益于身体健康。WHO 推荐的健身运动频度、强度和持续时间见表 18-4。

表 18-4　WHO 身体活动推荐量

活动水平	有益健康	促进健康	增强身体素质	体育训练
强度	轻到中等强度	中等强度	中到大强度活动	极大强度
持续时间	10min 或更长	30min 或更长	20min 或更长	根据个人身体素质状况而定
频度	每日几次	每日 1 次	每周 3 次	根据个人身体素质状况而定

引自:陈君石、黄建始．健康管理师,2008.

适宜水平的体力活动主要指运动的频度、持续时间、强度、形式和有关的注意事项。其基本内涵可以理解为:经常参加中等强度的体力活动,可以改善健康状况和生活质量;日常生活中的体力活动也会带来健康效益,不一定必须从事非常剧烈的运动;增加体力活动量可以获得更大的健康促进效益;综合耐力、肌肉力量和柔韧性活动与锻炼可以获得更全面的健康促进效益;根据自己的条件选择适度的体力活动可以减少运动有关意外伤害的发生。

三、促进体力活动的策略与措施

(一)体力活动干预

1. 体力活动干预的目的　体力活动干预是从健康教育开始,根据干预对象的健康状况筛查、身体活动水平调查、运动能力评价,结合其本人的兴趣和生活环境等具体情况制定干预计划,通过动员、指导和督促相结合的方式实施计划,并进行效果评价。其目的在于改变不利于健康的久坐少动生活方式,减少缺乏运动或运动不足在人群中的比例,指导合理运动,避免运动伤害,预防和辅助治疗疾病,降低医疗费用,提高生命质量。

2. 体力活动干预的工作内容

(1)社区动员:开展体力活动促进健康知识的教育,纠正错误认识,解决行为改变中的困难与障碍。

(2)体格检查:血压、脉搏、关节等一般检查,必要时做心电图、胸部 X 线片、化验等辅助检查。

(3)身体活动水平调查与评估:采用调查问卷、通行的常用量表,以及身体形态、功能、素质测量指标(身高、体重、肺活量)等。

(4)运动意外的筛查与评估:收集病史、症状和其他临床检查的资料,重点是与心血管健康和运动功能有关的信息;通过运动试验和运动能力评估等明确运动意外危险度分层。筛查程序见图 18-3。

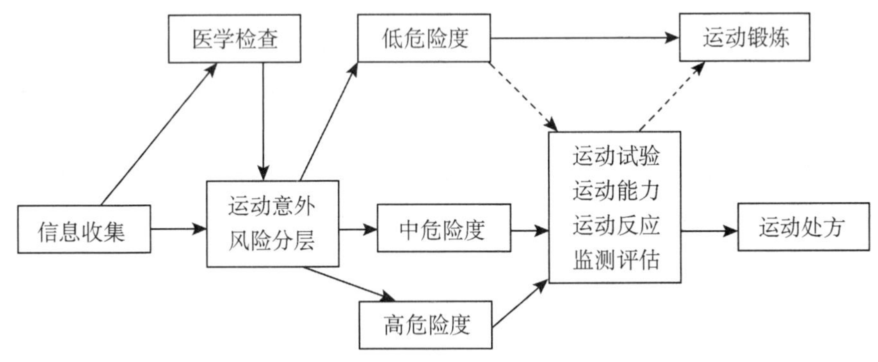

图 18-3　健康筛查基本程序

[引自:陈君石,黄建始. 健康管理师,2008]

(5)制定干预计划:以自愿、循序渐进、量力而行和避免伤害为原则,与干预对象共同制定干预计划,包括运动量、运动形式、运动进度等。

(6)干预效果评价:从体重变化、体力活动促进健康知识的知晓情况、身体活动水平的增加、休闲时间体力活动的参与等方面综合评价干预效果。

(7)意外情况和不适的预防及处理。

(二)体力活动促进的策略与措施

影响人们参加体力活动的主要决定因素可以归纳为 3 个方面:信息为基础的决定因素、社会和行为决定因素及环境政策决定因素。为了有效开展体力活动促进项目,应针对这些决定因素制定相应的策略与措施。

1. 健康教育信息策略及措施 利用电视、广播、宣传海报及公益活动、现场讲座等,在社区内传播体力活动促进健康和久坐少动生活方式危害健康的信息;在社区人群集中出入的场所(如楼梯口、电梯旁)定点宣传,鼓励人们爬楼梯、步行、骑车或积极的体育锻炼。

2. 社会和行为策略及措施 "全民健身计划"策略及全民健身宣传周活动;"青少年学生阳光体育运动"及学校开设体育课、课间操和课外体育活动;社区开展以家庭为单位的体育运动或健身活动比赛,组建社区各种健身团队等;针对个体进行体力活动指导。

3. 环境改善和政策干预 社区、工作场所及商城、购物中心等公共场所创造适宜开展体力活动的场地,安装健身器材;在工作场所促使职业人群进行适度的体力活动,如规定三层楼以下不得使用电梯、每天固定时间做集体健身操、办公室提供跳绳等简便运动器材等。

要点提示 久坐少动、缺少体力活动通常是指 PAL≤1.4 者。"久坐"工作者应经常或规律地进行体力活动锻炼,坚持每日 30～60min 的中等强度体力活动,并且达到靶心率的时间不少于 20min。

问题讨论 小于是软件工程师,每天 10 多个小时坐在电脑前工作,用餐是快餐,出行是以车代步,为了控制体重,他每周日去健身房进行高强度训练 2h。张大妈 57 岁,退休前是工厂里的车工;平日饭量比较大,BMI=28.6kg/m^2;除了做家务外,常与邻居凑在一起打牌或看电视,每周去超市购物 3 次,往返步行约 30min。张大妈的女儿是外企的白领,出行总是以车代步;每周有 3 个晚上去健身房骑单车,每次 40min;周末去高尔夫球场打球 3h。请给上述几人指导如何进行体力活动,并就以下误区展开讨论。

1. 一般来说,家务劳动和步行购物等生活方式有关的活动健康效益很好。

2. 每周 1 次 3h 高强度运动的健康效益比每天 1 次 30min 中等强度的运动更好。

3. 肥胖者控制体重应该用高强度、短时间的运动方式。

复习指导

1. 健康相关行为是指个体或群体与增进、维护、恢复健康及预防疾病有关的行为。影响健康行为有倾向、促成和强化 3 种因素。行为改变的基本理论有健康信念模式、行为改变阶段模式、社会认知理论及格林模式。后者是国内外最常用的健康教育与促进计划的设计和评价方法。

2. 健康教育是指通过有计划、有组织的教育活动,促使人们自觉地采纳有益于健康的行为和生活方式,消除或减轻影响健康的危险因素,预防疾病、促进健康和提高生活质量。

3. 健康促进是指健康教育与促使行为和环境改变的政策、法规、组织的结合,是影响与教育人们采取健康行为的一切活动的全部过程。其活动领域包括公共政策、支持环境、社区行动、个人技能、卫生服务、社会责任、伙伴关系，以及增强社区能力、健康投资与保障机制等。健康促进的 3 项主要策略是政策倡导、积极参与和发展社会支持系统。

4. 临床场所开展健康咨询的五个步骤是评估、劝告、达成共识、协助、安排随访，也称为“5A”模式。咨询者应遵循建立友好关系、针对性、情感中立、保密性和参与适度等五个原则开展咨询工作。

5. 烟草使用的人群可以分为烟草依赖、开始吸烟和被动吸烟 3 类情况，针对不同人群的预防与控制目标分别是：提高戒烟率；消除吸烟的促动因素，阻止新吸烟者的产生；保护不吸烟者，减少不吸烟者被动吸烟的机会。适合于社区的控烟策略与措施为“全面开展健康教育，创建控烟的社区环境，开展社区活动争取支持，改变个人行为和提高个人技能，全面禁止烟草广告和促销活动等”。

6. 医生日常诊疗时，对于有戒烟意愿的吸烟者应采取快速干预戒烟的“5A 戒烟法”，即询问、劝阻、评估、帮助和安排随访；还应该进行强化干预，并且鼓励使用戒烟药物。对于尚不愿意戒烟的吸烟者可采用指出相关性、强调危险性、认识益处、认清障碍、反复动员的“5R”干预措施，增强其戒烟动机，促使其最终采取戒烟行动。

7. 静坐生活方式是指在工作、家务、交通行程或在休闲时间内，不进行任何体力活动或仅有非常少的体力活动。这种生活方式可导致运动不足综合征。体力活动干预包括 10 个方面的工作内容；体力活动促进应在健康教育信息、社会和行为、环境改善和政策干预方面采取相应的策略及措施。

（金少虹）

第19章 生活环境与健康

chapter 19

学习要求

学习环境与人体健康关系的相关理论，能识别和评价大气、室内空气、饮用水及土壤的污染及其健康危害，能对利用环境中有益因素、消除有害因素加以指导。

人类赖以生存的环境介质包括空气（又称为大气）、水、土壤等，其中既有有益因素对健康的促进作用，也有有害因素对健康的不良影响。环境与健康效应之间的关系十分复杂，随着人们对生存质量要求的不断提高，生活环境与健康关系的研究不断深入和扩展，越来越引起全社会的高度重视。

第一节　大气环境与健康

大气通常是指室外空气，以别于室内空气。空气是生命存在的必要条件，正常成人每天吸入空气量约 12m^3。清新的空气有利于生长发育、增进健康和提高工作效率；污浊的空气则影响情绪、危害健康，甚至引起疾病。大气污染是我国目前主要的环境问题。2000 年我国二氧化硫排放量为 1995t，居世界第一位；烟尘排放量 1165t；工业粉尘排放量 1092t。二氧化碳等污染物导致酸雨形成，我国酸雨区面积已经占到国土面积的 30%。

一、大气的理化特性

任何人为的和自然的因素都可以使大气的成分发生改变，但是在一定条件下可以通过大气运动与氧循环等，使大气的基本组成保持相对恒定。

（一）化学特性与健康

大气中的主要化学成分是氧、氮、氩，约占 99.9%；少量的二氧化碳、水蒸气、尘埃、花粉、孢子等。机体新陈代谢过程要吸入氧气、呼出二氧化碳，缺氧环境或氧浓度>40%都能对人体造成危害，二氧化碳浓度过高则可引起呼吸抑制、呼吸麻痹等后果。

（二）物理特性与健康

1. 太阳辐射　太阳辐射（solar radiation）以电磁波形式散布在宇宙空间，是产生各种复杂天气现象的根本原因，是地球上光和热以及生命的源泉。其中，红外线可使血管扩张，促进新陈代谢及细胞增生，并有消炎和镇痛作用；可视线则通过视觉器官产生视觉及改变机体的紧张和觉醒状态；紫外线有杀菌、抗佝偻病、色素沉着和增强免疫功能等作用。反映紫外线辐射强度的指标称紫外线指数(ultraviolet index，UVI)。UVI 可提示过量暴露紫外线辐射的危险及户外活动应采取的预防措施，UVI 愈高，对皮肤和眼睛的损害愈严重。例如，UVI 达到 3 或 4 时，户外活动应用遮阳伞，穿戴宽边帽和宽松服装，涂抹防晒霜，佩戴可以滤过长波和中波紫外线的太阳镜。

2. 气象因素 主要包括气温、气湿、气压、气流，一定地区一定时间内各种气象因素的综合表现称为天气。气象因素与太阳辐射综合作用于机体，对机体的冷热感觉、体温调节、心血管与神经功能、免疫和新陈代谢功能有调节作用。天气的变化常引起某些疾病的加重，如冷刺激可使周围血管收缩、动脉压升高、心肌需氧量增多，心肌梗死的急性发作常受高气压、气温变化、大风等影响，高气压急剧下降、冷峰通过时肺炎的发生或死亡人数增加。

3. 空气离子化 大气中空气分子或原子在自然或人工条件下形成带电荷的正、负离子的过程称为空气离子化(air ionization)。产生的正、负离子称为轻离子，轻离子与空气中的悬浮颗粒或水滴结合而形成重离子。清洁空气中轻离子多而重离子少，空气清洁的郊区、田野、山谷、海岸、瀑布等地负离子多。适量的正、负离子对维持正常生理功能有良好作用，正离子对机体有兴奋作用，负离子则作用于自主神经，具有镇静、催眠、镇痛、镇咳、降压等作用；但空气离子浓度超过 $10^6/cm^3$ 时，则对健康产生不良作用。

二、大气污染对健康的危害

大气污染(air pollution)是指进入大气中的污染物超过了大气的自净能力，致使大气的正常组成比例发生改变，空气质量恶化，对居民健康和生活条件造成危害，以及对动植物产生不良影响的空气状况。大气污染物主要通过呼吸道进入人体，并经呼吸道吸收入血。

(一)大气污染物

大气污染物种类多、性质复杂，一般分为 3 大类，即物理性污染物、化学性污染物、生物性污染物，以化学性污染物最常见(表 19-1)。化学性污染物按其存在形态分为气态(气体、蒸气)污染物和颗粒性污染物，依据空气动力学等效直径(Dp)又将颗粒性污染物分为总悬浮颗粒物(TSP，$Dp \leqslant 100\mu m$)、可吸入颗粒物(PM_{10}，$Dp \leqslant 10\mu m$)、细颗粒物($PM_{2.5}$，$Dp \leqslant 2.5\mu m$)、超细颗粒物($PM_{0.1}$，$Dp \leqslant 0.1\mu m$)。PM_{10}能进入呼吸道，且能长期漂浮于空气中，也称为飘尘；

表 19-1 常见的化学性大气污染物及其健康危害

污染物	主要成分	健康危害
颗粒物	化学成分复杂，包括金属氧化物等无机成分和多环芳烃等有机成分	相关疾病的发病率和死亡率上升，致癌，减少太阳辐射强度，影响人群死亡率
硫的氧化物	SO_2、SO_3(SO_X)	刺激作用，引发慢性阻塞性肺疾病，促癌作用
氮的氧化物	N_2O、NO、NO_2(NO_X)	肺损伤，中枢神经损害，影响心、肝、肾及造血组织
碳的氧化物	CO	急性中毒，慢性危害(低氧血症及对心血管系统和神经系统的影响)
碳氢化合物	CH_4、C_2H_6(HC)	与 NO_X 发生光化学反应
氟氯代烷	CFC(氟利昂)等	温室效应，破坏臭氧层，皮肤癌及白内障的发病增加

$PM_{2.5}$在空气中悬浮的时间更长，易吸附其他毒物，并可进入深部呼吸道和血液，对健康的危害极大；$PM_{0.1}$主要来自汽车尾气，多为二次污染物，其健康危害受到日益广泛的关注。

(二)大气污染的主要来源

1. 工业企业　工业生产过程中燃料(主要是煤炭和石油)的燃烧及排出的废气是大气污染的主要来源。燃料不完全燃烧可产生一氧化碳、二氧化硫、氮氧化物、醛类、碳粒和烟尘、多环芳烃等。生产性污染一般属于有组织排放，排放量大、毒性强，但较易治理。

2. 生活炉灶和采暖锅炉　居民烹饪、取暖用燃料主要是煤制品，其次是煤气、天然气、液化石油气。其特点是无组织低空排放、较难治理。生活性污染是我国北方冬季采暖季节大气污染的主要来源之一。

3. 交通运输　机动交通运输工具主要使用汽油、柴油等液体燃料，燃烧产物有大量的一氧化碳、氮氧化物、醛类、多环芳烃等。

4. 其他　垃圾焚烧、燃放烟花爆竹、意外事故、战争等均可造成大气污染。

(三)大气污染对健康的直接危害

1. 急性中毒　短时间大量吸入污染物可致急性中毒，主要由烟雾事件和生产事故引起。烟雾事件又可依据烟雾形成的原因分为煤烟型和光化学烟雾型。煤烟型烟雾事件是由于煤烟和工业废气大量排入大气且不能充分扩散而引起，主要污染物为二氧化硫和烟尘。光化学烟雾事件是由于一次污染物在太阳紫外线作用下发生光化学反应生成的强刺激性浅蓝色烟雾引起，其一次污染物主要为来自汽车尾气的氮氧化物和碳氢化合物(HC)，二次污染物主要是臭氧、醛类和各种过氧酰基硝酸酯等氧化剂(称为光化学氧化剂)，主要引起眼睛红肿和流泪、咽喉痛、严重的上呼吸道刺激症状。

2. 慢性危害　大气污染物低浓度、长期、反复作用于机体造成的慢性危害主要有以下几点：①影响呼吸系统功能：引起咽炎、喉炎，眼结膜炎，以及气管炎、支气管哮喘等，最终发展为慢性阻塞性肺疾病；②影响机体免疫功能：使体内唾液溶菌酶和分泌型免疫球蛋白A含量下降，甲醛、石油制品的分解产物有致敏作用，可引起变态反应性疾病；③发生慢性中毒：主要是易在体内蓄积的金属毒物，如铅、镉、锌、汞等；④致癌作用：大气污染物中的苯并(a)芘、砷等具有致癌作用，大气污染是肺癌发生的主要原因之一。

(四)大气污染对健康的间接危害

1. 影响小气候和太阳辐射　烟尘促进云雾的形成，一方面降低了大气能见度，另一方面云雾吸收太阳的直射光和散射光，降低了紫外线的强度及其生物学作用，有利于病原微生物生存和传播，增加儿童佝偻病的发病率。

2. 产生温室效应　温室效应(greenhouse effect)是指温室气体大量吸收地球表面释放的红外线辐射，引起近地面气温增高、全球气候变暖的现象。温室气体主要有二氧化碳、甲烷、一氧化二氮和氯氟烃(chlorofluorocarbon，CFC)。温室效应使全球气候变暖，海平面上升，加剧洪涝、干旱及其他气象灾害，影响农业生产；自然地带和生态系统发生变化，有利于病原体及某些生物加速繁殖，相关疾病的发病率上升；空气中真菌孢子、花粉等浓度增大，导致人群变态反应性疾病发病率增高。

3. 破坏臭氧层　某些化学物质与臭氧作用导致臭氧损耗，平流层臭氧减少形成臭氧层空洞(ozone depletion)。臭氧能吸收200～300nm的紫外线辐射，臭氧空洞使阳光中紫外线辐射到地球表面的量大为增加，从而产生一系列严重危害，例如，皮肤癌增多、免疫系统抑制、白内障发病率增加，以及光化学氧化剂增多所致的健康危害，还可使浮游生物、海洋生物大量死亡造成某些生物减少或灭绝。

4. 形成酸雨　大气中的二氧化硫、氮氧化物等溶于水汽中，经氧化并凝结成 pH<5.6 的降水，称为酸雨（acid rain），包括雨、雾、雪、雹等。酸雨使水土酸化，破坏农作物、森林、草原，造成渔业减产；腐蚀建筑物和破坏文物；破坏输水管网而使水质恶化；土壤酸化可使某些有毒金属溶解性增加，进而通过食物链摄入体内；酸雾刺激呼吸道并发生慢性炎症。

三、大气卫生防护

（一）规划措施

1. 合理安排工业布局和城镇功能分区　工业布局做到“大分散、小集中”；排放污染物的工厂应建在城镇主导风向的下方；工业区与居民区有一定的防护距离。

2. 加强绿化　利用植物加强大气的自净作用，减轻大气污染。

3. 制定规划　加强对居住区内局部污染源的管理。

（二）工艺措施

1. 控制燃煤污染　开发新能源，改善燃料种类；合理设计锅炉，改进燃烧过程；推广集中供热。

2. 改进工艺过程　开展技术革新，改革工艺，减少废气排放；安装消烟除尘设备；综合利用，化害为利，变废为宝。

要点提示　颗粒物的空气动力学等效直径越小，越易在空气中悬浮及吸附其他污染物，被人体吸入深部呼吸道的机会越多，对人体健康的危害性越大。大气污染的健康危害效应是污染物与大气固有理化因素之间及各种污染物之间复杂的联合作用的结果。

问题讨论　1952 年 12 月 5 日至 9 日，伦敦市区被浓雾覆盖，能见度降至零，大气呈逆温状态，持续 4～5 天。数千市民出现胸闷、咳嗽、咽痛、呕吐等症状；死亡人数骤增，12 月 7 日至 13 日，死亡总数 4703 人；45 岁以上人群死于呼吸道疾病和心血管疾病者明显增加。这些现象表明，发生大雾的同时可能有某些潜在因素的存在。试分析潜在因素有哪些？并与洛杉矶烟雾事件比较，两种烟雾事件的发生原因、主要健康危害有哪些不同？

第二节　室内环境与健康

“室内环境”主要指住宅居室内部环境，广义上还包括各种室内办公场所和室内公共场所。人的一生中有 2/3 以上的时间是在住宅室内度过的，随着信息科技和互联网的发展，住宅的功能正由单一生活起居场所延伸为人们生活活动、学习、文体娱乐和家庭办公等多功能的场所，人们在室内活动的时间势必增加。室内空气污染（indoor air pollution）问题，近年来已经引起广泛关注。

一、室内环境及其特点

(一)住宅

住宅是人类生活环境的重要组成部分，是人们为了充分利用自然环境和人为环境中的有利作用和防止其不良影响而创建的生活设施。安静整洁、光线充足、微小气候适宜、空气清洁的住宅环境，对机体是良性刺激，可使人精神焕发，提高各系统的生理功能，增强免疫力，防止疾病的传播，降低人群患病率和死亡率，起到增强体质、延长寿命的作用。住宅卫生状况可影响数代人和众多家庭成员的健康，其对健康的影响具有长期性和复杂性的特点，往往表现为慢性、潜在性和功能上的影响。

(二)办公场所

办公场所(office place)是根据人们社会活动的需要，由人工建造的具有服务功能和一定围护结构的建筑设施，是以相对固定人群为主的室内工作环境。其卫生学特点是：①办公人员相对集中、流动性小；②办公人员滞留时间长、活动范围小；③办公场所分布范围广泛，基本条件和卫生状况相差较大；④办公场所中存在许多影响人体健康的不利因素。

(三)公共场所

公共场所(public place)是在自然环境或人工环境的基础上，根据公众生活活动和社会活动的需要，由人工建成的具有多种服务功能的封闭式/开放式的公共建筑设施，是供公众使用的临时性生活环境。其卫生学特点是：①人口密集，流动性大；②易混有多种污染源；③设备与物品供人们反复使用，易造成沾污；④人与人之间直接或间接接触频繁，健康个体与非健康个体混杂，易造成传染病的传播。

链接　**公共场所的分类管理**

国务院 1987 年发布的《公共场所卫生管理条例》规定公共场所包括 7 类 28 种，近年来多功能、综合性的公共场所迅速发展起来。卫生部和国家技术监督局 1996 年颁布了旅店业、文化娱乐场所等 12 个公共场所卫生标准，规定了各类公共场所的设计卫生要求、经常性卫生要求及相应的标准值。

二、室内空气污染

(一)室内空气污染的来源

1. 室内来源

(1)室内人员的活动：谈话、咳嗽、喷嚏时的飞沫等，以及排出代谢废弃物的呼出气、粪便、尿液、汗液等，都是室内空气污染的来源；吸烟是室内空气污染的重要来源。人通过呼吸可向空气中排放二氧化碳、氨类化合物及水蒸气等，并可使空气氧含量减少；呼吸道传染病患者或病原携带者随飞沫可排出流感病毒、结核杆菌、链球菌等病原体；人的排泄物、汗液、皮肤脱屑等，可散发出多种不良气味。

(2)室内建筑装饰材料和家具及办公设备：建筑装饰材料和家具是目前室内空气污染的主要来源之一。油漆、涂料、胶合板、刨花板、中密度纤维板、大芯板、泡沫塑料、塑料贴面、化纤地毯、树脂黏合剂等，含有甲醛、苯、甲苯、氯仿等挥发性有机化合物(volatile organic compounds, VOC)；复印机、激光打印机、传真机、电脑及紫外灯等可释放臭氧；含镭、钍较高的石材(花岗岩、大理石)和矿渣砖等建筑材料及瓷砖、地砖、洁具等装饰材料，可使室内氡及其子体的浓度明显增高；用于隔热、防火的板壁或管道的石棉材料，可向室内散布石棉。

(3)燃料燃烧或烹调油烟：烹饪和取暖用的各种炉灶、火炕、火盆所用的燃料燃烧过程中可产生一氧化碳、二氧化碳、二氧化硫、氮氧化物、苯并(a)芘和悬浮颗粒物等有害物质；烹调时产生的油烟含有数百种化学成分，尤其是煎炸等高温烹调更易形成大量污染物。

(4)其他：空调系统新风量不足、换气设施不完善或使用不当可导致室内空气质量下降；各种杀虫剂、清洁剂、除臭剂、化妆品(如发胶)等的喷洒，可增加 VOC 污染；微波炉、电视机、组合音响、空调机、电热器等家用电器造成电磁辐射和噪声污染；已感染的狗、猫、鸟类等宠物可传播支原体、弓形虫或狂犬病、鹦鹉热，其毛屑、气味可污染室内空气；隐藏在地毯、家具、床铺等处的尘螨和真菌，可引起人的变态反应性疾病。

2. 室外来源

(1)大气污染物：二氧化硫、氮氧化物、一氧化碳、铅、颗粒物，以及植物花粉、孢子、动物毛屑等可以通过机械通风或自然通风或门窗和管道缝隙进入室内。1984 年印度博帕尔农药厂异氰酸甲酯泄漏的毒气使当地住宅内的居民受害，成为人类史上室外污染源引起室内外居民中毒最惨重的事件之一。

(2)建筑物自身释出：有的建筑物本身含有某些可逸出或挥发的有害物质，如冬季施工加入防冻剂的墙体可释放出氨，建筑物的地基与结构、建筑石材可析出放射性氡及其子体。

(3)室外带入室内：大气颗粒物或工作环境中的苯、铅、石棉等污染物可随着人的衣服、鞋帽及其物品被带入室内。

(4)相邻住宅污染：一氧化碳、有机磷农药、熏蒸灭鼠剂等可经排烟道、下水管等从邻居家进入室内。

(5)生活用水污染：受到军团菌等病原体或苯和机油等化学污染物污染的生活用水，通过淋浴器、加湿器、空调机等，以水雾的形式散布到室内空气中。

(二)室内空气污染的特点

室内空气污染在某些方面有别于大气污染，其特点是：①大气污染物进入室内后有不同程度的衰减，室内浓度一般低于室外；②室内外存在同类污染物的发生源时，室内浓度常高于室外，使用煤炉、吸烟是加重室内空气污染不可忽视的重要因素；③室内存在着室外少有或没有的污染物，主要来自于建筑装饰材料、空调机、家用电器、办公设备等；④室内空气污染程度受通风换气、生活起居方式的影响。

室内空气污染物种类很多，按其属性分为以下几类：①化学性污染物：二氧化碳、二氧化硫、一氧化碳、氮氧化物、多环芳烃、烹调油烟、颗粒物、甲醛等；②物理性污染物：噪声、电磁辐射、异常的微小气候及不良的采光、照明等；③生物性污染物：军团菌、尘螨、真菌、宠物的皮毛、植物花粉等；④放射性污染物：氡及其子体等。

链接　**汽车车内空气污染不容忽视**

车内空气污染主要来源于各种配件和材料及车内装饰材料的有害气体、车辆排放的废气渗入车内、司机或乘客吸烟，以及携带上车的物品和人体散发的气味。检测发现车内有苯、甲苯、二甲苯、甲醛、挥发性有机物、可吸入颗粒物、一氧化碳、二氧化碳、细菌、真菌等几十种有害物质。最近有检测报告称，国内多款汽车内饰的多环芳烃含量超过 10mg/kg。研究表明，汽车在阳光下暴晒 1h 以上，车内有害气体的浓度会成倍增加。

(三)室内空气污染引起的疾病

1. *病态建筑综合征*　病态建筑物综合征(sick building syndrome，SBS)是现代办公场所和住宅室内多种环境因素联合作用对健康产生影响所引起的一种综合征。SBS 确切原因尚不十分清楚，可能与建筑物内空气污染、空调系统通风不良、空气交换率低有关。多发生于新建或重新装修的办公楼内的工作人员，表现为一系列非特异的症状，如眼、鼻、咽喉及上呼吸道刺激症状，以及头痛、疲劳、胸闷、全身不适、注意力不集中和工作效率低下等；离开污染的建筑物后，症状即可缓解或消失。

2. *建筑物相关疾病*　建筑物相关疾病(building related illness，BRI)是由于人体暴露于建筑物内的有害因素引起的疾病，包括呼吸道感染、哮喘、过敏性皮炎、军团菌病、心血管病、肺癌等。BRI 的特点是：①临床上可以明确诊断；②可以直接找到致病的空气污染物及污染源；③必须进行治疗才能恢复健康。

3. *化学物质过敏症*　化学物质过敏症(multiple chemical sensitivity，MCS)是多种化学物质作用于人体多个器官和系统，引起多种症状的变态反应性疾病。患者对多种化学物质过敏，多器官同时发病，出现眼刺激感、咽喉痛、易疲劳、运动失调、失眠、恶心、哮喘、皮炎等症状，在致病因素排除后症状可改善或消退。MCS 的特点是：①由低浓度化学污染物引发，但很难找到具体的单一致敏原；②同一环境不同个体的症状轻重程度可有明显差异；③症状呈慢性过程，具有复发性。

三、室内空气污染的控制

1. *贯彻执行室内空气质量标准*　我国《室内空气质量标准(GB/T18883-2002)》《室内空气质量卫生规范》提出了室内空气质量的卫生标准，其中污染物控制指标 15 项，包括二氧化碳、甲醛、一氧化碳、二氧化硫，并以细菌总数作为最常用的居室空气细菌学指标。

2. *合理规划和选址*　住宅区、办公区、公共场所应远离工业区或交通干道及其他污染源，并在间隔的防护距离内进行绿化。同时，必须加强大气卫生防护。

3. *科学的平面配置*　有足够的室内容积和不同的功能分隔区室，避免各室间相互干扰；厨房与其他部分完全隔开，防止厨房煤烟、油烟的吹入；防止厕所不良气味进入居室。

4. *改善炉灶和采暖设备*　改进燃料结构，提倡使用清洁能源，增加太阳能和风能的利用；保证烟道畅通，改进燃烧方式，提高燃烧效率；以集中式采暖取代分散式采暖。

5. *加强通风换气和空气净化*　经常开窗换气，合理清扫，必要时进行空气消毒；放置新家具或装修后的房间，需经一定时间的充分通风后再入住；厨房应安装排油烟机和换气扇，以降低局部污染物浓度；燃气热水器应安装强排风装置或安装在通风良好的地方，以保证燃气废气及时排到室外。

6. 正确使用各种设施　空调系统的过滤器、加热器、加湿器、送风口、排风口及排油烟机等应经常清洗或更换，以保证其工作效率；空调系统新风量和采气口设置应保证足够的清洁空气循环进入室内。

7. 合理装修和配置家具　选择符合国家标准的装饰装修材料及家具，有害物质的含量不得超过限量标准；采用无或少污染的装修施工工艺；减少装饰材料的用量，防止过度装修。

8. 强化控制吸烟的措施　实行公共场所及室内禁烟；加强健康教育，推广戒烟方法，提高人群戒烟率。

要点提示　病态建筑综合征与建筑物相关疾病的主要区别在于是否有明确的污染物、是否有特异的症状、离开该建筑物后症状是否缓解。控制室内空气污染的重点是防止大气污染和去除室内污染源。

问题讨论　云南省宣威县地处乌蒙山区，是我国肺癌高发区，该地女性肺癌粗死亡率高达21.35/10万，居全国首位。当地农户以烟煤、无烟煤、木柴为生活燃料，习惯在居室内挖坑为灶（火塘），由于没有烟囱、烟道，每当生火做饭时总是烟雾弥漫；农户的住宅多为单侧开窗，窗面积小，卧室无窗，空气流通不畅；以烟煤为燃料的农户室内总悬浮颗粒物（TSP）5.64mg/m^3、二氧化硫（SO_2）0.44mg/m^3、苯并（a）芘626.9μg/100m^3。农民肺癌死亡率是厂矿和机关职工的9.8倍；男性吸烟率比女性高200多倍，男女肺癌死亡率的性别比为1.09；吸烟人群与非吸烟人群肺癌死亡率无明显差异。请收集有关资料，讨论分析该地肺癌高发的原因。

第三节　饮用水与健康

饮用水是指供人生活的饮水和日常用水。成人每日生理需水量为2～3L，而保持个人卫生、绿化、改善环境卫生、防暑降温等则需要大量的水，充足的水量和良好的水质对于促进居民健康和提高居民生活卫生水平具有重要作用。然而，当今世界却面临水资源短缺和污染的重大问题。我国是水资源贫乏的国家之一，人均水量仅为世界人均水量的1/4；我国也是水环境污染严重的国家之一，全国七大水系42％的水质超过3类标准（不能作为饮用水源），75％的湖泊富营养化加剧，多数城市地下水受到一定程度的污染，饮用水安全问题比较突出。

一、水质不良的健康危害

水是生命的源泉，是人体含量最多的组成成分。水参与机体的新陈代谢、体温调节、血液循环、食物的消化和吸收等生理过程，提供多种元素等营养物质，具有润滑关节和减少器官之间摩擦的作用。水的摄入不足将导致机体代谢紊乱，甚至危及生命。

（一）水质不良的危害

水质不良可引起多种疾病，WHO估计人类所患疾病的80％与饮水有关。饮用水受病原体污染可引起介水传染病，尤其是肠道传染病的暴发或流行；化学性污染对人体健康的危害更为严重，可以引起急性中毒、慢性中毒和远期危害。

1. 介水传染病　介水传染病（water-borne communicable disease）是指通过饮用或接触受病原体污染的水，或食用被这种水污染的食物而传播的疾病。介水传染病的病原体是来自人畜粪便、生活污水、医院、畜牧屠宰、皮革和食品工业等废水的细菌、病毒、原虫。其发生原因主要是：病原体污染的水源水未经妥善处理和消毒即供居民饮用；消毒后的饮用水在输配水和贮水过程中被病原体污染。

2. 化学性中毒

（1）氰化物：主要来自炼焦、电镀、选矿、化工及合成纤维等工业废水。氰化物经口进入人体后，游离出的氰酸阴离子与细胞色素氧化酶中的三价铁阳离子结合，使其失去传递电子的能力，造成细胞内窒息。氰化物中毒主要表现为中枢神经系统症状。氰化物在体内酶的作用下可代谢为硫氰酸盐，后者能抑制甲状腺聚碘功能，影响甲状腺激素的合成。

（2）硝酸盐：主要来自生活污水和工业废水、农田施肥后的径流和渗透，以及大气中硝酸盐的沉降、土壤中含氮有机物的降解等。硝酸盐在体内外可被微生物还原为亚硝酸盐，后者可使血红蛋白氧化成高铁血红蛋白，发生急性中毒；亚硝酸盐可与胺类合成N-亚硝基化合物，具有致癌作用。

（3）酚类化合物：水中酚类化合物以苯酚为代表，主要来自粪便污水和焦化厂、煤气发生站及化工、造纸、纺织印染厂等工业废水。酚类污染的水体可出现异臭、异味，并使鱼贝类带有异味甚至死亡；水中微生物生长繁殖受到抑制而影响水体的自净。酚类属原浆毒，经消化道吸收后可引起急性中毒，出现腹泻、口腔炎、黑尿等；慢性危害主要为记忆力减退、失眠、头晕、贫血、皮疹等。

3. 其他危害　①含氮、磷的生活污水污染的水体，可发生富营养化（eutrophication），藻类大量繁殖并产生毒素，微囊藻毒素已被证实对肝有致癌作用；②内分泌干扰物排放到水体，造成饮用水中内分泌干扰物的污染，其健康危害不容忽视；③饮水氯化消毒的副产物，对实验动物有致突变和（或）致癌作用，有的还有致畸性和（或）神经毒性；④天然水环境中某些元素含量过高或过低可导致生物地球化学性疾病。

（二）高层建筑二次供水污染的危害

二次供水是将集中式供水在入户之前通过二次供水设施实现的供水方式，以解决市政供水压力不足与高层建筑需水的矛盾。二次供水设施包括储存（水箱、蓄水池）、加压（加压泵、上水器）、处理（过滤、净化、消毒、软化、矿化等）、输送饮用水的设备及管线。这些设施增加了水的输送环节，延长了水在储水设备和管网的停留时间，再加上设计缺陷、管理不善等因素，二次供水污染的机会明显增加。二次供水污染对健康的影响主要表现在：生物性污染导致介水传播疾病的暴发和流行；水质感官性状恶化，影响居民使用；化学性污染，以及灰尘、树叶、动物尸体等落入未加盖的水箱或蓄水池中的潜在健康危害。

（三）水体污染及其来源

水体污染（water pollution）是指人类活动排放的污染物进入水体，其数量超过了水体的自净能力，使水体和底质的理化特性与水环境的生物特性及其组成等发生改变，造成水质恶化，水的使用价值降低，甚至危害人体健康或破坏生态环境的现象。

水体污染的主要来源如下：①工业废水：污染量大、排放集中、易形成公害事件，多为点污染，较易控制；②生活污水：包括日常生活的洗涤废水和粪尿污水等，含有大量氮磷化合物、有机物及病原体，易造成介水传染病的流行及水体富营养化，较难治理；③农业污水：化肥、农药通过农田水的径流和渗透污染水体；④医院污水：包括医疗污水和生活污水，常有各种病原体，可能存在放射性污染物；⑤其他污染：废物堆放、掩埋和倾倒及垃圾处理等间接引起水体污染，船舶运输造成的污染。

问题讨论　某村自 2005 年以来陆续有 60 余名村民发生一种症状、体征相似的疾病，主要症状：头晕、头痛、乏力、厌食、口腔和牙龈持续性溃疡及腹痛、腹泻等胃肠炎症状和类神经征。体征：皮肤可见点状、片状色素沉着，手掌、脚趾皮肤角质化，甚至皲裂，少数患者脚趾末端颜色暗淡伴溃疡和出血。对当地生活环境进行调查发现，该地区土法炼金的历史较久，几乎家家都有小型炼金作坊。请收集资料，对上述疾病的流行原因进行探讨和分析。

二、饮用水的卫生学评价

(一)饮用水的卫生要求

1. 流行病学安全：不得含有病原微生物和寄生虫卵，以防止传播介水传染病及水传寄生虫病。

2. 感官性状良好：饮用水透明、无色、无臭、无异味，且无任何肉眼可见物。

3. 化学组成有益无害：含有适量的人体必需微量元素，有毒有害化学物质及放射性物质的含量在安全限值以内。

4. 水量充足，取用方便。

(二)饮用水的卫生标准与卫生学评价

我国现行的《生活饮用水卫生标准》(GB 5749-2006)由卫生部 2006 年年底颁布，2007 年 7 月 1 日起实施。该标准是卫生部门开展饮水卫生工作、监测和评价饮用水水质的依据。分为常规检验项目 42 项和非常规检验项目 64 项。常规检验项目包括 4 组，即感官性状和一般化学指标、微生物指标（保证流行病学安全）、毒理指标和放射性指标（保证水质对人体健康不产生毒性和潜在危害）；非常规指标均为新增加的项目，且大部分是等同采用 WHO 的《饮水水质准则》中建议的项目和限值（见附录 B《生活饮用水卫生标准》）。

饮用水的卫生学评价应根据下列几方面的资料做出全面的综合分析评价。

1. 流行病学研究　收集用水地区居民中介水传染病和其他有关疾病与健康的资料，了解居民对饮用水的反映和意见。

2. 水源卫生学调查　对水源周围的卫生状况进行详细的调查和了解，重点查清水源周围有无污染源及污染源的性质和数量，水源自净的条件及地形和地质状况；同时，对水源卫生防护措施的具体内容和效果进行详细调查。

3. 水质检验监测　采集水样，按照《生活饮用水卫生标准》规定的项目进行检验，必要时可选择能反映水源污染情况的其他指标进行检测。

三、保证饮用水安全的措施

(一)水源选择与卫生防护

1. 水源选择的原则　①水量充足，应能满足居民点的设计总用水量，并考虑到近期和远期的发展；②水质良好，水源水经净化消毒处理后能符合《生活饮用水卫生标准》的要求；③便于防护，防止水源水受到污染；④技术经济上合理。

2. 水源防护

(1)地表水水源卫生防护：地表水是降水与地表水径流和汇集后形成的水体，包括江河、水库、湖泊等。卫生防护的要点如下：①取水点位于城镇和工业企业的上游；②取水点周围半径100m的水域内，严禁从事可能污染水源的任何活动；③取水点上游1000m至下游100m的水域，不得排入工业废水和生活污水，不得从事有可能污染该水域水质的活动；④取水点上游1000m以外的一定范围河段划为水源保护区，严格控制上游污染物排放量。

要点提示 水体污染的来源有工业废水、生活污水、农业污水和医院污水，主要的健康危害是引起介水传染病和化学性中毒。保证饮用水安全的两大措施：一是对水源的选择和防护，二是对水质进行处理。水质常规处理包括混凝沉淀、过滤、消毒，目前最常用的消毒方法仍是氯化消毒法。

(2)地下水水源卫生防护：地下水是降水和地表水经土壤地层渗透到地面以下而形成，分为浅层地下水、深层地下水和泉水。卫生防护的要点如下：①合理选择取水点，确定防护范围；②取水点影响半径(具体范围请查相关资料)范围内不得有污染源，不得修建渗水厕所、渗水坑，不得堆放废渣或垃圾，不得使用污水灌溉或施用难降解或剧毒农药；③分散式供水的水井应有井台、井栏、井盖、排水沟，井壁上部密封不透水，井底用砂石铺装。

(二)饮用水的水质处理

生活饮用水的水质处理有常规处理、深度净化处理和特殊处理。常规处理包括混凝沉淀→过滤→消毒，目的是除去原水中的悬浮物质、胶体颗粒和病原微生物等；为了发展优质饮用水，有些地区或城市对市政供水的水质进行深度净化处理；若原水中含铁、锰、氟等，则需进行特殊处理。

1. 常规处理

(1)混凝沉淀(coagulation precipitation process)：是指在水中加入混凝剂，使难以自然下沉的胶体微粒互相黏附，并聚合成较大颗粒而从水中沉淀下来，以降低浑浊度和色度及去除部分病原体的过程。常用的混凝剂有明矾、硫酸铝、铝酸钠、三氯化铝、三氯化铁、硫酸亚铁及聚合氯化铝、聚丙烯酰胺等。

(2)过滤(filtration)：是以石英砂等多孔滤料层截留水中杂质，而使水澄清的净水过程。过滤的作用：①去除悬浮物，降低浑浊度；②去除大部分病原体，阿米巴包囊和隐孢子虫卵囊对消毒剂的抵抗力很强，主要靠过滤去除；③使残留的微生物失去悬浮物的保护，为消毒创造条件。

(3)消毒(disinfection)：目的是杀灭水中病原微生物。消毒方法有物理消毒(煮沸、紫外线、超声波等)和化学消毒(氯、氯胺、二氧化氯、臭氧等)。目前，使用最广泛的方法是氯化消毒法，包括普通氯化消毒法、氯胺消毒法、折点氯消毒法、过量氯消毒法、持续氯消毒法等。氯化消毒使用的氯制剂有液氯、漂白粉[氯化次氯酸钙，$Ca(ClO)Cl$]、漂白粉精[次氯酸钙，$Ca(ClO)_2$]和有机氯制剂等。氯制剂分子中氯的化合价大于−1者具有杀菌能力，称为有效氯。漂白粉含有效氯25%～32%(一般按25%计)，漂白粉精含有效氯60%～70%(一般按65%计)。

氯化消毒的效果受多种因素的影响：①加氯量和接触时间：一般要求加入氯化消毒剂后，接触30min，水中游离氯不低于0.3～0.5mg/L，适当增加加氯量和接触时间可提高消毒效果;②水的 pH:次氯酸(HClO)在水中可解离形成次氯酸根离子(ClO^-),使杀菌力减弱,降低 pH 可减少次氯酸的解离,提高消毒效果;③水温:水温高时杀菌效果好,水温低时要适当延长消毒时间;④水的浑浊度:浑浊度高的水中有机物等悬浮杂质多,既增加了有效氯的消耗,又不易杀灭包裹在悬浮物内的病原体,同时还会形成较多的氯化消毒副产物;⑤水中微生物数量和种类:微生物的数量过多时消毒效果较差,肠道病毒、原虫包囊对氯的耐受性高于肠道细菌。

链接　去除氯化消毒副产物的方法

各种氯化消毒方法都可能产生三氯甲烷等有致癌作用的氯化消毒副产物,目前使用的去除方法如下:①对原水进行生物预处理,除去或降低有机前体物含量;②活性炭吸附等净化措施降低或除去氯化副产物;③改变传统氯化消毒工艺;④采用二氧化氯或臭氧作消毒剂,或采用紫外线、超声波等物理消毒方法。

问题讨论

2012 年 6 月以来某地连续强降水,河流水位上涨,村庄和农田积水严重,洪水将大量的人畜粪便、垃圾、动物尸体冲入河水中,使水质恶化。该地某安置点以井水为饮用水源。请指导该安置点村民使用明矾对缸水进行混凝沉淀及用漂白粉或漂粉精片对缸水进行消毒,并回答如何进行井水消毒。

2. 饮用水深度净化　饮用水深度净化是在市政供水原有常规处理的基础上,对水质再进行净化处理,以获得优质饮用水,目前主要以去除水中溶解性有机物和消毒副产物为目的。深度净化的方式有桶装供水和管道供水(分质供水和直饮水)。深度净化的方法有活性炭吸附法、膜过滤法、离子交换法等。

3. 水质的特殊处理　①除氟:常用活性氧化铝法、磷酸钙法、电渗析法,水的 pH<9.5 时活性氧化铝对氟有极大的选择性。②用曝气过滤法去除二价铁,曝气氧化法除锰。③除藻:水中藻类繁殖不仅可以产生臭味和毒素,也是典型的氯化消毒副产物的前体物。去除藻类的方法有生物法、物理法(气浮技术除藻)和化学法(硫酸铝、硫酸铜、铁盐)。④除臭:硫化氢等挥发性物质用曝气法,有机物污染用臭氧、二氧化氯(ClO_2),酚和氯酚用二氧化氯,原因不明时用活性炭吸附。

链接　健康饮用水

WHO 推荐的健康饮用水标准:不含对人体有毒、有害及有异味的物质;硬度适中(最理想的以碳酸钙计 170mg/L);人体所需矿物质含量适中;弱碱性(pH 为 7～8);水中溶解氧及二氧化碳适中;水分子团小;水的生理功能强。

问题讨论　1995 年 1 月初至 2 月中旬，某医院肾病科血液透析的 140 名病人陆续出现贫血、胸闷、气急、乏力等症状。该院血透中心的血透用水是将市政自来水经粗滤-活性炭滤罐-软水器-反渗透机处理后，进纯水储存罐备用；调查期间曾经更换活性炭滤罐，出水的游离性余氯未检出；多次检测透析液、透析器及管路消毒亦未发现异常，但透析用水氯胺含量 0.5mg/L(美国人工脏器协会和医疗仪器促进协会“透析用水水质标准”规定氯胺的最大容许浓度为 0.1mg/ L)。试回答：透析液中的氯胺为什么会引起血透析病人的贫血？血透中心的血透用水氯胺含量为什么会增高？与市政自来水消毒及该院水处理有哪些关系？

第四节　土壤环境与健康

土壤是地壳表面的岩石经过长期风化和生物学作用而形成的由矿物质、有机质、水分和空气等组成的陆地表面疏松部分，是连接大气、水、岩石和生物的枢纽，也是连接有机界和无机界的中心环节。近年来，我国在“三废”处理、污水灌溉控制、低毒新农药应用等方面虽然取得了显著成绩，但是预计近期内土壤污染仍将呈现逐渐加重的趋势。

一、土壤污染

土壤污染是指污染物通过多种途径进入土壤的数量和速度超出了土壤的容纳能力与净化速度，使土壤的性质、组成及性状等发生变化，导致土壤质量恶化，造成农作物产量和质量的下降，并通过食物链直接或间接地危害动物及人类健康的现象。

1. 土壤污染源　按照污染物进入土壤的途径，土壤污染源有：①工业污染源，工业“三废”是土壤最重要的污染源之一，一般属于点源污染；②农业污染源，农业生产使用的化肥、农药、农用地膜等非点源污染逐渐成为土壤污染的主要来源；③生活污染源，人畜粪便、医院污水、生活污水、生活垃圾及电子垃圾可使土壤受到生物污染和化学污染；④交通污染源，主要是汽车尾气的有害物质通过大气沉降造成对土壤的污染，以重金属污染为主；⑤灾害污染源，火山喷发等自然灾害、战争使用的贫铀弹等也会导致土壤污染。

2. 土壤污染的类型　按照污染物污染土壤的方式，土壤污染的类型分为水质污染型、大气污染型、固体废物污染型、农业污染型、综合污染型。

3. 土壤污染物　①无机污染物：重金属、非金属、放射性元素、无机酸碱等；②有机污染物：有机农药、石油、酚类等；③有害微生物。

4. 土壤污染的特点

(1)隐蔽性和滞后性：水体和大气的污染可以通过人的感官发现，而土壤污染则具有隐蔽性，往往要通过粮食、蔬菜、水果或牧草等农作物，以及摄食的人或动物的健康状况才能反映出来，而且从遭受污染到出现问题通常会滞后较长的时间。

(2)累积性和地域性：污染物在土壤中不容易扩散和稀释，因而会在土壤中不断积累，并使土壤污染具有很强的地域性。

(3)不可逆转性和长期性:重金属污染基本上是一个不可逆转的过程,许多有机化学物质的污染也需要较长时间才能降解。

(4)难治理性:土壤中的难降解污染物很难靠稀释和自净作用消除,换土、淋洗土壤有可能解决,但治理成本较高、治理周期较长。

(5)后果严重性:由于土壤污染的隐蔽性、不可逆性或长期性,因而往往通过食物链危害动物和人体的健康。

5. 土壤污染的危害　造成作物减产和严重的直接经济损失;导致食物品质下降;通过食物链危害人体健康;引起其他环境问题,如大气及地面水和地下水污染、生态系统退化等。

二、土壤污染的健康危害

进入土壤的污染物,通过物理、化学和生物学作用,使病原体死灭,有毒物质转化为无毒或毒性小的物质,这个过程称为土壤的自净作用。但是重金属及性质稳定的化合物、放射性核素则难以降解和净化,能通过"土壤-植物-人"或"土壤-水-人"迁移到人体内,危害人体健康。土壤污染的健康危害主要是慢性中毒与远期危害以及致病菌和寄生虫引起的感染。

1. 重金属污染　重金属具有能为生物和人吸收、富集及转化、蓄积但不能降解的特征。土壤中的重金属大部分来自工矿企业和污水灌溉,主要是镉、铬、铅及铊的污染。日本神通川流域的土壤镉污染使稻米中镉含量增加,居民长期食用而引起慢性镉中毒;铊是稀有元素,急性毒性和蓄积性都很高,土壤铊污染对健康的影响表现为生殖毒性、致畸和致突变作用;铬渣经长期雨水冲淋,溶渗进入土壤和农作物,进而危害居民健康,主要是致癌、致畸和致突变作用。

2. 农药污染　化学农药种类多、用量大,在土壤的残留期较长,有些农药还有生物富集和生物放大作用,农药在对土壤、水源和农产品污染的同时,可以进入食物链,使环境质量恶化、物种减少、破坏生态平衡。农药污染土壤造成的健康危害主要是慢性中毒及致癌、致畸和致突变作用。

3. 生物性污染　土壤生物性污染主要来自人畜粪便、生活污水,某些工业废水和农业污水也是污染来源之一。肠道致病菌、肝炎病毒,以及许多寄生虫卵在土壤中存活时间较长,可以通过"人-土壤-人"和"动物-土壤-人"的方式使人体受到感染。

三、土壤的卫生防护

1. 加强粪便和生活垃圾的无害化处理:利用堆肥、发酵、沼气法杀灭粪便中的致病微生物和寄生虫卵;实行垃圾分类,根据垃圾的不同性质进行无害化处理和利用。

2. 化害为利,综合利用工业废渣:用化学、生物、固化等先进技术回收和处理工业废渣。

3. 严格执行污水排放及污水灌溉的规定:含有毒有害物质的废水、医院污水必须经过有效的净化和回收才可以排放;用于灌溉的污水必须符合《农田灌溉用水水质标准》的要求。

4. 合理使用农药:控制农药的使用范围和使用量,开发高效、低毒、低残留的新型农药。

5. 加强塑料垃圾的回收和利用,减少"白色"污染。

要点提示　土壤污染具有隐蔽性和滞后性、累积性和地域性、不可逆转性和长期性、难治理性及后果严重性的特点,对人体健康的危害主要是慢性中毒和远期危害,因此,加强土壤的卫生防护迫在眉睫。

问题讨论　某市的医院垃圾没有进行分类处理，在生活垃圾中混入了医疗垃圾。研究者按照填埋时间的不同(1天、7天、6个月、1年)分别在4个垃圾填埋场采样，检测大肠菌群、金黄色葡萄球菌、肠道致病菌和乙肝表面抗原。结果大肠菌群数随时间推移而减少，不同填埋时间垃圾样品的志贺菌、沙门菌和乙肝表面抗原检出率无统计学意义。在职环卫工人眼结膜充血率、鼻黏膜充血率、乙肝表面抗原检出率均明显高于对照组(某糕点厂职工)。试讨论生活垃圾生物性污染有哪些健康危害？生活垃圾无害化处理方法有哪些？

复习指导

1. 大气/室内空气、水、土壤等各种环境介质的物理、化学和生物学特征及其功能不尽相同。例如，大气的太阳辐射、气象因素和空气离子；水中含钙、镁、碘、氟等人体必需元素；土壤中大量微生物的分解作用。

2. 各种环境介质的污染来源具有共性，即主要来自工农业生产、日常生活(包括医院)及交通运输；污染物均可分为物理性、化学性、生物性，但大气/室内空气、水、土壤中主要污染物的种类和性质各异，对人群的健康危害也有所不同。例如，大气中的光化学烟雾、室内空气的烹调油烟和装饰材料的污染、水中的酚和氰化物污染、土壤中的重金属污染。

3. 环境污染物可以在环境中迁移、转化，可以直接通过呼吸和饮水进入人体，也可以通过食物链进入人体。

4. 大气、水、土壤具有不同方式的自净作用，当污染超过环境介质的自净能力时，可造成环境污染，引起各种传染病、化学性急性或慢性中毒，以及远期危害。针对污染的发生源采取控制措施，是卫生防护、减少污染危害的根本性措施。

5. 保证饮用水安全，首先是选择水质良好的水源并加强防护，还要对水源水进行混凝沉淀→过滤→消毒的常规处理，根据需要也可进行深度净化处理和特殊处理。目前最常用的消毒方法仍是氯化消毒法。影响消毒效果的因素有加氯量和接触时间及水的pH、温度、浑浊度和水中微生物。

(金少虹)

第20章 职业卫生与健康

chapter 20

学习要求

学习各种性质的有害因素对职业人群健康的影响，职业病的概念及常见职业病的诊断与防治，职业卫生服务及职业人群健康监护的内容，能够识别、评价、预测和控制不良劳动条件对职业人群健康的影响及保护劳动者在就业期间免遭健康危险因素所产生的各种危害。

职业卫生以人群和作业环境为主要研究对象，以创造安全、卫生、高效的作业环境为宗旨，以提高职业生命质量、保护劳动者健康为目的，因此，职业卫生与劳动者身心健康密切相关。除了传统的职业性有害因素外，社会心理因素及个人生活方式等也会影响到劳动者的健康及其职业生命质量。充分认识作业环境和作业过程中的危险因素，及时加以控制和消除，对预防职业性损害的发生、促进劳动者身心健康、提高劳动者劳动能力等起着至关重要的作用。

第一节 职业性有害因素

职业性有害因素(occupational hazard)指的是生产过程、劳动过程及生产环境中存在的，能够直接危害劳动者健康、损害劳动者劳动能力的因素。根据职业性有害因素的性质，可将其分为四大类，即物理性有害因素、化学性有害因素、生物性有害因素及不良生理、心理因素。

一、物理性有害因素及其对健康的危害

生产环境中的物理性有害因素主要包括：①异常气象条件，如高温、高湿、热辐射等；②异常气压，如低气压、高气压等；③噪声、振动；④非电离辐射，如紫外线、红外线、射频辐射等；⑤电离辐射，如X射线、中子流等。

物理因素与劳动者健康关系密切，其对人体的作用有以下几个特点：①物理因素多为自然存在的因素，有些甚至是人体生理功能所必需的外界条件，因此，强度低、作用时间短时通常对人体无害，一旦强度增大或作用时间延长则容易对机体造成损害；②物理因素来源明确，一旦控制其产生来源，其对机体的影响也会减弱或消失；③机体在长期接触物理因素的过程中机体

往往会产生适应现象，一旦物理因素的作用强度超过了机体自我保护的能力，则会引起机体某些组织器官的损伤。

(一)噪声

噪声(noise)是人不喜欢或不需要的一切声音的总称。噪声往往会影响人的情绪和健康，对人正常的工作、学习及生活造成干扰。声音大小通常用声压级来衡量，其单位是分贝(decibel,dB)。由于人对声音的强弱感觉不仅与声压级有关，还与声音频率有关，因而我们用 A 声级来描述声音的大小。A 声级是把声压级和频率统一起来表示声音响度的主观量，用 dB(A)表示。人耳刚刚能听到的声音声级是 0～10dB(A)，轻声说话的声级为 40dB(A)，平时说话声级为 60～70dB(A)，而噪声往往超过 70dB(A)。

生产性噪声指的是在生产过程中产生的，频率和强度没有规律，听起来令人厌烦的声音。生产性噪声按照来源可以分为：①机械性噪声，由于机械撞击摩擦、转动所发出的声音，如织布机、冲压机等；②流体动力性噪声，由于气体压力的突变或液体流动而产生的声音，如火车汽笛、通风机等；③电磁性噪声，由于电机中交变力相互作用而发出的声音，如变压器、发电机等。

噪声会对机体的听觉系统造成伤害，长期接触噪声会使听觉系统受损。听力受损是一个由生理改变到病理改变的过程。人接触噪声后听阈提高 10～30dB，脱离噪声一段时间后听力又可以恢复到原来水平，这种现象称之为暂时性阈移(temporary threshold shift，TTS)，属于生理性变化，有听觉适应和听觉疲劳两种表现。随着噪声的不断加大且人体接触噪声的时间过长，导致听力水平在脱离噪声后也不能恢复到原来水平，这种现象称之为永久性阈移(permanent threshold shift，PTS)，属于病理变化。根据损伤程度，永久性阈移可以分为听力损失(听力损伤)和噪声性耳聋。

除了对听觉系统造成损伤外，噪声也会引起心血管系统损伤、消化系统损害，出现易怒、情绪不稳等表现，有的女工还可能出现月经不调、生殖功能受损等症状。

(二)高温作业

高温作业(work in hot environment)是指生产和工作场所具有生产性热源，其散热量超过 23W/(m^3·h)或 84kJ/(m^3·h)，或工作场所的气温等于或高于本地区夏季通风室外平均温度 2℃的作业。生产性热源指的是生产过程中能够散发出大量热能的生产设备、产品及零件等。

1. 高温作业的类型　根据生产场所中气象条件的特点，可将高温作业分为 3 种类型。

(1)高温、强热辐射作业(干热作业)：指的是工作场所内气温高、热辐射强度大，相对湿度较低，形成干热环境。常见于炼钢、炼铁、铸造、砖瓦等生产过程中，这类作业在夏季车间内的最高温度可达 40～50℃。

(2)高温、高湿作业(湿热作业)：指在工作场所内高气温、高气湿同时存在，而热辐射强度不大，形成湿热环境。常见于纺织、印刷、造纸等车间及通风不良的深矿井作业。

(3)夏季露天作业：指的是夏季露天情况下从事建筑、搬运等劳动或在田间从事农业劳动，除了受太阳直接热辐射的影响，还会受到被加热的地面及周围物体释放的二次热辐射的作用。

2. 高温作业对机体的影响

(1)高温作业时，机体受到气象条件和劳动强度的共同影响出现体温调节变化，机体的各个系统如循环系统、消化系统、泌尿系统等也会随之发生适应性变化。由于环境温度过高导致机体出现体温调节障碍，体内蓄热，体温升高，皮肤血管扩张，心率、脉搏加快，心脏负荷加重，大量血液流向皮肤血管引起消化道缺血，胃液分泌减少，胃肠道活力下降，造成消化不良和其他消化道疾病。另外，由于中枢神经受抑制，会出现注意力不集中、肌肉工作能力下降、动作的准确性和协调性降低等症状。

(2)人在热环境中工作一段时间后会对热负荷产生适应，这种现象称之为热适应(heat acclimatization)。一般在高温环境下工作数周，机体便可产生热适应。主要表现为体温调节能力提高，心血管系统紧张性下降，血压稳定，汗液中无机盐含量减少 1/10。热适应体现了机体的耐受能力，但机体的热适应是有限度的，长时间从事高温、重体力劳动仍然会引起机体生理功能紊乱甚至中暑。

3. 中暑　中暑(heliosis)指在高温环境下，机体由于热平衡和(或)水盐代谢紊乱而引起的以中枢神经系统和(或)心血管系统障碍为主要表现的急性疾病。环境温度过高、湿度大、风速小、劳动时间过长、劳动强度过大，以及过度疲劳、年老体弱、未产生热适应等因素易诱发中暑。

根据发病机制，中暑分为 3 种类型：热射病(heat stroke)、热痉挛(heat cramp)和热衰竭(heat exhaustion)。这种分类是相对的，临床上区分比较困难，通常以单一型出现，也可多种类型并存。因此，我国职业病名单上统称为中暑。

中暑依据其症状可以分为中暑先兆、轻度中暑和重度中暑，中暑先兆是指劳动者在高温作业场所劳动一定时间后，出现头晕、头痛、口渴、多汗、全身疲乏、心悸、注意力不集中、动作不协调等症状，体温正常或略有升高。轻度中暑表现为胸闷、头晕、心悸、面色潮红或大量出汗、面色苍白、血压下降、脉搏细弱等。重度中暑则出现热射病、热痉挛及热衰竭的主要临床表现之一。

(1)热射病：在高温环境下，人体散热困难，体温调节障碍导致体内蓄热所致。常见于强干热型或湿热型高温作业，临床表现为突然发病，体温高达 40℃以上，早期大量出汗，随后“无汗”，皮肤干热，脉搏快而无力，有不同程度的意识障碍，严重者昏迷、抽搐，抢救不及时可引起死亡。

(2)热痉挛：在高温环境下，机体大量出汗，氯、钾等严重丢失，水盐代谢紊乱，出现肌痉挛。主要表现为腹部及四肢肌痉挛，痉挛多呈对称性，患者体温正常、神志清醒。

(3)热衰竭：在高温、高湿环境下，皮肤血管扩张，血流增加，内脏血管收缩，导致脑部暂时性供血不足所致。主要表现为头晕、头痛、恶心、呕吐、冷汗、血压下降、脉搏细微等，患者体温正常或稍高，通常不引起循环衰竭。

出现中暑先兆者，应暂时脱离高温现场，补充水和盐并予以密切观察；轻度中暑，应使患者立即脱离高温作业环境，到通风阴凉处休息，给予清凉含盐饮料，而重度中暑则要进行紧急抢救，迅速纠正体温过高，水盐代谢紊乱，酸碱失衡等症状，积极防治休克、脑水肿等。

(三)电离辐射和非电离辐射

电离辐射和非电离辐射都属于电磁辐射，以电磁波的形式在空间向四周辐射传播。量子能量水平超过 12eV，能引起物质电离的辐射，称之为电离辐射(ionizing radiation)，如 X 射线、γ 射线等。电离辐射可引起机体出现全身放射性疾病(如急、慢性放射病)或局部放射性疾病(如急、慢性放射性皮炎)、辐射性白内障、放射性辐射所致远期损伤(如放射性白血病等)。

量子能量低于 12eV，不足以引起物质电离的辐射为非电离辐射(nonionizing radiation)，如紫外线、可见光、红外线、激光、射频等。射频辐射又称为无线电波，是电磁辐射中能量最小而波长最长的辐射，包括高频电磁场和微波，广播电视信号发射塔、探测装置、通讯设备、医疗射频设备等都会产生射频辐射。射频辐射易导致机体出现类神经征和自主神经功能紊乱等症状，微波还可能会导致眼晶状体出现点状或小片状混浊、视网膜改变、精子数量减少、女性月经异常等症状。红外、紫外辐射及激光辐射则主要是对皮肤和眼睛产生损害，如出现皮肤红斑反应、职业性白内障、电光性眼炎等症状。

对于电离辐射的防护措施主要采用内照射与外照射综合防护，如屏蔽、加大工作距离、减少工作时间、禁止在工作场所饮水、吸烟、进食等，而对于非电离辐射的防护主要是采用屏蔽设备及个人防护用品等措施。

二、化学性有害因素及其对健康的危害

(一)生产性毒物

毒物(poison)指在一定条件下，以较小剂量即可引起机体出现功能性或器质性损害，甚至危及生命的化学物质。在生产过程中产生的，存在于生产环境中的毒物称为生产性毒物。在生产过程中，劳动者由于过量接触生产性毒物而引起的中毒，称之为职业性中毒。

生产性毒物种类很多，通常分为以下几类：①金属及类金属，如铅、汞、镉、砷等及其化合物；②有机溶剂，如苯、甲苯、正己烷等；③刺激性气体，如氯气、氨气等；④窒息性气体，如一氧化碳、硫化氢、甲烷等；⑤农药，如有机磷农药、拟除虫菊酯类农药等；⑥高分子化合物生产过程中产生的毒物，如氯乙烯、丙烯腈等。

接触生产性毒物主要有两个环节，即生产过程和应用过程。包括原料的开采、提炼，材料的加工、搬运、储存，成品的包装处理，废料的回收、处理及设备的保养、检修等方面。

生产性毒物主要通过呼吸道和皮肤进入人体，对机体造成的损害与其本身的毒性、毒作用特点、接触方式和接触剂量有关，主要表现为急性中毒、慢性中毒和亚急性中毒等形式。身体的各个系统均可能受到毒物的影响引发多种脏器损伤。

(二)生产性粉尘

生产性粉尘指的是在生产过程中形成的，能够长时间飘浮在空气中的固体微粒。生产性粉尘的来源非常广泛，包括固体物质的粉碎及机械加工，某些物质加热时生成的蒸汽在空气中凝固或氧化，粉末状物质的混合、包装、搬运等。根据性质可以将生产性粉尘分为三大类：①无机粉尘(inorganic dust)，包括石英、煤、铁、铅、锌、金刚砂、水泥、玻璃纤维等；②有机粉尘(organic dust)，包括动物的毛、丝、骨质、棉麻、烟草、合成纤维等；③混合性粉尘(mixed dust)，由两种或两种以上粉尘混合在一起形成，混合性粉尘在生产环境中最常见。

> **要点提示**　化学性有害因素可以造成机体出现职业中毒、尘肺等健康损害。物理性有害因素主要包括异常气象条件、异常气压、噪声、震动、非电离辐射和电离辐射。

生产性粉尘对健康的损害程度与人体吸入的粉尘量、吸入粉尘的途径、粉尘沉积部位及粉尘的性质有关。粉尘进入人体的途径主要是呼吸道，其次还有眼睛和皮肤，其对机体的影响以呼吸系统受损为主，易引起尘肺、肺炎、支气管哮喘甚至呼吸系统肿瘤。除此之外，还会引起局部刺激(如角膜炎、结膜炎、眼睑水肿、毛囊炎、皮炎等)和中毒、变态反应等。

三、生物性有害因素及其对健康的危害

生物性有害因素指的是存在于生产原料和生产环境中，能对劳动者健康产生影响的致病微生物、寄生虫及动植物、昆虫等。

(一)致病微生物

致病微生物包括细菌、病毒、真菌或真菌孢子等。畜牧业、牲畜检疫、毛纺及皮革作业、医务工作者等，在工作过程中接触或感染布氏杆菌、炭疽杆菌、乙肝病毒及其他病原生物的机会比较大；林业工人、勘探队的工作人员及部队的士兵在进驻林区作业时可能会接触到森林脑炎病毒。

(二)寄生虫

农民、下水道清理工、井下矿工容易感染钩虫病；粮食和饲料加工、储存的从业人员接触到尘螨的机会较多，尘螨容易引起过敏性皮炎、过敏性哮喘及过敏性鼻炎等变态反应疾病。

(三)动植物

园林园艺、木材加工、种植业、农林科技人员及加工生产肉、奶、蜂蜜制品等的从业工人接触动植物有害因素的机会较多，如松毛虫、桑毛虫的毒毛可引起皮炎，水仙、郁金香等的花粉能引起过敏性皮炎，个别花草、树木可导致过敏性哮喘和过敏性呼吸道炎症。

四、不良生理、心理性因素及其对健康的危害

(一)不良的职业性生理因素

1. *不良工作体位*　在劳动过程中，由于职业性质和工作特点的要求，劳动者长时间处于站姿或坐姿等特定姿势或强迫体位，容易引起机体某些部位出现损伤甚至引起疾病，如下肢静脉曲张、脊柱变形、肌肉劳损等。

2. *不良健康状况*　劳动者患有某些疾病，如造血功能障碍、肝肾功能受损使排泄及解毒功能减弱等，可能加重职业性有害因素对机体的损伤，导致疾病加重或出现其他疾病。

3. *特殊生理时期*　处于妊娠期、哺乳期的女性，老年人及儿童属于易感人群，极易受职业性有害因素的影响，而导致机体出现功能性或器质性损伤。

(二)不良的职业性心理因素

1. *职业因素*　①工作组织安排方面，如轮班制度不合理、工作重复单调、工作超负荷等；②工作职责方面，如工作职责不明确、工作责任重大等；③人力资源方面，如工作的发展前途与稳定性不清楚、工资收入不理想、福利待遇及晋升等问题；④组织人际关系方面，如上下级关系、同事间关系、团队合作等；⑤工作环境方面，如工作场所配置、环境卫生情况等。

2. *劳动者自身因素*　①劳动者的知识水平和技术能力能否达到工作要求；②劳动者在工作中的自主权大小；③对工作中意外事件的预见程度和处理方法；④对工作计划、工作内容、工作时限是否完全了解等。

3. *职业紧张*　职业紧张又称工作紧张，是指由工作或工作有关的社会心理因素所激发的紧张。若长期处于过度紧张状态可使劳动者出现失眠、神经性头痛、高血压、冠心病等，还可能出现神经性厌食、胃及十二指肠溃疡、神经性咳嗽、过度换气综合征等。

链接　**与工作有关的疾病**

工作有关疾病指在职业人群中的由多因素引起的、普通人群中也有一定发病率的疾病。职业因素不是唯一的直接病因，因而病例不一定具备职业史或职业接触史。但是由于职业接触，可使原有疾病加剧、加速或复发，或使其劳动力明显减退。常见的工作有关疾病如紧张性头痛、神经衰弱综合征和反应性精神病，常由于工作繁重、夜班工作，饮食失调、过量饮酒和吸烟等因素所致；有时由于对某一职业危害因素产生恐惧心理，而致精神紧张，脏器功能失调；下背痛、颈肩腕综合征和腕管综合征等肌肉骨骼损伤。

第二节　职业卫生服务与职业人群健康监护

一、职业卫生服务

（一）概念

职业卫生服务（occupational health service，OHS）是卫生服务体系的一部分，是以健康为中心，以保护和促进劳动者安全与健康为目的，以职业人群和劳动环境为对象的一种特殊形式的预防性卫生服务。2002 年，结合 WHO“人人享有职业卫生服务”的初级卫生保健概念，由 WHO/EURO 提出了基础职业卫生保健（BOHS）的概念。基础职业卫生保健指的是利用科学合理、易于接受的职业卫生方法，为劳动者在工作中的健康提供保护，以促进劳动者健康，提高劳动者劳动能力，预防疾病和事故的基本服务。

（二）职业卫生服务的实施原则

1. 应保护劳动者健康，预防工作中的各种危害。
2. 应使劳动者所从事的工作和其处于的工作环境适合劳动者的能力。
3. 应促进劳动者的生理、心理健康和社会适应能力。
4. 应使职业危害、事故损伤、职业病和工作有关疾病的影响降低到最低限度。
5. 应为劳动者和家属提供全面的卫生保健服务。

（三）职业卫生服务的内容

1. *职业安全卫生状况评估*　①分析生产工艺，了解生产过程中存在的职业危害；②收集生产工艺过程中涉及的化学物质及相关资料；③根据已有的监测数据及相关资料，回顾企业的职业卫生状况；④指导并监督改进工作场所的安全措施及合理使用个人防护用品；⑤评估职业病和工伤造成的人力损失和经济损失；⑥了解企业管理者和劳动者对职业卫生知识的认知程度；⑦向相关部门提供职业卫生与安全所需经费预算。

2. *职业环境卫生监测*　通过监测以确定劳动场所中的有害因素水平、工作条件、暴露情况等，以便采取相应措施促进劳动者健康。

3. *劳动者健康监护*　包括就业前体检、定期体检、高危人群筛检、随访和收集相关资料、监测劳动者生理和心理因素，以及建立劳动场所应急救援机制、开展康复与治疗服务等。

4. *健康危险度评估*　通过环境监测、生物监测、流行病学调查、实验室检测等手段，对职业性有害因素的潜在危害进行评价，推算其最小有效作用浓度、作用条件及可能造成的远期危害等。

5. *危害告知、健康教育和健康促进*　劳动者有权知道与自己工作相关的危害因素的信息，有权接受如何预防职业病、工伤，以及如何保持身体健康的教育。用人单位有义务知道劳动过程及生产环境中存在的危害因素，并有责任提前告知劳动者，以及对从业者进行安全操作及个人防护的培训。

6. *对劳动者全面实施初级卫生保健服务*　在进行职业卫生服务的同时，对劳动者开展其他初级卫生保健服务，如预防接种、健康教育、常见病诊断和治疗、营养膳食指导等。

二、职业人群健康监护

职业健康监护(occupational health surveillance)是以预防为目的，通过各种检测手段，评价劳动者接触的职业性有害因素对健康的影响及危害程度，监测劳动者健康状况，及时获取劳动者健康损害的相关信息，以采取相应的预防、处理措施，保护劳动者身体健康，防止职业性病损的发生与发展。

职业健康监护的目的：①尽早发现职业性损害、职业病和职业禁忌证；②监测职业病及工作有关疾病的发生发展规律；③评价职业性损伤与职业性有害因素的关系；④识别并鉴定新的职业性有害因素及职业危害；⑤识别易感人群；⑥制定或修订卫生标准和防治对策。

职业健康监护包括职业健康检查和职业健康监护信息管理两部分。这里先主要介绍职业健康检查。

职业健康检查包括上岗前检查、在岗期间定期检查、离岗时检查和应急健康检查。职业健康检查应由省级卫生行政部门批准的具有职业健康检查资质的医疗卫生机构承担，检查结果应客观、真实，体检机构应对检查结果负责。

1. *上岗前健康检查*　上岗前健康检查(pre-employment health examination)指的是对准备从事某种工作的从业人员在上岗之前进行的健康检查。通过此项检查，可以掌握受检者上岗前的健康状况，收集各项基础数据便于建立健康档案，还可以发现一些职业禁忌证(表20-1)。职业禁忌证(occupational contraindication)指不宜从事某种特定职业或接触某种特定职业性有害因素的特殊生理或病理状态，例如，具有造血功能障碍的人不宜从事含苯作业(如油漆业或制鞋业)。

表 20-1　常见接触职业性有害因素作业的职业禁忌证

职业性有害因素	职业禁忌证
铅	高血压，多发性周围神经炎，肝肾疾病
汞	慢性口腔炎，中枢神经系统器质性疾病，慢性肾病
苯	血象指标低于或接近正常值下限，各种血液病，严重全身性皮肤病，月经过多或功能性子宫出血
三硝基甲苯	乙肝病毒表面抗原携带者，各种肝病，血液病，严重全身性皮肤病
一氧化碳	中枢神经和周围神经器质性疾病，心血管疾病
硫化氢	明显的呼吸系统疾病，神经系统器质性疾病，器质性心脏病
有机磷农药	肝、肾器质性疾病，明显的呼吸系统疾病，全身性皮肤病，神经系统器质性疾病
粉尘	慢性阻塞性肺疾病，活动性肺结核，慢性间质性肺病

2. 在岗期间定期健康检查　在岗期间定期健康检查(regular professional health inspection)指用人单位按一定的时间间隔,对从事某种作业的劳动者进行的健康检查。定期健康检查可以及时发现职业性有害因素对劳动者健康的影响,尽早发现职业性疾病患者和有职业禁忌证的劳动者。通过对从业劳动者健康状况的跟踪、监测,评价劳动环境中职业性有害因素的控制效果。重点排查高危人群,根据其健康状况随时调整工作安排,以达到保护高危人群的目的。定期检查的时间间隔应根据劳动者接触的职业性有害因素的性质、作用强度、危害程度、接触方式、接触水平等来确定。

3. 离岗时健康检查　离岗时健康检查指的是劳动者在调离或脱离目前从事的工作时所进行的体格检查。目的是了解劳动者在停止接触职业性有害因素时的健康状况。通常在离岗前90日内进行的在岗期间健康检查可作为离岗时健康检查资料。

4. 应急性健康检查　应急性健康检查指的是当发生急性职业性危害事故时,对遭受或可能遭受急性职业性危害的劳动者所进行的健康检查,目的是及时发现事故对劳动者造成的健康影响,确定危害因素,为急救和治疗提供依据,以控制事故影响的蔓延。

三、职业健康监护信息管理

(一)健康监护档案

职业健康监护档案记录健康监护的全过程,能够系统地观察和描述劳动者健康状况的变化,可以作为评价个体和群体健康损害的重要依据,资料具有完整性和连续性。

职业健康监护档案包括生产环境检测和健康检查,其基本内容包括劳动者职业史、既往史和职业性有害因素接触史、工作场所职业性有害因素监测结果、定期健康检查资料等。职业健康监护档案是职业病诊断的重要依据之一,也是评价企业治理职业病危害成效的依据之一。

(二)健康状况分析

职工的健康监护资料应及时的整理、分析、评价及反馈,使其成为开展和搞好职业卫生工作的科学依据。评价方法分为个体评价和群体评价。个体评价反映了个体接触量及其与健康间的关系。群体评价反映了劳动环境中职业性有害因素的强度范围、接触水平与机体效应等,常用患病率、发病率、疾病构成比等指标描述评价结果。

(三)职业健康监护档案管理

健康档案的管理和利用十分重要，因此需要科学、系统地进行管理。在管理工作中应利用数字化时代的特点,研发档案管理软件,以便于更科学、更系统、更规范、更实用地管理和应用档案。另外,还要结合基础医学、临床医学、流行病学、统计学等学科知识,健全档案管理机制,完善健康档案管理方法,以形成一套完整的管理体系,使我们可以充分利用档案中的相关资料,为劳动者的身体健康保驾护航。

要点提示　职业卫生服务和职业健康监护是职业医学的重要内涵,目的在于提高职业生命质量。

第三节　职业病及其管理

一、职业病概述

(一)职业病的概念和种类

职业病(occupational disease)指的是当职业性有害因素作用于人体的时间和强度超过机体自身的代偿功能,引起机体出现功能性或器质性改变且出现相应的临床征象,影响劳动者劳动能力的一类疾病。广义上讲职业病指的是与工作相关并直接与职业性有害因素有因果关系的疾病,而医学上所称的职业病指的是由职业性有害因素引起的特定的疾病及法定职业病的概念。法定职业病(prescript occupational disease)是指各个国家根据其社会制度、经济条件和诊断技术水平,以法规形式规定的职业病。我国卫生部、劳动保障部于 2002 年 4 月新颁发的《职业病目录》将法定职业病分为 10 类 115 种,包括尘肺(13 种)、职业性放射性疾病(11 种)、职业中毒(56 种)、物理因素所致职业病(5 种)、生物因素所致职业病(3 种)、职业性皮肤病(8 种)、职业性眼病(3 种)、职业性耳鼻咽喉口腔疾病(3 种)、职业性肿瘤(8 种)及其他职业病(5 种)。

(二)职业病的特点

1. *病因明确*　职业病发病与特定职业性有害因素相关,控制或消除职业性有害因素后可消除或减少发病。

2. *病因大多可检测,存在明显的剂量-反应关系*　职业性有害因素的接触条件、接触时间、接触强度与机体受损程度间存在关联,如随着肺内的粉尘累积量的增加,尘肺的患病率也会升高。

3. *发病存在群体性*　接触相同职业性有害因素且有害因素的接触剂量及时间达到一定程度后,职业人群中会有多人出现相同症状,仅出现个别病例的情况比较少见。

4. *预后较好*　大多数职业病如果早发现、早诊断、早治疗则预后良好,但有一些职业病无特效治疗手段,只能对症治疗。

5. *发病可以预防*　职业病发病可以预防,认真执行三级预防原则可以有效地控制职业病的发生。

(三)职业病的致病条件

1. *职业性有害因素的性质*　职业性有害因素的理化性质对损伤作用的大小起决定性作用,如气温的高低、噪声的大小、电磁辐射的强弱等。

2. *职业性有害因素的作用条件*　职业性有害因素的接触途径、接触时间和接触强度决定了对机体损害作用的大小。若接触时间长、强度大、多途径,则发生职业性病损的可能性就越大。

3. *个体因素*　在相同的接触水平下,遗传因素、年龄、性别、健康状况、免疫状况、生活方式等都会影响机体对职业性有害因素的敏感程度,也决定了机体的损伤程度。

二、常见职业病的诊断与防治

(一)铅中毒

1. 理化性质　铅是一种质地较软、具有易煅性的灰白色重金属。熔点327℃，沸点1620℃，加热至400℃以上即可有铅蒸气逸出，在空气中氧化形成氧化亚铅(Pb_2O)并逐渐凝集形成铅烟。

2. 接触机会　铅是工业生产中最常见的重金属之一，主要出现在铅矿开采、含铅金属冶炼、制造铅制品(铅丝、铅皮等)、制造电缆及铅氧化物的使用(蓄电池、玻璃、景泰蓝、油漆、颜料等)过程中。

3. 毒理学　铅及其化合物进入人体的主要途径是呼吸道，其次是消化道。无机铅化合物不能通过完整皮肤，而四乙基铅可以通过皮肤和黏膜吸收。铅的吸收和毒性与其颗粒大小和溶解度密切相关。铅烟的颗粒越小其化学活性越大，溶解度越大，越容易被呼吸道吸收，反之则不易吸收。由消化道途径进入机体的铅化合物，5%～10%被消化道吸收。由呼吸道吸入的铅吸收速度较快，约40%的氧化铅烟进入血循环，其余的经呼吸道排出体外。进入到血液中的铅90%与红细胞结合，其余在血浆中。血浆中的铅主要与血浆蛋白质结合，少数形成磷酸氢铅。血液中的铅初期主要分布于肝、肾、脑、皮肤和骨骼肌等软组织中，数周后，铅由软组织转移到骨骼及牙齿中，并逐渐以难溶性磷酸铅的形式沉积。缺钙、感染、饮酒、酸碱平衡紊乱等都能促进沉积的铅溶解转化为可溶性磷酸氢铅而重新进入到血液中产生毒作用。体内的铅主要通过尿液经肾排出体外，也有一小部分经汗液、唾液、皮肤、胆汁、乳汁等排出，血铅可经胎盘进入胎儿体内。

铅的中毒机制尚不完全清楚，有待于进一步研究。目前认为，铅可作用于全身各器官和系统，主要累及血液及造血系统、神经系统、消化系统及肾。急性铅中毒时溶血作用明显，慢性中毒时以卟啉代谢紊乱为主要表现。

4. 临床表现　职业性铅中毒以慢性中毒为主，急性中毒较为少见。主要有神经系统、血液系统和消化系统的中毒表现。

(1)神经系统：主要表现为类神经征、外周神经炎，严重者可出现中毒性脑病。类神经征是铅中毒早期和最常见的症状，表现为头晕、头痛、失眠、乏力、记忆力减退等。周围神经症状主要分为感觉型、运动型和混合型。感觉型表现为肢端麻木及手套、袜套样感觉障碍等。运动型表现为握力减退，严重者出现肌无力和肌麻痹，如腕下垂或足下垂。混合型则两者的症状都有可能出现。中毒性脑病表现为恶心、呕吐、头痛、抽搐、嗜睡、精神障碍甚至昏迷。

(2)消化系统：表现为食欲缺乏、消化不良、恶心、腹痛、腹泻或便秘，重者会出现腹绞痛。腹绞痛多为突然性发作，通常发生在脐周，患者面色苍白、烦躁、冷汗、卷曲体位，一般止痛药无法缓解，发作一般可持续数分钟。

(3)血液及造血系统：有轻度贫血，多为低色素正常细胞型贫血，还可能出现卟啉代谢障碍及点彩红细胞、网织红细胞、碱粒红细胞增多等症状。

(4)其他：口腔卫生不好者，齿龈与牙齿交界处可能出现暗蓝色的铅线。部分患者会出现肝、肾受损。此外，铅还可使男性精子活力和数量减少，女性出现月经不调、流产、早产、不孕等。

5. 诊断　根据我国现行的《职业性慢性铅中毒诊断标准》(GBZ37-2002)，密切结合职业接触史和生产现场情况，以及实验室检查结果和临床表现做出诊断。中毒分为以下 4 个级别。

(1)观察对象。有密切铅接触史，没有铅中毒的临床表现，具有以下表现之一者：尿铅≥0.34μmol/L 或 0.48μmol/24h；血铅≥1.9μmol/L；诊断性驱铅试验后尿铅≥1.45μmol/L 而＜3.86μmol/L。

(2)轻度中毒。血铅≥2.9μmol/L 或尿铅≥0.58μmol/L 且具有以下表现之一者：尿 δ-氨基-γ-酮戊酸≥61.0μmol/L；血红细胞游离原卟啉≥3.56μmol/L；红细胞锌原卟啉≥2.91μmol/L；腹部有隐痛、胀痛、便秘等症状。

(3)中度中毒。在轻度中毒的基础上具有以下表现之一者：腹绞痛、贫血、周围神经症状。

(4)重度中毒。有这些表现之一者：铅麻痹、中毒性脑病。

6. 防治原则

(1)治疗原则：根据铅中毒患者的具体情况使用金属络合剂进行驱铅治疗，同时根据其临床症状进行对症治疗。药物首选依地酸二钠钙和二巯丁二钠，3～4d 为 1 个疗程，2 个疗程间停药 3～4d。观察对象可继续原工作，3～6 个月复查 1 次；轻度中毒者进行驱铅治疗，治愈后可恢复原工作，一般不需调离原工作；中度中毒患者进行驱铅治疗，治愈后原则上应该调离原工作；重度中毒的患者必须调离原工作，并根据其发病症状积极予以对症治疗。

(2)预防原则：降低生产环境中铅的浓度是预防铅中毒最基本的原则，降低铅浓度可以采用加强生产工艺改革、加强通风、控制熔铅温度、以无毒或低毒物代替铅等方式。加强个人防护可采用工人穿防护服、带滤过式防尘防烟口罩、车间内严禁吸烟、饭前洗手、下班后淋浴及湿式清扫等手段。神经系统器质性疾病，明显的肝、肾疾病，明显贫血，心血管器质性疾病为职业禁忌证。

(二)氯气中毒

1. 理化性质　氯是在常温下为黄绿色、具有强烈刺激性气味的气体，相对分子质量 70.91，沸点为－34.6℃，易溶于水、碱性溶液及二硫化碳和四氯化碳等有机溶剂。遇水生成次氯酸和盐酸，次氯酸再次分解生成氯化氢和新生态氧，属于强氧化剂。氯在高温下可与一氧化碳发生反应，形成毒性更强的光气。

2. 接触机会　氯在工业生产中应用非常广泛，如电解食盐生产氯、造纸、颜料、纺织、印染、合成纤维、橡胶、制药等的原料，医院、游泳池、饮用水消毒等。生产过程中管道、容器破损或密闭不严可导致氯气泄漏。

3. 毒理学　氯气主要经过呼吸道进入机体，主要作用于气管、支气管及肺，损害部位及程度与接触浓度和接触时间有关。低浓度时氯气仅侵犯眼睛及上呼吸道，对局部黏膜有刺激和烧灼作用；高浓度或长时间接触氯气时，可引起支气管痉挛，也可通过细胞膜，破坏膜的完整性和通透性，破坏肺泡壁的气-液屏障和气-血屏障，从而引起眼、呼吸道黏膜出现炎性水肿、充血、坏死，重者引起呼吸道深部病变甚至肺水肿；短时间内吸入高浓度的氯气可以引起迷走神经反射性心脏停搏或喉痉挛，出现电击样死亡。

4. 临床表现　氯气中毒的临床表现主要体现在急性中毒和慢性危害。

(1)急性中毒：①刺激反应。一过性眼及上呼吸道黏膜刺激症状，如眼红、流泪、呛咳，体检可见眼结膜、鼻黏膜、咽充血，肺无明显阳性体征或偶有散在干性啰音，胸部 X 线无异常表现。②轻度中毒。支气管炎或支气管周围炎，呛咳加重，有少量痰，胸闷，两肺有散在干、湿性啰音或哮鸣音，胸部 X 线表现无异常或肺下野出现肺纹理增粗、增多、边缘模糊等现象。③中度中毒。表现为支气管肺炎、间质性肺水肿或局限性肺泡性水肿。有阵发性呛咳，气急、胸闷明显，有时咳粉红色泡沫痰或痰中带血，两肺有干、湿性啰音或弥漫性哮鸣音，胸部X线可见肺纹理边界模糊、肺有不规则点状或片状模糊阴影，哮喘样发作者胸部X线片可无异常表现。④重度中毒。出现弥漫性肺泡性肺水肿或中央性肺水肿，严重者出现呼吸窘迫综合征，窒息、昏迷、休克等表现，胸部X线有大片状均匀密度增高的阴影。

(2)慢性危害：长期低浓度接触氯气，可引起上呼吸道、眼结膜及皮肤黏膜刺激症状及慢性咽炎、慢性支气管炎等，皮肤出现痤疮样皮疹，还可发生牙齿酸蚀症等。

5. 诊断　依据《职业性急性氯气中毒诊断标准》(GBZ65-2002)，结合临床症状、体征、胸部X线片及职业接触史和现场调查结果进行综合评定，并要排除其他原因引起的呼吸系统疾病后，可做出急性氯气中毒诊断。

6. 防治原则

(1)治疗原则：将中毒者迅速脱离现场，脱去被污染的衣物，保持安静，注意保暖。出现刺激反应者应严密观察至少12h并予以对症治疗。合理利用氧疗，尽早足量短程使用糖皮质激素以防治肺水肿；维持呼吸道通畅，必要时行气管切开术；控制液体入量以避免诱发肺水肿；预防继发性感染的发生。

(2)预防原则：工作场所的最高容许浓度为1mg/m^3。操作中严格遵守安全操作规程，杜绝跑、冒、滴、漏的现象，加强局部通风和密闭作业。加强个人防护，做好健康教育。严格进行上岗前及在岗期间体检。有明显心血管系统及呼吸系统疾病者，不宜从事接触氯气的作业。

(三)甲烷

1. 理化性质　甲烷又称为沼气，无色、无味、无臭的易燃气体。相对分子质量16.06，沸点－161℃，微溶于水，易溶于乙醇、乙醚。

2. 接触机会　甲烷主要用于制造乙炔、氢气、一氯甲烷、二氯甲烷、三氯甲烷、二硫化碳、四氯化碳等。甲烷还是天然气、煤气和沼气等的主要成分，通常存在于淤泥池塘、密闭的地窖、通风不好的矿井等局限空间中。若上述环境中甲烷浓度过高就会发生中毒，甚至引起窒息死亡。

链接　**什么是局限空间？**

局限空间又称为密闭空间，指的是容积小、入孔小，自然通风差、易产生残留或酵解产物，通风不良，照明不佳，已形成缺氧环境，易累积有毒、有害、易燃易爆、窒息性气体的任何一种空间作业环境。单纯窒息性气体(甲烷、二氧化碳等)与化学窒息性气体(硫化氢等)中毒事故，以及抢救过程中发生的救援人员相继中毒的现象，大多是由于对局限空间的认识不足，采取的相关措施不当。近年来，我国此类事故屡有发生，教训惨痛。

3. 毒理学　甲烷属于单纯窒息性气体，本身并没有毒性。空气中如果甲烷的浓度增高则氧气的含量就会降低。当人经呼吸道吸入时，由于其无色无味，很难被察觉从而导致大量吸入。甲烷的毒理学实验阈值为660mg/m^3。当空气中的甲烷含量超过25%～30%时，就会发生轻度中毒症状，含量超过45%～50%时就会因为缺氧而出现呼吸困难、心动过速甚至窒息死亡。

4. 临床表现　主要是由于缺氧而引起的神经系统和心血管系统的表现。轻者出现头晕、头痛，注意力不集中、恶心、呕吐、呼吸急促、心率加快等症状，脱离甲烷接触、呼吸新鲜空气后，会慢慢缓解直至症状消失。严重者出现烦躁、胸闷、咳嗽、呼吸困难、心悸、发绀、共济失调、心律失常、意识障碍甚至昏迷等症状，如抢救治疗不及时可能会引起窒息死亡。长期接触天然气等含甲烷的气体会出现头晕、头痛、失眠、健忘、乏力等类神经征。

5. 防治原则

(1)治疗原则：中毒患者应迅速脱离中毒现场，面罩吸氧或呼吸新鲜空气，注意保暖，必要时给予高压氧疗。给予甘露醇、呋塞米等药物，积极预防脑水肿的发生。对症处理尽早防治并发症和后遗症。

(2)预防原则：加强管理，工作中要严格执行操作规程；实行密闭化生产，定期检查生产设备，防止出现跑、冒、滴、漏等现象；加强生产场所的通风排毒；做好个人防护；加强职业卫生安全教育，加强自我防护意识；救援人员必须佩戴防护用具，防止救援人员发生中毒。

(四)苯中毒

1. 理化性质　苯在常温下为无色液体，具有特殊的芳香气味，相对分子质量为 78，沸点 80.1℃，极易挥发，燃点为 562.22℃，易着火。微溶于水，易与乙醇、氯仿、汽油等互溶。

2. 接触机会　在制造苯乙烯、苯酚、药物、农药、洗涤剂、合成橡胶等过程中，苯是常用的原料；在制药、树脂、黏胶、油墨、制鞋、喷漆等行业中，苯作为溶剂、萃取剂和稀释剂；分馏焦炉气、焦油制造苯及石油裂化重整与乙炔合成苯；作为燃料，如工业汽油中含有大量的苯等，从事以上作业的从业者均有机会接触到苯。

3. 毒理学　苯在生产环境中通常以苯蒸气的形式存在，进入机体的主要途径是呼吸道，皮肤只能吸收少量。体内的苯主要分布在含类脂质较多的组织器官，一次大量吸入浓度较高的苯，则大脑、肾上腺和血液中苯的含量最高；而中等量或少量长期吸入苯时，脂肪、骨髓及脑组织中苯含量最高。

苯进入机体后，约有 50%以原型经呼吸道排出；有 10%以原型储存在体内的脂肪、脑组织或骨髓中；40%左右在骨髓及肝中氧化形成环氧化苯，转化生成酚、苯二酚和醌类等，这些代谢产物与体内的葡萄糖醛酸和硫酸结合，随尿液排出体外。因此，尿酚的含量可以作为近期苯接触情况的直接反映。

苯的代谢产物在骨髓或其他器官中的作用，可表现为骨髓毒性和致白血病作用。到目前为止，苯的毒性作用机制尚未完全阐明，目前认为主要涉及干扰细胞因子对骨髓造血干细胞的生长和分化的调节作用，氢醌与纺锤体纤维蛋白共价结合抑制细胞增殖、DNA 损伤及癌基因激活等。

4. 临床表现

(1)急性中毒：急性苯中毒是由于短时间大量吸入苯蒸气所致，主要表现为中枢神经系统的麻醉作用。轻者出现兴奋、欣快感，以及头晕、头痛、恶心、呕吐、轻度意识模糊等；重者出现神志模糊、浅昏迷逐渐进入深昏迷或发生抽搐，严重者甚至出现呼吸困难、心脏停搏等。

(2)慢性中毒：多数患者表现为头晕、头痛、失眠、记忆力减退等，有的还伴有自主神经系统功能紊乱，如心动过速或过缓等；造血系统损伤主要表现为血象异常，如持续性白细胞计数减少、红细胞减少、血红蛋白及血小板较少等。骨髓象主要表现为骨髓细胞生成降低、形态异常，分叶中性粒细胞由正常的 0.1 增加到 0.2～0.3。

5. 诊断　急性苯中毒的诊断根据短时间内大量吸入高浓度的苯蒸气，临床表现有意识障碍，在排除了其他疾病引起的中枢神经功能改变后，可诊断为急性苯中毒。根据较长期的苯接触史，结合临床表现、实验室检查结果、工作环境现场调查资料等进行综合分析，排除其他原因引起的血常规改变，可诊断为慢性苯中毒。慢性苯中毒按照血细胞受累程度及有无恶变分为观察对象、轻度中毒、中度中毒和重度中毒。

6. 防治原则

(1)治疗原则：急性中毒者应迅速转移至空气新鲜处，立即脱去被污染衣物，用肥皂水清洗皮肤，注意保暖，并进行对症治疗。慢性中毒患者要根据造血系统损伤所致血液病的相关症状进行对症治疗。

(2)预防原则：改革生产工艺，加强通风排毒，以无毒或低毒的物质代替苯，做好个人防护，定期进行体检，加强宣传教育。职业禁忌证有各种血液病、严重的全身性皮肤病、功能性子宫出血、月经过多等。

(五)硅沉着病

硅沉着病(silicosis)又称矽肺，是由于生产过程中长期吸入含游离二氧化硅较高的粉尘而导致的以肺组织纤维化为主要表现的全身性疾病。矽肺是所有尘肺病中最多见也是危害最严重的一种，到目前为止没有特效的治疗方法，即使患者脱离接触，病情仍会继续发展，给患者造成很大的精神压力和经济压力，且预后不佳。

1. 病因 游离二氧化硅在自然界中分布非常广泛，在不同的温度和压力下，硅氧四面体可形成多种同素异构体。在工业生产加热过程中，晶体结构就会发生改变，作业场所中就会有游离二氧化硅弥漫。含10%以上游离二氧化硅的作业称为矽尘作业。

2. 接触机会 各种金属、非金属、煤炭等的矿山开采过程中，冶金、制造、加工业，石英粉加工、玻璃制品加工、陶瓷制品加工、耐火材料加工、珠宝首饰切割加工的过程中，从业工人均有机会接触到游离二氧化硅。

3. 硅沉着病发病的主要影响因素

(1)粉尘中游离二氧化硅的含量、类型、粉尘浓度、分散度等均可影响硅沉着病发病。一般粉尘中游离二氧化硅含量越高，发病时间越短，病变越严重。空气中粉尘浓度越高、分散度越大、接触时间越长、防护条件越差，则越容易发病且病情越严重。

(2)从业工人的个体因素，如年龄、营养状况、遗传、个体易感性、个人卫生习惯等，也会影响硅沉着病的发病及病情发展，呼吸道疾病特别是呼吸道结核病患者能加速硅沉着病的发生和发展。

硅沉着病的发病通常较慢，一般在接触矽尘15～20年发病，发病后即使脱离粉尘作业病情依然发展。有些人在脱离粉尘作业时胸部X线片无异常显示或未发现异常，但在脱离粉尘作业若干年后被诊断为硅沉着病，称之为“晚发型硅沉着病”(delayed silicosis)；有的人在接触高浓度粉尘1～2年后即被诊断为硅沉着病，称之为“速发型硅沉着病”(acute silicosis)。

4. 发病机制及病理改变

(1)发病机制：硅沉着病的发病机制目前尚未阐明，近年的研究认为，矽尘进入肺内被巨噬细胞吞噬，二氧化硅(SiO_2)的硅氧键断裂形成活性羟基，活性羟基与巨噬细胞溶酶体上的氢受体结合形成氢键，从而改变细胞膜的通透性，水解酶逸出，巨噬细胞自溶；硅氧键的断裂还促使氧自由基和过氧化氢的形成，导致巨噬细胞死亡；巨噬细胞损伤后释放出生物活性物质，刺激成纤维细胞增生，胶原纤维合成。除炎症反应被激发外，也会发生免疫反应，这些反应在肺纤维化的过程中起协同作用。

(2)病理改变：硅沉着病的病理改变包括生成矽结节、弥漫性间质纤维化、矽性蛋白质沉积和进行性大块纤维化。矽结节的生成是矽肺的特征性病理改变。典型的矽结节由多层排列的胶原纤维构成，断面呈洋葱头状，结节越成熟，尘细胞或成纤维细胞越少，胶原纤维越粗大密集，并可出现透明性变。随着病情发展，矽结节逐渐增多、增大，融合形成团块状。

5. 临床表现　硅沉着病患者在相当长的时间内无明显自觉症状，胸部 X 线片上呈现矽肺影像改变，X 线下可见圆形、不规则形小阴影和大阴影，伴随着肺门改变、肺纹理及胸膜改变等。随着病情的进展会出现胸闷、胸痛、气短、咳嗽、咳痰等症状。矽肺最常见的并发症是肺结核、肺及支气管感染、自发性气胸、肺心病等。一旦出现并发症，硅沉着病的病情发展加速，甚至会引起死亡。如果硅沉着病合并肺结核，一旦硅沉着病病情恶化，结核将难以控制，硅沉着病合并肺结核是硅沉着病患者死亡的最常见原因。

6. 诊断　根据粉尘作业接触史、工作场所粉尘浓度检测报告及工作场所现场环境调查结果，以技术质量合格的高千伏 X 线后前位胸片表现为主要依据，参考动态系列胸部 X 线片，结合实验室检查结果及临床表现，在排除了其他肺类似疾病后，可以做出诊断。

7. 防治原则　目前尚无特效的治疗手段，临床上通常采取对症治疗方法，吸氧、药物治疗、康复治疗等，积极预防并发症，延缓病情发展，提高病人的生活质量。硅沉着病的预防，经过多年的经验总结，归纳为“八字预防措施”即：革、水、密、风、护、管、教、查。“革”即改革生产工艺，避免粉尘接触；“水”即采用湿式作业，如井下运输喷雾洒水、煤层高压注水等；“密”即密闭尘源，减少粉尘接触；“风”即加强通风，抽风除尘。“护、管、教、查”即为加强个人防护措施，加强生产管理，积极开展生产安全及职业健康教育，定期进行作业环境及个人健康检查。对于已经发病的从业人员，立即调离粉尘作业岗位，积极进行治疗。预防并发症，积极开展康复治疗，延缓病情发展，提高病人的生活质量。

问题讨论　某工厂工人在对饮用水进行消毒时使用了一个存放了 2 年的氯气罐，操作过程中发现钢瓶有细小裂缝，并嗅到氯气味，但没有对钢瓶进行必要的处理，导致裂缝增大，整罐氯气全部外泄。由于该厂区与周围居民居住环境三面环山，加上夜间氯气向外泄漏，因此，虽然有关部门在接到报告后全力抢救，疏散居民，但还是造成了 150 人中毒、3 人死亡的重大事故。中毒者均有不同程度的咳嗽、咳痰、流泪、胸闷等症状。经抢救治疗，1 例死于中毒现场，2 例死于呼吸衰竭，其余中毒者治愈出院。请问：

1. 急性氯气中毒的严重危害是什么？
2. 急性氯气中毒的主要处理措施有哪些？
3. 从事氯气作业的工作现场应该有哪些防护措施？

三、职业病的管理

随着相关法律法规的建立健全，职业病的管理已转变为依法监督管理。各级政府卫生行政部门是管理体系的主体，它依据有关职业卫生法律法规，监督检查公民、法人及其他组织遵守相关法律法规的情况，对违反规定的行为及危害职业人群健康的行为依法追究其法律责任。

我国现行的职业卫生法规主要有3类：①专项法律法规，包括卫生部制定的职业卫生行政法规、卫生部制定的职业卫生行政规章及地方人大常委会或地方政府制定的相关法规4个层次；②非专项法律法规，但其中含有相关条款，如《中华人民共和国劳动法》；③国务院及有关部委发布的各种规范性文件，常以决定、办法、规定、意见等形式发布，作为相关职业卫生法律法规的补充。我国于2002年5月1日颁布实施了《中华人民共和国职业病防治法》，于2002年6月通过了《中华人民共和国安全生产法》。这些具有强大约束力的法律为加强安全生产监督管理、保护职业人群身体健康、促进国家经济发展提供了强有力的保障。职业病的管理包括职业病诊断管理、职业病报告管理、职业病患者治疗与康复管理及职业病预防管理等方面。

（一）职业病诊断管理

职业病诊断与一般疾病诊断区别很大，职业病的诊断政策性极强，技术要求高，必须由各级政府卫生行政主管部门授权的专门医疗卫生机构来进行。

1. 职业病诊断资质　职业病诊断机构必须是省级卫生行政部门批准的医疗卫生机构，要求持有《医疗机构执业许可证》，有开展职业病诊断相应的医疗卫生技术人员及仪器设备和健全的管理制度。承担职业病诊断的医疗技术人员要求具有执业医师资格、中级以上专业技术资格，熟悉职业病防治法律法规及职业病诊断标准，经培训考核合格并取得省级卫生行政部门颁发的资格证书。

2. 职业病诊断原则　职业病诊断应依据相关职业病诊断标准，结合病人的职业接触史、现场调查结果、临床表现及实验室检查结果等资料，综合分析、综合评价后做出诊断。对证据不足一时不能做出诊断的可疑职业病，要定期随访，定期复查。没有证据否定职业性有害因素与临床表现间有必然联系，又排除其他疾病的，应诊断为职业病。职业病的诊断过程要严肃、认真、依法进行诊断，杜绝误诊、漏诊、冒诊。

> **要点提示**　常见职业病的临床表现和诊断依据是对职业病诊断的重要依据，应予以重视，以便在日后的临床工作中予以应用。

（二）职业病报告管理

用人单位和所有医疗机构在发现职业病病人或疑似职业病病人时，应及时向所在地卫生行政部门报告，确诊为职业病的还应向所在地劳动保障行政部门报告。相关部门在接到报告后应及时予以处理。任何医疗卫生机构在接诊急性职业病后应在12～24h上报患者所在地卫生行政部门。非急性职业病也应在确诊后15d内上报相关卫生行政部门。

（三）职业病患者管理

凡经确诊的职业病患者，均享受国家对于职业病患者的相关规定和待遇。职业病患者一经确诊，就应该接受系统治疗并予以休息。对于不适宜从事原工作的应调离原岗位并妥善安排。伤残患者应给予相应的补助和津贴，死亡患者应给予家属抚恤金。对于职业病的治疗要尽量做到病因治疗，及早去除病因，从根本上治疗疾病。对于已经发病的职业病患者，在没有特效治疗方法的前提下，积极予以对症治疗和支持治疗。提倡早期治疗和预见性治疗，防止并发症和后遗症，预防伤残。

（四）职业病的预防管理

1. 预防原则

（1）一级预防：又称病因预防，即从根本上阻止职业性有害因素对人体的损伤作用，改进生产工艺，改进生产设备，完善生产管理制度，合理使用个人防护用品，定期开展健康教育，注意职业禁忌证和高危人群。

（2）二级预防：又称发病前期预防，即对劳动者进行职业健康监护，定期进行体格检查，尽量做到早发现、早诊断、早治疗，防止病情发展。

（3）三级预防：又称临床预防，即对已经患病的职业病患者应调离原工作岗位，合理进行对症治疗，促进患者康复，预防出现并发症；同时给予积极地支持治疗，以提高患者的生活质量，延长患者生命。

2. 防治管理　有害作业单位应设置或指定职业卫生管理机构，配备专职或兼职职业卫生专业人员，建立健全职业病防治管理制度和劳动操作规程，推广先进的生产工艺和生产技术，改善劳动场所条件，加强劳动者的个人防护措施，建立健全职业性有害因素的检测和评价制度，完善职工健康档案和企业卫生档案，以及职业病危害事故应急处理预案。

卫生行政管理部门应对相关单位实施监督管理工作，包括预防性监督、经常性监督和事故性处理。

医疗卫生机构在取得相关资质后，应开展职业健康检查、职业病诊断、治疗及相关工作。

复习指导

1. 职业性有害因素包括物理性、化学性、生物性因素，以及不良生理、心理因素。不同性质的有害因素会对机体造成不同的影响。

2. 职业卫生服务包括职业安全卫生状况评估、职业环境卫生监测、劳动者健康监护、健康危险度评估、危害告知、健康教育和健康促进、对劳动者全面实施初级卫生保健服务等方面。

3. 职业健康监护包括职业健康检查和职业健康监护信息管理两部分。

4. 常见职业病主要包括金属、类金属中毒，刺激性气体中毒、窒息性气体中毒、有机溶剂中毒及尘肺等。

5. 职业病的诊断应严肃、认真，由有资质的诊断机构、专门的人员做出诊断，严防误诊、冒诊、漏诊。

（包丽红）

第21章 食物与健康

chapter 21

学习要求

学习营养素和能量的功能及食物来源、中国居民膳食指南和平衡膳食宝塔等营养学基础知识，能够开展食源性疾病、食品污染及食品安全的防制和居民营养状况的评价，并指导特殊人群的营养。

第一节 人体必需的营养素

一、基本概念

1. 营养与营养素 营养(nutrition)指机体从外界摄取食物，经体内消化、吸收和(或)代谢后，利用其中的营养素参与构建组织器官，或满足机体生理功能和体力活动必需的生物学过程。营养素(nutrient)是指食物中所含的营养成分。根据其化学性质和生理作用分为5大类，即蛋白质、脂肪、糖类、矿物质和维生素。

2. 膳食营养素参考摄入量 膳食营养素参考摄入量是在推荐的每日膳食营养素摄入量基础上发展起来的一组每日平均膳食营养素摄入量的参考值。是各国营养权威机构根据营养科学的发展，并结合各自的国情，提出的对各人群一日膳食中应含有的能量和各种营养素的数量建议。与传统的每日膳食营养素摄入量相比，膳食营养素参考摄入量不仅考虑到防止营养不足的需要，也考虑到降低营养相关慢性病风险的需要。中国营养学会于2000年10月正式颁布了符合我国国情的膳食营养参考摄入量，包括4个营养水平指标。

(1)估计平均需要量(EAR)：指某一特定性别、年龄及生理状况群体中个体对某营养素需要量的平均值。营养素摄入量达到估计平均需要量的水平时可以满足人群中50%个体对该营养素的需要。估计平均需要量是制定推荐摄入量的基础。

(2)推荐摄入量(RNI)：指可以满足某一特定性别、年龄及生理状况群体中绝大多数(97%～98%)个体需要的某种营养素摄入水平。相当于传统意义上的每日膳食营养素摄入量。长期摄入推荐摄入量水平的营养素，可以满足机体对该营养素的需要、维持健康及组织中有适当的营养素储备。推荐摄入量可作为个体每日摄入该营养素的推荐值，是健康个体膳食摄入营养素的目标，但不作为群体膳食计划的依据。

(3)适宜摄入量(AI)：是通过观察或实验获得的健康人群某种营养素的摄入量。当某种营养素个体需要量的研究资料不足而不能计算估计平均需要量，因而无法推算推荐摄入量时，可通过设定适宜摄入量来代替推荐摄入量。适宜摄入量主要用作个体的营养素摄入目标和评价群体的平均摄入量水平，也可作为限制营养素摄入过多的参考。

(4)可耐受最高摄入量(UL)：指平均每日摄入营养素的最高限量。对一般人群而言，摄入量达到可耐受最高摄入量水平对几乎所有个体均不致损害健康，但不表示达到此摄入水平对健康是有益的。对于大多数的营养素，健康个体的摄入量超过推荐摄入量或适宜摄入量并无益处，因此可耐受最高摄入量并不是一个建议的摄入水平。

二、宏量营养素与能量

(一)蛋白质

蛋白质(protein)约占人体体重的 16%。人体内的蛋白质始终处于不断分解与合成的动态平衡中，成人每天约有 3%的蛋白质被更新。

1. 生理功能　蛋白质可供给机体能量，构成机体组织，是各种功能因子和调控因子的重要组成成分。构成人体蛋白质的氨基酸共有 20 种，其中有 9 种人体不能合成或合成的速度不能满足机体需要、必须从食物获取的氨基酸，称为必需氨基酸(essential amino acid，EAA)，包括亮氨酸、异亮氨酸、赖氨酸、甲硫氨酸(蛋氨酸)、苯丙氨酸、色氨酸、苏氨酸、缬氨酸和组氨酸。半胱氨酸和酪氨酸在体内可分别由甲硫氨酸和苯丙氨酸转变而成，如果膳食中能直接提供半胱氨酸和酪氨酸，则人体对甲硫氨酸和苯丙氨酸的需要可分别减少 30%和 50%，它们被称为条件必需氨基酸或半必需氨基酸，在计算食物必需氨基酸组成时，常将苯丙氨酸和酪氨酸、甲硫氨酸与半胱氨酸合并计算。

氨基酸模式是指蛋白质中各种必需氨基酸的构成比例。食物蛋白质氨基酸模式与人体的氨基酸模式越接近，必需氨基酸被机体利用的程度越高，食物蛋白质的营养价值也就越高。由于各种食物蛋白质的氨基酸模式不同，通常将两种或两种以上的食物混合食用，从而达到以多补少，提高膳食蛋白质营养价值的目的。这种不同食物间相互补充其必需氨基酸不足的作用称为蛋白质互补作用(complementary action)，如大豆可弥补大米、面粉中赖氨酸不足的缺陷。

2. 食物蛋白质营养学评价　食物蛋白质营养价值的高低主要从食物的蛋白质含量、消化吸收程度和被人体利用程度 3 方面进行评价。

(1)蛋白质的含量：食物蛋白质的含量是食物蛋白质营养价值的基础。其测定一般采用微量凯氏定氮法，即 100g 样品中蛋白质含量(g%)＝每克样品含氮克数×6.25×100。

(2)蛋白质消化率：蛋白质消化率反映了蛋白质被消化和吸收的程度，是利用的前提。不同的食物或同一种食物的不同加工方式其蛋白质的消化率不同。在实际应用中常用表观消化率表示，蛋白质表观消化率(%)＝[(食物氮－粪氮)/食物氮]×100%。

(3)蛋白质利用率：评价蛋白质利用率的指标很多，常用的有以下几种：①生物价(biological value，BV)指食物蛋白质消化吸收后被机体利用的程度。生物价越高，表明其被机体利用的程度越高。②氨基酸评分(amino acid score，AAS)是被测食物蛋白质的必需氨基酸与推荐的理想模式或参考蛋白中相应必需氨基酸的比值。氨基酸评分反映了蛋白质构成和利用的关系。如果食物蛋白质中某一种或几种必需氨基酸含量过低，导致其他必需氨基酸在体内不能被充分利用，使食物蛋白质的营养价值降低，这些含量相对较低的必需氨基酸称为限制氨基酸，其中含量最低的称为第一限制氨基酸，其余依此类推。将食物蛋白质中的必需氨基酸各组分与参考蛋白相比较即可发现其限制性氨基酸。③蛋白质净利用率(net protein utilization，NPU)指被机体利用的蛋白质占食物蛋白质的百分比，包括食物蛋白质的消化和利用两方面，因此更全面。

3. 蛋白质的参考摄入量　按能量计算，我国成人蛋白质摄入量占膳食总能量的10%～12%，儿童青少年为12%～14%。

4. 食物来源　蛋白质广泛存在于动、植物性食物中，动物性蛋白质质量好、利用率高，但富含饱和脂肪酸和胆固醇。植物性蛋白质利用率较低，但大豆及其制品富含优质蛋白质。畜禽类、鱼类和蛋类蛋白质含量为10%～20%，大豆为20%～40%，粮谷类为8%～10%。目前，粮谷类为我国居民蛋白质的主要来源。

(二)脂类

脂类(lipids)包括脂肪(即三酰甘油)和类脂(lipoid)。食物中的脂类95%为三酰甘油(triacylglycerol)，类脂只占5%；而人体内储存的脂类99%为三酰甘油。类脂包括磷脂(phospholipids)和固醇类(steroid)，是多种组织和细胞的组成成分，在体内的含量相对稳定。

1. 生理功能

(1)三酰甘油的功能：供能和储能；维持正常体温；构成生物膜；提供脂溶性维生素；增加饱腹感；更有效地利用糖类和节约蛋白质等。

(2)脂肪酸的功能：脂肪酸根据碳链的长短、饱和程度、空间结构和双键的位置有不同分类。必需脂肪酸(essential fatty acid，EFA)是指人体必需、自身不能合成、必须由食物供给的多不饱和脂肪酸。主要有两种，即亚油酸(linoleic acid；$C_{18:2}$，n-6)和α-亚麻酸(α-linolenic acid；$C_{18:3}$，n-3)。其主要功能包括：磷脂的重要组成成分；参与胆固醇代谢；合成前列腺素的前体物质。

(3)磷脂的功能：提供能量；构成生物膜，促进脂溶性物质细胞内外的交流；促进和改善神经系统功能；可作为乳化剂，有利于脂肪的吸收、转运和代谢；防止胆固醇在血管内沉积，降低血液黏稠度。

(4)固醇类的功能：固醇类包括动物固醇和植物固醇。其中最重要的是胆固醇，是细胞膜的重要组成成分，也是人体内许多重要活性物质的合成材料。

(5)长链多不饱和脂肪酸的功能：包括花生四烯酸(arachidonic acid，AA)、二十碳五烯酸(eicosapentaenoic，EPA)和二十二碳六烯酸(docosahexaenoic acid，DHA)。AA属于n-6多不饱和脂肪酸，可由亚油酸合成，亚油酸主要来自植物油。EPA和DHA属于n-3系列多不饱和脂肪酸，可由α-亚麻酸合成，主要来自于深海鱼油(富含EPA、DHA)和某些植物油(含有α-亚麻酸)。研究发现它们在人体内具有非常重要的生理功能：DHA是大脑及视网膜的组成成分，可促进胎儿大脑和视网膜的正常发育；EPA和DHA具有降低血脂、抑制血小板凝集及防治冠心病等作用，且与人体免疫功能、糖尿病和肿瘤等多种疾病的发生密切相关。

2. 脂类的食物来源　膳食脂肪主要来源于动物的脂肪组织和植物的种子。动物脂肪含饱和脂肪酸和单不饱和脂肪酸相对较多，植物油主要含不饱和脂肪酸，海生动物和鱼也富含不饱和脂肪酸。动物内脏和蛋类胆固醇含量较高。

3. 推荐摄入量　成年人每日脂肪摄入量应占总能量的 20%～30%，且必需脂肪酸的摄入量不少于总能量的 3%，胆固醇摄入量不宜超过 300mg/d。

(三)糖类

糖类(carbohydrate)可分为单糖、双糖、寡糖和多糖 4 类。单糖包括葡萄糖、果糖和半乳糖；双糖包括蔗糖、乳糖、麦芽糖和海藻糖等；寡糖包括棉子糖、水苏糖、海藻糖、低聚果糖和异麦芽低聚糖等；多糖包括糖原、淀粉和膳食纤维等。在糖类中果糖最甜，其甜度是蔗糖的1.2～1.5 倍。

1. 生理功能　供能和储能；机体的重要组成成分；节约蛋白质和抗生酮作用；提供膳食纤维；能改变食物的色、香、味、型。

膳食纤维(dietary fiber)包括纤维素、半纤维素、果胶、木质素、抗性淀粉和抗性低聚糖等。主要来自谷类、豆类、蔬菜和水果。其生理功能有：①促进肠蠕动和吸水膨胀，有利于粪便排出。②控制体重和减肥。可减缓食物由胃入肠的速度，从而产生饱腹感而减少能量摄入。③降低血糖和血胆固醇。④预防结肠癌。流行病学研究表明，膳食纤维的摄入量与结肠癌的发生呈负相关。

2. 食物来源　食物中的糖类主要来自谷类、薯类、蔬菜和水果。

3. 参考摄入量　中国居民糖类的膳食摄入量占膳食总能量的 55%～65%，其中精制糖应占总能量的 10%以下。

(四)能量

维持各种生命活动都需要消耗能量(energy)。人体每日所需的能量来源于食物中的糖类、脂肪和蛋白质，这些能够产生能量的营养素称为生热营养素。每克生热营养素在体内氧化产生的能量值称为能量系数，蛋白质、脂肪和糖类的能量系数分别为 16.74kJ(4kcal)、37.56kJ(9kcal)和 16.81kJ(4kcal)。

1. 人体的能量消耗　成人的能量消耗主要包括基础代谢、体力活动和食物热效应三方面；孕妇和乳母还包括胎儿生长、母体组织储备和哺乳所需的能量；婴幼儿、儿童包括生长发育所需的能量；病人受损组织的修复也需要能量。

(1)基础代谢：仅用于维持体温、心率、呼吸等基本生命活动和各器官组织与细胞基本功能所必需的能量消耗。基础代谢率受年龄、性别、体型与机体构成、生理状态、环境条件等因素影响。

(2)体力活动(physical activity)：除基础代谢外，日常体力活动的能量消耗是人体能量消耗、保持能量平衡和维持健康的重要部分。体力活动所消耗的能量与体重、肌肉发达程度、劳动强度和持续时间及熟练程度等有关。

(3)食物热效应(thermic effect of food，TEF)：又称食物特殊动力作用。是指人体摄食过程中，对食物的消化、吸收、代谢和储存等一系列活动所消耗的能量。TEF 与食物成分、进食量和频率有关。三种产能营养素的食物热效应不同，蛋白质、糖类、脂肪分别为其所产能量的 30%～40%、5%～6%和 4%～5%。一般情况下 TEF 为人体每日基础代谢的 10%。

2. 能量供应　每天摄入和消耗的能量应保持平衡，中国营养学会建议膳食糖类、脂肪和蛋白质提供的能量分别占总能量的 55%～65%、20%～30%和 10%～15%，规定了不同生理状态、不同劳动强度的能量推荐摄入量，例如，从事轻体力劳动、18－50 岁，男性为 10.04MJ/d(2400kcal/d)、女性为 8.80MJ/d(2100kcal/d)。

三、矿 物 质

在人体组织中除碳、氢、氧、氮外的元素均称为矿物质(mineral),亦称无机盐或灰分。分为常量元素(或宏量元素)和微量元素两类。凡体内含量大于体重0.01%的元素,称为常量元素(macroelement),如钙、磷、钾、钠、镁、氯、硫等;含量小于体重0.01%者为微量元素(microelement)。

矿物质在体内不能合成,必须从食物和饮水中摄取。在我国人群中比较容易缺乏的主要是钙、铁、碘、锌、硒等矿物质。导致矿物质缺乏的主要原因有:①地球环境中各种元素的分布不平衡;②食物中含有天然存在的矿物质拮抗物;③食物加工烹调不当;④食物摄入量不足或不良饮食习惯;⑤对矿物质的营养生理需求增加等。

(一)钙

1. 生理功能 钙(calcium)是人体内含量最多的一种无机元素,占成人体重的1.5%~2.0%,正常人体内含钙1000~1200g。其中99%的钙集中在骨骼和牙齿中,其余1%的钙,一部分与柠檬酸螯合或与蛋白质结合,另一部分则以离子状态分布于软组织、细胞外液和血液中,称为混溶钙池。混溶钙池中的钙与骨骼钙保持动态平衡,维持细胞的正常生理功能。

2. 钙的吸收

(1)有利于钙吸收的因素:维生素D是影响钙吸收的主要因素,维生素D在肝、肾被羟化形成1,25$(OH)_2$-D_3,它可诱导钙结合蛋白合成,促进小肠对钙的吸收;蛋白质消化过程中释放的某些氨基酸,如赖氨酸、色氨酸、组氨酸、精氨酸、亮氨酸等可与钙形成可溶性钙盐而促进钙的吸收;乳糖经肠道菌发酵产酸,降低肠内pH,并与钙形成乳酸钙复合物,可增强钙的吸收;一些抗生素如青霉素、氯霉素、新霉素也有利于钙的吸收;婴幼儿、孕妇和乳母因需要量增加,使钙的吸收率增高。

(2)影响钙吸收的因素:谷物、蔬菜中含有的植酸、草酸和磷酸,可与钙结合成难溶的盐类而阻碍钙的吸收;膳食纤维中的醛糖酸残基与钙结合干扰钙的吸收;未被消化的脂肪酸与钙形成钙皂影响钙的吸收;某些碱性药物,如碳酸氢钠、小檗碱、四环素等也影响钙的吸收。

3. 缺乏与过量 钙缺乏主要引起骨骼的病变,如儿童佝偻病、成人骨质软化症及骨质疏松症。钙过量可增加肾结石的危险性,高钙膳食还可明显抑制铁、镁、磷的吸收及降低锌的生物利用率。

4. 食物来源 钙的食物来源应从钙含量和吸收利用率两方面考虑。奶及奶制品含钙丰富且吸收率高,是钙的良好来源。含钙较多的食物有小鱼、小虾、海带、硬果类、黄豆及其制品、黑豆、赤小豆、芝麻酱等。

5. 推荐摄入量 我国居民成人钙的适宜摄入量为800mg/d,对不同年龄儿童、青少年、孕妇、乳母及老年人要适当增加钙的供给量。

(二)铁

1. 生理功能 铁(iron)是人体中含量最多的必需微量元素。铁是血红蛋白、肌红蛋白、含铁酶(如细胞色素氧化酶等)的构成成分;参与体内氧的运送和组织呼吸过程;与免疫功能、脂类的转运及药物在肝解毒等有关。

2. 铁的吸收 膳食铁可分为血红素铁和非血红素铁。血红素铁主要存在于动物性食品中,可直接被肠黏膜上皮细胞吸收,不受膳食因素的影响而吸收率较高。非血红素铁主要存在于植物性食品中，吸收前必须与结合的有机物分离，且转化为亚铁后才能被吸收，并易受植酸盐等膳食成分的影响而吸收率较低。

(1)影响铁吸收的因素：粮谷中植酸、蔬菜中的草酸、茶叶中的鞣酸、咖啡中的多酚类物质均可与铁形成不溶性盐，影响铁的吸收；膳食纤维能结合铁离子，过量摄入时可干扰铁的吸收；锌与铁之间有较强的竞争作用，互相干扰吸收，大量的钙亦明显抑制铁的吸收；胃酸缺乏或服用抗酸药时不利于二价铁离子的释出，阻碍铁吸收。

(2)促进铁吸收的因素：维生素 C 和其他有机酸可促进铁吸收；某些氨基酸(如赖氨酸、组氨酸、胱氨酸等)有利于铁的吸收；核黄素有利于铁的吸收、转运与储存；乳糖、蔗糖和葡萄糖等有利于铁的吸收。

3. 缺乏与过量　铁长期摄入不足可导致缺铁性贫血，是我国及世界范围最常见的营养缺乏病之一，多见于婴幼儿和育龄妇女、老年人。储存铁过多会损伤各种器官，是促发动脉粥样硬化、肝纤维化/肝硬化、糖尿病及多种器官肿瘤的危险因素。

4. 食物来源　膳食中铁的良好来源是动物肝脏和全血、畜禽肉类、鱼类、红蘑、黑木耳和海带等。

5. 适宜摄入量　铁的适宜摄入量成年男性为 15mg/d、成年女性为 20mg/d。

(三)锌

1. 生理功能　锌(zinc)是金属酶的组成成分或酶的激活剂；促进生长发育、组织再生和免疫功能；维持细胞膜稳定性；增进食欲等。

2. 缺乏与过量　锌缺乏时表现为生长迟缓、性成熟障碍、味觉和嗅觉异常、伤口愈合延缓等。锌的缺乏常与食物中植酸和纤维素的含量有关，消化道出血和肾疾病可增加体内锌的丢失，手术、创伤、骨折时锌排出量增加。过量的锌可干扰铜、铁和其他微量元素的吸收和利用，影响中性粒细胞和巨噬细胞活力，抑制细胞杀伤能力，损害免疫功能。

3. 食物来源　贝壳类海产品(如牡蛎、海蛎肉和扇贝)、红色肉类及其内脏是锌的良好来源。蛋类、豆类、谷类胚芽、花生等也富含锌。蔬菜水果含锌较低。

4. 推荐摄入量　锌的推荐摄入量成年男性为 15mg/d、成年女性为 11.5mg/d。

四、维　生　素

维生素(vitamin)是维持机体正常生命活动所必需的一类微量低分子有机化合物。种类很多，化学结构各不相同，常以维生素本体或能被机体利用的前体形式存在于天然食物中。维生素不是机体结构成分，不提供能量，不能在体内合成(维生素 D、K 除外)，虽只需少量，但绝不能缺少，必须由食物提供。维生素可分为脂溶性维生素(维生素 A、D、E、K)和水溶性维生素(维生素 B_1、维生素 B_2、维生素 B_6、维生素 B_{12}、维生素 C，烟酸，泛酸，叶酸，生物素等)两类。脂溶性维生素被机体吸收后可在体内储存、蓄积，如过量摄入，可引起中毒，若摄入过少，可缓慢地出现缺乏症状。水溶性维生素一般不能在体内大量储存，多余的可以从尿中排出，一般不引起中毒，若摄入过少，可较快地出现缺乏症状。维生素缺乏的常见原因有摄入量不足、吸收利用率低、需要量增高及烹调加工不合理等。

(一)维生素 A

机体内的维生素 A 活性形式有 3 种：视黄醇、视黄醛和视黄酸。某些(黄、橙和红色)植物中含有类胡萝卜素(carotenoid)，其中有一小部分可在小肠和肝细胞内转变成视黄醇和视黄醛的类胡萝卜素称为维生素 A 原，如 α-胡萝卜素、β-胡萝卜素、β-隐黄素和 γ-胡萝卜素等。目前已发现 600 多种类胡萝卜素，仅有约 1/10 是维生素 A 原，其中最重要的是 β-胡萝卜素，而玉米黄素、辣椒红素和番茄红素等类胡萝卜素不具有维生素 A 的活性。

1. 生理功能　维生素 A 参与视紫红质的合成与再生以维持正常视觉；维持上皮细胞正常生长和分化；还具有促进生长发育，调节免疫功能，抗氧化、防癌和抗癌作用。

2. 缺乏与过量　早期可导致暗适应能力下降，严重可致夜盲症和干眼症，甚至失明；皮肤干燥、毛囊角化过度；血红蛋白合成代谢障碍，免疫功能减退，儿童生长发育迟缓，易感染等。摄入大剂量维生素 A 可引起急性、慢性及致畸毒性；大量摄入类胡萝卜素可出现类似黄疸样的皮肤改变，但停食后症状会缓慢消失，尚未发现其他毒性。

3. 食物来源　富含维生素 A 的食物有动物肝脏、鱼肝油、全奶、奶油、禽蛋等；植物性食品只能提供类胡萝卜素，胡萝卜素主要存在于深绿色或红黄色的蔬菜水果中，如西兰花、胡萝卜、菠菜、苜蓿、空心菜、芹菜叶、红心薯、辣椒、芒果、杏等。

4. 推荐摄入量　维生素 A 的推荐摄入量成年男性为 800μgRE/d，成年女性为 700μgRE/d，可耐受最高摄入量为 3000μgRE/d。

(二)维生素 D

维生素 D 指具有钙化醇生物活性的一类物质的总称，最常见的是维生素 D_2(麦角钙化醇)和维生素 D_3(胆钙化醇)。人体在晒太阳时，皮肤中的 7-脱氢胆固醇可被紫外线转化为维生素 D_3。维生素 D_2 可由酵母菌或麦角中的麦角固醇在日光或紫外线的作用下转化生成。

1. 生理功能　促进钙磷吸收，调节钙磷代谢，保证骨骼和牙齿的正常生长和发育。

2. 缺乏与过量　缺乏维生素 D 对于婴儿、儿童可引起佝偻病，成年人可发生骨质软化症和骨质疏松症。摄入过量可引起维生素 D 中毒。

3. 食物来源　富含维生素 D 的食物有鱼肝油、奶油、鸡肝、鸡蛋等。

4. 推荐摄入量　成年人膳食维生素 D 的推荐摄入量为 5μg/d(1μg 维生素 D_3＝40U 维生素 D_3)。

(三)维生素 C

维生素 C 又名抗坏血酸(ascorbic acid)，有较强的还原性，不稳定，易氧化。

1. 生理功能　具有抗氧化、清除自由基、解毒和阻断某些致癌物形成等作用；促进胶原蛋白的合成和类固醇代谢；促进钙、铁和叶酸等的吸收和利用；参与神经递质的合成。

2. 缺乏与过量　维生素 C 严重摄入不足可引起坏血病(scurvy)。尽管维生素 C 的毒性很小，但服用量过多仍可产生腹泻、腹胀等不良反应，并增加尿路结石的危险。

3. 食物来源　新鲜蔬菜和水果富含维生素 C，含量较丰富的蔬菜有辣椒、油菜、菠菜、卷心菜、菜花、西兰花、芥菜、苋菜、蒜苗、豌豆苗、苦瓜等。含量较多的水果有柑橘、柠檬、柚子、鲜枣、猕猴桃、山楂和草莓等，而苹果、梨、桃和香蕉中含量很少。某些野果中维生素 C 含量尤为丰富，如刺梨、沙棘和酸枣等。

4. 推荐摄入量　成年人膳食维生素 C 的推荐摄入量为 100mg/d。

(四)维生素 B_1

1. 生理功能　维生素 B_1 也称硫胺素(thiamin)，酸性溶液中比较稳定，碱性溶液中很容易被破坏。在体内 80％以硫胺素焦磷酸(TPP)的形式存在。TPP 是丙酮酸等氧化脱羧酶和转酮醇酶的辅酶，参与三羧酸循环和戊糖磷酸通路；TPP 还是胆碱酯酶的抑制药，从而维持乙酰胆碱促进胃肠道的正常蠕动和消化液的正常分泌。

2. 缺乏和过量　硫胺素缺乏症，又称脚气病。脚气病一般分为干性脚气病、湿性脚气病和婴儿脚气病三类。硫胺素过量中毒很少见。

3. 食物来源　富含维生素 B_1 的食物有谷物、豆类、干果类、动物内脏、瘦肉和蛋类等。

4. 推荐摄入量　维生素 B_1 的推荐摄入量成年男性为 1.4mg/d、成年女性为 1.3mg/d。

(五)维生素 B_2

1. 生理功能　维生素 B_2 又称核黄素(riboflavin)，酸性条件下对热稳定，碱性条件下易被热和紫外线破坏。在体内核黄素以黄素单核苷酸(FMN)和黄素腺嘌呤二核苷酸(FAD)形式与蛋白质结合，参与体内氧化还原反应与能量代谢、维生素 B_6 和烟酸代谢、抗氧化防御系统及药物代谢等。

2. 缺乏和过量　维生素 B_2 缺乏可出现口角炎、舌炎、眼睑缘炎、阴囊(阴唇)皮炎、脂溢性皮炎；影响体内铁的吸收和存储，可导致缺铁性贫血；妊娠期缺乏核黄素可致胎儿骨骼畸形。核黄素一般不会引起过量中毒。

3. 食物来源　富含维生素 B_2 的食物有动物肝、肾、心、蛋类、乳类。植物性食品中以绿色蔬菜、豆类含量较高，而谷类含量较少。

4. 推荐摄入量　维生素 B_2 的推荐摄入量成年男性为 1.4mg/d、成年女性为 1.2mg/d。

五、居民营养状况评价

居民营养状况评价是运用科学手段，了解某人群(或个体)的膳食摄入情况及健康状态，发现营养失衡人群及其程度，从而掌握居民的营养状况及其变化规律，为进一步制定营养政策提供基础情况。

(一)营养调查

营养调查包括膳食调查、人体营养水平的生化检验、营养相关疾病临床体征与症状检查及人体测量。

1. 膳食调查　膳食调查的目的是了解在一定时间内调查对象通过膳食所摄取的能量和各种营养素的数量和质量，借此评定营养需要的满足程度。膳食调查的方法有称重法、记账法、询问法、化学分析法和食物频率法等方法。每种膳食调查方法各有优缺点，可根据调查目的和调查者具备的条件选择合适的方法进行调查。根据膳食调查结果对人群能量及营养素的摄入量、来源、比例及膳食组成等做出综合评价。

2. 人体营养水平的生化检验　借助生化实验，发现人体营养不足、营养储备水平低下或过剩等状况，以便预防与营养相关疾病的发生。常用的检测包括血清总蛋白、白蛋白、球蛋白及其白细胞比值，游离氨基酸或必需氨基酸，血脂，钙、铁、锌等矿物质及维生素相关指标。

3. 人体测量　人体测量数据可以综合反映营养状况，对处于生长发育期的人群尤为重要。常用的人体测量指标包括身高、体重、围度、皮褶厚度等。

(1)身高和体重：体重可反映一定时间内营养状况的变化，身高可反映较长时期的营养状况。①理想体重：又称标准体重，应用于成年人，理想体重(kg)＝身高(cm)－105(Broca 改良公式)，实际体重在理想体重±10％为正常范围，±(10％～20％)为超重或瘦弱，±20％以上为肥胖或极瘦弱。②体质指数(body mass index，BMI)：BMI＝体重(kg)/[身高(m)]^2。BMI 正常值为 18.5～24.9。BMI＜16.0 为重度消瘦，16.0～16.9 为中度消瘦，17.0～18.4 为轻度消瘦，25.0～29.9 为超重，>30 为肥胖。

(2)腰臀比：腰臀比＝腰围(cm)÷臀围(cm)。腰臀比(waist to hip ratio，WHR)是反映身体脂肪分布的一个简单指标，WHO 通常用它来衡量人体是否肥胖，保持臀围和腰围的适当比例关系，对成年人体质和健康及其寿命有重要意义。该比值与心血管发病率有密切关系。标准的腰臀比为男性<0.8、女性<0.7。根据美国运动医学学会 1997 年推荐的标准，男性 WHR>0.95、女性 WHR>0.86 具有心血管疾病危险性。我国建议男性>0.9、女性>0.8 称为中央性(或内脏型、腹内型)肥胖。

(3)其他测量指标：上臂围与皮褶厚度、胸围、头围、骨盆径、小腿围、坐高等。

4. 临床检查　临床检查的目的是根据临床症状和体征来判断营养不足或过剩所致营养相关性疾病的发生和进展情况。

(二)营养状况评价

1. 膳食模式　在实际应用中常以“中国居民平衡膳食宝塔”为依据，对被调查人群的膳食模式进行评价。

2. 能量和营养素需求　将能量和各种营养素的摄入量与其推荐参考值比较以评价其满足程度。必要时可结合该个体的人体测量、临床检查、生化检测结果进行综合评价，以确定其能量和营养素的摄入量是否适宜。

3. 能量、蛋白质的食物来源　重点评价豆类、动物性食物提供的优质蛋白质占总蛋白质的比例，三大产能营养素所提供的能量占总能量的构成比。

4. 各餐能量分配比例　一般人群早、中、晚三餐的能量比约为 3∶4∶3，儿童和老年人可在三餐之外适当加餐。

要点提示 ①食物蛋白质的营养价值主要从蛋白质含量、消化吸收程度和被人体利用程度 3 方面进行评价；②必需脂肪酸有两种，即亚油酸和 α-亚麻酸；③膳食纤维具有降血糖和胆固醇及预防结肠癌等功能；④人体的能量消耗主要包括基础代谢、体力活动和食物热效应 3 方面；⑤在我国人群中较容易缺乏的矿物质主要是钙、铁、碘、锌、硒等；⑥营养调查包括膳食调查、人体营养水平的生化检验、营养相关疾病的临床体征与症状检查和人体测量 4 部分。

5. 其他　分析营养失衡的种类、发病率、原因和发展趋势、控制措施等；第二代发育趋势及原因分析；发现营养方面值得重视的问题及解决的程度等。

链接　**分子营养学**

分子营养学是研究营养基因组学及基因多态性对营养素代谢的影响，揭示各营养素在分子和基因水平对机体代谢的调节作用和机制。

第二节　合理营养与膳食指南

一、合理营养

合理营养、平衡膳食是健康饮食的核心。合理营养能保证机体正常的生理功能，促进健康和生长发育，增强免疫力，提高劳动效率，有利于疾病的预防和治疗等。合理营养（rational nutrition）是通过平衡膳食实现的。平衡膳食（balanced diet）是指膳食所提供的能量及营养素在数量上能满足不同生理条件和劳动条件的人群需要，且各种营养素比例适宜。

营养失衡将导致机体营养不良（malnutrition），包括营养缺乏（nutrition deficiency）和营养过剩（nutrition excess）。营养素摄入不足，可导致营养缺乏病，目前世界上 4 大营养缺乏病分别是蛋白质-能量营养不良、缺铁性贫血、碘缺乏病与维生素 A 缺乏病，此外尚存在钙、维生素 D 缺乏引起的佝偻病，维生素 B_1 缺乏引起的脚气病，维生素 C 缺乏引起的坏血病等。反之，营养素摄入过多，可产生营养过剩性疾病，如维生素 A、维生素 D 摄入过多，可造成维生素 A、D 中毒；高热量、高脂肪、高蛋白饮食，可引起肥胖症、高脂血症、冠心病、糖尿病等；一些营养素摄入不合理与肿瘤的发生有关，如脂肪摄入过多与乳腺癌、结肠癌、前列腺癌的发病有关。

二、膳 食 指 南

为给居民提供科学的健康饮食信息，2007 年中国营养学会组织专家在 1997 年《中国居民膳食指南》的基础上，根据我国的实际食物摄入和健康状况重新修订了新一版的《中国居民膳食指南》，于 2008 年 1 月 15 日正式发布。《膳食指南》由一般人群膳食指南（dietary guide）、特定人群膳食指南和平衡膳食宝塔 3 部分组成。

要点提示　《中国居民膳食指南》包括一般人群膳食指南、特定人群膳食指南和平衡膳食宝塔 3 部分。

（一）一般人群膳食指南

适合于 6 岁以上的正常人群，基本要求如下。

1. 食物多样，谷类为主，粗细搭配。
2. 多吃蔬菜水果和薯类。
3. 每天吃奶类、大豆或其制品。
4. 常吃适量的鱼、禽、蛋和瘦肉。
5. 减少烹调油用量，吃清淡少盐膳食。
6. 食不过量，天天运动，保持健康体重。
7. 三餐分配要合理，零食要适当。
8. 每天足量饮水，合理选择饮料。
9. 如饮酒应限量。
10. 吃新鲜卫生的食物。

（二）中国居民平衡膳食宝塔

为了便于居民在日常生活中实践《中国居民膳食指南》，专家委员会进一步提出了食物定量指导方案，并以宝塔图形直观地告诉居民食物分类的概念及每天各类食物的合理摄入范围，即消费者每日应吃食物的种类及相应的数量，为合理调配平衡膳食进行具体指导。膳食宝塔（图 21-1）共分 5 层，包含每天应摄入的主要食物种类，利用各层位置和面积的不同反映了各类食物在膳食中的地位和应占的比重。新膳食宝塔增加了水和身体活动形象，强调足量饮水和增加身体活动的重要性。在温和气候条件下生活的轻体力活动成年人每日至少饮水 1200ml（约 6 杯）；在高温或强体力劳动条件下应适当增加。建议成年人每天累计的身体活动量相当于步行 6000 步以上，如果身体条件允许，最好进行 30min 中等强度的运动。

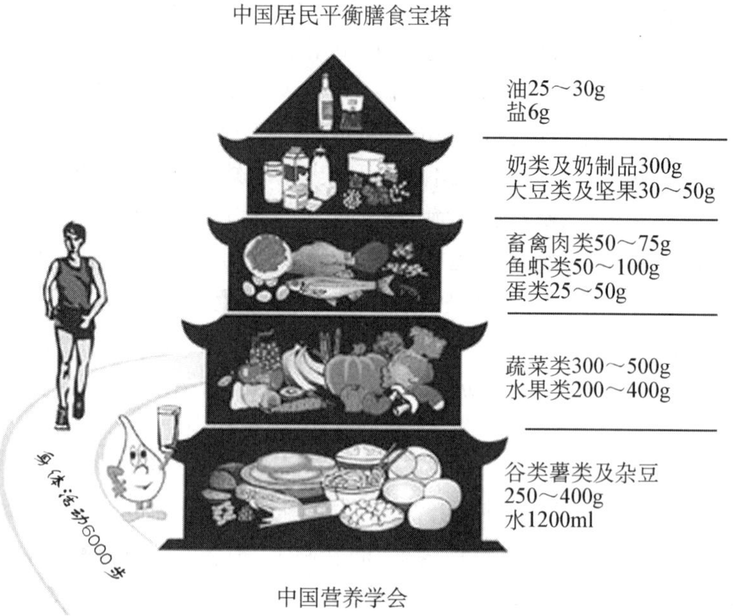

图 21-1 中国居民平衡膳食宝塔

三、特殊人群的营养

特殊人群是指处在特定的生理阶段及特殊生活和劳动环境下的人群，包括孕妇、乳母、婴幼儿和儿童、老年人、运动员、潜水员、高温和高寒环境的居民等。对特殊人群的营养指导需考虑以下 3 个方面：①特殊人群的生理特点；②特殊人群的营养需要；③为满足特殊营养需要在膳食上注意的要点。特殊人群膳食指南是根据各人群的生理特点及其对膳食营养需要而制定的。

(一)孕妇营养与膳食

孕妇的营养不仅要满足其自身的营养需求，还要提供胎儿生长发育和泌乳所必需的各种营养素，从而预防可能出现的母体、胎儿和婴幼儿营养失衡及某些并发症。

1. 妊娠期的营养需要

(1)能量：妊娠早期孕妇的基础代谢无明显变化，妊娠中期基础代谢逐渐升高，至妊娠晚期基础代谢增高 15%～20%，因此，自妊娠 4 个月开始应在正常能量供给量基础上每日增加 0.83MJ(200kcal)，但要注意能量供给不宜过度。

(2)蛋白质：孕妇必须摄入足量的蛋白质以满足自身及胎儿生长发育的需要。足月胎儿体内含蛋白质 400～800g，加上胎盘及自身有关组织增长的需要，孕妇共需蛋白质约 900g。中国营养学会推荐孕妇在妊娠早、中、晚期蛋白质摄入量分别增加 5g、15g、20g。

(3)糖类：胎儿主要以母体供给的葡萄糖为能量来源，如果孕妇摄取糖类不足，就必须氧化脂肪和蛋白质供给能量，由此易患酮症。孕妇常有便秘，膳食中应有一定数量的膳食纤维，以促进粪便排出。

(4)脂肪：脂肪酸是胎儿神经系统发育所必需的。孕妇妊娠过程体内平均需增加 2～4kg

脂肪，作为能量储备供分娩和哺乳消耗。

(5)矿物质：胎儿体内约需储留 30g 钙，以满足骨骼和牙齿生长发育之需。孕妇钙的摄入量与胎儿骨密度及婴儿出生体重呈正相关。另外，孕妇需要一定量的铁，满足自身血容量与红细胞的增加的备分娩时出血的消耗。摄入足量的锌有利于胎儿发育和预防先天性缺陷。补充足量的碘可预防以生长发育迟缓、认知能力降低为特征的呆小症。

(6)维生素：为满足胎儿发育、胎儿肝储存和母体自身为泌乳储存等需要，孕妇的维生素 A、维生素 D、维生素 B_1、维生素 B_2、维生素 C、叶酸及烟酸(尼克酸)均需增加。

2. *妊娠期的膳食原则*　妊娠早期胚胎生长发育速度缓慢，胚胎及母体的有关组织增长变化也不明显，故妊娠早期的营养需要与妊娠前区别不大。但妊娠早期是胚胎组织分化增殖和主要器官系统形成阶段，是胎儿发育的最重要时期，任何不利因素均可使胎儿发育不良或造成先天缺陷(畸形)。且大多数孕妇有妊娠反应，影响营养素的摄入。因此，妊娠早期膳食要点如下。

(1)选择能增进食欲、易消化、含糖类丰富的食物。

(2)少食多餐。

(3)补充叶酸和维生素 B_{12} 等。

3. *妊娠期的膳食结构*　妊娠中、晚期胎儿和母体的变化明显，胎儿各器官系统迅速增长发育，对各种营养素的需要量显著增加。母体各器官系统也随之发生巨大的适应性变化，母体开始储存脂肪和蛋白质等，缺钙、缺铁等现象增多，妊娠反应减轻或消失，食欲改善，饮食量增加，必须增加能量和各种营养素的供应。膳食要做到全面多样、荤素搭配，以保证胎儿的正常生长发育。此时孕妇易发生便秘，应多食富含膳食纤维的食物。妊娠中、晚期的每日膳食构成应满足以下几点：①谷类(米、面和杂粮)350～450g；②豆类及豆制品 50～100g；③鱼、禽、蛋、瘦肉等交替选用 100～200g，鸡蛋每日 1～2 个；④鲜奶 250～500ml；⑤蔬菜 400～500g，水果 100～200g；⑥烹调植物油 15～20g，盐、糖适量。

(二)乳母营养与膳食

1. *哺乳期的营养需要*

(1)能量：乳母除要满足母体自身能量的需要，还要供给乳汁所含的能量和乳汁分泌过程消耗的能量。在分娩后 6 个月内，1/3 能量由妊娠时储备的脂肪提供，膳食提供其余的 2/3 能量。6 个月后，乳汁能量全部由膳食提供。泌乳量可反映膳食能量对乳母的影响。我国乳母能量推荐摄入量是在非妊娠妇女的基础上每天增加 2.09MJ(500kcal)。

(2)蛋白质：母乳中蛋白质含量平均为 12%，按日泌乳量 850～1200ml，相当于消耗母体 10～15g 蛋白质，故我国乳母的蛋白质推荐摄入量为在非妊娠妇女的基础上增加 20g/d，且注意优质蛋白质的摄入。

(3)脂肪：婴儿中枢神经发育及脂溶性维生素的吸收与脂类有关。乳汁中脂肪酸组成受乳母膳食脂肪酸组成的影响。因此，乳母膳食中必须有适量的脂类，其中必需脂肪酸应占总能量的 5%～7%。

(4)矿物质：乳汁中主要矿物质(如钙)浓度一般不受膳食的影响，但某些微量元素(如碘和硒)将随膳食摄入量的增加而增加。如人乳中钙含量为 34mg/100ml。当膳食摄入钙不足时不会影响乳汁的分泌量及乳汁中的钙含量，但需消耗母体的钙储存，动用母体骨骼中的钙来保持乳汁中的钙含量。铁不能通过乳腺输送到乳汁，人乳中铁含量极少。

(5)维生素：乳母膳食中各种维生素必须相应增加，以维持乳母健康，促进乳汁分泌及保证乳汁中的维生素含量。

2. 哺乳期的合理膳食原则　①食品种类齐全；②供给充足的优质蛋白质；③多食含钙、铁、锌丰富的食品；④摄入足够的新鲜水果和海藻类；⑤少吃盐、腌制品和刺激性强的食物；⑥注意烹调方法，动物性食物以煨、煮为主，少用油炸，经常供给一些汤汁以利泌乳。

(三)婴幼儿营养与膳食

1. 婴幼儿的合理喂养　婴儿喂养方式有母乳喂养、人工喂养和混合喂养。母乳是6月龄内婴儿最适宜的天然食物。母乳喂养有许多优点。母乳不足时，采用“补授法”进行喂养，称混合喂养。人工喂养是因疾病或其他原因不能进行母乳喂养时，采用的婴儿配方食品喂养。

2. 断奶过渡期的喂养　婴儿生长至4～6个月时，母乳的量和质都无法满足婴儿的需要；伴随乳牙萌出，婴儿的消化吸收功能日趋完善，可以适应半固体和固体食物，所以自4～6月龄起可添加一些辅助食品，以补充其营养需要，并逐渐完成从乳类到其他食物的过渡。婴儿辅助食品添加的顺序是先单一食物后混合食物；先液体后固体；先谷类、水果、蔬菜，后鱼、蛋、肉。

(四)老年人营养与膳食

老年人基础代谢率随年龄的增长而降低；心血管系统和消化系统功能减退；骨矿物质减少，骨质疏松；酶活性降低等，因此，老年人的膳食原则如下。

1. 平衡膳食，维持能量摄入与消耗的平衡，保持理想体重。

2. 控制脂肪摄入，脂肪产能占总能量的20%～30%。

3. 以优质蛋白质摄入为主，提倡多吃奶类、豆类、鱼类和富含膳食纤维的食物。

4. 供给充足的新鲜蔬菜和水果。

5. 重视补充钙、铁、锌等矿物质。

6. 食物选择要多样化，荤素合理搭配，粗细搭配，烹调讲究色香味、细软易于消化，少吃或不吃油炸、烟熏、腌渍的食物。

7. 少食多餐，不暴饮暴食，清淡少盐。

8. 不吸烟，少饮酒。

> **要点提示**　不同条件下人群的生理特点决定其营养需要及膳食原则。

> **链接**　**合理膳食结构很重要**
>
> 膳食结构和人群的营养状况是衡量一个国家社会和经济发展水平的客观指标，不合理的膳食结构与慢性病的发生有密切关系。通过加强营养健康教育，倡导平衡膳食和健康的生活方式，逐渐形成适合我国经济发展水平的合理膳食结构模式，以预防和控制营养相关性疾病。

第三节　食源性疾病及其预防

食源性疾病是由致病微生物和其他有毒有害因素引起的、对人类健康危害严重的一类疾病，已成为备受关注的世界性公共卫生问题，而食物中毒又是食源性疾病中最为常见的疾病。

一、概　　述

(一)食源性疾病的概念

食源性疾病(foodborne disease)是指由摄食进入人体内的各种致病因子引起的、通常具有感染或中毒性质的一类疾病。根据 WHO 的这个定义,食源性疾病包括 3 个基本要素:①食物,是传播食源性疾病的媒介;②致病因子,是存在于食物中的病原物质;③急性中毒性或感染性表现,是食源性疾病的主要临床特征。

食源性疾病源于传统的食物中毒,它不仅包括传统的食物中毒,还包括经食物感染的肠道传染病、寄生虫病、人兽共患传染病、食物过敏等。随着人们对疾病认识的深入和发展,食源性疾病的范畴也在不断扩大。

(二)按致病因子分类

1987 年 WHO 把食源性疾病的致病因子分为 8 类。

1. *细菌及其毒素*　人类食用的食品几乎都可以被细菌污染,大约有 2/3 的食源性疾病为致病性细菌及其毒素所致。近年来,已经发生多起由耐药致病菌引起的食源性疾病暴发性感染。

2. *寄生虫和原虫*　囊尾蚴(绦虫)、旋毛虫、华支睾吸虫等较为常见。常因煮食不当或生食、半生食带有寄生虫卵及其幼虫的食物而患食源性寄生虫病,也可因饮用含有寄生虫卵和幼虫的生水而感染。

3. *病毒和立克次体*　以食物作为传播载体和经粪口途径传播的致病性病毒包括甲型和戊型肝炎病毒、轮状病毒、腺病毒、诺瓦克病毒、脊髓灰质炎病毒等。

4. *有毒动物*　包括有毒鱼类、贝类和其他有毒动物,可引起有毒动物中毒。

5. *有毒植物*　包括毒蕈和其他有毒植物,可引起有毒植物中毒。

6. *真菌毒素*　常见的有黄曲霉毒素、杂色曲霉素、赭曲霉毒素、展青霉素,以及伏马菌素、T-2 毒素、玉米赤霉烯酮等镰刀菌毒素,可引起真菌性食物中毒及慢性危害。

7. *化学污染物*　主要包括重金属和类金属及其化合物、亚硝酸盐、农药残留、兽药残留、环境污染物或环境雌激素等,可引起化学性食物中毒及多种慢性危害或健康损害。

8. *其他*　目前尚未明确的病原因子。

(三)食物中毒的概念

食物中毒(food poisoning)是指摄入了含有生物性、化学性有毒有害物质的食品或把有毒有害物质当作食品摄入后所出现的非传染性的急性、亚急性疾病。

食物中毒属食源性疾病的范畴,但不包括食源性肠道传染病和寄生虫病、暴饮暴食引起的急性胃肠炎、食物过敏引起的腹泻,也不包括因一次大量或长期少量多次摄入含有毒有害物质的食物引起的以慢性毒害为主要特征的疾病。

(四)食物中毒的发病特点

食物中毒发生的原因不同,症状各异,但其发病通常具有 4 个共同特点。

1. *潜伏期短,发病突然,呈暴发性*　短时间内可能有多数人同时或先后发病,发病曲线呈突然上升趋势。

2. *临床表现相似*　多以恶心、呕吐、腹痛、腹泻等胃肠道症状为首发或常见的症状,病程较短。

3. 发病与食物有关 病人有相近时间内食用同一污染食物史;波及范围与污染食物供应范围一致;停止供应污染食物后,流行即告终止。

4. 人与人之间无直接传染 发病曲线迅速下降,无传染病发病曲线的余波。

(五)食物中毒的分类

按照病原物质的不同,一般将食物中毒分为5类。

1. 细菌性食物中毒 摄入含有细菌或细菌毒素的食品而引起的食物中毒。

2. 真菌及其毒素食物中毒 食用被真菌及其毒素污染的食品而引起的食物中毒。

3. 动物性食物中毒 食用动物性有毒食品引起的食物中毒。中毒食品主要有:①天然含有毒成分的动物或动物的某一部分,如河豚、猪甲状腺;②在一定条件下产生大量有毒成分的动物性食品,如鲐鱼、贝类。

4. 有毒植物中毒 食用植物性有毒食品引起的食物中毒。中毒食品主要有:①天然含有毒成分的植物或其加工制品,如毒蕈、大麻油;②在一定条件下产生大量有毒成分的植物性食品,如发芽马铃薯;③在加工过程中未能破坏或除去有毒成分的植物性食品,如木薯。

5. 化学性食物中毒 食用化学性有毒食品引起的食物中毒。中毒食品包括:①被有毒有害化学物质污染的食品;②误为食品及食品添加剂或营养强化剂的有毒有害物质;③添加非食品级或伪造的或禁止使用的食品添加剂、营养强化剂的食品,以及超量使用食品添加剂的食品;④营养素发生了化学变化的食品,如油脂酸败。

二、细菌性食物中毒

细菌性食物中毒是国内外最常见的一类食物中毒。近年来,我国发生的细菌性食物中毒多以沙门菌、变形杆菌和金黄色葡萄球菌食物中毒为主,其次为副溶血性弧菌和蜡样芽胞杆菌食物中毒。根据病原和发病机制的不同,可将细菌性食物中毒分为感染型、毒素型、混合型3类。

(一)常见细菌性食物中毒

1. 沙门菌食物中毒 发病率较高,占食物中毒总数的40%~60%,最高达90%。虽全年皆可发生,但多见于夏秋季,5~10月份的发病起数和中毒人数可占全年的80%,暴发与散发并存。

(1)病原特点:沙门菌属是肠杆菌科的一个重要菌属,为革兰阴性杆菌,需氧或兼性厌氧,有鞭毛,能运动。不耐热,55℃加热1h或100℃数分钟即被杀死。被污染的食物无感官性状的变化。

(2)中毒食品:引起沙门菌食物中毒的食品主要为动物性食品,特别是畜肉类及其制品,其次为禽肉、蛋类、乳类,植物性食物引起者少见。

(3)临床表现:沙门菌食物中毒潜伏期短,一般为4~48h,潜伏期越短,病情越重。开始表现为头痛、恶心、呕吐、腹痛和腹泻,多为水样便,少数带有黏液或血;体温可达38~40℃,轻者3~4d症状消失。沙门菌食物中毒有多种临床表现,可分为胃肠炎型、类霍乱型、类伤寒型、类感冒型和败血症型,其中以胃肠炎型最常见。

2. 副溶血性弧菌食物中毒 7~9月份为高发季节。

(1)病原特点:副溶血性弧菌为革兰阴性杆菌,呈弧状、杆状、丝状等多种形态,主要存在于近岸海水、海底沉积物和鱼、贝类海产品中。副溶血性弧菌在30~37℃、pH 7.4~8.2、含盐

3%～4%的培养基和食物中生长良好，无盐条件下不生长，故也称为嗜盐菌。副溶血性弧菌不耐热，56℃加热 5min、90℃加热 1min 或用含 1%的醋酸处理 5min 均可将其杀死。

(2)中毒食品：好发食物是海产品，其中以墨鱼、带鱼、虾、蟹等最为多见。副溶血性弧菌食物中毒潜伏期为 2～40h，多为 14～20h。

(3)临床表现：发病初期为腹部不适，尤其是上腹部疼痛或胃痉挛；恶心、呕吐、腹泻，粪便多为水样、血水样、黏液或脓血便，里急后重不明显；体温 37.7～39.5℃，一般病程 3～4d，预后良好。

3. *金黄色葡萄球菌食物中毒*　金黄色葡萄球菌食物中毒全年皆可发生，多见于夏秋季。

(1)病原特点：葡萄球菌广泛分布于自然界、人和动物的鼻腔、咽和消化道。为革兰阳性兼性厌氧菌，最适生长温度 30～37℃，最适 pH7.4；对外界抵抗力强，耐热，70℃加热 1h 方能灭活。50%以上的金黄色葡萄球菌可产生肠毒素，引起食物中毒的肠毒素是一组对热稳定的低分子量可溶性蛋白质，在 100℃加热 30min 不被灭活，并能抵抗胃肠道中蛋白酶的水解作用，破坏食物中的肠毒素需 100℃加热 2h。

(2)中毒食品：引起中毒的食品种类较多，主要是乳及乳制品、肉类、剩饭等。金黄色葡萄球菌肠毒素的形成与温度、食品受污染的程度和食品的种类及性状有密切关系。食物存放的温度越高，产生肠毒素需要的时间越短；食物受金黄色葡萄球菌污染程度越严重，繁殖越快，越易形成毒素；含蛋白质丰富、水分较多，又含一定量淀粉的食物，受金黄色葡萄球菌污染后易形成毒素。

(3)临床表现：潜伏期短，一般为 2～5h。起病急骤，主要表现为明显的胃肠道症状，恶心、呕吐、中上腹部疼痛和腹泻，以呕吐症状最为显著，呕吐物常含胆汁，或含血及黏液；体温大多正常或略高；一般数小时或 1～2d 症状消失；儿童对肠毒素敏感，发病率较成人高，症状也较成人严重。

4. *肉毒梭菌食物中毒*　由肉毒梭菌产生的外毒素即肉毒毒素引起的食物中毒。一年四季均可发生，我国多发生于 3～5 月份。

(1)病原特点：肉毒梭菌(*Clostridium botulinum*)为革兰阳性厌氧短粗芽胞杆菌。芽胞耐热性极强，干热 180℃加热 5～15min 或湿热 100℃加热 6h 方能灭活。当温度低于 15℃或高于 55℃、pH 低于 4.5 或超过 9.0 时，该菌不能繁殖和形成毒素；食盐及硝酸盐能抑制该菌生长及毒素的形成，但不能破坏已形成的毒素。

肉毒毒素是一种强烈的神经毒素，毒性比氰化钾强 1 万倍，对人的致死量为 10^{-9} mg/(kg・bw)。根据毒素的抗原性将肉毒毒素分为 A、B、C_α、C_β、D、E、F、G 共 8 型，其中 A、B、E、F 型可引起人类中毒。肉毒毒素对碱和热敏感，pH＞7 时可迅速分解，80℃加热 30min 或 100℃加热 10～20min 可完全破坏。肉毒毒素作用于中枢神经系统脑神经核、神经肌肉接头处及自主神经末梢，抑制神经末梢释放乙酰胆碱，引起肌肉麻痹和神经功能障碍。

(2)中毒食品：因饮食习惯和地区的不同而异。我国以家庭自制的发酵食品多见，如臭豆腐、面酱、豆酱等；其次是越冬密封保存的肉制品，如风干肉、腊肉等；罐头食品、鱼制品、酱菜等引起的中毒也有报道。

(3)临床表现：潜伏期数小时至数天，一般为 12～48h，短者 6h，长者 8～10d 或更长。早期头晕、头痛、乏力、步态不稳，少数患者有恶心、呕吐、腹胀、腹痛、便秘或腹泻等胃肠道症状。随后出现神经症状，视物模糊、眼睑下垂、复视、瞳孔散大；咀嚼与吞咽困难，并伴有声音嘶哑、颈肌无力、不能抬头等；口腔和咽喉干燥、口渴，胃液和胆汁分泌减少，顽固性便秘。体温正常或稍低，但脉搏加快。严重者可出现呼吸肌麻痹、呼吸困难，常因呼吸衰竭而死亡。病死率较高，多发生在中毒后10d内。经积极治疗，病人可逐渐恢复，一般无后遗症。

(二)细菌性食物中毒的诊断

细菌性食物中毒的诊断应按照《食物中毒诊断标准及处理总则》(GB14938)及食物中毒诊断(推荐)标准进行，根据流行病学调查资料、患者的临床表现和实验室检验资料做出诊断。实验室检验包括对可疑食物、患者的呕吐物与粪便及血液等进行细菌学与血清学检查，必要时可进行动物试验检测细菌毒素或测定细菌毒力。

(三)细菌性食物中毒的治疗原则

1. *迅速排除毒物*　用催吐、洗胃、清肠等方法，特别是对于病死率高且尚无特效治疗药物的食物中毒尤其重要。

2. *对症治疗*　纠正酸中毒和电解质紊乱，抢救呼吸衰竭，保护肝、肾功能，治疗腹痛和腹泻等。

3. *特殊治疗*　对于症状较重的感染型食物中毒者及时进行抗感染治疗；肉毒梭菌中毒应及早使用多价抗毒素血清。

(四)细菌性食物中毒的预防措施

1. *防止食品污染*　加强对污染源的管理，严格遵守牲畜宰前和宰后的卫生检验，禁止出售病死畜禽肉；加强对海产品的管理，防止污染其他食品；认真执行食品从业人员体检制度，凡患传染病(包括带菌者)和化脓性皮肤病者，在治愈前不得参与接触食品的工作；防止食品在加工、贮存和销售等环节的污染，食品加工场所、厨房、食堂要有防蝇、防鼠设备，做好炊具、容器和食具的消毒工作，避免生熟交叉污染，食品从业人员要遵守个人卫生制度，养成良好的个人卫生习惯。

2. *控制细菌繁殖及形成外毒素*　低温存放食品，以控制细菌繁殖和毒素的形成。

3. *杀灭病原菌和破坏毒素*　食品在食用前应充分加热，以彻底杀灭病原体或破坏已经形成的毒素。如蛋类应煮沸8～10min，肉块内部温度达到80℃应持续12min，制作发酵食品的原料要高温灭菌等。

三、有毒动植物中毒

有毒动植物中毒是指一些动植物本身含有天然有毒成分，或由于储存不当形成某种有毒物质被人食用后引起的中毒。常见的有河豚中毒、鱼类组胺中毒、毒蕈中毒、含氰苷植物中毒、发芽马铃薯中毒、四季豆中毒、生豆浆中毒等。

(一)河豚中毒

河豚又名河鲀(tetrodontidae)，俗称气泡鱼，属无鳞鱼，是一种味道鲜美但有剧毒的鱼类，我国主要产于沿海及长江中下游。河豚中毒多发生在春季。

1. *有毒成分*　引起中毒的河豚毒素(tetrodotoxin)是一类非蛋白质神经毒素，可分为河豚素、河豚酸、河豚卵巢毒素及河豚肝脏毒素，其中河豚卵巢毒素毒性最强，其毒性比氰化钠强1000倍，0.5mg可致人死亡。河豚毒素为无色针状结晶，微溶于水，易溶于稀醋酸，对热稳定，煮沸、盐腌、日晒均不能将其破坏。河豚毒素存在于除了鱼肉之外的所有组织中，其中以卵巢毒性最强，肝脏次之。不同品种的河豚所含有的毒素量相差很大，人工养殖的河豚一般不含河豚毒素。

2. 中毒机制　河豚毒素可直接作用于胃肠道，引起局部刺激症状；选择性地阻断细胞膜对钠离子的通透性，使神经传导阻断，呈麻痹状态。

3. 临床表现　潜伏期一般在 10min～3h。起初感觉手指、口唇和舌有刺痛，然后出现恶心、呕吐、腹泻等胃肠症状；四肢肌肉麻痹，共济失调，甚至全身麻痹、瘫痪，最后出现语言不清、血压和体温下降；常因呼吸麻痹、循环衰竭而死亡。一般情况下，患者意识清楚，死亡通常发生在发病后 4～6h。河豚毒素在体内排泄较快，中毒后若超过 8h 未死亡者，一般可恢复。

4. 防治措施　河豚毒素中毒尚无特效解毒药，一般以尽快排出毒物和对症处理为主。预防措施包括：加强卫生宣传教育，不要食用野生河豚；水产品收购、加工、供销等部门应防止野生鲜河豚进入市场或混进其他水产品中。

(二)毒蕈中毒

蕈类通常称为蘑菇，属真菌植物，有些蕈类含有毒素，常因误食中毒。

1. 有毒成分　目前我国已发现毒蕈(toxic mushroom)80 余种。不同毒蕈含不同毒素，有些毒蕈同时含多种毒素。各种毒蕈所含的毒素不同，引起中毒的临床表现也各异。

2. 临床表现　按主要临床表现大致分为 4 型。

(1)胃肠炎型：一般潜伏期较短，多为 0.5～6h，病人有剧烈恶心、呕吐、阵发性上腹疼痛、腹泻较重、体温不高。经过适当处理可迅速恢复，一般病程 2～3d，很少死亡。

(2)神经精神型：潜伏期为 1～6h，临床症状除有轻度的胃肠反应外，主要有明显的副交感神经兴奋症状，如流涎、流泪、大量出汗、瞳孔缩小、脉缓等。病情严重者可有精神兴奋或抑制、精神错乱、谵妄、幻觉、呼吸抑制等表现。

(3)溶血型：潜伏期多为 6～12h，红细胞大量破坏，引起急性溶血。主要表现为恶心、呕吐、腹泻、腹痛；发病 3～4d 出现溶血性黄疸、肝脾大，少数病人出现血红蛋白尿。病程一般2～6d，病死率低。

(4)肝肾损害型：此型中毒最严重，可损害人体的肝、肾、心脏和神经系统，其中对肝损害最大，可导致中毒性肝炎。病情凶险而复杂，病死率非常高。

3. 急救治疗　①立即采取催吐、洗胃、清肠等措施尽快去除有毒物质；②合理使用药物治疗，神经精神型可用阿托品治疗，溶血型给予肾上腺皮质激素及输血等，脏器损害型早期给予保肝治疗，同时可用巯基解毒药物等；③对症治疗和支持治疗。

4. 预防措施　预防毒蕈中毒主要是加强宣传教育，注意鉴别毒蕈与食用蕈，防止误采、误食。目前除分类学和动物实验外，尚无可靠的鉴别方法，因此最好不要采集和食用无法区分有毒或无毒的蕈类。

四、化学性食物中毒

化学性食物中毒是因食用了被有毒有害化学物质污染的食品或被误认为是食品及食品添加剂或营养强化剂的有毒有害化学物质，添加了非食品级的、伪造的或禁止食用的食品添加剂和营养强化剂的食品，超量使用了食品添加剂的食品或营养素发生了化学变化的食品等引起的食物中毒。常见的化学性食物中毒是亚硝酸盐中毒。

(一)亚硝酸盐中毒

1. 中毒原因　亚硝酸盐(nitrite)中毒是由于食用硝酸盐或亚硝酸盐含量较高的肉制品、

泡菜及变质的蔬菜，或饮用了含有硝酸盐或亚硝酸盐的“苦井”水、蒸锅水后，或误将亚硝酸钠当做食盐食用而引起的中毒。亚硝酸盐摄入过量会使血红蛋白中的二价铁氧化为三价铁，导致正常血红蛋白转化为高铁血红蛋白，失去携氧能力而引起组织缺氧。另外，亚硝酸盐对周围血管有麻痹作用。

2. 临床表现 头晕、乏力、胸闷、气短、心悸；恶心、呕吐、腹痛、腹泻；口唇、指甲及全身皮肤出现青紫等组织缺氧表现。严重者出现昏迷、惊厥、大小便失禁，可因呼吸衰竭导致死亡。

3. 急救措施 包括催吐、洗胃、导泻，及时口服或注射特效解毒剂亚甲蓝（美蓝）。

4. 预防 严格管理亚硝酸盐，防止其污染食品或误食误用；勿食存放过久的蔬菜及腌制不充分的蔬菜；肉制品及肉类罐头的亚硝酸盐使用量、残留量，应严格执行国家标准；采用优质水源，不饮用硝酸盐含量高的苦井水。

（二）毒鼠强中毒

毒鼠强（tetramine）是一种剧毒灭鼠药，俗称“一扫光”“三步倒”，化学名为四亚甲基二砜四氨，是有机氮化合物。其化学性质稳定，在植物体内毒性作用可长期残留，被动物摄取后可以原毒物形式滞留在体内或排泄，从而导致二次中毒。

1. 中毒机制 一般认为毒鼠强可阻断 γ-氨基丁酸（GABA）受体，使中枢神经失去抑制，过度兴奋而导致惊厥。

2. 临床表现 潜伏期长短与毒鼠强摄入量有关，多在进食后 0.5～1h 发病，最短为数分钟，最长可达 13h。主要症状有头痛、头晕、无力、心悸、胸闷、恶心、呕吐，伴有上腹烧灼感和腹痛，有的出现腹泻、口唇麻木、醉酒感；严重中毒者迅速出现神志模糊、躁动不安、四肢抽搐，继而发展到阵发性强直性抽搐，可伴有口吐白沫、小便失禁等。

3. 急救措施

（1）催吐、洗胃，清除体内毒物。

（2）对症治疗。抗惊厥，保护脑、心、肝等器官。

（3）中毒较重者尽快进行药用炭血液灌流。

4. 预防措施 加强对灭鼠剂的管理力度，严禁生产、经营、使用毒鼠强；开展宣传教育，使用新型灭鼠剂，提高防范鼠药中毒意识。

> **要点提示** ①细菌性食物中毒是最常见的食物中毒，发病率高，但病死率因致病菌的不同而有较大差异；②近年的食物中毒事件中，有毒动植物引起的食物中毒导致的死亡人数最多。

第四节 食品安全

“民以食为天、食以安为先”，食品的安全性与人类健康密切相关。我国自 20 世纪 80 年代以来，食品安全问题日益严重，如二噁英、苏丹红、瘦肉精、染色馒头、三聚氰胺和地沟油等事件层出不穷，屡禁不止。这些食品安全问题已对人民生命健康甚至民族生存构成严重威胁。

一、食品安全概述

（一）食品安全的定义

在 2009 年我国新修订的《中华人民共和国食品安全法》中，食品安全（food security）的定义为“食品无毒、无害，符合应当有的营养要求，对人体健康不造成任何急性、亚急性或慢性危害”。世界卫生组织将食品安全定义为“对食品按其原定用途进行制作和使用时不会使消费者健康受到损害的一种担保”。食品安全是综合概念、社会概念、政治概念和法律概念。

(二)国内外食品安全主要问题

1. 物理性因素　杂质,包括掺假行为;放射性物质对食品的污染。

2. 化学性因素　农药、兽药残留;环境污染;食品加工、贮藏和包装过程中产生的化学物;包装材料毒性单体的迁移;动植物食品含有的天然毒素;食品添加剂的滥用等。

3. 生物性因素　细菌、真菌、病毒、寄生虫等。

4. 假冒伪劣食品　原料或加工过程不符合质量和卫生标准要求的食品。

5. 新型食品的安全问题　转基因食品、辐照食品、保健食品、强化食品等。

(三)我国食品安全问题的特点

1. 问题食品的涉及面越来越广　已从过去的粮油肉蛋等传统主副食品扩展到奶制品、水果、酒类、干货等。

2. 问题食品的危害程度越来越深　过去只注意食品的细菌总数,现在是深入到食品内部的农药、化肥和化学品残留等。

3. 制毒制劣的手段越来越多、越来越隐蔽　从食品外部进入到内部,从物理进入到化学,手法花样翻新,五花八门。

(四)解决我国当前食品安全问题的对策

1. 加强宣传教育,提高全民素质。利用一切媒体宣传食品安全知识、环保意识、社会道德及诚实守信等教育,以提高全民素质。

2. 完善与食品安全相关的法律、法规和标准,加大监督力度,坚决打击制假、售假等违法行为。

3. 提升食品安全领域的科技水平,提高检测技术和能力,为保障食品安全提供技术支持。

4. 加强国际合作,积极采取国际标准及吸纳国际先进的食品安全管理经验,并充分发挥行业协会的作用。

5. 建立食品安全预警系统,加强对食品安全的有效控制。

二、食品中常见的污染物及其预防

食品污染(food contamination)是指有毒有害物质进入食物中,造成食品的安全性、营养性和感官性状发生改变的过程。食品从种植、养殖到生产、加工、贮存、运输、销售、烹调直至餐桌的各个环节都有可能受到污染。食品的污染物按其性质分为生物性污染、化学性污染和物理性污染 3 类。

(一)黄曲霉毒素

1. 理化特征　黄曲霉毒素(aflatoxins,AF)是黄曲霉菌和寄生曲霉菌的代谢产物,是一组化学结构类似的化合物,目前已分离鉴定出 20 多种,包括 B_1、B_2、G_1、G_2、M_1、M_2、P_1、Q_1、H_1、GM、B_{2a}和毒醇等,其中 B_1的毒性及致癌性最强,属剧毒,其毒性比氰化钾大 10 倍,也是目前发现的较强的致癌物质之一,其致肝癌强度比二甲基亚硝胺诱发肝癌的能力大 75 倍。黄曲霉毒素耐热,其裂解温度为 280℃。

2. 健康危害　主要毒作用是肝损害。动物实验表明主要诱发肝癌,其次诱发胃癌、肾癌、直肠癌及乳腺、卵巢、小肠等部位的癌症。

3. 污染来源　主要污染花生、玉米等粮油食品。在我国一般高温高湿的南方食品中黄曲霉毒素检出率较高。

4. 预防措施　可采取防止食品霉变、去除毒素和制定食品中黄曲霉毒素最高允许量标准等综合措施进行预防。

(二)*N*-亚硝基化合物

1. 理化特征　*N*-亚硝基化合物(N-nitroso compound,NOC)包括*N*-亚硝胺和*N*-亚硝酰胺两大类。*N*-亚硝胺不易水解,在中性和碱性环境中稳定,是间接致癌物;*N*-亚硝酰胺化学性质活泼,在酸性和碱性条件下均不稳定,是直接致癌物。

2. 健康危害　*N*-亚硝基化合物可多途径(呼吸道、消化道等)、诱发各种实验动物(鼠、兔、猪、狗、鱼和鸟类等)、多种组织器官(肝、胃和食管为主)的肿瘤。一次大剂量或长期少量接触均有致癌作用。可通过胎盘对子代致癌,且具有致畸和致突变作用。

3. 污染来源　*N*-亚硝基化合物以其前体物(硝酸盐、亚硝酸盐和胺类物质)形式广泛存在于环境和食品中,如海产品、肉制品、啤酒、不新鲜的蔬菜和水果等,在适宜的条件下,这些前体物质可通过化学或生物学途径合成*N*-亚硝基化合物。另外,在肉、鱼等动物性食品加工过程中,常用硝酸盐和亚硝酸盐作为防腐剂和护色剂。

4. 预防措施　①防止食物霉变或被其他微生物污染。食品应冷藏,以保证食品的新鲜度,防止腐败变质;腌制的蔬菜应在腌制2周后食用。②经常摄取含维生素C和胡萝卜素较高的食物,可以阻断前体物在胃内合成*N*-亚硝基化合物。③制定标准,加强监管。

> **要点提示**　①亚硝酸盐食物中毒的中毒机制是使血红蛋白中的二价铁氧化为三价铁;②食品污染的危害主要包括影响食品的感官性状和营养价值,对机体造成中毒及致畸、致突变和致癌等。

> **链接**　**食品安全问题**
>
> 食品中新的污染物、食品的新技术和新型食品的出现,都带来了食品安全的新问题,食品安全不仅关系到国民的健康,还影响社会经济的发展、国际贸易及社会的稳定,因此要加强对食品"从农田到餐桌"的全过程监管。

复习指导

1. 营养素分为5大类:蛋白质、脂肪、糖类,维生素和矿物质。

2. 膳食营养素参考摄入量包括估计平均需要量、推荐摄入量、适宜摄入量和可耐受最高摄入量四个营养水平指标。

3. 必需氨基酸包括亮氨酸、异亮氨酸、赖氨酸、甲硫氨酸、苯丙氨酸、色氨酸、苏氨酸、缬氨酸和组氨酸。食物蛋白质营养价值主要从食物蛋白质的含量、消化吸收率和生物利用率3方面进行评价。

4. 脂类包括脂肪和类脂,类脂包括磷脂和固醇类。必需脂肪酸主要有两类,即n-6系列的亚油酸和n-3系列的α-亚麻酸。

5. 膳食纤维的生理功能：①增强胃肠功能，有利于粪便排出；②控制体重和减肥；③降低血糖和血胆固醇；④预防结肠癌。

6. 成人的能量消耗主要包括基础代谢、体力活动和食物热效应 3 方面。

7. 合理营养是通过平衡膳食实现的。平衡膳食是指膳食所提供的能量及营养素在数量上能满足不同生理条件和劳动条件的人群要求，且膳食中各种营养素比例适宜。

8.《中国居民膳食指南》由一般人群膳食指南、特定人群膳食指南和平衡膳食宝塔 3 部分组成。

9. 特殊人群的营养需考虑以下 3 个方面：①特殊人群的生理特点；②特殊人群的营养需要；③为满足特定营养需要在膳食上注意的要点。

10. 营养调查包括膳食调查、人体营养水平的生化检验、营养相关疾病的临床体征与症状检查和人体测量四部分。

11. 食源性疾病的致病因子包括生物性、化学性和物理性 3 大因素。

12. 保证食品安全的有效技术措施是食品安全性毒理学评价和食品安全风险评估。

（张海蓉）

第22章 地质环境与健康

chapter 22

学习要求

学习地方病的分类和特征，熟悉碘缺乏病、地方性氟中毒的相关知识，能识别生物地球化学性疾病，并能对此类疾病进行科学的防治。

地球几十亿年演变过程中，由于各地岩石风化物的成分，以及地形、地貌和气候条件等因素的不同，使得地壳表面化学元素分布不均匀，当某些地区的水和(或)土壤中某种元素过多或过少时，会对健康产生不良影响，甚至引起特异性疾病，称为生物地球化学性疾病。我国是生物地球化学性疾病流行较为严重的国家，31个省(区、市)存在不同程度的地方病危害，主要有碘缺乏病、水源性高碘甲状腺肿、地方性氟中毒、地方性砷中毒、大骨节病和克山病。这类疾病往往明显局限于一定地区，因此也称为地方病(endemic disease)。

第一节 地方病概述

一、地方病的定义与分类

广义的地方病是指某些在特定地域内经常发生并相对稳定，与地理环境中物理、化学和生物因素密切相关的疾病。这类疾病的特点具有严格的地方性区域特征。按照病因不同分为3类。

1. 自然地方性 用流行病学方法研究人群中某种特异性健康危害的发生率与某化学元素之间的关系，符合下列条件方可判定为生物地球化学性疾病。

(1)疾病的发生有明显的地区性。

(2)疾病的发生与地质中某种化学元素之间有明显的剂量反应关系。

(3)可以用现代医学理论解释。

2. 自然疫源性 在人兽共患疾病中有些是自然疫源性疾病，这些疾病的病原体需要特定的媒介、中间宿主和宿主动物，并且其生存繁殖需要一定的生态环境，当人进入这种环境时才有可能感染上此类疾病。我国常见的生物源性地方病有森林脑炎、狂犬病、鼠疫、布氏杆菌病、炭疽病、血吸虫病。

3. 统计地方性　这类疾病是由于该地居民由于生活习惯、宗教信仰和卫生条件等因素不同于其他地区而导致在该地区发病水平高，与当地的自然环境无关。如痢疾、伤寒在某些地区会常年处于较高的发病水平，就是因为当地饮水设施不完善、生活习惯不良导致的。

二、地方病的基本特征

1. 具有地方性特点，生活在病区的人群某地方病的发病率、患病率均显著高于非病区，并且随着居住时间的延长，病情逐渐加重，而周围非病区则很少有该病的发生。

2. 非病区健康人迁入病区生活一段时间后，也会患有同种疾病，其发病率与当地居民相似。

3. 从病区迁出的健康人(非潜伏期病人)到非病区生活，不会患该病；迁出的病人，如果病理改变是可逆的，病情会缓慢减轻或痊愈。

4. 病区的易感动物也可患同类疾病。

5. 采取预防措施，减少或消除地方病病因，该病的发生可减少或消失，病区可以转化为非病区。

三、地方病的预防措施

(一)组织措施

1. 建立健全专业队伍和防治网络　地方病的防治由卫生部疾病控制司主管，国家疾病预防控制中心设地方病防治中心，各省、自治区、直辖市建立相应的管理机构。在防治工作中，应建立健全县、乡、村三级防治队伍，并明确各级人员的职责，将地方病控制工作落到实处。

2. 开展经常性地方病监测　通过疾病监测，可准确了解地方病的流行强度和流行规律，为制定有效的干预控制措施提供科学依据。

(二)技术措施

1. 限制摄入　对于环境中元素水平过高所致的中毒性疾病，其主要技术措施是减少、控制机体总摄入量。例如，在饮水型地方性氟中毒、地方性砷中毒病区，兴建改水工程，减少来自饮水的氟和(或)砷，控制新发病例，降低人群流行强度；在煤炭氟和(或)砷含量较高的地区，改良炉灶降低室内污染，是限制摄入量的有效措施。

2. 适量补充　对于环境中元素水平过低所致的缺乏性疾病，其主要措施是适当补充，增加摄入量，从而满足机体生理需要。如食盐加碘预防碘缺乏病。

> **要点提示**　地方病是一类具有严格地方性区域特征的疾病，以生物地球化学性地方病最为常见。

第二节　碘缺乏病

碘缺乏病(iodine deficiency disorder，IDD)是指从胚胎发育至成人期由于碘摄入量不足而引起的一系列病症，包括地方性甲状腺肿(endemic goiter)、地方性呆小病(endemic cretinism)、地方性亚临床呆小病(edemic subclinical cretinism)、流产、早产、死产等。碘缺乏对人类的最大危害是导致下一代不同程度的脑发育障碍。

碘缺乏病是影响社会发展的重大公共卫生问题之一。全球有110个国家16亿人生活在缺碘地区，约6.5亿人患不同程度的甲状腺肿，3亿人有不同程度的智力障碍。我国是世界上碘缺乏危害最严重的国家之一，外环境普遍缺碘，20世纪70年代调查资料显示，碘缺乏病病区人口约3.74亿，曾有地方性甲状腺肿患者3500万人，地方性呆小病患者25万人。

1995年我国开始在全国范围内实施以普及食盐加碘(universal salt iodization，USI)为主的综合防制措施，截至2010年底，除西藏、青海、新疆3个省(区)达到基本消除碘缺乏病阶段目标外，全国28个省份均达到消除碘缺乏病目标。值得注意的是已经实现或基本实现消除碘缺乏病目标的一些地区，近年来出现了病情反弹趋势，西部某些局部地区仍有地方性呆小病新发病例。此外，我国尚有水源性高碘病区和地区，分布于9个省、自治区、直辖市的115个县(市、区)，受威胁人口3000余万。

一、碘缺乏病的流行特征

(一)地区分布

除冰岛外，碘缺乏病在世界各国都有不同程度的流行。目前，碘缺乏病主要分布于拉丁美洲、非洲、亚洲及大洋洲经济欠发达国家，而欧洲、北美洲大部分国家已基本控制了其流行。我国除上海市外，30个省、自治区、直辖市均有病区，重病区主要集中在东北、华北、西南、西北等地的山区，一些丘陵、平原地带也有不同程度的流行。碘缺乏病地区分布的特点是山区多于平原、内陆多于沿海、农村多于城市、不发达地区多于发达地区。一般来说，山区重于丘陵、丘陵重于平原、内陆重于沿海，特别是那些地形倾斜、洪水冲刷、降雨集中及有水土流失的地区较为严重。

(二)人群分布

流行区任何年龄的人都可发病，婴幼儿、学龄前及学龄儿童、育龄妇女和哺乳期妇女是碘缺乏病的高危人群。最高患病率年龄组女性为12－18岁、男性为9－15岁，流行越严重的地区发病年龄越早。成年女性的患病率高于男性，但在重病区男女患病率差别不明显。

(三)时间分布

碘缺乏病时间分布有长期趋势的特点，与社会防治措施的强化程度明显相关，特别是加碘食盐的质量和覆盖率直接影响一定时期内的发病水平。

二、碘缺乏病的危险因素

(一)地理与气象因素

碘缺乏病的病因主要是自然环境缺碘。人体内碘的来源主要是土壤和水。第四纪冰川期溶解的冰层将陆地土壤的碘冲刷到海洋，碘缺乏病病区的分布大致与第四纪冰川覆盖区相同。土壤中碘含量与当地岩石和土壤性质有关。地方性甲状腺肿病区常见于以石灰石、白垩土、砂土、灰化土及泥炭土为土壤主要成分的地带(含碘少，空隙大，碘易随水流失)；岩浆地带或以黑土、红色土及含大量胶体颗粒和有机物的栗色土壤为主要成分的地带少见；泥炭土中含碘虽多，但碘与土壤牢固地结合在一起，植物不能吸收。降雨集中、水土流失，也可以造成环境缺碘。饮用水中碘含量可以反映环境碘水平和人体碘摄入水平，水碘含量与碘缺乏病的流行有密切关系。

(二)营养因素

碘是人体合成甲状腺激素的必需微量元素，成人每日需碘量为 100～150μg，WHO 推荐量为 140μg/d。人体对碘的储存能力有限，甲状腺储存的碘仅够用 2～3 个月。人体需要的碘 80%～90%来自食物，10%～20%来自饮水，5%来自空气。食物中的海产品富含碘，以海带含碘量最高，干海带可达 240mg/kg，海贝类及鲜海鱼含碘量在 800μg/kg 左右。由于经济落后、交通不便等原因，病区居民的食物单一，且大多数为当地自产品种，再加上低蛋白、低热能的不合理膳食，不仅碘的摄入不足，而且碘的吸收转化率低下。因此，从某种意义上说，碘缺乏病是以碘缺乏为主的多种营养素缺乏症。

(三)多重因素的联合作用

某些地区存在着两种或两种以上生物地球化学性疾病，例如，在某些山区既有地方性氟中毒的流行，又存在着碘缺乏病；在碘缺乏病流行病区，往往存在着与硒缺乏有关的大骨节病、克山病。这种高氟与低碘、高氟与低硒、低碘与低硒并存的地质环境，增加了其对人群健康影响的复杂性。自 20 世纪 90 年代以来，人们开始关注多种化学元素、多种致病因子同时作用于人群的联合作用。研究资料表明，低硒与低碘之间有一定的协同作用，可使碘缺乏病流行强度加重；在碘(或硒)水平过低的地区，若同时存在高氟危害，可使人群较早出现氟中毒效应。

(四)其他因素

环境中存在的致甲状腺肿物质，如木薯、杏仁、芥菜等含有的硫氰化物、硫脲类，可干扰甲状腺激素的合成，与缺碘产生协同作用，使地方性甲状腺肿流行。长期饮用含氟化物或硫化物过高的水、高硬度水及某些化学物质污染的水，可引起该病流行。

三、碘缺乏病的临床表现与诊断

(一)地方性甲状腺肿

地方性甲状腺肿是指居住在特定地理环境下的居民，长期通过饮水、食物摄入低于生理需要量或过量的碘，从而引起的以甲状腺肿大为主要临床体征的地方性疾病，是碘缺乏病的主要表现形式之一。

地方性甲状腺肿的主要临床症状是单纯性甲状腺肿大，其本质是机体对环境缺碘的一种代偿性反应。早期病变是可逆的，经过适当的补充碘完全可以恢复正常；病情继续发展、反复增生则可形成结节，发生不可逆的病变。

1. 临床表现　早期无明显不适，甲状腺轻、中度弥漫性肿大，质软，无压痛；随着腺体增大，可出现周围组织压迫症状。甲状腺功能基本正常，少数患者出现甲状腺功能减退。由于血清促甲状腺素水平长期增高，少数患者补碘后甲状腺激素合成过多，可发生碘性甲状腺功能亢进。

2. 诊断及分度标准　依据《地方性甲状腺肿诊断标准》(WS276-2007)进行诊断。

(1)诊断标准：用触诊法与 B 超法进行诊断，当两者诊断结果不一致时，以 B 超法为准。①触诊法：生活于缺碘地区或高碘病区的居民，甲状腺肿大超过本人拇指末节且可以观察到，并除外甲状腺功能亢进、甲状腺炎、甲状腺肿瘤等疾病后，即可诊断；②B 超法：在上述地区内，若居民的甲状腺容积超过相应年龄段的正常值，即诊断为地方性甲状腺肿病例。

(2)分度标准：甲状腺肿分为 3 度，当甲状腺大小介于两度之间难以判断时，可列入较低的一度内。①0 度：头颈部保持正常位置时，甲状腺看不见，不易摸得着；即使摸得着但不超过受检者拇指末节;特点是“甲状腺看不见,不易摸得着”。②1度:头颈部保持正常位置时,甲状腺看不见,但容易摸得着,并超过受检者拇指末节;特点是“甲状腺看不见,容易摸得着”;甲状腺不超过受检者拇指末节,但发现结节者也定为1度。③2度:头颈部保持正常位置时,甲状腺清楚可见肿大,其大小超过受检者拇指末节;特点是“甲状腺看得见,摸得着”。

(3)分型标准:①弥漫型:甲状腺均匀增大,B超检查不出结节。②结节型:在甲状腺上可摸到一个或几个结节。③混合型:在弥漫肿大的甲状腺上可摸到一个或几个结节。

(二)地方性呆小病

地方性呆小病(又称地方性克汀病)和地方性亚临床呆小病(又称地方性亚临床克汀病)是由碘缺乏造成的以智力障碍为主要特征的神经-精神综合征。由于胚胎期和出生后早期及婴幼儿期严重缺碘,甲状腺激素供给和(或)合成不足,导致大脑和中枢神经系统的发育、分化障碍,以及身体和骨骼生长明显落后。患儿出生后即有不同程度的智力低下、体格矮小、言语障碍、听力障碍、神经运动障碍及不同程度的甲状腺功能减退和甲状腺肿,可概括为呆、小、聋、哑、瘫。患儿的特点是“头大面宽鼻翼厚,齿稀舌长涎水流”。典型的地方性呆小病一般发生在地方性甲状腺肿流行的严重缺碘地区,儿童尿碘均值低于20μg/L则几乎肯定会出现此病。地方性亚临床呆小病在所有缺碘地区都会发生,但更常见于中度或重度缺碘地区。

1. 诊断标准　我国现执行《地方性克汀病和地方性亚临床克汀病诊断标准》(WS104-1999)。

(1)必备条件:患者必须出生居住在碘缺乏病区;有不同程度的精神发育迟滞,主要表现为不同程度的智力障碍(低下),地方性呆小病的智商为54及54以下,地方性亚临床呆小病的智商为55～69。

(2)辅助条件:①神经系统障碍:运动神经障碍(锥体系和锥体外系),表现为不同程度的痉挛性瘫痪、步态和姿态的异常,地方性亚临床呆小病患者可表现为精神运动障碍和(或)运动功能障碍;听力障碍,地方性亚临床呆小病患者可有听阈升高、高频或低频有异常;言语障碍(哑或说话障碍),地方性亚临床呆小病患者呈极轻度言语障碍或正常。②甲状腺功能障碍:体格发育障碍;呆小病形象(精神发育迟滞外貌),地方性亚临床呆小病患者可出现程度不同的骨龄发育落后及骨骺愈合不良;临床甲状腺功能减退表现,如黏液性水肿、皮肤干燥、毛发干粗,血清T_3正常、代偿性增高或下降,T_4、FT_4低于正常,促甲状腺激素高于正常,地方性亚临床呆小病患者出现激素性甲状腺功能减退。

凡具有必备条件,并有一项或一项以上辅助条件者,在排除由碘缺乏以外原因造成的疾病后,即可分别诊断为地方性呆小病及地方性亚临床呆小病。临床上需要与地方性呆小病鉴别的疾病有散发性呆小病、先天愚型和大脑性瘫痪。

2. 地方性呆小病的临床分型与分度

(1)临床分型:①神经型,以明显的智力低下和神经综合征(听力、言语和运动神经障碍)为主要表现;②黏肿型,以黏液性水肿为特点的现症甲状腺功能减退为主要表现,包括体格矮小或侏儒、性发育障碍和呆小病形象(如傻相、傻笑、眼距宽、鼻梁塌、耳软、腹膨隆、脐疝等);③混合型,兼具有上述两型主要表现者。

(2)临床分度:以智商(intelligence quotient,IQ)为分度主要依据。①轻度,IQ为40～54;②中度,IQ为25～39;③重度,IQ＜25。

四、碘缺乏病的防治

(一)防治原则

1. 一级预防　碘缺乏病是病因明确的地方病，采取一级预防措施的效果最好，长期坚持补碘是持续改善人群碘营养状况的有效途径。

2. 二级预防　加强监测：①碘盐监测，对生产、批发、销售、入户、食用各个环节的加碘食盐进行抽查监测，同时注意加碘食盐的防潮、防晒、密闭保存；②高危人群监测，如监测 8～10 岁儿童和家庭主妇尿碘及 8～10 岁儿童甲状腺肿大率；③人群甲状腺肿发病率动态监测。

3. 三级预防　积极治疗碘缺乏病患者，预防并发症；加强对地方性呆小病患者的训练，提高其智能和生存能力；注意防止补碘不良反应，如碘性甲状腺功能亢进、碘过敏、碘中毒。

(二)防治措施

1. 食用碘盐　碘盐是把微量碘化物(碘酸钾或碘化钾)与大量的食盐混匀后供食用的盐。食用碘盐可以满足碘的生理需要，是预防碘缺乏病安全有效、简便易行的首选方法。

2. 口服或肌内注射碘化油　主要用于暂时还不能供应碘盐的地区和碘盐尚不合格的地区，特别是中、重度病区。碘化油(Iodized Oil)是以植物油为原料与碘化氢发生加成反应制成的有机碘化物，为碘盐的临时性替代措施或为保护下一代的脑发育而采用的应急性措施。口服碘化油胶囊的补碘有效期为 1 年左右；肌内注射碘化油可在注射部位形成硬结，缓慢释放碘，补碘有效期大约为 3 年。

> **要点提示**　碘缺乏病最明显的表现形式是甲状腺肿和呆小病，全民食用碘盐是我国消除碘缺乏病所采取的主要措施。

3. 患者的治疗　口服碘剂和甲状腺激素，如左甲状腺素和碘塞罗宁、甲状腺片、碘化钾等。

(三)碘缺乏病监测

我国已建立人群碘营养水平监测体系，监测目的在于了解和掌握碘缺乏病的病情和干预措施落实情况，评估人群碘营养状况及防治措施效果，通过长期健康教育和一系列干预措施确保科学补碘，既能给人群提供足够的碘，又能把不良反应的危险性降到最低限度，并为决策提供依据。

第三节　地方性氟中毒

地方性氟中毒(endemic fluorosis)又称地方性氟病，是由于自然环境中氟元素过多，使生活在该环境中的居民长期摄入过量氟所引起的一种以氟斑牙和氟骨症为主要临床表现的慢性全身性疾病。

一、地方性氟中毒的流行特征

地方性氟中毒是地球上分布最广的地方病之一，五大洲 40 多个国家有不同程度的流行，我国除上海市、海南省以外，其余各省、自治区、直辖市中均有地方性氟中毒病区。2005 年报道，全国病区县 1308 个，氟斑牙患者 3950 万人，氟骨症患者 287 万人。

(一)病区类型及地区分布

1. 饮水型　由于饮用含氟量过高的水而引起的地方性氟中毒，是最主要的病区类型。2008 年统计资料显示，全国饮水型病区人口 7800 万。饮水型病区地下水含氟量为 2～5mg/L，最高可达 17mg/L。

(1)浅层水高氟地区：我国分布在长白山以西、长江以北的广大区域内，包括东北西部平原、华北平原、西北干旱盆地，以及华东、中原、新疆、青海、西藏的部分地区。主要特点是病区呈带状分布，构成由东北向西北、西南的广大病区带。

(2)深层高氟地下水地区：通常是分散型分布，但也有连接成片的，最典型的就是渤海湾一带。

(3)富氟岩石和氟矿床地区：主要受当地萤石矿、磷灰石矿或冰晶石矿的影响形成局部高氟区，分布在辽宁、浙江、河南、内蒙古、山东、四川、云南、贵州及新疆。

(4)地热和温泉高氟水地区：地壳环境中的地热和温泉水含氟量几乎都很高。病区散在分布于温泉的周围，我国从东北到南方沿海地区几乎都有散在的分布。

2. 燃煤污染型　由于居民长期使用"无排烟道"的炉灶，燃烧含氟量较高的石煤用于取暖、做饭或烘烤粮食等，使室内空气和家中的粮食受到严重的氟污染，导致人体摄入过高的氟，而引起慢性氟中毒。燃煤污染型病区主要分布在长江两岸附近及以南的边远山区，重病区集中在云南、贵州、四川省交界的山区。

3. 饮茶型　由于居民长期大量饮用含氟量很高的砖茶或用砖茶泡成的奶茶、酥油茶，造成体内氟的蓄积，而引起慢性氟中毒。病区主要分布在四川、青海、西藏、新疆、内蒙古、甘肃等省、自治区少数民族地区。

(二)人群分布

地方性氟中毒的人群分布特点与机体内氟的蓄积量、生长发育规律、个体易感性及生活习惯等因素有关。

1. 氟斑牙　氟斑牙(dental fluorosis)发病的年龄特征比较明显，但基本上无性别差异，氟斑牙与在病区的居住年限无关，而与在高氟地区出生及生活的年龄有关。

(1)乳牙氟斑牙：由于乳牙钙化始于胚胎期，生后 11 个月内已完全发育成熟，此时多以母乳喂养为主，故乳牙氟斑牙罕见。

(2)恒牙氟斑牙：恒牙形成期生活在高氟地区的儿童均可患氟斑牙，且一旦形成则终生不能消退。恒牙萌出后迁入病区的儿童不再发生氟斑牙。

2. 氟骨症　氟骨症(skeletal fluorosis)主要发生在成年人，儿童很少发病，20 岁以后患病率随年龄增加而升高，重病区出现氟骨症的年龄可以提前。氟骨症与在高氟地区的居住年限有关，居住年限越长，患病率越高，病情越重。一般无性别差异，但有的病区，特别是燃煤污染型病区，女性多于男性，重症氟骨症患者女性多见。氟骨症潜伏期一般在 10 年以上。由非病区迁入病区的人群更易患氟骨症，表现为潜伏期缩短，一般 5 年左右发病，有的人 2～3 年即可发病。

二、地方性氟中毒的危险因素

地方性氟中毒是严重危害身体健康的疾病，主要在我国、印度、孟加拉、越南、摩洛哥、阿尔及利亚等发展中国家流行。其流行因素包括如下几个方面。

1. 摄氟量　摄氟量高，发病率高，病情严重。长期饮用氟含量超过 1mg/L 的水，可以使牙齿成釉细胞中毒变性，釉质矿化不良、缺损，牙齿变脆易磨损；长期饮用氟含量1～2mg/L的水可引起氟斑牙。在一定范围内，饮水含氟量与氟斑牙的发生存在剂量-反应关系。

2. 营养状况　在摄氟量相同的条件下，营养状况差的地区比营养状况好的地区发病率高、病情重。蛋白质、维生素（维生素C、维生素B_1、维生素B_2、维生素D等）和某些矿物质有一定的抗氟作用，特别是维生素C能促使氟从体内排出。

3. 饮用水水质　饮水中的化学成分及硬度对氟中毒发病也有影响。饮水中的钙和镁可降低人体对氟的吸收，促进氟从体内排泄，减少氟对机体的危害；饮水硬度高，患病率降低；饮水的碱度大，可使氟的活性增强，有利于氟的吸收和增加氟的毒性。

4. 生活与饮食习惯　生活及饮食习惯与燃煤污染型和饮茶型地方性氟中毒有极为密切的关系。

5. 个体差异　与个体的生理特点、易感性、健康状况有关。

三、地方性氟中毒的临床表现

（一）氟斑牙

氟斑牙是氟中毒的早期临床表现，在牙齿发育形成期间由于机体摄氟过多而引起的牙釉质矿化不全或松网样改变，牙齿出现白垩、缺损，并呈现出不同程度的着色。

1. 临床表现

(1)釉面光泽度：釉质失去光泽，透明度减弱或不透明，可见白色线条、斑点、斑块，牙尖部雪帽，白垩样变也可布满整个牙齿。

(2)釉面着色：釉面出现浅黄、黄色、黄褐色、褐色或黑色等不同程度的颜色改变。着色区域可为条纹、斑点、斑块，乃至布满大部分釉面或整个釉面。着色是白垩病变的继发伴随现象。

(3)釉质缺损：表现为釉面细小的凹痕、较大凹窝，乃至浅层釉质较大面积的剥脱，秴面有不同程度的磨损。

2. 分度方法　《氟斑牙临床诊断标准》(WS/T208-2001)依据病变范围和病损的严重程度将氟斑牙分为8度。

（二）氟骨症

氟骨症是指病区居民因摄入过量氟化合物而引起以颈、腰和四肢大关节疼痛，肢体运动功能障碍，以及骨和关节X线征象异常为主要表现的慢性代谢性骨病。

每日摄氟量超过6mg时，血液中大量的氟离子与钙离子结合，形成不溶的氟化钙，沉积于骨皮质及韧带、肌腱等软组织；过量的氟和血钙的减少使多种酶的活性受到抑制，体内代谢过程紊乱，从而导致临床出现氟骨症及一系列症状；血钙降低，刺激机体对骨钙再动员加强，引起溶骨脱钙，而氟化钙的沉积又导致骨质硬化，上述两种作用对骨骼及骨旁软组织造成严重损害，使机体产生严重而广泛的形态结构改变和功能障碍。

根据出生并居住在地方性氟中毒病区或出生后迁居病区1年以上的流行病学史、骨和关节疼痛症状、肢体变形和运动功能障碍体征、骨和关节X线表现进行氟骨症的诊断。当临床诊断与X线诊断不一致时，以X线检查结果为准。《地方性氟骨症诊断标准》(WS192-2008)的临床及X线诊断与分度标准如下。

1. 临床分度

(1)轻度：仅有颈、腰和四肢大关节持续性休息痛症状(3个以上部位)，不受季节、气候变化影响，可伴有肢体抽搐、麻木、关节晨僵、腰部僵硬；X线有氟骨症征象，临床上却无关节活动障碍或变形的氟骨症患者。

（2）中度：除关节疼痛症状外，伴有颈、腰、上肢、下肢关节运动功能障碍体征，生活、劳动能力降低。

（3）重度：严重的颈、腰、上肢、下肢关节运动障碍，肢体变形，生活、劳动能力显著降低或消失，瘫痪。

2. X线诊断与分度

（1）轻度：有下列征象之一者，可诊断为轻度。①骨小梁结构异常，表现为沙砾样或颗粒样骨结构、骨斑；②骨小梁变细、稀疏、结构紊乱、模糊，或单纯长骨干骺端硬化带，并有前臂、小腿骨周软组织轻微骨化；③桡骨嵴增大、边缘硬化、表面粗糙；④前臂或小腿骨间膜钙化呈幼芽破土征。

（2）中度：有下列征象之一者，可诊断为中度。①骨小梁结构明显异常，表现为粗密、细密、粗布状骨小梁或骨小梁部分融合；②普遍性骨质疏松，并有前臂或小腿骨间膜骨化；③四肢骨干骺端骨小梁结构明显紊乱、模糊，在旋前圆肌附着处骨皮质松化；④ 前臂、小腿骨间膜或骨盆等肌腱、韧带附着处明显骨化。

（3）重度：有下列征象之一者，可诊断为重度。①多数骨小梁融合呈象牙质样骨质硬化；②明显的骨质疏松或骨质软化并有前臂或小腿骨间膜骨化；③破毯样骨小梁或棉絮样骨结构、皮质骨疏松化、密度增高伴骨变形；④多个大关节严重退行性改变、畸形，并骨周软组织明显骨化。

骨关节炎、风湿性关节炎、强直性脊柱炎和类风湿关节炎的某些临床和X线表现与地方性氟骨症相似，应注意鉴别。

四、地方性氟中毒的防治

（一）防治原则

目前临床治疗主要采用减少氟的摄入量和吸收量，促进氟排出和增强机体抗病能力等办法。一般认为，蛋白质、钙和维生素A、维生素C、维生素D等均有抗氟保护机体的作用。

（二）预防措施

控制地方性氟中毒的关键在于预防，控制氟的来源和减少摄氟量是预防地方性氟中毒的根本措施。

1. 饮水型病区　改换低氟水源或饮水除氟。

（1）改水：①打低氟深水井，利用水塔、压力罐等进行集中供水；②取江、河、湖泊等低氟地面水，开渠引水或利用管道输水；③蓄水（窖水），在缺水地区，找不到低氟水源的情况下，可兴建小型小库或水窖，蓄积天然降水或贮存冰块；④混合水源，在低氟水源水量不足时，可将低氟水与高氟水混合成符合饮用水含氟量卫生标准的水源。

（2）饮水除氟：①混凝沉淀法，用硫酸铝、氯化铝、碱式氧化铝；②活性氧化铝吸附法；③骨炭吸附法。

2. 燃煤污染型病区

（1）改良炉灶，更换燃料：改进室内燃煤方式，加强排烟措施，减少室内空气污染；少用或不用含氟高的煤作为室内燃料。

> **要点提示**　地方性氟中毒是一种慢性全身性疾病，以氟斑牙和氟骨症为主要临床表现。过量的氟摄入可来自饮水、燃煤污染及砖茶。

(2)控制食物氟污染：改良食物干燥方法，避免烟气直接接触食物。

3. 饮茶型病区　注意个人防护，用低氟茶代替砖茶或少用高氟劣质茶。国家标准(GB19965-2005)规定砖茶含氟量应≤300mg/kg。

第四节　其他地方病

一、地方性砷中毒

地方性砷中毒是由于特定地理环境下的居民长期通过饮水、空气、食物摄入过多的砷，而引起的以皮肤色素脱失、着色、角化及癌变为主的全身性的慢性中毒性疾病。分为饮水型和燃煤型两类病区。饮水型病区主要分布在山西、内蒙古、新疆、宁夏、甘肃、青海等省(区)，其中以山西、内蒙古病情为重。燃煤型病区主要分布在贵州、四川、河南、陕西，以贵州最为严重。

二、克　山　病

克山病(Keshan disease)是一种原因未明的以心肌病变为主的疾病，亦称地方性心肌病。1935 年首先在黑龙江省克山县发现。经过半个多世纪的积极防治，本病发病率和病死率大幅度下降。在预防、治疗方法和病因研究方面也取得了可喜成绩。目前认为环境低硒是克山病发生、发展、流行的主要原因，此外还有营养素缺乏、真菌毒素、肠道病毒感染等病因假说。根据临床表现，分为急性、亚急性、慢性和潜在性克山病。

三、大 骨 节 病

大骨节病是一种地方性、多发性、变形性慢性骨关节疾病，俗称柳拐子病、水土病、算盘指病、骨节风等，国际医学界称本病为卡辛－贝克病(Kaschin-Beck disease)。主要分布在大兴安岭、长白山、燕山、吕梁山、太行山、秦岭、巴山、青藏高原、内蒙古高原、黄土高原，病区波及 13 个省(区)。本病常在不知不觉中起病，病人初期可有乏力、皮肤感觉异常(蚁走感、麻木感等)、肌肉酸痛等。随着病情的进展，出现关节僵硬和疼痛，行走、弯腰、下蹲及抬臂困难，重症晚期患者出现短指(趾)和短肢畸形。典型体征是关节增粗、变形，与骨软骨损害和关节功能障碍密切相关。

复习指导

1. 地方病是某些在特定地域内经常发生并相对稳定，与地理环境中物理、化学和生物因素密切相关的疾病。地方病具有严格的地方性区域特征。

2. 地方性甲状腺肿临床分为 0 度、1 度、2 度。

3. 地方性呆小病临床表现概括为聋、哑、呆、小、瘫。

4. 地方性氟中毒按病区类型及地区分布可分为饮水型、燃煤污染型和饮茶型 3 种。

（武　英）

第四篇

疾病的预防与控制

第23章 疾病的预防策略与措施

chapter 23

学习要求

学习初级卫生保健的定义及内容，知晓我国目前公共卫生领域面临的形势和挑战；明确疾病监测的定义和种类，以及疾病监测工作的重要性。

疾病的预防工作必须贯彻预防为主，加强组织领导、坚持群众路线、依靠科学技术、讲究工作策略，才能取得实际效果。疾病的预防策略与措施包括两部分内容：一是疾病防制的策略和措施；二是疾病监测。预防保健对改善、提高人民的健康状况起着重要的作用。预防保健是国家对人民实施预防疾病、保护和促进健康的综合措施。预防保健的发展与社会的发展、人类对疾病的认识及健康观的改变有着密切的关系。

预防疾病犹如对敌作战，要讲究工作策略，慎选预防措施。只有在正确的预防策略指导下，采用合理措施，才能达到预期的预防效果。策略着眼全局，措施立足局部，两者密切相关。不考虑措施可行性所制定的策略，则策略会落空；而仅凭局部经验，缺少策略指导的措施，其效果必甚微。

第一节 疾病的预防策略

一、制定疾病预防策略的必要性

在新的生态医学模式下，社会、经济和文化背景影响着个体的行为，而人体的行为产生的后果会改变其生存的生态环境，改变的生态环境又反过来影响了人群的健康。社会、经济、文化背景既影响着个体对疾病的敏感性，也决定着疾病的流行特点和发展趋势。策略是指导疾病预防控制工作的总体工作方针，如基本原则、主要策略和组织机构等，也可以说是预防疾病的战略。因此，策略的制定必须客观考虑现有可利用的资源，寻求如何合理地有效利用现有资源。

首先要考虑策略，在宏观水平上制定预防策略，在疾病预防策略(strategies for disease control and prevention)的基础上再考虑具体的措施即战术问题，措施是开展疾病预防和控制的具体行动方法、步骤和计划。策略着眼于全局，措施立足局部，只有在正确的预防策略指导下，采用合理措施，才能达到预期的预防效果。随着社会的发展、医学模式的转化、疾病谱的改变、科学技术的进步，以及人们健康观、健康需求的不断深化，疾病预防策略被赋予了新的内涵。

1. 随着社会的发展，社会、经济、文化背景既影响着个体对疾病的敏感性，也决定着疾病的流行特点和发展趋势。

2. 疾病的预防与控制没有通用模式可以适合于所有国家、所有地区，因此，疾病的防制必须结合各国或地区的实际情况制定相应的策略与措施。

3. 有些疾病的流行具有迅速变化的特性。疾病流行情况的不断变化要求疾病的预防策略与措施不应是一成不变的，而应该随时调整以应对不断出现的新问题。

4. 疾病预防策略的制定必须考虑到现有资源的影响，寻求如何合理有效地利用现有资源的最佳模式。

二、制定疾病防制策略的依据

疾病的预防策略是在充分了解疾病特点和当地背景的情况下，对如何执行具体措施做出的一种宏观决策，因此，在制定防治策略时要考虑政府的卫生工作方针、社会大卫生观念、现代医学模式、影响健康的因素、社区诊断等方面的问题。

(一)疾病的防制策略制定依据

1. 疾病的流行病学特点，如疾病的分布和自然史。

2. 疾病对社会环境和人群健康的危害程度。

3. 疾病有无特效的防治方法，针对该病的流行目前是否已经取得了成效。

4. 现有资源如政策、经济、社会参与等对开展疾病的预防控制的支持程度。

所以，战略规划制定的过程包括：对疾病流行形势和防制工作的分析和综合评估，找出在疾病防制工作中存在的主要困难和障碍，确定防制工作的优先领域及其目标，制定实现目标的策略，以及如何进一步加强防治工作，如何对防制工作进行监督、管理和评估等。

(二)我国疾病预防战略目标

预防保健是预防疾病和增进健康，提高人群健康水平的综合性卫生服务。预防保健目标应是国家卫生目标的具体体现，也是阐明国家卫生目标，衡量和评价人群健康水平的指标，是提出国家预防保健策略和改进国家卫生状况的行动方案，加强预防保健是卫生部门的战略重点。

我国是一个人口众多的发展中国家，预防保健资源不足，人口老龄化、城市化的趋势加快，环境恶化，生态失衡，灾害频繁，要实现国家预防保健战略目标，关键在于结合国情，扬长避短，发扬我国卫生工作传统和优势，进一步贯彻预防为主的方针，以较小的投入，取得较大的效益。

1986 年，我国政府明确表示对“2000 年人人享有卫生保健”全球战略目标的承诺；1988 年进一步阐明实现该战略目标是 2000 年我国社会经济发展总目标的组成部分。在我国国民经济和社会发展十年规划和第八个五年计划纲要中，提出我国卫生保健事业将贯彻“预防为主、依靠科技进步、动员全社会参与、中西医并重、为人民健康服务”的方针，据此确定了 20 世纪 90 年代我国卫生事业发展的战略重点是农村卫生和预防保健。1997 年在《中共中央、国务院关于卫生改革与发展的决定》中提出了新时期的卫生工作方针，再次确立了卫生工作“以农村为重点，预防为主，中西医并重，依靠科技与教育，动员全社会参与，为人民健康服务，为社会主义现代化建设服务"的方针，这项工作方针就是我国疾病预防控制的总策略。

我国的卫生方针和国内外的经验推进了我国卫生保健战略目标的实施，促进了我国预防保健战略和策略的形成，深化与发展了我国的初级卫生保健。卫生部在制定了《规划目标》的基础上，疾病控制司、卫生监督司又组织制定了《中国 2000 年预防保健战略目标》，该目标形成了我国预防保健的战略和策略，深化与发展了我国的初级卫生保健事业，推进初级卫生保健向更高层次和更高标准发展。

1. 战略目标的制定意义　制定疾病预防战略目标，进一步体现了预防为主的方针，也反映了疾病控制的必然趋势和客观需求。控制病因不明的疾病，预防慢性病和意外伤害等主要死亡原因，迫切需要开展健康教育，发展自我保健、家庭保健和社区保健，改变人群的行为和生活方式，这也是适应医学模式转变的客观需要。

2. 战略目标的指导思想　制定疾病预防战略目标，应坚持以我国国民经济和社会发展十年规划和第八个五年计划纲要所提出的我国卫生保健事业的方针。预防保健是我国卫生事业发展的一个战略重点，将预防保健纳入政府规划，与社会经济协调发展，以提高全民族健康水平作为指导思想。

3. 战略目标的制定原则

(1)制定预防保健战略目标要从我国实际情况出发，预防保健与社会经济发展相适应。

(2)预防保健事业的发展速度优先于整个卫生事业的发展速度。

(3)大卫生观念，多部门与全社会参与。

三、制定疾病防制策略的指导思想

随着人口的老龄化，大量新技术和新知识的出现，病人对卫生服务期望值的增加及专业人员期望提供更高质量的服务，导致社会对卫生资源的需求大大增加，如何利用有限的资源提供最佳的服务，是决策者必须考虑的问题，同时制定和实现疾病预防策略，绝不单是卫生部门的工作任务，它是整个国家的任务和责任。

(一)防制策略制定的指导思想

1. 疾病预防策略的制定与经济发展相适应　策略的制定应因地制宜，分类确定、分批落实。特殊地区、特殊人群应区别对待。经济发达地区与经济落后地区要根据各自的实际情况，制定不同的预防策略，保证措施的可行性。

2. 确保疾病预防策略的制定以保护和促进人群健康为中心　疾病预防是一项投入少，产生社会效益高的卫生工作，制定相应预防策略和措施必须以保护和促进人群健康为中心，在诸多危害人群健康的因素中确定重点，制定各项指标，保证消除危害，提高人群健康水平。

3. 与全球疾病预防策略目标保持一致　世界卫生组织提出的初级卫生保健八项任务中，其中至少有六项属于疾病预防的内容。所以实施疾病预防保健目标与实现人人享有卫生保健的全球性战略目标是一致的。

(二)制定疾病预防策略的宏观思想

1. 医学模式　传统的医学模式认为人与自然环境之间存在一种动态平衡状态。例如，英国学者托马斯·麦克基欧恩(Thomas Mckewon)(1976)对英格兰和威尔士最近 300 年的公共健康统计资料进行分析后得出，300 年传染病死亡率的下降，只有 10%归功于抗生素，而绝大部分应归功于环境、营养和行为的改善。现在的生物-心理-社会医学模式和生态医学模式顺应医学环境的变化，研究人的精神心理状态与生存环境的和谐适应。综合生物医学、行为科学和社会医学等方法去观察和解决人类健康问题，为宏观决策提供了以预防为导向的服务模式。

2. 研究方向从研究疾病发展到研究健康　疾病预防策略的制定已经不单单立足于疾病的预防，更多的时候通过研究环境因素与健康的关系，制定疾病预防策略和措施，通过健康教育，在健康人群中达到预防疾病，保持健康状态的目的。

3. 影响健康的因素　宏观的角度理解影响健康的隐私包括不健康的行为因素和生活方式；环境因素（自然环境、社会环境和心理环境）；生物遗传因素和卫生服务的可及性。

4. 社会大卫生的观念　拥有健康是群众和政府的共同期望目标，卫生工作需要与社会和经济的发展同步，所以疾病的预防保健工作必须通过动员和依靠全社会的力量，多部门协作，全社会参与来推进。

（三）全球卫生策略思想

1977 年第 30 届世界卫生大会通过了全球卫生策略“2000 年人人享有卫生保健”。1978 年世界卫生组织和联合国儿童基金会（UNICEF）联合提出：“初级卫生保健是实现上述目标的基本策略和途径”。2008 年世界卫生组织总干事陈冯富珍提出：初级卫生保健是实现普遍获益的最佳途径。

人人享有卫生保健（health for all）的目标是使世界上所有人民的健康状况能达到按照社会和经济两方面所能达到的最高可能的健康水平（the highest possible level of health），但并不意味着医护人员能治愈所有疾病，或不再有人患病或成残疾。其内容如下。

1. 人们在工作和生活场所都能保持健康。

2. 人们将运用更有效的办法去预防疾病，减轻不可避免的疾病或伤残带来的痛苦，并且通过更好的途径进入成年、老年，健康地度过一生。

3. 在全体社会成员中均匀地分配一切卫生资源。

4. 所有个人和家庭，通过自身充分地参与，将享受到初级卫生保健。

5. 人们将懂得疾病不是不可避免的，人类有力量摆脱可以避免的疾病。

上述含义说明，人人享有卫生保健并不是某一时期的任务和目标，而是有其更为深远和广泛的内涵。随着环境和时代的变化，WHO 重新修订了“21 世纪人人享有卫生保健”的战略目标，具体内容为：使全体人民增加期望寿命和提高生活质量；在国家之间和国家内部改进健康的公平程度；使全体人民能利用可持续发展的卫生体系所提供的服务。

> **要点提示**　我国疾病预防战略目标的制定原则要坚持从我国实际情况出发，预防保健与社会经济发展相适应；保证预防保健事业的发展速度优先于整个卫生事业的发展速度；要有大卫生观念，采取多部门与全社会参与的形式。

第二节　疾病的预防措施

一、初级卫生保健

初级卫生保健（primary health care，PHC）是应用切实可行、学术可靠又受社会欢迎的方法和技术，并通过社区的个人和家庭积极参与而达到普及，其费用也是社区和国家依靠自力更生原则的精神能够负担的一种基本的卫生保健形式。

（一）初级卫生保健的含义

1. 从居民的需要和利益来看　初级卫生保健是居民最基本的、必不可少的，居民团体、家庭、个人均能获得的，费用低廉、群众乐于接受的卫生保健。

2. 从它在卫生工作中的地位和作用来看　初级卫生保健是应用切实可行、学术上可靠的方法和技术；是最基层的第一线卫生保健工作；作为国家卫生体制的一个重要组成部分和基础；以大卫生观念为基础，工作领域更宽，内容上更加广泛。

3. 从政府职责和任务来看　初级卫生保健是：①各级政府及有关部门的共同职责；②各级人民政府全心全意为人民服务、关心群众疾苦的重要体现；③各级政府组织有关部门和社会各界参与卫生保健活动的有效形式。

4. 从社会和经济发展来看　初级卫生保健是：①社会经济总体布局的成果组成部分，必须与社会经济同步发展；②社会主义精神文明建设的重要标志和具体体现；③农村社会保障体系的重要组成部分。

（二）初级卫生保健的内容

1. 健康教育和健康促进　通过健康教育和各种政策、法规、组织等环境的支持，促使居民保持良好的生活方式，加强自我保健能力，增强体质和保持心理健康，提高生活质量。

2. 疾病预防和保健服务　在研究社会人群健康和疾病的客观规律及它们和人群所处的内外环境、人类社会活动的相互关系的基础上，采取积极有效措施，预防各种疾病的发生、发展和流行。包括计划免疫接种、传染病防治、慢性病管理、公共卫生服务、健康检查、创建卫生城市（镇）等。保健服务是以优生优育、提高人口素质和提高生活质量为目标，进行妇女、儿童和老年人保健系统管理，以及计划生育指导。

3. 基本治疗　及早发现疾病，以社区卫生服务中心为基础，面向社会，通过设点、开设家庭病床、巡诊、转诊相结合，及时提供医疗服务和有效药品，以避免疾病的发展与恶化，促使早日好转痊愈。药物应用以“节约、有效”为原则，那些药物应用“愈多愈有效”“愈多愈好”的观念是错误的。滥用药物不仅造成药物浪费，增加家庭经济负担，也增加了药物不良反应发生的可能性。

4. 社区康复　对丧失了正常功能或功能上有缺陷的残疾者，通过设立家庭病床或社区康复点，通过医学的、教育的、职业的和社会的综合措施，尽量恢复其功能，使他们重新获得生活、学习和参加社会活动的能力。

（三）初级卫生保健的八项具体任务

1. 对主要的卫生问题及其预防控制方法的宣传教育。
2. 改善食品供应和营养。
3. 提供足够的安全饮用水和基本卫生环境。
4. 实施妇幼保健，包括计划生育。
5. 传染病的免疫接种。
6. 预防和控制地方病。
7. 常见病伤的妥善处理。
8. 提供基本药物。

(四)初级卫生保健的特点

1. 社会性　健康不仅是指没有疾病或虚弱,而是指健全的身心及社会适应能力的总体状态,这是每个人的基本权利。开展初级卫生保健是使所有人达到尽可能高的健康水平,是世界范围内的一项重要社会性目标的关键性措施。初级卫生保健必须广泛动员全社会参与,由各部门及组织间通力合作才能实施。因此,初级卫生保健具有广泛的社会性。

2. 艰巨性　不论是从当今世界需要解决的卫生问题来看,还是从我国卫生状况来分析,初级卫生保健的任务是相当艰巨的。我国农村的经济、文化和教育水平还比较差,卫生事业的发展与社会经济发展不同步,初级卫生保健经费不足,缺少所需要的适宜人才及适宜技术,医疗卫生事业还满足不了人民对医疗保健日益增长的需要。

3. 群众性　初级卫生保健的对象是社区的人群,他们既享有卫生保健的权利,同时有参与实施初级卫生保健的义务。因此,初级卫生保健具有广泛的群众性。要不断教育、组织群众,鼓励他们自己同不卫生的习惯和各种疾病作斗争,采纳适合卫生要求的生活方式,养成爱清洁、讲卫生的习惯,形成健康行为,提高自我保健与家庭保健的能力。

4. 长期性　随着社会的发展和居民生活水平的不断提高,人们对卫生保健的要求愈来愈高,不仅要求有医有药,而且追求健康长寿。因此,初级卫生保健的范畴要随时间的推移、经济的发展而不断扩展。通过国家或当地卫生制度的改革及基本的健康教育改变人的不良卫生及生活习惯,提高人群的自我保健能力是一个长期的过程。

(五)我国开展初级卫生保健工作的成效

1983 年,我国政府承诺将做出努力响应世界卫生组织提出的“2000 年人人享有卫生保健”战略目标,要努力在中国尽早实现这个目标。1995 年底,农村计划免疫以乡为单位达到 85%以上;到 1999 年底,全国有 82.3%的乡镇卫生院、79.6%的县卫生防疫站和 86.5%的县妇幼保健站得到改造,70%以上的行政村做到了有医有药,能防能治,6 岁以下儿童系统保健管理率平均达到 81%,孕产妇系统保健管理率达到 83%。到 2000 年底,经评审全国有 95%的农业县(市、区、旗)达到和基本达到《关于我国农村实现 2000 年人人享有卫生保健的规划目标》的要求。

二、疾病的三级预防策略

21 世纪我国以控制传染病为主的第一次卫生革命的任务尚未完成,以控制慢性病为主的第二次卫生革命的任务也十分艰巨,面临着防制传染病和慢性病防治的双重任务。预防慢性疾病,往往针对慢性疾病发生、发展或恶化的不同阶段分别采取病因预防、三早预防和临床预防 3 种预防措施。由于 3 种预防措施是连续的梯次性预防措施,因而称之为三级预防。预防工作可根据疾病自然史的不同阶段,采取三级预防措施,来阻止疾病的发生、发展或恶化。

(一)针对一级预防的疾病预防策略

2000 年 WHO 提出的人类健康 4 大基石“合理膳食、适量运动、戒烟限酒、心理平衡”是针对一级预防的基本原则。

1. 基本内容

(1)健康促进:健康促进(health promotion)是通过多种策略创造促进健康的环境和健康的行为和生活方式,使人们避免或减少对危险因子的暴露,改变机体的易感性,保护和改善人群的健康。可采取以下形式达到目的。

①健康教育：通过传播媒介和行为干预，促使人们自愿采取有益于健康的行为和生活方式，避免和减少影响健康的危险因素，达到预防疾病、促进健康的目的。

②自我保健：指个人在发病前就进行干预以促进健康，增强机体的生理、心理素质和社会适应能力。

③环境保护和监测：环境保护是健康促进的重要措施，旨在保证人们生活和生产环境的空气、水、土壤不受工业三废即废水、废气、废渣和生活三废即粪便、污水、垃圾，以及农药、化肥的污染。

(2)健康保护：健康保护(health protection)是对有明确病因(危险因素)或具备特异预防手段的疾病所采取的措施，在预防和消除病因上起主要作用。健康保护常采取 3 种策略。

①双向策略(two pronged strategy)：把对整个人群的普遍预防和对高危人群的重点预防结合起来，两者相互补充，可以提高效率。

②全人群策略(population strategy)：对整个人群的普遍预防，旨在降低整个人群对疾病危险因素的暴露水平，它是通过健康促进实现的。

③高危人群策略(high risk strategy)：对高危人群的预防，旨在消除具有某些疾病的危险因素的人群的特殊暴露，它是通过健康保护来实现的。

开展一级预防常采用双向策略(two pronged strategy)，即把对整个人群的普遍预防和对高危人群的重点预防结合起来，两者相互补充。前者即全人群策略，旨在降低整个人群对疾病危险因素的暴露水平，它是通过健康促进实现的；后者即高危策略，旨在消除具有某些疾病的危险因素人群的特殊暴露，它是通过健康保护实现的。

2. 具体措施

(1)针对公众采取的预防措施：通过健康教育鼓励公众增强机体抵抗力，戒除不良嗜好，进行系统的预防接种，做好婚前检查。

(2)针对环境的预防措施：做好生物因素、物理因素、化学因素的预防工作，禁止近亲或不恰当的婚配预防遗传病，加强优生优育和围生期保健工作。

(3)对社会致病因素的预防：重视心理疾病的预防工作。不良的心理因素可以导致许多疾病如心脏病、恶性肿瘤、哮喘，女性内分泌失调等。

(二)针对二级预防的疾病预防策略

二级预防亦称“三早”预防，“三早”即早发现、早诊断、早治疗。对于传染病，“三早”预防就是加强管理，严格疫情报告。除了及时发现传染病病人外，还要密切注意病原携带者。对于慢性病，“三早”预防的根本办法是做好宣传和提高医务人员的诊断、治疗水平。通过普查、筛检和定期健康检查及群众的自我监护，及早发现疾病初期(亚临床型)病人，并使之得到及时合理的治疗。

二级预防的疾病防治措施，可通过健康教育、定期健康检查、筛检、高危人群重点项目检查，以及设立专门的疾病防治机构等不同方法来实现，建立传染病、职业病报告制度及疾病监测制度等，以防止或减缓疾病的发展。

(三)针对三级预防的疾病预防策略

三级预防亦称临床预防。三级预防可以防止伤残和促进功能恢复，提高生存质量，延长寿命，降低病死率。

三级预防措施主要是对症治疗和康复治疗措施。对症治疗可以改善症状、减少疾病的不良反应,防止复发转移,预防并发症和伤残等。对已丧失劳动力或伤残者提高康复治疗,促进其身心方面早日康复,使其恢复劳动力,争取病而不残或残而不废,保存其创造经济价值和社会价值的能力。康复治疗的措施包括功能康复和心理康复、社会康复和职业康复等。

三级预防措施贯穿在疾病防制的整个阶段,不同疾病采取三级预防的策略和措施应有所区别和侧重。病因明确的疾病,以病因预防为主,如传染病、碘缺乏病;对多病因、病因尚不够明确的疾病,要重点做好"三早"预防,如糖尿病、高血压等;对已出现临床症状被明确诊断患病的病人,做好临产期预防,防止并发症,减少残疾,提高生命质量。

链接 **零级预防的概念**

流行病学专家曾光教授曾经提出"零级预防"的概念。什么是"零级预防"?"零级预防"就是政府通过制定政策、采取措施,防止可能引发重大突发公共卫生事件的因子出现。"零级预防"比传统的预防疾病发生的三级预防更加提前,可以看成是预防工作的关口前移。公共卫生应该强调政府责任,而"零级预防"的责任主体就是各级政府。例如,1988 年上海因生吃毛蚶引起甲肝暴发流行,此后政府下令取缔毛蚶上市,斩断了致病因子的传播链,从此上海再也没有发生类似疫情。

三、我国公共卫生领域面临的形势

WHO 的《2002 年全球健康报告》中指出危害人类健康的十大原因为高血压、吸烟、酗酒、体力活动少、胆固醇过高、肥胖症、营养不良、危险性生活、无洁净水、固体性燃料释放的烟害。世界卫生组织预测,到 2015 年人类的主要死亡原因大概可以分为 3 类:传染性疾病、慢性疾病和意外伤害。目前中国的疾病谱已经接近发达国家。

(一)我国公共卫生所取得的成就

对个人而言,健康是一个人智力、体力和心理发育能力的基础,是劳动生产力的基础。对社会而言,良好的国民健康是促进经济发展和社会进步的重要保障。新中国成立以来,党和政府十分关心和重视广大人民群众的健康问题,我国的卫生事业取得了举世瞩目的成就。

1. 人民健康水平不断提高 死亡率不断下降,平均期望寿命不断上升。新中国成立前,我国人口总死亡率 35%、平均期望寿命仅为 35 岁。新中国成立初期,我国的人均期望寿命为 35 岁,到 2000 年,我国人口死亡率下降到 6.28%、平均期望寿命提高到 71.4 岁,比世界平均水平高 5 岁。卫生部第四次国家卫生服务调查结果显示:2008 年人均期望寿命已达 73 岁;婴儿死亡率和孕产妇死亡率已由新中国成立初期的 200‰、1500/10 万分别下降至 2008 年的 15‰和 34/10 万。

2. 基本建立起遍及城乡的医疗卫生服务体系 经过多年的努力,目前全国已经基本建立起了医疗、预防、保健、监督等各级各类医疗卫生机构,遍及城乡的医疗卫生服务网络已基本建立,卫生队伍初具规模。

3. 初步建立了医疗保障体系 初步建立了以城镇职工基本医疗保险、城镇居民基本医疗保险、新型农村合作医疗和城乡医疗救助共同组成的基本医疗保障体系。自 1998 年国务院颁布《关于建立城镇职工基本医疗保险制度的决定》以来,在"基本水平、广泛覆盖、双方负担、统账结合"的基本框架基础上陆续出台了医疗保障的相关政策。医疗卫生保健条件不断改善,

2001 年末，我国各类医疗卫生机构数达到 33 万个，农村 90% 的村设有医疗卫生网点。

4. 重大传染病的防治　霍乱、鼠疫、天花、回归热、斑疹伤寒、黑热病等严重危害人民健康的烈性传染病已陆续消灭或基本消灭，其中，天花灭绝时间比全球范围提前 10 多年。通过计划免疫，我国消灭或基本控制了脊髓灰质炎、白喉、百日咳和麻疹等传染病。

5. 地方病防治研究进展　地方病的研究和防治取得了一定的进展和经验，基本实现了消除碘缺乏病的目标。

6. 职业病防治研究的进展　新中国成立以来，我国在改善劳动条件、医疗服务和职业病预防教育等方面建立了一系列劳动保护法规，加强了卫生监督体系。

7. 环境污染防治　建立了环境污染物监测系统和环境质量评价方法；制定了《水污染防治法》《环境保护法》《公共场所卫生标准》等法律性条文，使环境保护工作逐渐走上法制化道路。

8. 营养学和食品卫生学研究取得的成就　城乡居民饮食结构和营养状况有了质的变化，蛋白质、脂肪的摄入量增加，尤其是儿童营养条件和状况明显改善。儿童低体重引起的患病率在城乡由 20 世纪 80 年代的 18.2%、32.15% 下降到 10.2% 和 24.8%。

9. 公共卫生工作的法制化建设　颁布了一系列有关公共卫生的法律、条例、标准等，初步建立了我国的卫生法律法规体系，使我国公共卫生工作逐步走上法制化道路。

(二)我国公共卫生面临的挑战

我国卫生事业取得的成就是举世公认的。世界卫生组织曾经赞誉我国用最低廉的成本保护了世界上最多人口的健康。但是，用“以人为本”和科学发展观重新审视我国的卫生事业，认真进行反思，就会发现我国卫生事业发展滞后于经济和其他社会事业发展，卫生医疗服务体系与人民日益增长的健康需求不适应的矛盾还相当突出，卫生事业发展存在着不全面、不协调的问题。2003 年的非典疫情，使人们更加清醒地看到了卫生事业发展存在的差距。

1. 人类健康面临多重威胁

(1)膳食搭配不合理：人类合理的膳食结构应以植物性食物为主，并且各种营养素的搭配应该均衡，但是现代人的膳食结构却与之相去甚远。植物性蛋白质、淀粉、纤维摄入越来越少，动物性蛋白质、脂肪摄入越来越多。膳食结构不合理会引发癌症、高血压、脑血栓、糖尿病等“现代文明病”。人们的起居无常、嗜烟酗酒、暴饮暴食、纵欲无度等不良习惯不但会使人们的健康水平大打折扣，更会导致人们的寿命缩短。

(2)心理疾病突出：近年来，随着生活节奏的不断加快，人们的心理压力也在不断增大，问题也随之而来。过大的心理压力会使人出现忧郁、躁狂、焦虑或紧张情绪，严重者甚至会引发精神疾病或自杀。

(3)缺乏运动：现代人对于什么样的运动有利健康缺乏正确的认识，有些人把运动等同于体育竞技，有些人则把运动当做休闲方式偶尔为之。其实，只有坚持进行长期、适当的运动才是对健康有利的。如果缺乏适当的运动，人们就容易出现四肢乏力、精神萎靡、失眠健忘、食欲缺乏等现象；如果运动时间过长或强度过大，不但不能达到期望效果，反而对身体有害。

2. 人群健康状况不乐观　2003 年 WHO 报告我国 2002 年的人均健康预期寿命(HALE)为 64.1 岁，该指标考虑到病伤残对人群健康的影响，所以 HALE 更能说明我国人民健康水平的真实状况。要改善和提高人民的健康状况就必须努力减少人均残疾调整生命损失年。我国居民 40 岁后体能明显下降，60% 成年人、中年人存在健康问题，主要表现为血压升高、肺活量下降。心脏病在我国至少“年轻”了 15 岁。目前心血管疾病是全国死亡人口中最主要死因，占死亡人数的34%～40%，其中全国每年因冠心病死亡110万人，脑卒中死亡150万人。

3. 伤害问题突出　伤害是一个重要的但长期被忽略的公共卫生问题。根据2002年王声湧《把伤害纳入疾病刻不容缓》一文的数据，全世界每年有7百万人死于伤害和暴力，至少有3亿人发生一次以上伤害，其中1500百万人遗留不同程度的功能损害，3百万人终生残疾。不论是发达国家还是发展中国家，伤害位于死因的前5位。伤害和暴力所造成的人类、社会和经济负担正在加重，破坏了人类社会发展的前景。包括伤害在内的非传染性疾病的疾病负担将由1990年的55%上升到2020年的73%。意外伤亡、中毒、自杀、暴力犯罪、性传播疾病、精神疾病、退化性疾病等都属于伤害。

4. 食品安全不容忽视　我们的日常生活每天都离不开食品，而食品的质量、卫生状况也自然是我们关心的问题。微生物污染造成的食源性疾病问题仍十分突出；农药等农用化学品的大量使用、水源的污染、激素和生长促进剂应用、抗微生物制剂的使用引起细菌耐药性等；"菜篮子"的化学安全性问题以农药和兽药残留、环境污染物和真菌毒素等的污染较为突出。

5. 生物恐怖事件频发　生物恐怖是恐怖分子利用传染病病原体或其产生的毒素的致病作用实施的反社会、反人类的活动，它不但可以达到使目标人群死亡或失能的目的，还可以在心理上造成人群和社会的恐慌，从而实现其不可告人的丑恶的目的。生物恐怖与生物战没有本质上的区别，它们使用的都是生物武器，只是使用的场合不同和使用的目的有所差异而已，在战场上使用就称生物战，而在恐怖活动中使用就称生物恐怖。炭疽杆菌、产气荚膜梭菌、霍乱弧菌、野兔热杆菌、伤寒杆菌、天花病毒、黄热病毒、汉坦病毒、东方马脑炎病毒、西方马脑炎病毒、斑疹伤寒立克次体、肉毒杆菌毒素等，都可为生物武器 。

生物恐怖事件的发生具有影响面积大、危害时间长、生产容易、成本低廉，并且具有传染性、难以防护、便于进行突然袭击等特点。

生物恐怖的应对应该采取及时发现和快速处理的原则。

6. 人口老龄化日益突出　人口老龄化指总人口中因年轻人口数量减少、年长人口数量增加而导致的老年人口比例相应增长的动态。国际上通常把60岁以上的人口占总人口比例达到10%，或65岁以上人口占总人口的比重达到7%作为国家或地区进入老龄化社会的标准。两个含义：一是指老年人口相对增多，在总人口中所占比例不断上升的过程；二是指社会人口结构呈现老年状态，进入老龄化社会。国际上通常看法是，当一个国家或地区60岁以上老年人口占人口总数的10%，或65岁以上老年人口占人口总数的7%，即意味着这个国家或地区的人口处于老龄化社会。

我国已进入老龄化社会，老年人口2000年超过1.2亿，占总人口的10.2%。老年人虽已长寿，但并不健康。调查表明，我国60岁以上老年人慢性病患病率是全人群的4.2倍，人均患有2～3种疾病，特别是肿瘤、心脑血管病、糖尿病、老年精神病有明显增加。60岁以上老年人活动受限率为8.1%，为60岁以下人群的2.7倍；残疾率为25.2%，是60岁以下人群的368倍。由此看来，老龄化所带来的平均期望寿命延长并不完全是健康寿命。

链接　**健康老龄化问题**

近年来，健康老龄化的观念日益受到国际社会的关注。联合国提出，将健康老龄化作为全球解决老龄问题的奋斗目标。健康老龄化是指个人在进入老年期时在躯体、心理、智力、社会、经济 5 个方面的功能仍能保持良好状态。一个国家或地区的老年人中若有较大的比例属于健康老龄化，老年人的作用能够充分发挥，老龄化的负面影响得到制约或缓解，则其老龄化过程或现象就可算是健康的老龄化，或成功的老龄化。为实现健康老龄化需要社会各方面协调一致的努力，也需要老年人的积极参与。

7. 环境污染日趋严重　环境污染会给生态系统造成直接的破坏和影响，比如沙漠化、森林破坏，也会给人类社会造成间接的危害，有时这种间接的环境效应的危害比当时造成的直接危害更大，也更难消除。例如，温室效应、酸雨和臭氧层破坏就是由大气污染衍生出的环境效应；城市的空气污染造成空气污浊，人们的发病率上升等；水污染使水环境质量恶化，饮用水源的质量普遍下降，威胁人的身体健康，引起胎儿早产或畸形等。严重的污染事件不仅带来健康问题，也造成社会问题。随着污染的加剧和人们环境意识的提高，由于污染引起的人群纠纷和冲突逐年增加。

8. 医疗卫生体制改革面临巨大压力　我国的医疗服务体系虽然有了很大发展，但与人民群众的健康需求相比，还有很大差距。SARS 流行后，政府已认识到医疗卫生体制存在问题的严重性和改革的紧迫性与艰巨性。强调必须坚持以人为本、坚持卫生工作为人民健康服务的方向和公共医疗卫生的公益性质、必须坚持社会公平正义原则，把人人公平享有基本医疗卫生服务作为衡量改革发展成效的基本标准。2003 年，卫生部组织开展的第三次国家卫生服务调查结果显示，群众有病时，有 48.9％的人应就诊而不去就诊，有 29.6％的人应住院而不住院，充分说明了群众看病难的基本状况。特别是农村医疗卫生网络受到破坏，造成资源配置严重失衡，影响了卫生事业的健康发展。看病难、看病贵成为突出的社会问题。我们分析，主要有以下几方面原因。

（1）卫生资源总体不足，卫生发展落后于经济发展。我国有 13 亿人口，占世界总人口的 22％，而卫生总费用仅占世界卫生总费用的 2％。卫生资源不足，特别是优质卫生资源严重不足，是长期存在的突出问题。

（2）医疗卫生资源配置不合理，农村和城市社区缺医少药的状况没有完全改变。

（3）医疗保障体系不健全，相当多的群众靠自费就医。医疗保障体系是社会保障体系的重要组成部分，是维护社会稳定的减震器。目前我国已建立了城镇职工医疗保障体系，但覆盖面太小。国有企业职工基本参加了医疗保险，但私营企业、外资企业中的职工，特别是进城务工的农民大多没有参加。城市下岗职工、失业人员、低保人员没有医疗保障。另外，我国的城镇化和人口老龄化对医疗保障也提出了更高的要求。

要点提示　初级卫生保健是一种基本的卫生保健形式，“人人享有卫生保健”是世界卫生组织提出的战略目标，它具有社会性，艰巨性、长期性和群众性的特点。

面临我国公共卫生事业所遇到的严峻挑战，我们只有坚持“预防为主”的方针，努力发挥中国公共卫生的特色，从观念、政策到体制、机制全面创新，保持公共卫生事业与国民经济协调发展，才能最大限度地满足人民群众不断增长的健康需求，将我国的公共卫生事业提高到一个新水平。

第三节 疾病监测

疾病监测(surveillance of diseases)又称流行病学监测(epidemiological surveillance),是指长期地、系统地、连续地观察疾病的发生和传播,调查其影响因素,确定其变动趋势和分布动态,为制定有效的防制对策和措施提供依据,并对防制效果和经济效益进行评价,不断修改和完善,以期达到控制和消灭疾病的目的。疾病监测是预防和控制疾病工作的重要组成部分。在制定和执行疾病的防制策略与措施的同时,必须进行疾病监测并定期地将监测资料加以科学地分析,以及对对策和措施不断地进行评价,不断地加以修改,使疾病的防制措施更加完善,从而提高疾病防制水平。传统的检疫只是被动地防止疾病的传入,而现代的疾病监测却是主动地阻止疾病传播。系统的疾病监测工作 20 世纪 40 年代末开始于美国疾病控制中心(CDC)。1968 年第 21 届世界卫生大会(WHA)讨论了国家和国际传染病监测问题。我国 1979 年在北京、天津开始建立试点,之后全国范围逐步展开疾病监测工作。

一、疾病监测的种类

(一)传染病监测

传染病监测是国家赋予出入境检验检疫机构的职责,是国境卫生检疫的工作内容之一。世界卫生组织将疟疾、流行性感冒、脊髓灰质炎、流行性斑疹伤寒和回归热 5 种列为国际监测的传染病。我国根据本国情况又增加了登革热,规定了 6 种国际监测的传染病。随着对外开放政策的实施,原卫生部又将艾滋病列为国境检疫监测的传染病。1989 年颁布并于 2004 年 8 月修订的《传染病防治法》将法定传染病分为甲、乙、丙 3 类共 37 种,实行分类管理。2008 年 5 月,卫生部将手足口病列入《中华人民共和国传染病防治法》规定的丙类传染病进行管理。

传染病主要监测内容如下。

1. 监测人群的基本情况,即了解人口、出生、死亡、生活习惯、经济状况、教育水准、居住条件和人群流动的情况。
2. 监测传染病在人、时、地方面的动态分布,包括做传染病漏报调查和亚临床感染调查。
3. 监测人群对传染病的易感性。
4. 监测传染病、宿主、昆虫媒介及传染来源。
5. 监测病原体的型别、毒力及耐药情况。
6. 评价防疫措施的效果。
7. 开展病因学和流行规律的研究。
8. 传染病流行预测。

(二)非传染病监测

目前有些国家已将监测范围扩大到非传染病。监测内容根据监测目的而异,如心血管疾病、出生缺陷、职业病、流产、吸烟与健康,营养监测、婴儿死亡率监测、围生期监测,社区和学校的健康教育情况监测、食品卫生、环境、水质监测、环境及医学气象监测等。我国部分地区已对恶性肿瘤、心脑血管病、高血压、出生缺陷等非传染病开展了监测。原卫生部选择有代表性的若干城乡(30 个市、78 个县)监测点,长期监测人口出生死亡、各种疾病和伤害的发生和死亡及其变化情况。另外由北京心肺血管医疗研究中心牵头组织了我国 16 省市、19 个监测区的多省市大协作，对心血管病发展趋势及其决定因素进行监测。天津市开展了以“肿瘤、冠心病、脑卒中、高血压”为重点的非传染性“四病”的防治研究等。

链接　**鼠疫的简介**

鼠疫(plague)是由鼠疫耶尔森菌引起的自然疫源性疾病，也叫作黑死病。鼠疫耶尔森菌等可以作为生物恐怖的武器，危害人类和平。因而鼠疫的防治更为重要。鼠疫是流行于野生啮齿动物的疾病。鼠作为重要传染源，人类主要是通过鼠蚤为媒介，经人的皮肤传入引起腺鼠疫，经呼吸道传入发生肺鼠疫。临床表现为发热、严重毒血症状、淋巴结肿大、肺炎、出血倾向，均可发展为败血症，其传染性强，死亡率高，是危害人类最严重的烈性传染病之一，属国际检疫传染病，在我国《传染病防治法》中列为甲类传染病之首。

二、疾病监测的相关概念

1. 被动监测　下级单位常规上报监测数据和资料，而上级单位被动接收，称为被动监测(passive surveillance)。各国常规法定传染病报告即属于被动监测范畴。

2. 主动监测　根据特殊需要，上级单位亲自调查收集或要求下级单位严格按照规定收集资料，称为主动监测(active surveillance)。我国卫生防疫单位开展传染病漏报调查属于主动监测。参加综合疾病监测的疾病控制中心和基层防保组织按照统一要求对传染病和非传染病进行重点监测，努力提高报告率和报告质量也属于主动监测。主动监测的质量明显优于被动监测。

3. 常规报告　常规报告指国家和地方的常规报告系统，如我国的法定传染病报告系统，其漏报率高和监测质量低是不可避免的。

4. 哨点监测　根据某些疾病的流行特点，由设在全国各地的哨兵医生对高危人群进行定点、定时、定量的监测，这种监测系统为哨点监测(sentinel surveillance)，如我国的艾滋病哨点监测系统。

5. 监测病例　在大规模的疾病监测中，要确定一个统一的、可操作性强的临床诊断标准来观察疾病的动态分布，这样确定的病例称为监测病例。在疾病监测中应逐渐提高监测病例中实际病例的比例。

6. 直接指标与间接指标　监测得到的发病数、死亡数、发病率、死亡率等称为监测的直接指标。个别情况下，监测的直接指标不易获得，如流行性感冒(流感)死亡与肺炎死亡有时难以分清，则可用“流感和肺炎的死亡数”作为监测流感疫情的间接指标。

7. 静态人群与动态人群　在研究过程中无人口迁出和迁入的人群称为静态人群。如果有频繁迁出、迁入，则称为动态人群。疾病频率指标计算中，静态人群常采用平均人口数作为分母，动态人群采用人时数作为分母。

8. 行为学监测和第二代监测

(1)行为学监测(behavioral surveillance survey，BSS)：既适用于传染性疾病，也适用于非传染性疾病。传染病监测的指标主要是可能导致传播途径实现的各种行为，如共用洗漱用品是红眼病传播的行为。慢性非传染病监测主要是一些不良的生活习惯等行为，如吸烟、饮酒、高盐饮食等。

(2)第二代监测(secondary generation surveillance,SGS):是指以血清学监测和行为学监测相结合的综合监测,以达到提高敏感性和监测效率的目的。

三、疾病监测机构和监测系统

世界卫生组织负责国际范围的疾病监测工作,由专门机构如血清保存中心、流感中心、虫媒病毒检验中心等负责。它在世界若干国家和地区内支持当地建立疾病监测中心、检验中心、血清保存中心及现场监测队伍等。目前该组织已与152个会员国合作,及时收集各种疫情动态。

(一)疾病监测机构

我国过去主要由各级卫生防疫站和有关专科防治所(站)承担着疾病监测工作。2000年1月,经国务院同意,卫生部印发了《关于卫生监督体制改革的意见》,2001年4月,卫生部又制定印发了《关于卫生监督体制改革实施的若干意见》和《关于疾病预防控制体制改革的指导意见》。在原卫生防疫站和有关专科防治所(站)的基础上,遵照政事分开和精简、效能、统一的原则,建立起办事高效、运转协调、行为规范的卫生监督和疾病预防控制体制。2002年1月,中国疾病预防控制中心成立,各省、市、县也都相继建立了疾病预防控制中心。在此基础上,各省市建立健全了监测组织机构,在省疾病控制与预防中心设立了疾病监测小组,指定了专人负责疾病监测工作,制定了各省的实施方案和实施细则。在各监测点设立了以县卫生局、县疾病控制与预防中心等人员组成的疾病监测小组。由疾病控制与预防中心组织,在城市与监测点所在医院、公安局、街道居民委员会协调,在农村与监测点所在医院(主要是乡医院)、乡村医生、接生员协调,形成疾病监测信息的报告系统。

(二)疾病监测系统

1. 以人群为基础的监测系统,以人群为现场开展工作,如我国的法定传染病报告系统、综合疾病监测网,该系统是最基本,最主要的传染病监测系统。

2. 以医院为基础的监测系统,该系统以医院为现场开展工作,主要是对医院内感染和病原菌耐药及出生缺陷进行监测。

3. 以实验室为基础的监测系统,利用实验室方法对病原体或其他致病因素开展监测,如我国的流行性感冒监测系统,此系统不但开展常规的流感病毒的分离工作,而且有信息的上报、流通和反馈制度。

(三)中国疾病预防控制信息系统

我国该系统于2004年1月1日正式运行,目前已建设完成的应用系统包括以下几个。

1. 疾病监测信息报告管理系统:2004年建立的以互联网为基础的适时报告的传染病报告系统,覆盖37种传染病。

2. 突发公共卫生事件报告管理系统。

3. 专病监测系统:如鼠疫防治管理信息系统、结核病管理信息系统、艾滋病网络直报信息系统。

4. 疾病预防控制基本信息系统。

四、疾病监测的内容

(一)信息资料的收集

资料在收集的过程中坚持采用统一的标准和方法，建立完善资料信息系统，收集有关信息资料。收集资料的内容如下。

1. 发病报告和出生死亡登记资料。
2. 疾病流行及个案调查资料，医院、诊所、化验室发病、伤害报告资料。
3. 病原学和血清学监测资料、流行或暴发的报告资料及流行病学调查资料。
4. 疾病在人、时、地的动态变化资料。
5. 社会学资料。
6. 人口学资料。
7. 气象学和生物学资料。

(二)资料的整理和分析

资料的分析应包括确定该病的自然史，发现疾病的变化趋势，流行过程的影响因素，揭示不同地区婴儿出生及死亡率，描述不同疾病的发病水平及城乡居民的死亡谱，确定疾病流行的薄弱环节，评价防制措施的效果。

> **要点提示** ①我国规定的 6 种国境检疫传染病是疟疾、流行性感冒、脊髓灰质炎、流行性斑疹伤寒、回归热和登革热；②疾病监测可以分为主动监测和被动监测。

(三)监测信息的交流及其反馈

疾病监测信息可以通过交流情报而开发信息，从而评价对策，考核防治效果。目前世界卫生组织发行《疫情周报》作为世界性疫情监测资料，国内有《疾病监测》等。

五、现代信息技术在疾病监测中的应用

1. 监测系统数据的网络共享更加便捷。
2. 促进监测系统内部的沟通与交流。
3. GIS(地理信息系统)使数据更加形象化。
4. 在线收集数据的应用。
5. 为卫生项目的评估提供依据。
6. 监测系统间的数据交流。
7. 向社区传递数据。
8. 高科技远程通讯使全球卫生网络迅速发展，提高了公共卫生监测效率。

六、疾病监测系统的评价

对监测系统的质量、用途、费用及效益应定期进行评价，以进一步改进监测系统。可从敏感性、特异性、代表性、及时性、简单性、灵活性等几个方面来评价监测系统的质量。

费用-效益分析(cost-benefit analysis)是目前评价经济效益最为常用的方法。其基本思想是根据疾病和死亡的直接与间接损失费用计算，将对策、措施所需费用及其效益进行对比，效益按货币现值折算。

问题讨论　我国法定的传染病疫情报告及反馈系统始于1950年，是最主要、最基本的传染病宏观监测系统。20世纪70年代后期，西方国家疾病监测的概念开始传入我国。1980年，我国建立了长期综合疾病监测系统，开展了以传染病为主病，逐渐增加非传染病内容的监测工作。1990年1月起开始执行的传染病四卡、四册登记报告制度。针对本章节内容，请考虑下面几个问题。

1. 你对疾病监测的作用如何看待？
2. 你认为疾病监测系统应该如何评价？
3. 对疾病监测的机制改革，谈谈你的看法？

复习指导

1. 疾病预防控制策略的制定依据包括：①疾病的流行病学特点，比如疾病的分布和自然史；②疾病对社会环境和人群健康的危害程度；③疾病有无特效的防治方法，针对该病的流行目前是否已经取得了成效；④现有资源比如政策、经济、社会参与等对开展疾病的预防控制的支持程度。

2. 初级卫生保健的4项基本内容是：①健康教育和健康促进；②疾病预防和保健服务；③基本治疗；④社区康复。

3. 针对疾病一级预防策略的基本内容包括健康促进和健康保护。

4. 被动监测指下级单位常规上报监测数据和资料，而上级单位被动接收，称为被动监测；主动监测指根据特殊需要，上级单位亲自调查收集或者要求下级单位严格按照规定收集资料。

（武　英）

第24章　传染性疾病的预防与控制

chapter 24

学习要求

学习传染性疾病的预防与控制，知晓传染病流行的3个基本环节、疫源地的概念及流行过程、潜伏期在流行病学调查研究中的重要意义和用途，能够灵活运用传染病学知识进行具体某种传染病的预防与控制。

随着社会、经济的发展和人们生活水平的提高，传染病的发病率和死亡率在逐渐下降，但有些古老的传染病还在严重地危害着人类的健康，一些新传染病不断发生。因此需运用传染病流行病学的理论和方法研究古老的传染病的流行特点，探索新发传染病的流行过程和流行规律，并研究预防和控制传染病的策略和措施，控制传染病在人群中的流行。

第一节　传染病的流行过程

传染病(communicable diseases)在人群中发生流行的过程，即病原体从感染者排出，经过一定的传播途径，侵入易感者机体而形成新的感染，并不断发生、发展的过程。传染病的流行必须具备3个基本环节，即传染源、传播途径和易感人群。3个环节必须同时存在、相互联系，才能构成传染病流行，缺少其中的任何一个环节，新的传染就不会发生，且不可能形成流行。流行过程在人群中无论在时间上和空间上的表现都是错综复杂的，并非是一种纯生物学现象，其过程常常受到社会因素和自然因素的影响。

一、传　染　源

传染源(source of infection)是指体内有病原体生存、繁殖并能排出病原体的人或动物，包括传染病的病人、病原携带者和受感染的动物。

(一)病人

传染病病人是重要的传染源。因病人体内存在大量病原体，某些症状又有利于病原体的排出，如呼吸道传染病的咳嗽、消化道传染病的腹泻等，都会增加易感者的受感染机会。对于某些传染病，如麻疹、水痘无病原携带者，病人是唯一的传染源。病人在其病程的不同阶段，因是否排出病原体及排出病原体的数量和频率不同，作为传染源的意义也不同。

1. 潜伏期　潜伏期(incubation period)指病原体侵入机体至最早出现临床症状的这段时间。不同的传染病其潜伏期长短不一,短至数小时(如细菌性痢疾等),长达数月甚至数年(如狂犬病、艾滋病等)。即使是同一种传染病,其潜伏期也不尽相同,但大多局限于一定的范围。潜伏期的长短可能与进入机体的病原体的数量、毒力、繁殖能力,以及机体的抵抗力等因素有关。有些传染病病人在潜伏期末亦可排出病原体而具有传染性,如麻疹、水痘等。

潜伏期在流行病学调查研究中具有重要意义和用途:①根据潜伏期的长短判断患者受感染的时间,以进一步追查传染源,确定传播途径;②根据潜伏期的长短确定接触者的留验、检疫或医学观察期限;③根据潜伏期的长短确定免疫接种的时间;④根据潜伏期可评价预防措施的效果;⑤潜伏期的长短可影响疾病的流行特征。

2. 临床症状期　临床症状期(clinical stage)指传染病病人出现特异性临床症状和体征的时期。这一时期病原体在病人体内繁殖数量最大,同时病人又具有诸多利于病原体排出的症状,均可使大量病原体排出,因而这一时期的传染性最强。此外,虽然不少处于临床症状期的病人住院隔离,也难以杜绝向外传播的可能,故此期病人作为传染源的意义也最大。

3. 恢复期　恢复期(convalescent period)指病人的临床症状已消失,机体所遭受的损伤处于逐渐恢复的时期。有些传染病(如痢疾、伤寒、乙型肝炎等)在恢复期仍可排出病原体,某些病人排出病原体的时间可能很长,甚至可成为终身传染源如伤寒。因此,不同传染病的恢复期有不同的流行病学意义。

病人排出病原体的整个时期称传染期(communicable period)。传染期是决定传染病病人隔离期限的重要依据,其长短在一定程度上影响疾病的流行特征。传染期短的疾病,续发病例成簇出现;传染期长则续发病例陆续发生,持续时间可能较长。传染期的长短可通过病原学检查和流行病学调查加以判定。

(二)病原携带者

病原携带者(carrier)是指没有任何临床症状但能排出病原体的人。带菌者、带毒者和带虫者统称为病原携带者。病原携带者按其携带状态和临床分期,一般分为3类。

1. 潜伏期病原携带者　潜伏期病原携带者(incubatory carrier)是指潜伏期内携带病原体并可向体外排出病原体的人。只有少数传染病存在这种病原携带者,如麻疹、白喉、痢疾和霍乱等。这类携带者多在潜伏期末可排出病原体。因此,这类传染病如能及时发现并加以控制,对防止疫情的发展与蔓延具有重要意义。

2. 恢复期病原携带者　恢复期病原携带者(convalescent carrier)是指在临床症状消失后,仍能在一定时间内向外排出病原体的人。部分传染病如伤寒、霍乱、白喉、乙型肝炎等存在这种病原携带现象。一般情况下,恢复期病原携带状态持续时间较短,但也有少数人持续时间较长,个别人甚至可延续终身。通常将临床症状消失后3个月内仍可排出病原体的人称为暂时性病原携带者,超过3个月者称为慢性病原携带者。后者往往呈现间隙性排出病原体的现象,因此一般连续3次检查阴性时,才能确定病原携带状态解除。如对这类携带者管理不善,往往可引起疾病的暴发或流行。

3. 健康病原携带者　健康病原携带者(healthy carrier)指未曾患过传染病,但能排出病原体的人。这类携带者在整个感染过程中无明显症状,只有通过实验室检查才能证实。一般健康病原携带者排出病原体的数量较少,时间较短,故认为其作为传染源的流行病学意义不大。但对于那些以隐性感染为主的传染病,如流行性乙型脑炎、流行性脑脊髓膜炎、乙型肝炎等,健康病原携带者为数较多，则是非常重要的传染源。

链接　病原携带者威胁大小的判断

病原携带者作为传染源的意义取决于其排出病原体的数量、持续时间，以及携带者的职业、卫生习惯、生活环境、社会活动范围和防疫措施等。其中以携带者的职业及个人卫生习惯最重要，如在饮食服务行业、供水企业、托幼机构等单位工作的病原携带者对人群的威胁非常严重。

(三)受感染的动物

人类罹患以动物为传染源的疾病统称为动物性传染病，又称人兽共患病。人兽共患病可分为以下 4 类。

1. *以动物为主的人兽共患病*　这类疾病的病原体通常是在动物间传播并延续其后代，只有在一定条件下才能传播给人，也称自然疫源性疾病。此类传染病不会在人间引起人传人的现象，如狂犬病、森林脑炎、人欧利希病、旋毛虫病及钩端螺旋体病等。

2. *以人为主的人兽共患病*　此类人兽共患病的病原体主要靠人延续其种属世代，如人型结核、阿米巴病等。

3. *人兽并重的人兽共患病*　此类人兽共患病人与动物作为传染源的作用并重，并可互为传染源，如血吸虫病等。

4. *真性人兽共患病*　这类病原体的生活史必须在人与动物体内协同完成，缺一不可，如猪绦虫病、牛绦虫病等。

动物作为传染源的意义，主要取决于人与受感染动物接触的机会和密切程度、受感染动物的种类和数量，以及环境中是否有适宜该疾病传播的条件等。此外，与人们的卫生知识水平和生活习惯等因素也有很大关系。

二、传播途径

传播途径(modes of transmission)是指病原体从传染源排出后，侵入新的易感宿主前，在外界环境中所经历的全过程。参与传播病原体的环境因素(媒介物)称为传播因素(传播媒介)。传染病可通过一种或多种途径传播。

(一)水平传播

水平传播(horizontal transmission)是指病原体在外环境中借助于传播因素而实现人与人之间的相互传播。

1. *经空气传播*　经空气传播(airborne transmission)是呼吸系统传染病的主要传播方式，包括飞沫、飞沫核与尘埃 3 种。

经空气传播的传染病的流行特征：①传播广泛，发病率高；②冬春季节高发；③少年、儿童多见；④在未经免疫预防的人群中，发病呈现周期性；⑤居住拥挤和人口密度大的地区高发。

2. *经水传播*　经水传播(waterborne transmission)包括经饮用水传播和接触疫水传播两种方式，一般肠道传染病经此途径传播。水源被污染的情况可由自来水管网破损、污水渗入所致，也可因粪便、污物污染水源所致，生物恐怖主义对饮用水源的故意污染同样值得警惕。

(1)经饮用水传播的传染病的流行特征：①病例分布与供水范围一致，有饮用同一水源史；

②除哺乳婴儿外，无职业、年龄及性别的差异；③如水源经常受污染，则病例长期不断；④停用污染源或采取净化、消毒措施后，暴发或流行即可平息。

(2)经疫水传播的传染病的流行特征：①病人有接触疫水史；②发病有地区、季节、职业分布特点；③大量易感人群进入疫区，可引起暴发或流行；④加强个人防护、对疫水采取措施等可控制疾病的流行。

3. 经食物传播　主要为肠道传染病、某些寄生虫病、少数呼吸系统疾病等。当食物本身含有病原体或受病原体污染时，可引起传染病的传播。受感染的动物食品如果未能杀灭病原体就被食用便可引起感染。1988 年 1—3 月，上海市发生甲肝流行，其原因就是人们生吃或半生吃受甲肝病毒污染的毛蚶。食物是病原微生物生存的良好环境，在其生产、加工、运输、储存及销售的各个环节均可被病原微生物污染，其中以鱼、肉类和乳制品污染最为重要。

经食物传播的传染病的流行特征：①病人有食用相同食物的历史，不进食者不发病；②患者的潜伏期短，一次大量污染可致暴发或流行；③停止供应被污染食物，暴发或流行即可平息。

4. 接触传播　通常分为直接接触传播和间接接触传播两种。

(1)直接接触传播(direct contact transmission)：没有外界因素参与，易感者与传染源直接接触而导致的传播，如性病、狂犬病等的传播。

(2)间接接触传播(indirect contact transmission)：易感者接触了被传染源的排泄物或分泌物污染的日常生活物品，如毛巾、餐具、门把手、电话柄等所造成的传播，故将此种传播方式又称为日常生活接触传播。许多肠道传染病、某些人兽共患病均可通过间接接触传播。

经间接接触传播的传染病的流行特征：①一般很少造成流行，多以散发为主，但可形成家庭及同住者间的传播；②流行过程缓慢，无明显的季节性；③在卫生条件较差的地方及卫生习惯不良的人群中发病较多；④加强对传染源的管理及严格消毒制度后，可减少病例的发生。

5. 经节肢动物传播　经节肢动物传播(arthropod-borne transmission)又称虫媒传播(vector transmission)，是以节肢动物作为传播媒介而造成的感染，包括机械携带和生物性(吸血)传播两种方式。

经节肢动物传播的传染病的流行特征：①有明显的地区性，病例的分布与传播该病的节肢动物的分布地区一致；②多呈季节性分布，发病率升高与节肢动物的活动季节一致；③有职业及年龄分布特点，从事特殊职业的人群发病多，如森林脑炎多见于伐木工人；④ 一般无人与人之间的相互传播。

6. 经土壤传播　经土壤传播指易感人群通过各种方式接触了被病原体污染的土壤所致的传播。经土壤传播的疾病主要是一些肠道寄生虫(蛔虫、钩虫)及能形成芽胞的细菌(破伤风、炭疽)所致的感染。细菌的芽胞在土壤中的传染力可达数十年，若破损的皮肤与之接触即能造成感染。

经土壤传播传染病的意义主要取决于病原体在土壤中的存活时间、人与土壤的接触机会，以及个人的卫生习惯和劳动条件等，如赤脚下地劳动易患钩虫病，有破损的皮肤接触土壤易患破伤风等。

7. 医源性传播　医源性传播指在医疗、预防工作中，由于未能严格执行规章制度和操作规程，人为地造成某些传染病的传播称为医源性传播。医源性传播可分为两类：一是易感者在接受检查或治疗时由污染的器械导致的疾病的传播；二是由于输血或所使用的生物制品和药品遭受污染而造成的传播，如病人在输血时感染乙型肝炎、丙型肝炎或艾滋病等。

(二)垂直传播

垂直传播(vertical transmission)是指病原体通过母体传给子代的传播,或称母婴传播。一般包括经胎盘传播、上行性传播和分娩引起的传播 3 种方式。

1. *经胎盘传播*　受感染的孕妇通过胎盘血液将病原体传给胎儿而引起宫内感染。经胎盘传播的有风疹、乙型肝炎、腮腺炎、麻疹、巨细胞病毒感染及虫媒病毒感染、梅毒等。

2. *上行性传播*　病原体从孕妇的阴道通过宫颈口抵达绒毛膜或胎盘引起宫内感染,如葡萄球菌、链球菌、大肠埃希菌、肺炎球菌及白色念珠菌等。

3. *分娩引起的传播*　胎儿从无菌的羊膜腔穿出而暴露于母亲严重污染的产道内,胎儿的皮肤、呼吸道、肠道均存在受病原体感染的机会。如孕妇产道存在淋球菌、沙眼衣原体及疱疹病毒等疾病的病原体,则有可能导致相应的感染。

各种传染病流行时其传播途径是十分复杂的,一种传染病可同时通过几种途径传播,如细菌性痢疾可经水、食物、媒介节肢动物及接触等多种途径传播。因此,当某种传染病在人群中蔓延时,必须进行深入的流行病学调查才能了解其真正的传播途径,从而采取有针对性的防制措施。

三、人群易感性

人群易感性(herd susceptibility)是指人群作为一个整体对传染病的易感程度。人群易感性高低取决于该人群中易感个体所占的比例。与之相对应的是群体免疫力(herd immunity),即人群作为一个整体对传染病病原体的侵入和传播的抵抗力。人群对某传染病的易感性是动态变化的,要评价易感性的高低,可以从人群中该病既往流行情况、针对该病的预防接种情况及抗体水平检测结果等进行判定。

(一)使人群易感性升高的主要因素

1. *新生儿增加*　生后 6 个月以上的婴儿,由于他们从母体获得的抗体逐渐消失,而自身的获得性免疫尚未形成,因而对许多传染病都是易感的。

2. *易感人口迁入*　流行区的居民,因患病或隐性感染而获得了特异性免疫力,但一旦有大量非流行区居民迁入,因其缺乏相应免疫力,可使流行区人群的易感性升高。

3. *免疫人口免疫力的自然消退*　当人群病后免疫(包括隐性感染)或人工免疫水平随着时间的推移逐渐消退时,人群易感性升高。

4. *免疫人口的迁出或死亡*　免疫人口的迁出或死亡均可使人群易感性相对提高。

5. *病原体发生变异*　包括耐药性变异、抗原性变异、毒力变异。

(二)使人群易感性降低的主要因素

1. *计划免疫*　预防接种可提高人群对传染病的特异性免疫力,是降低人群易感性的最主要因素。按免疫程序有计划地对应免疫人群实施预防接种,可有效地提高特异性免疫力,降低人群易感性。

2. *传染病流行*　一次传染病流行后,大多数易感者因发病或隐性感染而获得免疫力,使整个人群免疫力提高、易感性降低。

3. *隐性感染*　可以增加免疫人口,降低人群易感性。

链接　**人群易感性在传染病流行时的变化**

人群易感性的高低与传染病的流行有密切的关系。当人群中免疫人口比例增加时，则可使传染病的发病率大大降低。这是因为具有免疫力的人除本身不发病外，还能对易感者起到屏障保护作用。当人群免疫人口达到一定比例时，甚至可终止传染病的流行。

四、影响传染病流行过程的因素

传染病在人群中的流行过程依赖于传染源、传播途径及易感人群3个环节的连接和延续，3个环节的连接往往受到自然因素和社会因素的影响和制约，其中社会因素更为重要。

（一）自然因素

自然因素包括地理、气候、土壤、动植物等，它们对传染病流行过程的影响作用较为复杂，其中以地理因素和气候因素的影响较显著。许多传染病，特别是自然疫源性疾病呈现的地区分布及时间分布特点均与这些因素有关。

气候、地理因素主要影响动物传染源，特别是野生动物，对传播途径的影响作用更明显，特别是某些由媒介昆虫传播的传染病，由于气候、地理等因素对媒介昆虫的季节消长、活动能力，以及病原体在媒介昆虫体内生长、发育、繁殖的影响较大，从而影响到传染病的流行特征。如流行性乙型脑炎明显的秋季高发与蚊虫在这个季节繁殖能力强、活动范围广等密切相关，森林脑炎发病的高峰与其传播媒介蜱的活动高峰季节性有关。

气候等自然因素还可通过影响人们的生活习性、机体抵抗力等而导致传染病呈现时间分布特点。如由于冬季气候寒冷，人们在室内活动的机会增多，使流行性感冒、流行性脑脊髓膜炎等呼吸系统传染病的发病率增高，而夏季易发生肠道传染病。

（二）社会因素

社会因素包括人类的一切活动，如人们的卫生习惯、防疫工作、医疗卫生条件、生活和营养条件、居住环境、社会制度、生产活动、职业、卫生文化水平、风俗习惯、宗教信仰、社会的安定或动荡等。近年来新发、再发传染病的流行，很大程度上受到了社会因素的影响。

抗生素和杀虫剂的滥用使病原体和传播媒介的耐药性日益增强。如结核病，目前全球有耐药结核分枝杆菌感染者近1亿。蚊虫对杀虫剂的普遍抗药，严重影响了灭蚊工作，从而加剧了疟疾、登革热、黄热病等的流行。

城市化、人口剧增和流动人口增加促使人类传染病有增无减。城市化造成大量贫民窟的形成，贫穷、营养不良、居住环境差、卫生条件恶劣、缺乏安全饮水和食物，这些都是传染病滋生与发展的温床。

战争、动乱、难民潮和饥荒促进了传染病的传播和蔓延。如鼠疫、霍乱、疟疾、血吸虫病和黑热病广泛流行，每年有千百万人口死亡。

要点提示　①推算潜伏期对传染病的诊断与检疫有重要意义；②传染源是引发传染病的根源之所在，因此控制和消除传染源是控制与消灭传染病的根本措施；③传播途径是传染病传播的通道，切断传播途径是控制与消灭疾病的关键措施；④保护易感人群是控制与消灭传染病的重要措施。

工业化进程的加快造成环境污染和生态环境的恶

化，森林砍伐改变了媒介昆虫的动物宿主的栖息习性，所有这些都可能导致传染病的蔓延和传播。全球旅游业的急剧发展，航运速度的不断增快也有助于传染病的全球性蔓延。

社会因素对传染病的影响作用较大，既可以扩大传染病的流行，也可以阻止传染病的发生、蔓延，甚至消灭传染病。如战争、自然灾害等可使人们的正常生活和卫生条件遭受严重的破坏，人口大量流动，防疫措施难以实施，极易引起传染病的发生与流行；有效而可行的防疫措施的实施，不仅可防止疾病的传播，还可消除其传染性。

第二节　传染病流行过程的相关概念

一、疫源地及流行过程

（一）疫源地的概念

传染源及其排出的病原体向四周播散所能波及的范围称为疫源地(epidemic focus)，即可能发生新病例或新感染的范围。一般将范围较小的或单个传染源所构成的疫源地称为疫点，较大范围的疫源地或若干疫源地连成片时称为疫区，如一个村或几个村、一个居委或一条街道。

形成疫源地的条件包括两方面，即传染源和传播途径的存在。疫情发生时，为了采取有效的防疫措施，查清疫源地的范围和存在的时间是很有必要的。疫源地的范围大小，取决于传染源的存在时间、活动范围、传播途径的特点和周围人群的免疫状况。当传染源活动范围较大时，传播距离较远；当周围易感者比例较高时，疫源地的范围也相应较大。百日咳经呼吸道传播，疫源地为传染病病人周围较小的范围；而疟疾经蚊虫传播，其范围为传染源周围蚊虫飞行的距离，一般以病家为中心、半径 50m 的范围。

（二）疫源地消灭的条件

1. 传染源已被迁移(住院或死亡)或不再排出病原体(痊愈)。

2. 通过各种措施已将传染源排至外环境中的病原体彻底杀灭。

3. 所有的易感接触者经过了该病最长潜伏期未出现新病例或被证明未受感染。

只有具备上述 3 个条件，才能认为该疫源地被消灭，针对疫源地各种防疫措施即可结束。

> **要点提示**　同种传染病在不同条件下的疫源地范围也不同。如麻疹病人只限于家庭内生活，则疫源地范围只限于其家庭；但如果麻疹病人患病后，还去托幼机构，则疫源地的范围就会扩大。

（三）流行过程

任何一个疫源地都是前一个疫源地发展，同时又是形成新疫源地的基础。一系列相互联系、相继发生的疫源地构成了传染病的流行过程(epidemic process)。疫源地是流行过程的基本单位，只有传染源、传播途径及易感人群 3 个环节相互作用、相互连接，才能发生新疫源地，流行过程才能得以延续。因此，及时、有效地消灭疫源地，即可终止流行过程。

二、传染过程及感染谱

（一）传染过程

传染过程(infectious process)是指病原体侵入机体后，与机体相互作用、相互斗争的过程。传染过程是个体现象，也是传染病发生、发展，直至结束的整个的过程。病原体进入机体后的传染过程，可发生各种不同的表现，宿主可保持健康状态，也可成为症状轻重不一的病人、隐性感染者或病原携带者。

(二)感染谱

感染谱(spectrum of infection)是指宿主机体对病原体传染过程反应轻重程度的频率谱。不同的传染病有不同的感染谱，同一种传染病在不同人群中也可能有不同感染谱。归纳概括为以下 3 种类型。

1. *以隐性感染为主* 隐性感染者所占比例较大，只有一小部分感染后有明显的临床表现，重症和死亡病例罕见。此种感染情况流行病学家称之为“冰山”现象，即临床上所能观察到的显性感染病例如同冰山外露于海面上的尖顶部分，而临床上未能观察到的绝大部分感染者如同隐于海平面之下庞大的冰山山体。以隐性感染为主的传染病如流行性脑脊髓膜炎、脊髓灰质炎、乙型脑炎等。隐性感染者，必须借助实验室方法才能发现。

2. *以显性感染为主* 这类传染病的绝大多数感染者有明显的症状和体征，而隐性感染者及重症感染者和死亡病例仅占极少数，如麻疹、水痘等。

3. *大部分感染者以死亡为结局* 这类传染病的大多数感染者呈现严重的临床症状和体征，往往以死亡为结局，如狂犬病、艾滋病等。

在不同的病原体引起的传染过程中，显性与隐性感染的比例不同；同时，由于宿主抵抗力和免疫水平的差异，也可影响临床表现的严重程度。了解一种传染病的感染谱，有助于制定相应的防制对策与措施。从预防措施的实施而言，隔离病人对以隐性感染为主的传染病作用甚微，而对以显性感染为主的传染病较为有效。

问题讨论 SARS 发病主要集中在 2003 年 3—5 月，6 月疫情逐渐平息。截至 8 月 7 日全球累计报告 SARS 病例 8422 例，死亡 916 例，病例分布于各大洲的 32 个国家和地区。中国内地总发病率人数达 5327 例，死亡 349 例，病例分布于 24 个省市。其中北京、广东分别发生 2521 例和 1512 例，占全国总病例数的 75.7%。病例以青壮年为主，20—29 岁病例占 30%，30—60 岁占 55%。病例具有明显职业特点，医务人员所占比例高达 20%。发病无明显性别差异。请你回答下列问题：

1. 应该如何描述 SARS 的流行强度？
2. 为什么 SARS 能够在短时间内在全球传播和流行？
3. 构成 SARS 流行过程的基本条件是什么？

第三节 传染病的预防与控制

传染病肆虐人类的历史已达数千年之久，是对人类危害最大的一类疾病。随着人类社会和医药学科的发展、抗生素和疫苗的应用，使得传染病对人类生存和健康的威胁日益减轻，疾病的防制重点由传染病逐渐向慢性非传染性疾病过渡和转移。然而，近年来，全球传染病发病率又大幅度回升，传染病暴发流行的事件不断，一些被认为早已得到控制的传染病又卷土重来，同时又新发现了数十种传染病。因此，传染病的预防和控制仍是世界各国卫生工作的一个重点。

一、传染源的管理

新修订的《中华人民共和国传染病防治法》于 2013 年 9 月 29 日正式实施，其中规定法定传染病（即发现后应报告给有关机构的传染病）分甲、乙、丙 3 类 37 种。国务院可以根据情况，增加或减少甲类传染病病种，并予公布；国务院卫生行政部门可以根据情况，增加或减少乙类、丙类传染病病种，并予公布；如 SARS 和禽流感。

1. 甲类传染病　鼠疫、霍乱。

2. 乙类传染病　传染性非典型肺炎、艾滋病、病毒性肝炎、脊髓灰质炎、人感染高致病性禽流感、甲型 H_1N_1 流感、麻疹、流行性出血热、狂犬病、流行性乙型脑炎、登革热、炭疽、细菌性和阿米巴性痢疾、肺结核、伤寒和副伤寒、流行性脑脊髓膜炎、百日咳、白喉、新生儿破伤风、猩红热、布鲁菌病、淋病、梅毒、钩端螺旋体病、血吸虫病、疟疾。

3. 丙类传染病　流行性感冒、流行性腮腺炎、风疹、急性出血性结膜炎、麻风病、流行性和地方性斑疹伤寒、黑热病、包虫病、丝虫病，除霍乱、细菌性和阿米巴性痢疾、伤寒和副伤寒以外的感染性腹泻病。

疾病预防控制机构、医疗机构和采供血机构及其执行职务的人员发现法定传染病疫情或者发现其他传染病暴发、流行及突发原因不明的传染病时，应当遵循疫情报告属地管理原则，按照国务院规定的或者国务院卫生行政部门规定的内容、程序、方式和时限报告。

二、传染病的预防与控制策略

传染病是引起人类死亡的主要原因。据 WHO 报告，对人类危害最大的 48 种疾病中有 40 种属于传染病和寄生虫病。为了人民健康，必须根据实际情况制订出预防与控制传染病的策略与措施。

（一）预防为主

预防为主是我国一贯的卫生工作方针。预防为主、群策群力、因地制宜、发展三级预防保健网，采取综合性防治措施是我国多年来与传染病斗争策略的概括。预防为主是防患于未然的集中表现，要加强身体锻炼，提高人们的适应性，采取主动保护措施，增加人们的抗病能力，这些都是增强体质、预防疾病的根本方法。在 21 世纪的今天，由于人类进步及科学技术发展，一些传染病可能被消灭，但新的传染病将会不断出现。人类与病原微生物的斗争是长期的。因此，必须坚持长期不懈的努力，才能战胜传染病。

（二）建立疾病监测系统，加强国际合作

传染病的传播与流行是不分国界的。历史上鼠疫、霍乱、天花和流行性感冒曾多次发生世界性流行。20 世纪 90 年代初孟加拉和印度发生 O_{139} 新型霍乱，在较短时间内扩散到其周围国家。我国发现的首例艾滋病病人为美国来华旅游者。国际间交流频繁、人们的观念和行为改变是传染病在国际间迅速传播和流行的重要因素，因此要加强疾病的监测。WHO 在强化天花免疫计划实施后第 10 年，全球消灭了天花，这可以说是防病、灭病国际合作的范例。所有这些说明，只有加强疾病监测和地区间合作才能有效控制以至根除传染病。

三、传染病的预防与控制措施

(一)经常性的预防措施

1. 加强健康教育　健康教育可通过改变人们的不良卫生习惯和行为来切断传染病的传播途径。健康教育的形式多种多样,可通过大众媒体、专业讲座和各种针对性手段来使不同教育背景的人群获得有关传染病的预防知识,其效果取决于宣传方式与受众的匹配性。

2. 改善卫生条件　保护水源、提供安全饮用水、改善居民的居住环境、加强粪便管理和无害化处理、加强食品卫生监督和管理、加强垃圾的管理等,都有助于从根本上杜绝传染病的发生和传播。

3. 加强人群免疫　免疫预防是控制具有有效疫苗免疫的传染病发生的重要策略。全球消灭天花、脊髓灰质炎活动的基础就是开展全面、有效的人群免疫。实践证明,许多传染病(如麻疹、白喉、百日咳、破伤风、乙型肝炎等)都可通过人群大规模免疫接种来控制流行,或将发病率降至相当低的水平。

4. 国境卫生检疫　国境卫生检疫是检疫的一种,为了防止传染病由国外传入和从国内传出,在一个国家国际通航的港口、机场、陆地边境和国界江河口岸设立国境卫生检疫机关,对进出国境人员、交通工具、货物、行李和邮件等实施医学检查和必要的卫生处理。这种综合性措施称为国境卫生检疫。

5. 制定法律法规　我国已相继颁布了《传染病防治法》《食品卫生法》《生活饮用水卫生标准》等相关法律法规,它们是做好卫生监督、保障人民群众生命健康的有力武器。另外,各单位也制定了一些相关的规章制度,如医疗机构制定的消毒隔离制度、托幼机构预防传染病传播的卫生保健制度等。

(二)免疫预防

1. 预防接种　预防接种(vaccination)是将具有抗原性或抗体性的生物制品接种到人体内,使机体产生对某种传染病的特异性免疫力,从而保护易感人群,预防传染病的发生。预防接种是预防、控制,甚至消灭传染病的重要措施。

2. 预防接种的种类

(1)人工主动免疫:人工主动免疫(artificial active immunity)是将疫苗接种到机体,使之产生特异性免疫,从而预防传染病发生的措施。疫苗是病原微生物或其代谢产物经理化因素处理后,使其失去毒性但保留抗原性所制备的生物制品,包括减毒活疫苗、灭活疫苗、类毒素、重组疫苗和DNA疫苗等。

(2)人工被动免疫:人工被动免疫(artificial passive immunization)是将含特异性抗体的血清或细胞因子等制剂注入机体,使机体被动地获得特异性免疫力而受到保护。主要用于疫情发生时的紧急预防或治疗。此种免疫见效快,但维持时间较短。常用制剂有免疫血清、免疫球蛋白等。

3. 被动-主动免疫　被动-主动免疫(passive-active immunity)兼有被动免疫与主动免疫的优点,使机体在迅速获得特异性抗体的同时,产生持久的免疫力。一般是对高危易感接触者进行,只能用于少数传染病。如同时注射破伤风类毒素和破伤风抗毒素、同时注射白喉类毒素和白喉抗毒素。

4. 计划免疫　计划免疫(planed immunization)是指根据疫情监测和人群免疫状况分析,

按照规定的免疫程序，有计划、有组织地利用疫苗进行预防接种，以提高人群的免疫水平，达到控制乃至最终消灭相应传染病的目的。

扩大国家免疫规划按照“突出重点、分类指导，注重实效、分步实施”的原则实施。全面实施扩大国家免疫规划，继续保持无脊灰状态，消除麻疹，控制乙肝，进一步降低疫苗可预防传染病的发病率为总体目标。

链接　扩大的国家免疫规划工作目标

到 2010 年，乙肝疫苗、卡介苗、脊髓灰质炎疫苗、百白破疫苗、麻疹疫苗适龄儿童接种率以乡为单位达到 90%以上；到 2010 年，流脑疫苗、乙脑疫苗、甲肝疫苗力争在全国范围对适龄儿童普及接种；出血热疫苗目标人群的接种率达到 70%以上；炭疽疫苗、钩体疫苗应急接种目标人群的接种率达到 70%以上。

地方各级卫生行政部门要经常组织对辖区内落实扩大国家免疫规划情况进行督导评估，制订科学的督导评估方案，省、市、县逐级定期开展督导和评估活动，及时发现问题并予以解决，督促指导各项措施落到实处。卫计委将定期对各地免疫规划实施情况进行考核评价。

链接　国家免疫规划疫苗接种的要求变化

在现行全国范围内使用的乙肝疫苗、卡介苗、脊髓灰质炎疫苗、百白破疫苗、麻疹疫苗、白破疫苗 6 种国家免疫规划疫苗基础上，以无细胞百白破疫苗替代百白破疫苗，将甲肝疫苗、流脑疫苗、乙脑疫苗、麻腮风疫苗纳入国家免疫规划，对适龄儿童进行常规接种；在重点地区对重点人群进行出血热疫苗接种；发生炭疽、钩端螺旋体病疫情或发生洪涝灾害可能导致钩端螺旋体病暴发流行时，对重点人群进行炭疽疫苗和钩体疫苗应急接种。

(三)针对传染源的措施

1. 对病人的措施　做到早发现、早诊断、早报告、早隔离、早治疗。病人一经诊断为传染病或可疑传染病者，就应按传染病防治法的规定实行分级管理。只有尽快管理传染源，才能防止传染病在人群中的传播蔓延。

甲类传染病和乙类传染病中的艾滋病、肺炭疽和 SARS 病人必须实施隔离治疗，必要时可请公安部门协助。乙类传染病病人，根据病情可在医院或家中隔离，一般应隔离至临床或实验室证明病人已经痊愈为止。对传染源作用不大的肾综合征出血热、钩端螺旋体病、布鲁杆菌病病人可不必隔离。丙类传染病中的瘤型麻风病人必须经临床和微生物学检查证实痊愈才可恢复工作、学习。

传染病疑似病人必须接受医学检查、随访和隔离等措施，不得拒绝。甲类传染病疑似病人必须在指定场所进行隔离观察、治疗；乙类传染病疑似病人可在医疗机构指导下治疗或隔离治疗。

2. 对病原携带者的措施　对病原携带者应做好登记、管理和随访至病原体检测 2 或 3 次阴性后。从事饮食行业、托幼机构等特殊行业的病原携带者须暂时离开工作岗位，久治不愈的伤寒或病毒性肝炎的病原携带者不得从事威胁性职业。艾滋病、乙型和丙型病毒性肝炎、疟疾病原携带者严禁献血。

3. 对接触者的措施　凡与传染源有过接触并有可能受感染者都应接受检疫。根据传染病潜伏期的长短确定检疫期限，同时根据病种及接触者的免疫状态，采取应急接种、药物预防、医学观察、隔离或留验等不同措施。

4. 对动物传染源的措施　视感染动物对人类的危害程度采取不同的处理措施，对危害大且经济价值不大的动物传染源应予彻底消灭；对危害大的病畜和野生动物予以捕杀、焚烧或深埋；对危害不大且有经济价值的病畜可予以隔离治疗。此外，还要做好家畜和宠物的预防接种和检疫。

(四)针对传播途径的措施

疫情发生后，首先要估计疫源地的范围，对传染源污染的环境，必须采取有效的措施去除和杀灭病原体。不同传染病因传播途径不同，所采取的措施各异。例如，肠道传染病通过粪便污染环境，因此应加强对垃圾、病人排泄物、污水及被污染的物品和周围环境等进行消毒处理，包括预防性消毒和疫源地消毒两大类；呼吸道传染病通过痰和呼出的空气污染环境，因此须采取空气消毒、通风及个人防护(戴口罩)等措施；艾滋病可通过注射器和性活动传播，因此应大力推荐使用安全套、杜绝吸毒和共用注射器；杀虫是防制虫媒传染病传播的有效措施。

(五)针对易感人群的措施

在传染病流行前，主要通过预防接种提高机体免疫力，降低人群对传染病的易感性；在传染病流行过程中，通过药物预防和一些防护措施保护易感人群免受病原体侵袭和感染。

1. 免疫预防　是提高机体免疫水平的一种特异性预防措施，可有效地预防相应传染病，是控制和消灭传染病的重要手段之一。

2. 药物预防　对于某些有特效防治药物的传染病，药物预防也可作为一种应急措施来预防传染病的传播。但是，药物预防作用时间短、效果不巩固，易产生耐药性，因此应用具有较大的局限性。

3. 个人防护　在某些传染病流行的季节，对易感者可采取一定的防护措施，防止其受到感染，对接触传染病的医务人员和实验室工作人员应严格操作规程，配置和使用必要的个人防护用品，如戴口罩、手套、护腿、鞋套等。此外，虫媒传染病流行时应使用防护蚊帐，使用安全套在一定程度上可预防性病和艾滋病的传播。

> **要点提示**　传染病管理制度是依据《传染病防治法》，确保传染性疫情报告的及时性、准确性、完整性和加强传染病的科学管理制定的专业性部门规章制度。要有计划、有针对性地观察病情，及时发现病情变化，为治疗赢得时机，并根据其流行病学特征，采取积极有效的、严格的消毒隔离措施，预防和控制感染扩散。

> **问题讨论**　某幼儿园自2010年11月7—24日，先后有15名儿童出现以发热、头痛和红色皮疹为主的症状，皮疹特点为最初的红皮疹，数小时后变为深红色丘疹，再经数小时后发展为疱疹。少数病例还伴有咳嗽、流涕等。在当地儿童医院治疗后全部治愈。
>
> 1. 病人最可能发生的是何种疾病？
> 2. 该病的三间分布如何？
> 3. 该疾病应采取何种防治措施？

第四节　新时期传染病的流行特点及防制对策

在人类历史上，传染病曾经猖獗流行，给人类生命和健康造成了严重的危害，天花、鼠疫、霍乱、流行性感冒等曾肆虐流行，在相当长的时期内，人类始终在与传染病进行长期的斗争。尽管随着医学科学和社会的进步传染病对人类健康的威胁得到遏制，但是新时期传染病在人群中的传播和流行具有新的特点，已经给人类造成并将继续造成危害。人类又一次处于传染病发生与流行的威胁之中，面临新老传染病的双重威胁，传染病防制形势更为复杂和艰巨，传染病的预防和控制工作任重而道远，仍是目前我国疾病预防和控制的重点之一。

一、新时期传染病的流行特点

20 世纪以来，随着经济社会的快速发展，人们的生活水平、营养状况和卫生条件等得到明显改善，同时，由于人类对传染病预防不断提高及抗菌药物与免疫制剂的应用等，传染病对人类健康的威胁受到了极大的遏制，传染病的发病率、病死率均已得到明显下降，许多重大传染病已经得到有效控制，1980 年世界卫生组织宣布在世界范围内消灭了天花。然而不容忽视的是，近些年来全球传染病发病率大幅度回升，流行、暴发事件不断发生。一方面，一些被认为早已得到控制的传染病死灰复燃，重新对人类构成威胁，如结核病、霍乱、白喉、疟疾等；另一方面，又不断出现或发现新的传染病，新时期传染病的防治工作遇到了新的问题和挑战。

由于抗菌药物的大量应用和病原体变异（如疟疾、登革热、结核、霍乱、流感）等原因，病原体对许多抗菌药物产生耐药性。如结核病自 20 世纪 70 年代以来出现再度肆虐，1993 年世界卫生组织宣布“全球进入结核病紧急状态”，目前全球约有 1/3 的人感染了结核分枝杆菌。2006 年我国结核病发病率为 86.23/10 万，位于法定传染病发病率第 2 位，病死率为 0.26/10 万，位于法定传染病病死率之首。2010 年全国第五次结核病流行病学抽样调查结果表明，中国 15 岁以上人群传染性肺结核患病率为 66/10 万，较 2000 年的 169/10 万下降了 60.1%，但防治形势仍较严重。病原体基因发生突变，使病原体抗原性、毒力等发生改变，疫苗防治效果下降，出现传染病大流行，如 2009 年世界范围内甲型 H_1N_1 流感的大流行。

由于人们的生活方式改变，以及人类的各种行为导致气候恶化，环境因素发生改变（开垦荒地、砍伐森林引起流行性出血热的发生和扩散，气候变暖导致媒介昆虫超常繁殖，引起登革热和疟疾流行），新的、更具传染性和致病性的病原体不断出现，近 40 年来人类新发现的传染病已 40 余种，其中一些已经给人类造成巨大灾难和恐慌，如传染性非典型肺炎（SARS）、艾滋病。加之随着社会的交往、经济的交流和交通运输业的快速发展，使得人员流动频繁，流动范围、流动速度大大提高，同时色情服务及多性伴侣、食品工业化及机械化生产的加温不足和（或）消毒不严等，这些人类社会行为的改变助长了传染病的传播。与此同时，社会和公众对传染病防制工作的需求也在不断提高，使得传染病防制工作面临更大的困难。

二、新时期传染病的防制对策

（一）预防为主，全社会参与

“预防为主”一直是我国卫生工作方针的内容之一。在开展防制工作时，具体的措施包括加强人群免疫、改善卫生条件及加强健康教育等。医务人员和医疗卫生单位是传染病防治工作的必然责任者。随着传染病流行出现的新问题，单纯医学预防力不从心，必须向社会预防转变，社会各界包括政府其他部门，非政府组织、社区及其居民等都有义务和责任加入到传染病防治工作中。

（二）建立完善的传染病预防控制机制

1. 加强传染病监测　传染病监测是传染病预防控制的重要策略之一，其监测内容包括传染病发病、死亡、病原体型别和特性、媒介昆虫和动物生态流行病学、人群免疫水平及人口学资料等，可开展对流行因素和流行规律研究，以及评价防疫措施效果等。我国传染病监测包括常规报告和哨点监测，覆盖了甲、乙、丙3类共39种法定传染病。

2. 建立传染病预警制度　我国已建立传染病预警制度，通过及时发现传染病发生、流行的危险因素，对传染病流行趋势进行预测、预警，将预防措施向传染病发病前延伸，并完善了传染病疫情报告、通报和公布制度。国务院卫生行政部门和省、自治区、直辖市人民政府根据传病发生、流行趋势的预测，及时发出传染病预警，根据情况予以公布。县级以上地方人民政府应当制定传染病预防、控制预案，并报上一级人民政府备案。

3. 建立健全公共卫生体系　要建立健全完善的公共卫生体系，包括疾病预防控制体系、卫生监督体系、信息情报系统和决策机制、突发公共卫生事件快速反应机制和公共卫生治疗救助机制等。2004年修订的《中华人民共和国传染病防治法》明确规定了我国疾病预防控制机构、医疗机构及政府部门在发现传染病疫情、实施防控措施的责任。

4. 加强传染病的科学研究　要从病原体变化规律、耐药机制、疫苗研发与更新、新时期传染病流行规律、传染病快速诊断与检测方法等方面，开展综合研究，提高对传染病科学管理的整体水平。

5. 加强国境卫生检疫　《中华人民共和国国境卫生检疫法》规定，入境、出境人员与交通工具和集装箱，以及可能传播检疫传染病的行李、货物、邮包等，均应按规定接受检疫，经卫生检疫机关许可，方准入境或者出境。卫生检疫机关发现正在患检疫传染病、已经感染检疫传染病或者已经处于检疫传染病潜伏期的人时，应当立即将其隔离，防止任何人遭受感染。卫生检疫机关发现接触过检疫传染病的感染环境，并且可能传播检疫传染病的人时，可以从该人员离开感染环境的时候算起，实施不超过该传染病最长潜伏期的就地留验，以及其他卫生处理。

6. 注重科学决策与科学防制　在传染病防制决策与效益和效果的评价方面，全面系统科学地引入循证医学，注重开展循证决策和循证评价。

根据新时期传染病的流行特点，要以治理生活环境为重点，以爱国卫生运动为载体，动员全社会参与，积极开展健康教育活动，提高自我保护意识，增强全民预防传染病的能力，积极做好传染病监测和计划免疫工作，充分认识传染病防制的长期性、复杂性和艰巨性，努力做好传染病的预防和控制工作。

复习指导

1. 传染病的流行必须具备3个基本环节，即传染源、传播途径和易感人群。
2. 传染源包括传染病的病人、病原携带者和受感染的动物。
3. 形成疫源地的条件包括两方面，即传染源和传播途径的存在。
4. 病原携带者作为传染源的意义取决于其排出病原体的数量、持续时间，以及携带者的职业、卫生习惯、生活环境、社会活动范围和防疫措施等。

5. 影响传染病流行的因素包括自然因素和社会因素。

6. 传染病的预防与控制措施包括针对传染源、传播途径及易感人群的预防。

7. 新时期传染病的防制对策包括预防为主，全社会参与和建立完善的传染病预防控制机制（加强传染病监测、建立传染病预警制度、建立健全公共卫生体系、加强传染病的科学研究、加强国境卫生检疫和注重科学决策与科学防制等）。

（赵丹丹）

第25章 突发公共卫生事件

chapter 25

学习要求

学习有关突发公共卫生事件的基本内容，针对一些突发公共卫生事件能够判定事件性质、分析发生原因和危险因素、识别高危人群和提出相应的处理措施。

突发公共卫生事件是威胁人类生命健康、社会安全和造成重大社会经济负担的重要公共卫生问题。随着全球人口的不断增长和资源的逐渐耗竭，突发公共卫生事件的危害日益突出。应对突发公共卫生事件已成为21世纪人类与自然、社会斗争的重要组成部分。

第一节　突发公共卫生事件概述

一、突发事件

(一)定义

突发事件(emergency events)又称为“紧急事件”“非常状态”等。突发事件可被广义地理解为突然发生的事件。按照2007年8月30日通过的《中华人民共和国突发事件应对法》，突发事件被定义为突然发生，造成或者可能造成严重社会危害，需要采取应急处置措施予以应对的自然灾害、事故灾难、公共卫生事件和社会安全事件。突发事件可由自然因素、社会因素或人为因素引起。

(二)分类

根据《中华人民共和国突发事件应对法》，突发事件主要分为以下4类。

1. 自然灾害　由自然因素引起，如洪涝、干旱、地震、台风、泥石流等。

2. 事故灾难　如火灾事故、交通事故、劳动安全事故(矿山事故和建筑施工事故等)、桥梁突发事故、城市公共供水和排水突发事件、重大电力突发事件、燃气事故、地下管线事故、环境污染与生态破坏、核事件与放射性污染等。

3. 社会安全事件　如经济安全事件(经济危机、金融危机、粮食危机等)；重大群体事件(公共场所滋事、民族宗教群体性事件等)；重大刑事案件；重大社会活动等。

4. 公共卫生事件　如重大传染病疫情(SARS、流行性感冒、霍乱等)；重大动植物疫情(禽流感、口蹄疫等)；食品安全与职业危害；群体性不明原因疾病；其他严重影响公众健康和生命安全的事件。

以上各类突发事件之间相互影响、相互交叉，而且不同类型的突发事件是可以相互转化的。例如，地震、洪涝灾害、重大事故都会衍生防疫问题，自然灾害、事故灾难、公共卫生事件都会诱发社会稳定问题。

二、突发公共卫生事件的概念

突发公共卫生事件(emergency public health events)是突发事件的一种，我国 2003 年 5 月国务院颁布的《突发公共卫生事件应急条例》将其定义为：突然发生、造成或可能造成社会公众健康严重损害的重大传染病疫情、群体性不明原因疾病、重大食物和职业中毒及其他影响公众健康的事件。突发公共卫生事件强调的是一种紧急状态，即一种特别的、迫在眉睫的危机或危险局势，对群体的健康和正常的社会生活构成了现实的威胁。

链接　**突发公共卫生事件的 3 个阶段**

突发公共卫生事件的发生大体上可以分为 3 个阶段。18 世纪末到 20 世纪 40 年代，这一阶段以煤为主要能源，产生大量煤烟尘和二氧化硫等造成突发环境污染事件。20 世纪 50 年代至 70 年代，这一阶段石油及其产品的广泛应用，造成严重的有机化学污染事件；汽车尾气引起的光化学烟雾造成大气污染事件。20 世纪 80 年代至今，这一阶段出现了许多新的公共卫生突发事件，主要包括各类食品污染和中毒事件、新发传染病和重新出现的传染病、核污染和生物恐怖事件等。

三、突发公共卫生事件的特征

1. 突发性和意外性　突发公共卫生事件发生突然，较难预测事件发生的时间、地点，有的甚至不可预测。

2. 表现呈多样性　引起公共卫生事件的因素多种多样，如自然灾害、生物因素、食品安全事件、各种事故灾难等，因此表现形式呈多样化。

3. 群体性　突发公共卫生事件危害的不是特定的人，而是不特定的群体。它往往关系到个体、社区和社会等各种主体，其影响和涉及的主体具有群体性和社会性。随着经济全球化，有些事件在空间上波及的范围越来越广，不仅跨多个地区和国家，而且影响也是全球性的。

4. 处理的复杂性　突发公共卫生事件在不同情景中的表现形式各具特色，而同类事件的表现形式也千差万别，现场抢救、控制和医学救治等处理也难用同样的模式来规定；更因为事件处理常常涉及多个部门、多个系统，要在政府的领导下进行综合协调处理。

5. 危害的严重性　由于突发公共卫生事件发生后涉及面广，损失巨大，可对公众健康和生命安全、身心健康、社会经济发展、生态环境等造成严重危害，往往会引起社会的极大关注和惊恐不安。

6. 影响的深远性　虽然突发公共卫生事件发生突然，一般持续时间不长，但是后果严重，影响深远。往往对公众的心理和社会生活产生长期的负面效应。如 1986 年发生的苏联切尔诺贝利核电站的核燃料泄漏事故，其造成的危害直至现在仍未消除，有关专家预测该事故的影响将延续100年。

四、突发公共卫生事件的分类

根据突发公共卫生事件的定义，可将突发公共卫生事件分为4类。

（一）重大传染病疫情

重大传染病疫情指某种传染病在短时间内发生、波及范围广泛，出现大量的病人或死亡病例，其发病率远远超过常年的发病率水平。例如，从2002年11月到2003年8月，SARS疫情在世界范围内全面暴发，导致全球发病8422例，死亡916例；2009年4月在墨西哥、美国暴发的甲型H_1N_1流感，在全球大规模流行，直至2010年8月10日才宣布甲型H_1N_1流感大流行结束；2011年4月在德国暴发的肠出血性大肠埃希菌O_{104}：H_4疫情，至2011年6月6日已导致欧洲2333人发病，22人死亡。

（二）群体性不明原因疾病

群体性不明原因疾病指在一定时间内，某个相对集中的区域内同时或者相继出现具有共同临床表现的多个患者，且病例不断增加、范围不断扩大，又暂时不能明确原因的疾病。“原因不明”只是暂时的现象，随着调查研究的不断深入，一些“原因不明”疾病可以被揭示出致病的真正原因。例如，2002年的传染性非典型肺炎疫情发生之初便是群体性不明原因疾病，后来才被证实其病原体是一种变异的冠状病毒。2005年6月，四川省发生不明原因疾病疫情，病例具有高热、畏寒和瘀点、瘀斑等症状和体征；7月22日，卫生部首次公布此次不明原因疾病疫情；7月25日，此次疫情查明为人感染猪链球菌病。

（三）重大食物和职业中毒事件

重大食物和职业中毒事件指由于食物污染和职业危害的原因而导致的人数众多或者伤亡较重的中毒事件。

1. *食物中毒*　食物中毒指人摄入了含有生物性、化学性有毒有害物质的食品或把有毒有害物质当做食物摄入后所出现的非传染性急性或亚急性疾病，属于食源性疾病的范畴。常见的食物中毒有细菌性食物中毒、真菌毒素食物中毒、有毒动植物食物中毒、化学性食物中毒。

2. *职业中毒*　职业中毒(occupational poisoning)是指在任何生产过程中使用和产生有毒化学物质而引起的中毒。突发职业中毒是指在使用和生产有毒化学物质时引起的急性职业中毒。此类中毒在时间、空间、地点上具有明显的突发性；在发生的人数上具有群体性；对生产、生活和国民经济具有直接或间接的破坏性。职业中毒包括金属与类金属中毒、刺激性气体中毒、窒息性气体中毒、有机溶剂中毒、高分子化合物中毒、农药中毒等。

（四）其他严重影响公众健康的事件

包括自然灾害、事故灾难、突发社会安全事件可能产生的疾病、疫情；核辐射、核泄漏事件，放射性污染和辐照；重大环境污染事件（如生活饮用水污染事故）；预防接种后出现群体性异常反应等。

五、突发公共卫生事件的分级

根据突发公共卫生事件的性质、危害程度、涉及范围，突发公共卫生事件可以划分为4级：特别重大（一级）、重大（二级）、较大（三级）和一般（四级），并依次用红色、橙色、黄色、蓝色进行预警标识。

(一)特别重大(一级)突发公共卫生事件

1. 肺鼠疫、肺炭疽在大、中城市发生,并有扩散趋势,或肺鼠疫、肺炭疽疫情波及两个以上省份,并有进一步扩散趋势。

2. 发生传染性非典型肺炎、人感染高致病性禽流感病例,并有扩散趋势。

3. 涉及多个省份的群体性不明原因疾病,并有扩散趋势。

4. 发生新传染病或我国尚未发现的传染病发生或传入,并有扩散趋势,或发现我国已消灭的传染病重新流行。

5. 发生烈性病菌株、毒株、致病因子等丢失事件。

6. 周边及与我国通航的国家和地区发生特大传染病疫情,并出现输入性病例,严重危及我国公共卫生安全的事件。

7. 国务院卫生行政部门认定的其他特别重大突发公共卫生事件。

(二)重大(二级)突发公共卫生事件

1. 在一个县(市)行政区域内,一个平均潜伏期内(6d)发生 5 例以上肺鼠疫、肺炭疽病例,或者相关联的疫情波及两个以上县(市)。

2. 发生传染性非典型肺炎、人感染高致病性禽流感疑似病例。

3. 腺鼠疫发生流行,在一个市(地)行政区域内,一个平均潜伏期内多点连续发病 20 例以上,或流行范围波及两个以上市(地)。

4. 霍乱在一个市(地)行政区域内流行,1 周内发病 30 例以上,或波及两个以上市(地),有扩散趋势。

5. 乙类、丙类传染病波及两个以上县(市),1 周内发病水平超过前 5 年同期平均发病水平两倍以上。

6. 我国尚未发现的传染病发生或传入,尚未造成扩散。

7. 发生群体性不明原因疾病,扩散到县(市)以外的地区。

8. 发生重大医源性感染事件。

9. 预防接种或群体预防性服药出现人员死亡。

10. 一次食物中毒人数超过 100 人并出现死亡病例,或出现 10 例以上死亡病例。

11. 一次发生急性职业中毒 50 人以上,或死亡 5 人以上。

12. 境内外隐匿运输、邮寄烈性生物病原体、生物毒素造成我境内人员感染或死亡的。

13. 省级以上人民政府卫生行政部门认定的其他重大突发公共卫生事件。

(三)较大(三级)突发公共卫生事件

1. 发生肺鼠疫、肺炭疽病例,一个平均潜伏期内病例数未超过 5 例,流行范围在一个县(市)行政区域内。

2. 腺鼠疫发生流行,在一个县(市)行政区域内,一个平均潜伏期内连续发病 10 例以上,或波及两个以上县(市)。

3. 霍乱在一个县(市)行政区域内,1 周内发病 10～29 例,或波及两个以上县(市),或市(地)级以上城市的市区首次发生。

4.1 周内在一个县(市)行政区域内,乙、丙类传染病发病水平超过前 5 年同期平均发病水平 1 倍以上。

5. 一个县(市)行政区域内发现群体性不明原因疾病。

6. 一次性食物中毒 100 人，或出现死亡病例。

7. 预防接种或群体预防性服药出现群体心因性反应或不良反应。

8. 一次发生急性职业中毒 10～49 人，或死亡 4 人以下。

9. 市（地）级以上人民政府卫生行政部门认定的其他较大突发公共卫生事件。

（四）一般（四级）突发公共卫生事件

1. 肺鼠疫在一个县（市）行政区域内发生，一个平均潜伏期内病例数未超过 10 例。

2. 霍乱在一个县（市）行政区域内，1 周内发病 9 例以下。

3. 一次食物中毒人数 30～99 人，未出现死亡病例。

4. 一次性发生急性职业中毒 9 人以下，未出现死亡病例。

5. 县级以上人民政府卫生行政部门认定的其他一般突发公共卫生事件。

一般突发公共卫生事件由地市级卫生行政部门会同县级卫生行政部门组织突发公共卫生事件专家咨询委员会进行评估判定；较大突发公共卫生事件由省级卫生行政部门会同地市级卫生行政部门组织突发公共卫生事件专家咨询委员会进行评估判定；重大突发公共卫生事件由国务院卫生行政部门会同省级卫生行政部门组织突发公共卫生事件专家咨询委员会进行评估判定；特别重大突发公共卫生事件由国务院卫生行政部门组织国家级突发公共卫生事件专家咨询委员会进行评估判定。

为及时、有效预警，应对突发公共卫生事件，各省、自治区、直辖市人民政府行政部门可结合本行政区域突发公共卫生事件实际情况、应对能力等，对较大和一般突发公共卫生事件的分级标准进行补充和调整，各地区修改后的分级标准要报本省、自治区、直辖市人民政府和国务院卫生行政部门备案。国务院卫生行政部门可根据情况变化和实际工作需要，对特别重大和重大突发公共卫生事件的分级标准进行补充和调整，报国务院备案并抄送各省、自治区、直辖市人民政府。

六、处理原则与应急处理

（一）处理原则

1. *预防为主，常备不懈*　预防为主是我国卫生工作的基本方针。在突发公共卫生事件的预防中，主要是提高突发公共卫生事件发生的全社会防范意识，落实各项防范措施，有针对性地制定应急处理预案，对各种可能引发突发公共卫生事件的情况进行及时分析、预警、报告，做到早发现、早报告、早处理，有效应对和处理各种突发事件。

2. *统一领导，分级负责*　在突发公共卫生事件应急处理的各项工作中，必须坚持由各级人民政府统一领导，成立应急指挥部，对处理工作实行统一指挥。各有关部门在应急指挥部的领导下，根据部署和分工，开展各项应急处理工作。

3. *反应及时，措施果断*　反应及时，措施果断是有效控制突发公共卫生事件事态的前提。在突发公共卫生事件发生后，有关人民政府及其有关部门应当及时做出反应，决定是否启动应急预案，及时搜集、报告疫情，组织调查，积极开展救治工作，提出处理建议，有效控制事态发展。

4. *依靠科学，加强合作*　处理突发公共卫生事件要尊重科学、依靠科学，开展防治突发公共卫生事件相关科学研究。各有关部门、学校、科研单位等要通力合作，实现资源共享。

(二)应急处理

发生突发公共卫生事件后，应立即成立各级卫生应急救援组织领导机构，并启动和执行应急预案。

1. 现场调查　现场调查是指针对疾病暴发或流行等突发公共卫生事件所开展的流行病学或卫生学调查。现场调查的根本目的是为了尽快明确病因(包括传染源、传播途径、高危人群及主要危险因素)，以便及时采取针对性的措施、控制事件危害的进一步发展。

现场调查一般先用描述性流行病学研究掌握疾病的三间分布、确定高危人群和提供病因线索以建立病因假设，再用分析流行病学方法验证病因假设、研究疾病自然史和评价干预措施的效果。有时需要用实验流行病学方法来验证病因假设和评价干预措施的效果。

现场调查主要包括组织准备、核实病例诊断、确定暴发或流行的存在、病例定义、核实病例数、描述性“三间分布”、建立假设并验证假设、完善现场调查、采取控制措施和总结报告等步骤(见第 8 章第三节)。

2. 相关信息的收集和报告　发生突发公共卫生事件时，应及时收集事件相关信息，实行卫生应急信息日报告制度，将收集的疫情、病情等突发公共卫生事件相关信息和卫生应急工作开展情况在规定的时间内报告上级卫生行政部门和当地人民政府。同时要加强与有关部门的信息沟通，及时通报相关信息。

3. 现场卫生学评价　突发公共卫生事件发生后，对人群的身体健康和生命安全构成了严重的威胁，开展对人群和环境的卫生学评估，是有针对性开展各项预防控制措施的前提和关键。卫生学评估包括早期的应急现场快速卫生评估、中期的跟踪评估及事件结束后的终期评估。

(1)评价目的：掌握突发公共卫生事件发生后当地卫生学状况，为政府和卫生行政部门的决策提供科学依据，保证当地群众尽快恢复生活和生产秩序。

(2)评价对象和内容：对突发公共卫生事件可能波及的场所，均应开展卫生学评价，包括学校、医院、工厂和生活场所等。重点评价各场所卫生质量是否符合卫生标准和卫生要求。对污染源接触的物品进行生物学、物理学和化学指标卫生质量评价；对传染病病原体进行病原学检测与鉴定；对污染源的潜在危害和其他危害进行评价等。

(3)资料收集：明确卫生学评价目的以后，应首先设计调查计划，确定调查内容和指标。调查的内容包括：当地组织管理工作、卫生信息背景、人口学资料、发病和死亡资料、卫生服务和设施、食物和饮水、卫生状况、居住和其他生活必需品情况等。

(4)评价报告：评价工作结束后，应综合现场流行病学调查、实验室检测、健康危害因素评估和健康检查等资料，进行分析并形成总结报告。报告的内容应包括评价依据、评价标准、评价方法、符合标准和要求的情况、存在问题、处理建议等。

4. 传染病防控　发生传染病疫情后，医疗卫生机构要加强灾区传染病疫情监测工作，实行相关传染病疫情日报告和零报告制度。并根据可能发生的传染病疫情风险及时开展健康教育、预防性服药等工作。一旦发生传染病疫情，疾病预防控制中心开展核实诊断、现场流行病学调查、标本采集和检测、疫情控制等工作。重点防控工作包括如下几个方面。

(1)病人隔离与疫区划分：对传染病病人和疑似病人必须隔离治疗；对于甲类和部分乙类传染病的密切接触者必须隔离观察；其他传染病的直接接触者进行健康隔离或随访观察。在疫情发生地，应根据疫情可能波及的范围划定疫点、疫区，必要时依法报请政府对疫区实施封锁管制。

(2)疫源地消毒:疫点、留验点消毒工作按照卫生部《消毒技术规范》,对室内空气、地面、墙壁、餐具、病人排泄物和呕吐物、厕所、污水、垃圾、衣物和其他物品进行消毒。

(3)病媒生物控制:要先对不同场所媒介种群及密度进行调查,以便进行灭蚊、灭蝇、灭鼠等效果评价,及时采取更有效的杀灭措施。

(4)个人防护:应根据疾病的严重程度、传播机制实现的难易程度和暴露的危害程度分别采取基本防护、加强防护和严密防护的方法。基本防护的用品有工作服、工作裤、工作鞋、工作帽和医用防护口罩。加强防护的用品有隔离服、医用防护口罩、帽子、手套,必要时使用防护镜或面罩、鞋套。严密防护的用品有在加强防护的基础上增加使用正压面罩或全面型呼吸防护器。

5. 其他处置

(1)医疗救治:突发公共卫生事件发生后,最主要和最紧迫的任务就是进行及时的医疗救治。对于传染病的暴发,应组织专门的救护力量,设置定点医院集中收治病人。对确诊病例和疑似病例要分别采取不同的治疗和管理措施。对于自然灾害等突发事件造成的公共卫生问题,参与医疗救援的医疗机构和人员要以最快速度赶赴灾区,开展现场医疗急救、伤病员转运和院内救治等工作,在人群聚集的地点设立临时医疗点,组织医疗队开展巡回医疗服务,确保伤病员和抢险工作人员得到及时有效救治。

(2)食品、饮用水卫生措施:加强食品、饮用水和公共场所卫生监督监测工作,依法对饮用水供水单位供水活动和公共场所卫生实施监管。协调各有关部门加强食品安全监督检查,指导临时安置点集中配餐的食品卫生和饮用水卫生工作,防止食物中毒、介水传染病等发生。

> **要点提示**　① 突发事件包括两方面:事件发生、发展的速度很快,出乎意料;事件难以应对,必须采取特殊方法来处理。②必须熟记如下概念:突发公共卫生事件的概念、特征及其分类、分级,突发公共卫生事件的处理原则与应急处理措施。

(3)环境卫生处理:及时处理垃圾、粪便,指导做好人畜尸体的无害化处理工作,对住房、公共场所和安置点及时采取消毒、杀虫和灭鼠等卫生措施。

(4)卫生知识宣传和风险沟通:充分利用各种宣传手段和传播媒介,有针对性地开展自救、互救及卫生防病科普知识宣传。向媒体和公众做好突发公共卫生事件风险沟通工作。

(5)心理援助:根据实际需要,组织专业人员开展心理疏导和心理危机干预工作,消除民众心理焦虑、恐慌等负面情绪。同时,根据需要安排心理医生对高危人群进行心理干预。我国在汶川地震、玉树地震、温州动车追尾等重大突发事件中,均有心理专家进行心理干预工作。

6. 善后处理　突发公共卫生事件应急反应结束后,根据事件的性质及工作需要,参与事件处置的医疗卫生机构和政府有关职能部门,应及时在本地人民政府的领导下,组织有关人员对突发公共卫生事件的处理情况进行评估,并完成责任追究、奖励、抚恤和补助、征用物资、劳务的补偿等善后处理工作。

> **问题讨论**　针对某种原因不明的疾病,假如派你去现场进行处理疫情,你准备首先做哪些工作,组织哪些专业的专家前往现场?

第二节　急性化学性中毒事件

一、概　　念

急性化学性中毒事件是指一种或多种有毒化学物质释放，短时间内污染环境和损害人体健康，引起机体中毒病变、损伤、残疾或死亡的意外事件，也可称为突发化学性中毒事件。急性化学性中毒主要是指窒息性气体、刺激性气体、麻醉性毒物、神经性毒物等引起的急性中毒。

链接　**化学有毒有害物对人类威胁日益加重**

随着生产的发展和科学技术的进步，人们接触化学物品的机会和品种日益增加。目前，常见于工农业生产和生活中的化学物品至少有六七万种。这样，在生产、运输和使用化学品过程中，会有多种因素导致化学品有毒有害物逸散，造成人员急性中毒事件的发生。有资料显示，全世界每年要发生 200 多起较严重的灾害性急性化学性中毒事件，给人类的生命安全和赖以生存的大自然生态平衡带来极大的危害。

二、类　　型

(一)突发刺激性气体中毒

刺激性气体(irritant gases)是指对眼、呼吸道黏膜和皮肤具有刺激作用的一类有害气体。常见的有氯、氨、氮氧化合物、光气、氟化氢、二氧化硫、三氧化硫、硫酸二甲酯等。不论是在生产过程中，还是在生活环境中，接触刺激性气体的机会都非常多。刺激性气体是化工制药工业主要中毒病因和死因之一，也常因泄露造成附近居民集体中毒。

(二)突发窒息性气体中毒

窒息性气体(asphyxiating gases)是指经吸入而直接引起窒息作用的气体，可分为单纯窒息性气体(如氮气、甲烷、二氧化碳、水蒸气等)和化学窒息性气体(如一氧化碳、氰化物、硫化氢等)。化学窒息性气体是指能对血液或组织产生特殊的化学作用，使血液运送氧的能力或组织利用氧的能力发生障碍，引起组织缺氧或细胞内窒息的气体。

(三)突发麻醉性毒物中毒

麻醉性毒物是指对中枢神经系统有麻醉作用的一类有机溶剂，此类物质可以通过呼吸道和皮肤进入机体，引起急性中毒。常见的有机溶剂有苯、甲苯、二甲苯、二氯乙烷等。突发性中毒大多由于吸入高浓度有机溶剂蒸气或意外事故造成。

(四)突发神经性毒物中毒

神经性毒物是指经接触后产生相应的神经系统功能紊乱的一类高分子化合物。常见的是有机磷农药等。在有机磷农药的生产、使用和运输过程中均可能接触到有机磷农药而发生中毒。此外，误服、误用常导致严重中毒。

三、原　　因

可以引起急性化学性中毒的主要原因有以下几个方面。

1. 生产场所狭窄，自然通风不良，通风排毒或事故通风系统不完善，个人防护用品缺乏。

2. 由于生产设备陈旧、腐蚀或违章操作等原因，使工业毒物大量逸散或溢洒。

3. 生产管理混乱和违章操作引起爆炸或冒料等。

4. 在存储、搬运、运输和使用化学毒物时，因容器颠簸碰撞或摔落或包装破损，导致化学毒物泄漏，以及操作人员缺乏安全防毒知识等原因。

5. 农药在生产和使用过程中管理和防护不足。

6. 在自然灾害突然袭击下，厂矿企业生产设备、防毒设备等遭受损坏，使大量工业化学毒物外溢。

7. 生活中因使用化学品不当，以及缺乏应用常识而发生的中毒，如一氧化碳中毒等。

四、处理原则与应急处理

(一)突发急性化学性中毒事件的处理原则

1. 立即停止导致中毒的生产作业，对现场实行防止毒物扩散的应急措施，封存未被使用的毒物，清理控制现场，防止事态扩大恶化。

> **要点提示** 急性化学性中毒的类型主要有窒息性气体中毒、刺激性气体中毒、麻醉性毒物、神经性毒物中毒等。

2. 迅速撤离有关生产人员，对中毒人员进行诊断和救治，并对遭受或可能遭受中毒危害的人员进行健康体检和医学观察。

3. 组织对现场的勘察和取证，包括现场毒物的采样分析、有关事故人员的询问笔录，以判明中毒原因和影响范围。

4. 向有关政府部门提交事件调查报告和进一步处理的建议。

(二)应急处理

1. 现场调查　急性化学性中毒的现场调查工作主要开展一些调查工作，如一般情况调查(包括事故点的调查及周围受影响的调查)、接触史的调查，工艺生产过程、中毒经过和原因的调查及防护情况的调查等。

2. 现场抢救　发生急性化学性中毒后，应立即开展现场抢救工作，尽快使中毒者脱离接触，进入空气新鲜地带，保持呼吸通畅，患者的衣物、皮肤已被污染时，须将衣服迅速脱下，用温水或肥皂水冲洗，严重病人应立即送医院进行抢救，如出现休克、呼吸表浅或停止、心脏停搏等要立即进行紧急抢救。卫生行政部门应协助各级职业病防治机构和医疗卫生机构做好急性化学性中毒的现场抢救、诊断、治疗工作。

3. 现场监测　为及时了解发生急性化学性中毒的原因，为职业中毒的诊断提供依据，要进行现场监测工作，对中毒现场的空气及可能造成中毒的水或物质进行必要的现场快速监测，不能进行现场快速测定的项目，现场采样后，应及时送有关监测检验中心进行化验分析。对中毒现场已被破坏或已遭改变的，必要时须进行模拟测试，但一定要确保安全。

(三)综合分析

1. 调查总结报告　急性化学性中毒现场调查工作结束后，要及时做好中毒的现场调查总结，对中毒发生的时间、单位名称、单位性质、中毒地点、中毒人数、有无死亡等基本情况和发生中毒的物质、中毒经过、中毒原因分析、现场监测情况、中毒诊断、预防和处理措施等情况要进行概括总结，并提出预防和改进建议，采取必要的控制措施，资料要做好整理归档工作。重大的急性化学性中毒事件的调查报告，须在完成调查工作后 5d 内上报中国疾病预防控制中心及省、市卫生行政部门。

2. 卫生监督文书　卫生行政部门在进行急性化学性中毒现场调查、处理的同时，应根据卫生监督工作规范要求，做好有关的卫生监督、处罚法律文书，如“现场检查笔录”“卫生监督意见书”等，对存在有违反法律法规严重事实的，要依据有关法律、法规等进行查处。

问题讨论　如果你的邻居家发生煤气中毒，向你求救，你该怎么处理？

第三节　电离辐射损伤事件

一、概　　念

电离辐射(ionizing radiation)是指一切能引起物质电离的辐射。其种类很多，包括属电磁波谱的 X 线和 γ 线，属粒子辐射的中子、质子、α 粒子、β 粒子，以及具有不同质量和电荷的亚原子粒子。

在接触电离辐射的工作中，如防护措施不当，违反操作规程，人体受照射的剂量超过一定限度，则会发生有害作用。其中，急性电离辐射损伤指人体一次或一定时间(数日)内遭受体外大剂量强透力射线或比较均匀地全身照射仪器的损伤。引起急性电离辐射损伤的下限辐射剂量一般为 1Gy(1Gy＝1J/kg)。

链接　**电离辐射的损害**

1896 年美国学者格鲁柏在进行研制 X 线管的实验时，在他手上发生皮炎。此后，一些研究证实长期 X 线、γ 线过量照射可引起皮肤红斑、脱毛、皮肤溃疡、造血障碍、神经衰弱等不良反应，人们开始认识电离辐射的损伤效应，并进行辐射剂量单位、辐射防护和辐射损伤防治的研究。

二、健康危害

在电离辐射作用下，机体的反应程度取决于电离辐射的种类、剂量、照射条件及机体的敏感性。电离辐射可引起放射病，它是机体的全身性反应，几乎所有器官、系统均发生病理改变，但其中以神经系统、造血器官和消化系统的改变最为明显。短时间内接受一定剂量的照射，可引起机体的急性损伤，平时见于核事故和放射治疗病人。而较长时间内分散接受一定剂量的照射，可引起慢性放射性损伤，如皮肤损伤、造血障碍、白细胞减少、生育力受损等。另外，辐射还可以致癌和引起胎儿死亡和畸形。

接受低剂量或中等剂量照射的伤害并不能在几个月甚至是一年中显示出来。例如，因照射引起的白血病，发病的潜伏期为 2 年，肿瘤潜伏期为 5 年。照射后产生的病变与发病的概率依赖于照射的类型(慢性照射、急性照射)。其中，慢性照射产生的作用，只有在照射后的一段时间后，才可能被察觉。这种作用包括DNA变异、诱癌、良性肿瘤、白内障、皮肤癌、先天性缺陷等。急性照射是在很短的时间内受到大剂量的照射。大剂量的照射一般由放射事故或是特殊的医疗过程产生的。在大多数情况下，大剂量的急性照射能引起立即损伤，并产生慢性损伤。对于人体，大剂量能引起急性放射病，如大面积出血、细菌感染、贫血、内分泌失调等，后期效应可能引起白内障、癌症、DNA变异等，极端剂量能在很短的时间内导致死亡。

三、防护原则

1. *时间防护*　不论何种照射，人体受照累计剂量的大小与受照时间成正比。接触射线时间越长，放射危害越严重。尽量缩短从事放射性工作时间，以达到减少受照剂量的目的。

2. *距离防护*　某处的辐射剂量率与距放射源距离的平方成反比，与放射源的距离越大，该处的剂量率越小。所以在工作中要尽量远离放射源，以达到防护目的。

3. *屏蔽防护*　就是在人与放射源之间设置一道防护屏障。因为射线穿过原子序数大的物质，会被吸收很多，这样到达人身体部分的辐射剂量就减弱了。常用的屏蔽材料有铅、钢筋水泥、铅玻璃等。

四、处理原则与应急处理

(一)突发电离辐射损伤事件的处理原则

1. 接到关于电离辐射事件的指令后，立即启动医学应急通讯响应程序，通知相关机构，做好医学应急响应的准备工作。

2. 指派现场辐射监测与医学处置小组开展现场调查、人员救治、辐射防护和对食品与水的监控工作，保证提供人力和技术支援。

3. 通知现场所在地“120”等紧急救助系统和医院开展现场紧急救护，对受伤者进行分类诊断和紧急处理，严重者送综合医院或专科医院救治。

(二)应急处理

1. *现场调查*　现场调查人员由辐射防护与临床救治人员组成，分为医疗救护、辐射防护、碘片管理和食品与水监测小组。主要任务是：初步了解事件经过，制订出调查方案，确定调查范围与对象；对受伤人员进行初步分类诊断和现场救护；开展现场辐射水平测量，确定污染核素，估计辐射剂量，同时采集受照人员的血样和所带饰物送实验室进行剂量测定，估计受照剂量；采集饮用水和食品等样品，分析判定其放射性污染水平；将调查资料及时上报，经专家咨询、汇总资料分析，确定电离辐射的种类和活度水平，估算出距事件发生中心点不同距离的辐射水平及危险程度、受照射人数和受照剂量等，提出处置建议。

> **要点提示**　急性电离辐射损伤是指人体一次或一定时间(数日)内遭受体外大剂量强透力射线或比较均匀的全身照射仪器的损伤。电离辐射的防护原则有时间防护、距离防护和屏蔽防护。

2. *现场处置*　事件发生后，应对受照射人员进行及时、正确的医学处理，最大限度减少人员伤亡和远期危害。

(1)事件的控制与缓解：最为紧急和有效的控制或缓解行动是：通过辐射监测和事件调查，寻找到来历不明的放射源、放射性材料和放射性污染物件，使其重新得到有效控制。

(2)危险点的隔离和人员撤出：凡探查到存在或可能存在明显辐射危险的地点(如存在强度较高的放射源或污染严重的房屋、场所)，应立即实施暂时隔离，并撤出其中的人员。对受照人群根据其剂量水平分别采取碘防护、撤离、隐蔽等防护措施。

(3)受照人群的救护：根据伤病员的受照情况、污染情况和临床病情进行伤员分类和分级医疗救治。对受照射人员是否有放射性核素内污染及时给予放射损伤防治药物、放射性核素阻吸收药和促排药物；中度和中度以下放射损伤病人由现场所在地应急救护组和当地医院救护与治疗；重度和重度以上放射损伤病人送有放射损伤专科的综合医院治疗。

(4)现场分区：根据不同区域的辐射水平将事件现场划分为控制区、监督区和非限制区，对事件现场进行隔离。控制区是事故污染现场中心地域，用红线将其与其外的区域分隔开来。监督区是控制区以外的区域，以黄色线将其与其外的区域分隔开来，此线也称为“洗消线”，所有出此区域的人员应当在此线上进行洗消处理，外边界处设立辐射警示标志。非限制区是监督区以外的区域，患者的现场抢救治疗及指挥机构设在此区。

(5)被污染人员的去污：人员受到放射性物质污染时，应在医疗或防护人员指导下进行去污。在监督区与非限制区交界处设立放射性污染洗消站。洗消站配备放射性污染监测仪、放射物质洗消液等除污染设备和用品。受污染人员在送救治前需经初步去污处理，运出控制区和监督区的被污染物品需经去污处理和监测后方可运出。去污过程中产生的放射性固体废物和废水，应妥善收集，以便做出进一步处理或处置。要防止去污过程中产生的废物和废水进一步扩大污染。

(6)对食品和水的控制：根据食品和饮用水中的放射性核素浓度决定是否对食品和饮用水进行控制。食品中放射性核素含量达到规定的食品通过行动水平时，原则上所有受到污染的食品应禁止食用，集中销毁。但在缺少食品的地区，规定性行动水平可适当提高。

(三)医学应急状态的中止

在急性电离辐射事件结束，人员得到有效救治，事件现场危害已消除或得到控制的适当时间，可以中止医学应急状态。

问题讨论　2011 年 3 月 11 日日本发生 9 级地震后，引发福岛核电站受损泄漏，请问你面对这一突发情况会采取什么措施来尽量降低被辐射的程度？

复习指导

1. 突发公共卫生事件是指突然发生，造成或可能造成社会公众健康严重损害的重大传染病疫情、群体性不明原因疾病、重大食物和职业中毒，以及其他影响公众健康的事件。

2. 突发公共卫生事件的特征有：突发性和意外性；表现呈多样性；群体性；处理的复杂性；危害的严重性；影响的深远性。

3. 突发公共卫生事件分为 4 类：重大传染病疫情、群体性不明原因疾病、重大食物和职业中毒、其他严重影响公众健康事件。

4. 突发公共卫生事件可以划分为 4 级:特别重大(一级)、重大(二级)、较大(三级)和一般(四级)突发公共卫生事件。

5. 突发公共卫生事件的现场调查主要包括组织准备、核实病例诊断、确定暴发或流行的存在、病例定义、核实病例数、描述性"三间分布"、建立假设并验证假设、完善现场调查、采取控制措施和总结报告 10 个步骤。

6. 急性化学性中毒事件是指一种或多种有毒化学物质释放,短时间内污染环境和损害人体健康,引起机体中毒病变、损伤、残疾或死亡的意外事件,也可称为突发化学性中毒事件。急性化学性中毒主要是指窒息性气体、刺激性气体、麻醉性毒物、神经性毒物等引起的急性中毒。

7. 急性电离辐射损伤是指人体一次或一定时间(数日)内遭受体外大剂量强透力射线或比较均匀的全身照射仪器的损伤。电离辐射的防护原则有时间防护、距离防护和屏蔽防护。

(赵丹丹)

第26章 慢性非传染性疾病的预防与控制

chapter 26

学习要求

学习主要慢性病的流行概况，知晓三级预防的概念，能熟练地在慢性非传染性疾病中实施三级预防。

慢性非传染性疾病(non-communicable diseases，NCD)简称“慢性病”或“慢病”，不是特指某种疾病，而是对一组起病时间长，缺乏明确的病因证据，一旦发病即病情迁延不愈的非传染性疾病的概括性总称。目前，慢性病在全球大部分国家的死因顺位中占首位，是成人的最主要死因。在我国，随着人口的老龄化，以及社会经济发展所带来的人们生活方式的改变，慢性病已成为影响人民健康与导致死亡的主要原因。

第一节 主要慢性病预防

一、心脑血管疾病

心脑血管疾病是目前危害人群生命最为严重的疾病之一。世界上大多数国家，心脑血管疾病在死因顺位中占首位。心脑血管疾病中脑卒中、冠心病是导致病人死亡的主要疾病，而高血压是这两种疾病发生的基础。

(一)分布特点

1. 地区分布　心脑血管疾病死亡率占各种疾病之首，在各国是一致的，但不同地区导致死亡的主要病种有所不同。美国、苏格兰、澳大利亚、新西兰等国家和地区以冠心病为主；日本则脑卒中的死亡率高于冠心病。在我国心脑血管疾病发生率华北、东北高于南方各省区。

2. 时间趋势　自20世纪70年代以来，美国、澳大利亚、新西兰、日本等国家心脑血管疾病的发病率呈下降趋势。我国上海等地区发病率呈稳定趋势，而许多地区呈上升趋势。

3. 人群分布　冠心病、脑卒中、高血压的发病率均男性高于女性；男女均随着年龄的增长发病率增加；汉族、蒙古族、回族等民族发病无显著差别，但新疆哈萨克族高血压、冠心病患病率高于当地汉族；从事精神紧张的职业人群高血压患病率较高。

(二)危险因素

1. 遗传因素　高血压、冠心病、脑卒中的发病与遗传因素有密切关系,据调查这类疾病的发生有明显的家庭聚集性。父母一人有高血压者,子女28%血压升高;父母双方均患高血压,子女40%患有高血压;有冠心病、脑卒中家族史者,这两种疾病发生率显著高于无家族史者。

2. 疾病因素　机体患其他疾病可促进心脑血管病的发生。糖尿病病人有较高的比例伴发冠心病,与糖尿病病人由于脂类代谢紊乱,导致动脉粥样硬化有关。糖尿病病人发生脑卒中是非糖尿病病人的2~4倍,较多见的是脑血栓形成。

肥胖对人体各个系统均有可能产生有害的影响,但以心血管受损最为常见。肥胖者伴发心脑血管病的比例各地报道结果不同,但均显著高于正常体重人群。

高血压病和冠心病是心身疾病,它们的发生与精神心理因素有关。长期暴露于有害心理环境下,可导致持续性高血压。焦虑、愤怒或悲伤等情绪反应,可增加心血管病的易感性。剧烈精神创伤、过度兴奋是脑卒中、心力衰竭的诱因。高血压病人中A型性格者显著多于非A型性格者。

链接　A型性格或A型行为模式

A型性格或称A型行为模式的提出是心理学对于身心疾病研究的一大贡献,长期以来医学界认为诱发心脏病的原因是高血压、血清胆固醇、吸烟等,但这些因素解释或预测不到心脏病的半数。后来心理学提出易患心脏病的人有一种共同的行为模式,称为A型行为模式。A型以外的行为模式称为B型行为模式。现在在临床上用是否为A型行为模式预测心脏病具有很高的准确性。

A型性格(性情急躁、进取心和竞争性强,对工作专心,不善于放松休息,能强制自己为成就而奋斗)是冠心病的危险因素之一。不仅与冠心病的发病有关,并且影响其复发频度、冠状动脉硬化程度及心肌梗死的病死率。

3. 地理环境因素　寒冷对心脑血管疾病有一定影响。如日本脑血管意外发生最多的是农民,主要发生于冬季,厕所在室外的居民中。高血压冬季多发,我国的地区分布也说明这一问题。

钙、镁、钾、氯、硒、铬、锰、锌、钒等可能有利于脂质和糖的代谢,而铅、镉、钴等可能促进动脉粥样硬化。有研究显示,加拿大纽芬兰省某城市中饮用软水的人群中心脑血管病死亡率高于饮用硬水人群,分析软水中碳酸钙成分低。

4. 生活方式与行为

(1)饮酒:人群研究说明,血压水平与酒精的消耗呈正相关。饮酒使血压上升的机制可能为肾上腺皮质激素及儿茶酚胺水平上升所致。大多数人戒酒后血压降到正常,重新饮酒后又回升。大量饮酒可使高血压和脑卒中发生率增加。酒精引起的血液凝固时间缩短,可促进血栓形成。

(2)吸烟:烟中的尼古丁与一氧化碳产生协同作用,使机体氧需要量进一步增加,血压升高,加重高血压的发展和心脑血管并发症的发生。

吸烟为冠心病的危险因素,吸烟者的冠心病发病率比不吸烟者高2倍以上,发生心肌梗死的危险高3~4倍。由吸烟引起冠心病的危险在戒烟1年后可降低90%。随着吸烟量升高,冠心病的危险性也升高,并且发病年龄也提早。

(3)体力锻炼:适当的体力活动与血压呈负相关。锻炼引起血浆胰岛素水平下降,并可降低血浆中肾上腺素和去甲肾上腺素浓度,使外周阻力下降,从而使血压下降。

(4)高盐饮食:血压的高低取决于心排血量和外周阻力。食盐摄入多,可使血容量和细胞外液增多,心排血量增多而血压升高。食盐摄入量与血压水平之间有着正相关关系。钠盐摄入量过多的地区,血压随年龄增加而上升。每天摄入 3g 以下食盐地区的居民,几乎不显示血压随年龄而上升的趋势。

钾是许多饮食因素中抵消钠升压作用的主要因素。钙在体内含量过低,可使血压升高。

(5)高脂、高胆固醇饮食:血脂,尤其是血浆胆固醇是构成动脉粥样硬化的主要成分。饮食中动物脂肪过多,饱和脂肪酸过多,发生胆固醇血症。血中胆固醇过高,可提高低密度脂蛋白对高密度脂蛋白的比例。而低密度脂蛋白有利于胆固醇沉积在血管壁,引起动脉粥样硬化,高密度脂蛋白则具有对抗作用。

鱼脂肪酸中的 ω-3 含多种不饱和脂肪酸,干扰血小板功能和预防动脉粥样硬化斑块的形成,有助于预防冠心病。

(6)高热量饮食:肥胖除与遗传因素有关外,还与膳食中总热量高有密切关系。许多资料表明,肥胖与高血压、脑卒中有联系。我国和日本高血压患者脑卒中发生率较高,除盐以外,可能与饮食中蛋白质含量低有关。

5. 生活、生产环境因素　现代化城市和生产环境,如精神紧张、忧虑、时间紧迫感、噪声等均为血压升高的因素,使冠心病发病率增加。冠心病男性多发认为可能与男性的社会活动多有关。

另外有报道,服用避孕药的妇女高血压与心肌梗死发病率增加。

心脑血管疾病是发病原因较为复杂的疾病,往往是多种因素共同作用的结果。

(三)心脑血管疾病的预防

高血压本身是最常见、最重要的心血管病,又是其他心脑血管病的危险因素。降低人群高血压发病率,对预防心脑血管疾病具有重要意义。因此,对心脑血管疾病的防治主要是抓好对高血压的防治。

1. 第一级预防　即控制或减少致病的危险因素,可分为群体策略和高危人群策略。降低发病率及消灭疾病是主要的预防方针。不能忽视儿童、青少年高血压的问题,防治工作要早抓。

为了控制高血压,对全体居民应采取控制高血压发生危险因素的措施,如控制体重、限制盐摄入量、控制饮酒、戒烟、改善饮食结构、消除不良社会心理因素、加强体育锻炼、开展健康教育等。

2. 第二级预防　早期发现高血压早期治疗,注意脑卒中的预防,是二级预防的重要任务。避免复发和防止病情发展。对高血压病人进行分级管理。提高复查率和坚持服药是二级预防的关键。二级预防的基本措施是定期体检,早期发现病人,对那些体重超重和紧张作业人群应作为高危人群加以注意。

3. 第三级预防　积极治疗,预防并发症,进行心理康复、功能康复等,并进行定期随访。

总之,要采取综合防制,并以高危人群为重点。

二、恶性肿瘤

恶性肿瘤是由多种原因引起的多系统、多器官、多细胞罹患的一类疾病，已成为严重危害人群生命和健康的常见病、多发病，是人类三大死因之一。据估计全世界死亡人口中因恶性肿瘤死亡的占 1/10，而且恶性肿瘤对人类的危害日益严重。20 世纪 70 年代我国恶性肿瘤在死因谱中占第三位，到了 1990 年我国城市死因谱中恶性肿瘤占首位，农村占第二位。

(一)分布特征

1. 地区分布　由于不同地区肿瘤的致病因素不同，因此，恶性肿瘤有明显的地区分布特点。不同地区肿瘤发生的种类不同，在工业发达的国家，特别是以工业为主的大城市或工矿地区，肺癌的发病率与死亡率均较高。

我国胃癌、肝癌、食管癌等消化道恶性肿瘤一直具有较高的发病率。胃癌、食管癌在北方高发，认为与饮食习惯有关。肝癌在我国南方高于北方，东部高于西部，沿海高于内地，认为与环境因素及食物易霉变有关。

食管癌发病率农村高于城市。我国北方、伊朗北部、南非班图族、肯尼亚、智利北部、瑞士、法国多见。男性发病均高于女性。肝癌在日本、马来西亚、新加坡、西南非的发生率较高。胃癌在日本发病占首位。

2. 动态变化　从 20 世纪 20 年代开始，恶性肿瘤的发病率和死亡率逐年升高，特别是城市男性恶性肿瘤的发病率显著增加。60 年代，许多地区女性肺癌死亡率也在升高，而且其发展趋势比男性更快。近 30 年来许多国家胃癌的发病率和死亡率都有明显下降，宫颈癌的发病率也有所下降。

在我国肺癌和肝癌有上升的趋势，河南林县是食管癌高发区，以往观察发病率无升高或降低现象。

3. 人群分布　恶性肿瘤可发生于任何年龄，但总的趋势是随着年龄的增加，恶性肿瘤的发病率增加。白血病、各种母细胞癌与中枢神经系统肿瘤 5 岁以下儿童发生频率远高于 5 岁以上的儿童。肝癌在青壮年高发；乳腺癌在青春发育期与更年期是两个发病高峰；肺癌、胃癌、食管癌、宫颈癌在老年人中高发。

在性别因素上，总体上男女发病率相似，但在不同年龄段发病率有明显差别。10 岁以下男性发病率较高，20－60 岁特别是 35－55 岁年龄组中女性发病率为高，因为此时是宫颈癌、乳腺癌的高发年龄。60 岁以上男性的发生率显著高于女性，因胃癌、食管癌、肺癌、肠癌男性高发，其随年龄增加而发病率增高。

恶性肿瘤在不同民族和种族间发病率也有差异，鼻咽癌以中国人常见，尤其说广州方言的人发病率最高；在非洲，肝癌以班图人高发；印度人口腔癌高发；白种人皮肤癌高发，黑种人宫颈癌高发。

某些劳动生产环境存在着大量的致癌物，因此恶性肿瘤的发生存在明显职业差别。例如，铸造业、石棉业、开矿业肺癌高发；皮革生产业鼻腔癌高发；扫烟囱工人阴囊癌、皮肤癌高发。

(二)危险因素

1. 环境因素　广义的环境指人类和一切生物生存的空间，包括自然环境与社会环境，自然环境又可分原生环境和次生环境。目前认为环境因素中化学致癌物在人群的肿瘤病因中占首位。Higginson 认为人类肿瘤 80%～90%是由环境因素所致。环境中的致癌物可分为物理因素、化学因素和生物因素。

(1)物理因素：许多实验表明环境中的物理致癌因素很多，如电离辐射、紫外线、慢性灼伤、外伤刺激等在一定的条件下均有诱发恶性肿瘤的可能。

在物理致癌因素中，电离辐射最为重要。放射性物质氡及其子体可诱发肺癌、皮肤癌与白血病等。日本广岛和长崎原子弹爆炸后 3 年幸存者中，白血病发病率明显升高，且距爆炸中心愈近白血病的发病率也愈高。妊娠期接受 X 线照射，儿童白血病死亡率比其他儿童高 1.42 倍。迄今为止，电离辐射不论 α、β、γ 和 X 线或中子，引起人类的恶性肿瘤除上述白血病、肺癌、皮肤癌外，还有多发性骨髓癌、恶性淋巴瘤、骨癌、甲状腺癌、乳腺癌、胃癌、胰腺癌、肝癌、喉癌、脑瘤、神经母细胞癌、肾胚细胞瘤和鼻窦癌等。只要放射能达到敏感细胞，几乎所有器官均能引起恶性肿瘤。

(2)化学因素：由于环境被含有致癌物质的"三废"污染，致使大气、水源、土壤中含有多种致癌物。英国 Boylod 估计化学病因与人类 80%～85%的肿瘤有关。Heidelburger 估计除皮肤癌外，人类的肿瘤 70%～90%为环境及食物中毒的化学物质所引起。环境污染的致癌物有多环芳烃、砷、镍、铬、镉、焦油、铍、石棉、农药、二氧化硫、杀虫剂、化肥等。

多环芳烃(简称 PAH)中以苯并(a)芘致癌活性最强，污染也最普遍，可引起皮肤癌(包括阴囊癌)、肺癌，是目前确认的致癌物。镉认为可致前列腺癌、睾丸癌；砷可致皮肤癌；石棉可致肺癌等。

许多致癌性物质存在于生产环境中，引起劳动者发生肿瘤的存在于生产环境中的各种因素称为职业性致癌因素。

(3)生物因素：关于生物因素致癌的问题早已被认识，例如，EB 病毒与鼻咽癌的关系，乙型肝炎病毒(HBV)与原发性肝癌的关系，在动物实验中，均获得肯定的成果，但关于病毒的传染根据尚未获得。

2. 生活方式与行为因素

(1)吸烟：吸烟与肺癌问题已研究 40 年，目前确认了两者有关系，并已被视为全球性防病策略。据 WHO 1986 年的一个报告指出：世界每年有 100 万人过早死亡，其中 60 万肺癌新病例由于吸烟引起。

吸烟可增加 20 多种疾病的危险性，同时也增加 10 多种恶性肿瘤的危险性。吸烟与肺癌的关系最为密切，吸烟者肺癌的发生率是不吸烟者的 4 倍。

如果在吸烟的同时又接触石棉、砷、铬、镉等有明显的协同作用，肺癌发病率将会更高。大量饮酒与吸烟所增加的口腔癌、喉癌和食管癌的危险性超过了简单的相加作用。职业性暴露与吸烟的联合作用呈相乘关系，吸烟的石棉工人肺癌危险性是其他吸烟者的 4～5 倍，是无其他任何暴露者的 50 倍以上。

(2)饮酒：很多研究显示，饮酒与口腔癌、咽癌、喉癌、食管癌、胃癌、直肠癌有联系。饮酒还可导致肝硬化，继而与肝癌有联系。酒中可含有致癌性亚硝胺、多环芳烃等。酒也可作为其他致癌原的溶剂，使致癌原作用于人体。

(3)饮食：近年来，许多研究证明，饮食习惯、某种营养素摄入不足或过多，以及营养素间不平衡、食物被污染等均与肿瘤发生有关。可能与营养因素有关的肿瘤主要为食管癌、胃癌、肝癌、结肠癌、乳腺癌等。

食物过于精制、高蛋白质、高脂肪(尤其是胆固醇)、高热量、少膳食纤维时，不利于肠中菌群的代谢产物从肠道排出而直接作用于肠壁。目前较一致的看法是高脂肪膳食能促进结肠癌及乳腺癌的发生。食物粗糙、习惯硬食及烫食,可促发食管癌。少吃新鲜蔬菜、多吃腌制及熏制食品,高盐饮食,可促发胃癌。某些维生素和矿物质对有些恶性肿瘤有抵抗作用。维生素A及视黄醇类物质具有阻止、延缓或使癌前病变恢复的作用。维生素C和维生素E可阻断亚硝胺类化合物的体内合成,从而减少相关肿瘤发生。

亚硝胺类化合物的前体物硝酸盐、亚硝酸盐和胺类物质广泛分布在自然界中,蔬菜及剩饭剩菜在储放过程中均可形成亚硝酸盐。亚硝胺类物质具有强烈的致癌性,可致胃癌、食管癌、结直肠癌、膀胱癌等。

黄曲霉菌可在许多农作物(粮食、花生等)上生长,黄曲霉毒素(AF)是黄曲霉菌产生的毒素,有10余种,其中以B_1的毒性与致癌作用最强。发霉食品大多数被黄曲霉毒素所污染,而且一般烹调方法不易破坏黄曲霉毒素。该毒素可促发肝癌。有人报道在低蛋白饮食与肝硬化情况下,黄曲霉毒素对肝的致癌作用更强。

3. 遗传因素 人体常见肿瘤中有一部分表现出有遗传倾向。在我国食管癌、肝癌高发地区发现了一定数量的高发家族。视网膜母细胞瘤、先天性神经纤维瘤等被认为有遗传倾向。

正常细胞的恶变大体上都要涉及遗传物质在结构或调控方面的改变,并且在绝大多数情况下,从上一代遗传下去的并非肿瘤本身,而是机体对致癌物质的易感性。

4. 精神心理因素 精神刺激和心理紧张因素在部分癌症患者的发病中起到不可忽视的促进作用。精神、心理长期处于紧张状态,可使机体免疫功能发生改变,其他有害因素容易乘虚而入,成为恶性肿瘤的诱因。我国胃癌流行病学研究说明,受过社会刺激和爱生闷气的人,特别是吃饭生闷气的人较其他人易患胃癌。

5. 药物因素 关于药物和各种诊断、治疗措施引发癌症的问题逐渐被重视,因此在新药的研制开发中,致癌试验是毒理学试验中必不可少的项目。目前认为人工性激素与癌发生有关;不恰当地使用雌激素可诱发阴道癌或宫颈癌;长期使用雄激素可增加肝脏肿瘤的危险;^{131}I、^{32}P等放射性核素药物过多接触或接受可引起白血病;烷化性药物如环磷酰胺虽可治癌,但同时也可诱发白血病、乳腺癌;氯霉素可导致再生障碍性贫血,其是白血病的前期病变。

6. 机体自身因素 除外环境因素外,机体的自身因素与肿瘤的发生有密切关系。肿瘤随着年龄而增长,认为除接受致癌因素作用的时间延长外,可能与年龄的增长、机体免疫监测系统功能降低有关。美国黑种人和白种人黑色素瘤死亡率的显著差别说明种族因素对肿瘤的影响,日本妇女乳腺癌发病低认为与体内雌三醇水平较高有关。

妊娠期接受X线,婴儿白血病高发;母体妊娠期服用己烯雌酚,女儿青春期易患阴道癌等事例说明,肿瘤发生与先天因素有关。据观察,先天畸形部位是肿瘤的易发之处。

关于肿瘤的发生原因众说纷纭,但多数学者主张"多因素论"。现在形成了一种新的观点——综合论,认为肿瘤的发生涉及多种因子,各种因子的作用可以相继或同时、持续或间隙、反复或单次,各因素所起作用程度不同,可以是主要因素或辅助因素,其作用可为单纯相加,也可能是彼此促进或互相协同,既可作用于表面细胞,也可影响深层组织,作用持久存在,也可能短暂消失等。

(三)恶性肿瘤的预防

恶性肿瘤的致病因素是综合性的,因此关于恶性肿瘤的防治应采取综合性措施,其中重点是进行病因预防,特别是关于生活方式和行为因素、环境因素、药物因素等,只要全社会重视,对其进行有效控制,从而预防肿瘤发生是完全可以实现的。对此 WHO 的结论是“要用社会和行为措施才能实现肿瘤的完全预防”。

1. 第一级预防

(1)保护和改善环境,防止和消除环境污染:绝大部分肿瘤的病因来自环境,因此保护环境的意义不言而喻。要加强卫生立法,制定工矿企业“三废”排放标准,加强各项卫生监督与管理,防止“三废”污染大气与水源。

(2)消除职业致癌因素,保护劳动生产环境:加强生产环境对可能的致癌物的检测与控制,改进工艺及生产方式,加强个人劳动生产保护,使用远距离或自动化操作,禁止使用某些已确认的有致癌作用的物质,用低毒物代替高毒物等。

(3)改善不良生活习惯,树立良好生活行为:如戒烟、忌酒,减少脂肪及胆固醇摄入量,少吃烟熏及腌制的食品,多吃粗纤维、全谷类食品及富含维生素食品和新鲜蔬菜。提倡晚婚少生与性生理卫生,防止宫颈癌的发生。

(4)合理用药,减少医源性致癌因素:对已确定对人类有致癌危险的药物或一些医疗措施,严格控制使用。孕妇接受射线应十分慎重。

(5)劝阻近亲结婚,防止遗传性致癌因素。

(6)增强体育锻炼,注重讲究个人卫生,树立正确的人生观、价值观,保持乐观的情绪,消除紧张的心理状况。

2. 二级预防　狠抓“三早”是预防肿瘤的重要一关,健全肿瘤防治网是做到“三早”的基本条件。有些肿瘤可以通过普查达到早期发现、早期诊断和早期治疗,如宫颈癌;还有些肿瘤可发动群众自己检查,但要指导群众如何进行,如乳腺癌自查。应加强宣传防癌知识,可通过多种形式进行健康教育,普及肿瘤防治知识,教育群众掌握以下肿瘤早期的十大症状。

(1)身体任何部位发现有肿块,尤其是逐渐增大的肿块。

(2)身体任何部位发生溃疡,特别是经久不愈的。

(3)中年以上妇女出现阴道不规则流血或分泌物增多。

(4)进食时胸骨后闷胀、灼痛、异物感或进行性吞咽困难。

(5)久治不愈的干咳或痰中带血。

(6)长期消化不良,进行性食欲减退、消瘦等而原因不明者。

(7)大便习惯改变或有便血。

(8)鼻塞、鼻出血,尤其是单侧性者。

(9)黑痣突然增大或有破溃出血者。

(10)无痛性血尿。

上述十大症状作为防癌的信号,如果有了这些表现,经过一段时间观察、治疗又不好,甚至越益加重,应到医院做进一步检查。医务人员遇到这方面的病人,应提高警惕,并认真进行鉴别,及早做出诊断。

三、糖　尿　病

WHO 的定义是:糖尿病是由多种环境因素和遗传因素经常联合作用而导致的一种慢性高血糖状况的疾病,主要临床表现有“三多一少”,肾、视网膜微血管病变,周围神经的损伤及广泛的动脉硬化等。

糖尿病的分类繁多，目前多用临床分类法，即分为两类：一类是幼年型糖尿病，也称胰岛素依赖型糖尿病；另一类是成年型糖尿病，又称非胰岛素依赖型糖尿病。其中非胰岛素依赖型糖尿病占糖尿病患者的90%以上，是预防与健康教育的重点。非胰岛素依赖型糖尿病是遗传因素和不良生活方式共同引起的胰岛素分泌不足或（和）胰岛素的作用不足而导致的疾病，其中生活方式是重要因素。因此，该型糖尿病是可以通过矫正生活方式而预防、改善的疾病。

2002年全国营养与健康调查结果显示，我国18岁以上人群糖尿病患病率为2.60%，城市居民为4.45%，农村为1.83%，城市明显高于农村。同期调查的空腹血糖受损率为1.9%，超重率为17.6%，肥胖率为5.6%，由此估计，10～15年，我国可能出现一个糖尿病的发病高峰。因此，积极开展预防糖尿病的健康教育和健康管理已经迫在眉睫。

（一）危险因素

1. 遗传　糖尿病与遗传的关系已被公认，我国关于糖尿病的定义就是“一种由遗传基因决定的全身性代谢性疾病”，而且认为成人型糖尿病与遗传的关系更为密切。

2. 病毒感染　关于糖尿病与病毒感染的关系过去有许多文献报道，例如，从糖尿病病人中分离出类似柯萨奇B_4病毒；幼年型糖尿病组病毒感染率显著高于对照组；有报道风疹病毒感染并发糖尿病等。总之认为幼年型糖尿病与风疹病毒、腮腺炎病毒、柯萨奇病毒等感染有关。

3. 某些影响糖类代谢的药物　如长期使用肾上腺促皮质激素可引起糖尿病发生；苯妥英、噻嗪类利尿药均可降低机体葡萄糖耐受性，易患糖尿病。

4. 饮食结构　糖尿病主要表现是糖、脂、蛋白质代谢紊乱，因此有人提出高糖、高脂肪、精制蔗糖及缺乏纤维素等食品均有利于本病的发生，但未得到有力的研究证据。也有人认为糖尿病与食用精制面粉和精制蔗糖有关。总之糖尿病是一种富贵病，经济发达、人口收入高的国家与地区发病高。

5. 肥胖　肥胖是糖尿病的重要诱因之一，多数糖尿病患者超体重，其中女性更为明显。

6. 体力劳动减少　许多调查证明，糖尿病脑力劳动者高发，城市发病高于农村，农民、矿工及重体力劳动者发病较低，说明糖尿病的发生与体力劳动少有关。认为其是由体力劳动少、易发生肥胖而致，也有认为是与肌肉中胰岛素受体减少及对胰岛素的耐受性增加等有关。

糖尿病也是一种发病原因较为复杂的疾病，一般认为具有遗传易感性的人加上肥胖、饮食过于精制，体力活动少等易发生非胰岛素依赖型糖尿病。而病毒感染等环境因素则使有遗传倾向的人易发胰岛素依赖型糖尿病。

（二）糖尿病的预防

1. 第一级预防　合理调整膳食结构，多食新鲜蔬菜等含纤维素高的食品；严格控制体重；加强体育锻炼；严禁滥用药物；加强个人防护，防止病原体感染。

（1）合理控制总能量：控制总能量是糖尿病膳食治疗的首要原则。能量摄入以能够维持理想体重或略低于理想体重为宜。每人每日所需要的总能量可参考中国营养学会制定的每人每日各种营养素推荐摄入量。此外，应养成饭吃七八分饱的健康饮食习惯。

（2）合理分配三大产热营养素的比例：糖类占总能量的60%～65%，脂肪占25%以下，蛋白质占10%～15%。主食类选择低糖、淀粉类化合物，特别是富含膳食纤维、维生素和矿物质的杂粮和全谷食品。

（3）严格控制体重：超重和肥胖是糖尿病最重要的危险因素。肥胖的主要危害是产生胰岛素抵抗性，导致胰岛素作用不足，结果使全身肌肉组织（尤其是骨骼肌）、脂肪组织和肝对葡萄糖的利用与处理发生障碍，引起血糖升高。

链接　判定肥胖的标准——体重指数

体重指数(BMI)＝体重(kg)/身高^2(m^2)。按世界卫生组织的标准，成年人的正常体重指数为 20～25，高于 25 但低于 30 为超重，超过 30 为肥胖。按中国人标准，成年人的正常体重指数为 18.5～24，高于 24 低于 28 为超重，超过 28 为肥胖。向心性肥胖的标准是：腰围，男性高于 90cm，女性高于 80cm。

(4)加强体育锻炼：体力活动可以消耗血糖、减少体内脂肪蓄积，增加全身肌肉组织和肝对胰岛素的敏感性，是预防与控制糖尿病的有效措施。

2. 第二级预防　尽量做到“三早”预防，开展糖尿病的筛查或普查，特别是对中老年人口、肥胖者、糖尿病家属等高危人群，应定期进行筛查和随访；对产妇在做产前检查的同时，可做尿糖及血糖检查以早期发现妊娠糖尿病；设立糖尿病专科对普查或筛查发现的可疑患者进一步确诊并及时治疗。对早期无症状患者应以饮食控制为主，控制糖的摄入量，控制体重，加强体育锻炼，提倡不饮酒、不吸烟。

3. 第三级预防　糖尿病最严重的并发症是酮症酸中毒及昏迷。另外，易发生的并发症有皮肤、牙周及泌尿系的感染；高血压、冠心病；肾小球硬化症、肾小动脉硬化症、肾盂肾炎等肾病变；以周围神经受累为主的神经病变；视网膜病变和白内障等眼科病变；以及水肿、营养不良代谢紊乱等。应在合理用药、积极治疗原发病——糖尿病的同时，对症处理，防止并发症的发生，特别是防止心力衰竭、肾衰竭。

四、慢性阻塞性肺疾病

慢性阻塞性肺疾病（COPD)是一组以肺实质尤其是小气道受到病理性损害后，导致以慢性不可逆性气道阻塞、呼吸阻力增加、肺功能不全为共同特征的肺疾病的总称。包括慢性和喘息性支气管炎、肺气肿和支气管扩张症等疾病。

根据世界卫生组织的估计，COPD 作为导致“单一死因死亡”的疾病，与艾滋病同列为世界第 4、5 号夺命杀手(仅次于冠心病、脑血管疾病及急性呼吸道炎)。

(一)流行概况

据世界卫生组织估计，2 亿 1 千万人患有轻度至严重的慢阻性肺病。并指出：慢性阻塞性肺疾病是一种阻碍正常呼吸的致命肺病，它不仅仅是“吸烟者所患的一种咳嗽病”。2005 年，有超过 300 万人死于慢性阻塞性肺疾病，相当于当年全世界所有死亡的 5%。近 90%的慢性阻塞性肺疾病死亡发生在低收入和中等收入国家。

近 20 年西方国家冠心病、脑卒中的死亡率大幅下降，但 COPD 的死亡率却明显上升。按 WHO 的评价，估算全国每年因 COPD 死亡人数达 100 万，致残人数达 500 万～1000 万。据北京、辽宁、湖北三地农村 15 岁以上 10 万人口基线调查，COPD 患病率为 3.1%，推算全国 15 岁以上人口 COPD 患病人数达 2500 万。COPD 在我国是农村人口的首位死因，在疾病负担中占第 1 位。

发病年龄上，由于慢性阻塞性肺疾病发展缓慢，最经常得到诊断的人年龄为 40 岁或以上。

性别上，以前男性更常见，但由于高收入国家中的妇女越来越多地使用烟草，以及低收入国家中接触室内空气污染的更高风险(例如，用于烹饪和取暖的生物质燃料)，该病现在对男、女的影响几乎相等。地区上，我国北方发病率高于南方。

(二)危险因素

1. 吸烟　国外资料显示：COPD 患者 80%～90% 吸烟；而吸烟者有 15%～20% 患 COPD。国内资料显示：COPD 单纯由吸烟引起者占 42%，吸烟加慢性气道炎症引起者占 31%，两者合计达 72%；而不吸烟者中有 71%在家、36%在公共场所、28%在工作场所遭受被动吸烟的危害；父母吸烟的儿童呼吸系疾病及肺功能减退的发生率比父母不吸烟的儿童明显高。典型患者每日吸烟 20 支以上，烟龄超过 20 年时开始出现症状。

2. 反复气道感染或过敏　COPD 的发生与反复气道感染或过敏相关者为 59%，其中单纯慢性气道感染者为 28%，且病程多在 10 年以上，慢性气道感染并吸烟者为 31%；儿童期反复气道感染可致气道高反应性，其肺功能 FEV1/FVC%低于健康对照组，对于成年后发生慢性支气管炎起重要作用。如果这些儿童以后再吸烟，则 COPD 的发生率明显增加。

COPD 的发生与过敏有一定关系，特别是喘息型患者，以往有过敏史，以脱敏为主的综合疗法可取得较好效果。

3. 致病微生物　与 COPD 的发生及其急性加重有关的致病微生物是革兰阳性或阴性需氧菌，主要有肺炎链球菌、流感嗜血杆菌、甲型链球菌、奈瑟菌等。非典型细菌有肺炎衣原体/支原体。病毒有鼻病毒、流感/副流感病毒、腺病毒、呼吸道合胞病毒等。

致病微生物在 COPD 发生中的作用：儿童期的呼吸道感染是成年后 COPD 的易感因素；下气道感染会导致 COPD 的急性加重，是 COPD 死亡的主要因素；患者可能发生对致病微生物抗原的变态反应，进而导致下气道嗜酸性粒细胞浸润及炎症反应；长期影响气道，导致进行性肺损伤的轻度慢性炎性反应永久存在，以致恶性循环。

4. 低体重出生　出生时低体重可能对肺的结构和功能产生长期不良影响，导致成年后达不到预期发育水平而易于发生 COPD。

5. 遗传因素　父母患 COPD 与子代 FEV1(毫升数)呈负相关，父母患 COPD 的病情越重，子代 FEV1 预计值越低；父子 FEV1 遗传率为 20%。

西方人种中严重的 α_1-抗胰蛋白酶缺乏可致肺气肿，在美国约占 COPD 的 1%。

6. 粉尘及有害气体的吸入　刺激性烟雾、二氧化硫、二氧化氮、氯气、臭氧、工业粉尘等的反复吸入，均可导致 COPD。

7. 室内空气污染　例如，烹饪和取暖燃料燃烧污染。

8. 气候因素　寒冷是 COPD 的重要危险因素之一。秋、冬寒冷季节常导致病情加重。

9. 其他因素　年龄增长，发病增加认为与内分泌功能变化有关；另外，自主神经功能失调、营养不良等均与本病有关。

(三)COPD 的预防

1. 加强卫生宣传，提高民众和病人对该病的认知度。早期发现、早期诊断是本病早期综合干预的最基本而又最关键的一步，肺功能检查对确定气流受限的程度有重要的意义。

2. 控烟。戒烟是目前认为唯一经济有效且防止肺功能恶化的措施，可以使肺功能下降速率减慢，气道反应性下降，气道炎症减轻。戒烟越早，患慢性阻塞性肺病的危险性越小。

为了应对全球化的烟草流行，世卫组织制定了《世界卫生组织烟草控制框架公约》，目的是保护几十亿人避免烟草消费和接触烟草烟雾的破坏性影响。这是在世界卫生组织支持之下洽成的第一份全球卫生条约,得到 140 多个国家的批准。

3. 加强劳动保护,防止职业性粉尘、化学物质和其他有害气体的吸入,改善厨房通风环境,减少空气污染。

4. 冬季保暖防寒,积极预防呼吸道感染,通过锻炼、耐寒能力锻炼增强体质。

5. 其他如接种免疫疫苗,预防呼吸道感染,缓解患者急性期发作,摄取维生素 E 及蔬菜和水果等对预防本病的加重发作也有重要作用。

6. 预防变态反应。预防变态反应有益于阻止慢性阻塞性肺疾病发生,是因为防止变态反应,抑制组胺、慢反应物质、缓激肽、嗜酸性粒细胞趋化因子、血小板激活因子等活性很强的物质释放,可阻止支气管痉挛、支气管黏膜水肿、分泌物增加;阻止肺水肿的发生,肺泡壁的破坏,毛细血管的断裂,从而阻止肺通气及肺换气功能障碍的发生,阻止 COPD 的形成。

> **要点提示**　心脑血管疾病的主要危险因素与预防措施,以及恶性肿瘤的主要危险因素是非传染性疾病控制要点。

COPD 通常发病较隐匿,可历经数年不被觉察。疾病初起表现为肺泡及气道的无症状性炎性改变,进而出现生理变化。如果仅依赖于体征和症状来发现 COPD ,则当患者丧失 50%以上肺功能时才能得出诊断。很显然,早期发现而不是等到症状出现具有重要意义。

> **问题讨论**　在某市的一次卫生工作会议上,Y 县卫生局负责人报告:该县近几年慢性非传染病,特别是恶性肿瘤,发病率与死亡率持续升高。该县近年来家庭工业发展较快,生活水平显著提高,但健康状况却明显下降。市领导对此高度重视,组织有关专家讨论发病原因的调查方案和预防措施。你认为可以通过何种研究查明该地慢性非传染病发病率升高的原因?应采取什么措施予以控制?

第二节　慢性病的预防策略

一、我国慢性病预防控制策略

新中国成立不久,我国即确定了"面向工农兵,预防为主,团结中西医,卫生工作与群众运动相结合"的卫生工作方针。改革开放以来,在新的历史条件下我国于 1997 年在《中共中央、国务院关于卫生改革与发展的决定》中提出了新时期的卫生工作方针,再次确立了卫生工作要"以农村为重点,预防为主,中西医并重,依靠科技与教育,动员全社会参与,为人民健康服务,为社会主义现代化建设服务"的方针,这项工作方针就是我国疾病预防控制的总策略。对于慢性病坚持如下预防策略。

(一)坚持全人群和高危人群相结合的"三级预防"策略

1. 一级预防(病因预防)　目的是减少发病,以控制主要危险因素为主要内容,以健康教育和健康促进为主要手段。

2. 二级(临床前)预防　目的是通过筛查达到早诊早治,并坚持长期随访。

3. 三级(临床)预防　指通过有效管理对现患者进行规范化治疗和康复指导,防止产生并发症,提高生存质量。主要措施:①建立健康档案;②医患共同制定和实施防治方案;③指导患者树立良好的行为生活方式;④教育病人及家属明了急性加重的诱因、并发症及必要的防治知识;⑤对急性加重者做必要的急救处理、适时安全转院;⑥对患者旅行进行评估,并进行指导;⑦对终末期患者实施临终关怀。

(二)实施个人、家庭、社区三位一体的预防策略

第二次卫生革命中我国社区预防必须是从以群体预防为主转向个体、家庭和群体预防相结合;从单纯的生物预防扩大到心理、行为和社会预防;从独立的预防服务转向防治相结合;从社会单一负责的被动预防转向个人和社会共同对健康负责的主动预防。

实施慢性病预防和控制策略的目标是提高对慢性病全球流行的认识;尤其为贫穷和弱势群体创建健康环境;减慢和逆转不健康饮食和体力活动缺乏等常见慢性病高危因素的趋势;以及预防重大慢性病造成的过早死亡和可避免的残疾。

二、防制原则

1. 从心理和社会方面对慢性疾病进行全方位的预防,是控制慢性疾病的有效途径,也是医学发展的必然趋势。

2. 改善环境,消除和控制引起慢性疾病的危险因素,预防疾病的发生。

3. 加强开展健康教育,指导人群形成良好的生活习惯。大量的流行病学证据表明,慢性病的发生与不健康的生活方式行为和不良的环境密切相关,因此,应开展健康教育,指导人群养成良好的生活习惯,使人群知晓在饮食、活动、生活方式和处理人际关系方面应该注意哪些问题;应该戒除哪些不良行为和习惯;应当建立怎样的生活模式;导致一些慢性疾病的危险因素及消除这些危险因素应当采用的方法;如何控制和治疗一些常见的慢性疾病,如与冠心病有关的高血压病、糖尿病、高尿酸血症、高脂血症、肥胖症等;坚持体育锻炼,增强体质。

4. 以社区防治为主,积极倡导预防保健,医疗康复和健康教育等部门积极协作,以高血压、心脑血管病、恶性肿瘤及糖尿病为重点,有组织有计划地开展患病调查,实施高危人群的发病监控,开展综合干预活动,促进慢性病患病率和病死率的降低。

三、慢性病的管理

(一)慢性病管理的概念

慢性病管理是指组织慢性病专业医生及护理人员,为慢性病患者健康提供全面、连续、主动的管理,以达到促进健康、延缓慢性病进程、减少并发症、降低伤残率、延长寿命、提高生存质量,同时降低医药费用目的的一种科学健康管理模式。该模式从生物-心理-社会医学模式出发,全方位、多角度地为慢性病患者的健康服务,注重对各种危险因素进行积极干预,传播医药卫生知识,为慢性病患者提供科学合理的健康促进、用药指导及人文关怀。

(二)慢性病管理的目的

1. 培养健康的生活习惯。

2. 维持正确的治疗。

3. 提高传统治疗效果。

4. 控制或阻断并发症的发生。

5. 尽可能缩短总疗程、减少药物使用总量。

6. 提高生存质量。

7. 延长寿命。

8. 降低维护健康总费用。

(三)慢性病自我管理

1. 自我管理的定义　Barlow 将自我管理定义为:在应对慢性疾病的过程中发展起来的一种管理症状、治疗、生理和心理社会变化,以及做出生活方式改变的能力。有效的自我管理是为了维持满意的生活质量,个人必须具备监测身体状态的能力,同时还要管理行为的变化及情感的反应,如抑郁、愤怒等。所以,自我管理不仅仅是简单的对于治疗的依从性,身体和社会等方面的管理都应融合到长期应对慢性疾病的过程中。

2. 自我管理的目的

(1)树立患者对自己健康负责的信念,强调患者自我管理的作用。

(2)强调患者的中心角色作用,实现医患双方共同设立优先问题,建立管理目标和治疗计划,获得最佳管理效果。

(3)通过培训、咨询、指导和健康教育等方式,促进患者疾病防治知识、技能和信念的提高。

(4)为患者提供自我管理技术支持和基本管理工具。

(5)学会自我保健和急救自救方法,主动接受先进的行之有效的治疗方法。

3. 自我管理的任务及基本技能　Corbin 和 Strauss 描述慢性病人自我管理需要完成 3 个方面的任务:疾病的治疗管理,如服药、改变饮食、自我监测(如血糖)等;建立和保持在工作、家庭和朋友中的新角色;处理和应对疾病所带来的各种情绪,如愤怒、恐惧、悲伤和挫败感等,因为这些情绪在慢性病病人中是普遍存在的。

体现新的保健服务模式,强调医患双方的合作关系;医疗服务重点帮助和支持患者进行自我保健、自我治疗,支持病人自己选择医疗服务并自己决定治疗情况;以教授技能、提高病人自信心、激发病人对健康的自我责任、鼓励病人间互相支持等。

复习指导

1. 世界上大多数国家包括我国,心脑血管疾病与恶性肿瘤在死因顺位中占前三位。

2. 心脑血管疾病的危险因素主要有遗传因素、疾病因素、环境因素、不良行为生活方式、A 型性格等。

3. 目前认为恶性肿瘤的主要危险因素为环境因素中的化学因素,此外,环境中的生物因素与物理因素、不良的行为生活方式、精神心理因素、遗传因素、药物因素等也是恶性肿瘤的危险因素。

4、主要慢性病的共同危险因素有:①可改变的行为危险因素,如吸烟、饮酒、不合理膳食、静坐生活方式;②不可改变的危险因素,如年龄、性别、种族、遗传等;③中间危险因素(生理指标),如肥胖、高血压、高血糖、高血脂。

(周玲玲)

第27章 疾病的社区预防与临床预防

chapter 27

学习要求

学习疾病的社区预防与临床预防，明确各自的概念、实施原则、服务方式和服务内容；在理解健康危险因素收集与评估的基础上，能正确制定健康维护计划。

第一节 疾病的社区卫生服务与社区预防

一、疾病的社区卫生服务

社区卫生服务可以将广大居民的多数基本健康问题在基层解决，实现病人合理分流，形成“大病进医院，小病在社区”的合理的就医格局。

(一)社区卫生服务的概念

1. 社区　社区(community)是一个社会科学的概念。我国社会学家费孝通将“社群性”和“地域性”相结合，认为社区是若干社会群体或社会组织聚集在某一地域所形成的一个生活上相互关联的大集体。世界卫生组织认为，一个有代表性的社区，人口数为10万～30万，面积为0.5万～5万平方公里。

2. 社区卫生服务　社区卫生服务(community health services)是医疗卫生组织或机构为社区居民提供的预防、医疗、保健、康复、健康教育和计划生育等服务，是一种社区定向的服务。社区卫生服务不同于医院的专科医生提供的诊疗服务，它的提供者主要是直接在社区工作的全科医生(general practitioner)或称社区医生、家庭医生，社区卫生服务是以解决社区主要卫生问题，满足基本卫生服务为目的的基层卫生服务。社区卫生服务是社区建设的重要组成部分，也是政府卫生服务体系的基础。

(二)社区卫生服务的基本原则

1. 坚持为人民服务的宗旨，坚持政府领导，部门协同，社会参与，多方筹资，公有制为主导。

2. 坚持预防为主，综合服务，健康促进。社区卫生服务是综合性的服务，以预防为主，包括医疗、保健、康复、健康教育和计划生育等。

3. 坚持以区域卫生规划为指导，合理配置和充分利用现有卫生资源，做到低成本、广覆盖、高效益。

4. 坚持社区卫生服务与社区发展相结合，保证社区卫生服务可持续发展。同时，社区卫生服务机构的建设要坚持社区参与的原则。

5. 坚持实事求是，积极稳妥，循序渐进，因地制宜，逐步完善。

(三)社区卫生服务的内容和服务方式

1. *社区医疗*　社区医疗以门诊、出诊、家庭病床、简易病床为主要医疗服务形式，为社区居民提供一般常见病、多发病的诊疗，并根据需要协调转诊和会诊等工作。社区医疗在社区卫生服务中占有重要的地位。

2. *社区预防、社区保健与社区康复*　社区预防包括疾病预防、降低健康危险因素、免疫预防与药物预防、筛检等。社区保健的重点人群包括婴幼儿、妇女、老年人、残疾人等，健康检查、心理咨询等都是社区保健的重要内容。社区康复是指患者或残疾者在临床治疗后，回到社区继续接受医疗服务，在社区或家庭中通过康复训练，恢复生理功能，消除心理障碍。广义上讲，康复属于三级预防，也是社区预防工作的一部分。

3. *社区健康教育与健康促进*　健康教育是初级卫生保健的重要任务之一。通过社区调查可以了解社区疾病谱、死因谱和主要健康问题，了解社区居民对健康教育的需求，按照普遍性、严重性、可干预性、有效性、经济性、可接受性等原则进行分析和排序，列出需要开展健康教育的问题及其相应的可干预的危险因素。通过开设健康教育讲座、播放健康教育录像、设置健康教育宣传栏等形式开展健康教育。健康教育、健康促进不仅需要个体的参与和配合，还要求政府行为和社会支持，以达到预防疾病、促进健康、提高生命质量的目的。

4. *社区计划生育服务*　计划生育是我国的一项基本国策，社区计划生育服务工作包括社区卫生服务相关人员提供政策宣传、政策咨询和产后随访等工作，其目的是使社区居民正确理解并自觉遵守计划生育政策、优生优育、自觉采取适宜的节育措施，实现计划生育。

二、疾病的社区预防

社区预防既是社区卫生服务的主要内容之一，也是一项社区卫生服务的基本原则。社区预防可以提高卫生服务效率，降低医疗成本，促进人人享有卫生保健目标的早日实现。

(一)社区预防的基本原则

1. *以健康为中心*　社区预防是以人的健康为中心，而不是以疾病为中心。随着现代社会的发展，疾病谱、死因顺位都在发生着变化，恶性肿瘤、心血管疾病等慢性非传染性疾病的患病率不断上升。因此，卫生服务的重点应由治疗转为预防，以预防和控制导致疾病的各种危险因素为重心。

2. *以人群为对象*　社区预防的服务对象包括社区内的所有人群。通过群体的健康教育、筛检或健康检查等可以实现消除或降低疾病危险因素、干预不健康的行为生活方式的目的。此外，以群体为对象达到三级预防、全员健康的目的，也是实现人人享有卫生保健这一最终目标的最有效的方式。

3. *以家庭为单位*　家庭是社区结构的基本单元。一个家庭内的成员之间在健康问题上往往存在着相同的危险因素，因此以家庭为单位实施健康教育和危险因素干预是社区预防最有效的方法。此外，个人与家庭之间存在相互作用，个体的疾病可能会影响到家庭生活，而家庭结构改变、遗传等因素对家庭成员也有重要影响。

4. 以社区为基础　社区预防的各项工作都是以社区为单位开展的，例如，社区调查、社区诊断、社区健康问题评估等。全科医生要以社区内人群的卫生需求为导向，充分利用社区资源，为社区居民提供卫生服务。

5. 以综合性为特点　社区预防的综合性体现在很多方面，如卫生服务内容、服务对象、策略与措施等。全科医生要深入地了解社区和家庭，从遗传、环境等角度，对社区个体或群体的健康问题进行综合性分析，并提供包括预防和治疗等综合性的卫生服务措施。

(二)社区预防的基本内容

社区预防的基本内容应按照服务项目的重要性进行排序，优先顺序主要依据疾病的严重程度、累及面、是否存在有效的干预措施及干预的经济效益这几个原则来判断。

1. 慢性非传染性疾病预防与控制　慢性非传染性疾病管理工作对象不仅适用于患有各种慢性病的人群，也适用于健康状况良好的人群。在社区开展慢性病预防可通过多种途径实现，例如，设置疾病知识宣传栏、悬挂慢性病防治宣传画、定期举办慢性病健康知识讲座、开展慢性病健康咨询、心理咨询等，这些都属于针对慢性病的一级预防。二级预防主要内容是"早发现，早诊断，早治疗"，可通过开展筛检、定期健康检查等措施来实现。三级预防包括预防和控制并发症的发生，改善患者的生存质量等内容。经验证明开展社区预防是慢性病综合防治的最佳途径。

2. 传染病预防与控制　传染病预防与控制措施可以采取上述慢性非传染性疾病的社区防控方法，但也存在一些特殊措施。例如，免疫接种、计划免疫工作是社区卫生服务中常规性的工作，需要及时掌握免疫服务对象，建立预防接种证、疫苗和冷链的程序化管理等。此外，社区预防还包括迅速掌握疫情，及时处理疫源地，完成疫情上报，配合上级部门完成疫情现场调查及流行病调查，控制病情的蔓延等多项工作。

3. 社区卫生管理　社区卫生管理包括环境卫生、食品卫生和劳动卫生等内容。清除传染源排放到环境中尚存活的病原体，防止传染病在社区内发生与流行，关注家庭环境中厨房油烟、家庭装潢和被动吸烟等室内污染都属于环境卫生工作；预防食物中毒事件发生，指导居民平衡膳食，纠正不良饮食习惯属于食品卫生；劳动卫生包含关注生产企业环境中的粉尘、化学污染物等危害健康的物质并开展监测采样，建立健康档案，防止职业病的发生等。

> **要点提示**　社区预防的基本内容包括慢性非传染性疾病预防与控制、传染病预防与控制、社区卫生管理3项。

第二节　疾病的临床预防

一、临床预防概述

(一)临床预防与健康管理的定义

1. 临床预防　临床预防(clinical prevention)是指医务人员在临床场所对健康者和无症状"患者"进行健康危险因素评估，然后实施预防干预措施，达到预防疾病和促进健康的目的。临床预防的对象是健康者和无症状"患者"，就目前而言他们没有相应的症状和体征，医务人员应着眼于他们将来的健康问题。临床预防的服务内容是在临床环境下第一级和第二级预防的结合，推行临床与预防一体化的卫生服务。

2. 健康管理　健康管理是对服务对象的健康危险因素进行全面地评估，并对整个生命全程进行干预，其目的是减少危险因素对健康的威胁、早期发现并及时治疗疾病、预防并发症的发生、提高生存质量并避免早亡。健康管理是针对集体或个人的，宗旨是调动集体或个人的积极性，利用有限的资源达到最大的健康收益。

(二)临床预防与健康管理的意义

随着人们生活水平的不断提高，人们对健康的需求不仅仅停留在“有病求医”的基础上，还对健康有了更进一步的要求，如希望预防疾病、提高生命质量、了解增进健康的知识等。临床预防与健康管理正是顺应了这个时代的需要应运而生，临床预防服务主要是采取第一级和第二级预防措施，健康管理是运用现代医疗技术和信息手段，达到恢复健康、维护健康、促进健康、降低疾病风险的目的。临床预防与健康管理这种将预防和治疗一体化的卫生服务方式不仅有利于管理个人的健康状况、纠正不良的行为习惯、早期发现疾病并及时治疗，而且对降低医疗费用，有效地预防和控制疾病的发生、发展起着重要的作用。

二、临床预防的工作内容

(一)健康咨询

健康咨询(health counseling)主要包括收集求医者的健康危险因素，与求医者共同制定改变不良行为习惯的计划，随访求医者执行计划的情况等一系列的活动。通常健康咨询可以通过“5A”模式来开展，即“评估(assess)—劝告(advise)—达成共识(agree)—协助(assist)—安排随访(arrangement)”5 个步骤。“评估”是对求医者的健康状况、知识、态度及自信心而言的；“劝告”指为求医者提供危害健康的相关信息、不良行为习惯改变的益处等；“达成共识”指求医者与医生共同设定一个改善不良行为习惯的计划；“协助”是医生找出计划中求医者可能会遇到的困难，帮助寻找解决问题的办法或技巧；“安排随访”是明确随访时间、方式。

(二)筛检

筛检(screening)指运用快速、简便的体格检查或实验室检查等手段，在健康人群中发现患者或有健康缺陷的人。疾病的筛检试验应快速、简便、价格低廉、灵敏度高、易被群众接受。目前认为有效的筛检措施主要有：定期测量血压，测量体重，测定胆固醇，视敏度筛检，听力测试，牙科检查，子宫颈癌筛检，乳腺癌筛检，以及结肠直肠癌筛检等。

(三)免疫接种

免疫接种(immunization)是将抗原或抗体注入机体，使机体自动产生特异性免疫力，从而提高人群免疫力以达到保护个体免于发病或控制疾病流行，甚至消灭某些疾病。百日咳、麻疹、脊髓灰质炎等疫苗多用于儿童，有些传染病如乙型肝炎、流行性感冒等，不同年龄都可感染，所以所有人群都可接种。免疫接种的实施要依据国家相关的法律法规来进行，如《中华人民共和国传染病防治法》《疫苗流通和预防接种管理条例》等。

(四)化学预防

化学预防(chemoprophylaxis)是指对无症状的人使用药物、营养素、生物制剂或其他天然物质，提高人群抵抗疾病的能力以防止疾病的发生。已出现症状的病人服用上述任何一种物质来治疗疾病都不在化学预防之列。常用的化学预防方法有：妊娠期妇女补充叶酸以降低神经管缺陷婴儿出生的危险;在低氟地区补充氟化物降低龋齿的患病率;服用小剂量肠溶性阿司匹林预防心脏病、脑卒中等。

链接 **癌症预防中的化学预防**

化学预防被应用于癌症的预防研究,最早可以追溯到1929年发表的一篇描述芥子气抑制焦油导致的皮肤癌的文章,20世纪90年代末美国食品和药物管理局批准第一个乳腺癌化学预防药物他莫昔芬(Tamoxifen)。从20世纪80年代起中美两国科学家联合进行了河南林县食管癌研究、江苏启东肝癌研究等多项癌症化学预防研究并取得了令人瞩目的成就。

三、临床预防的实施原则

(一)重视危险因素的收集

临床预防服务的基础是对危险因素的收集,包括收集个人信息、体格检查、实验室检查的结果。收集求医者的健康危险因素也是临床预防服务健康咨询工作的主要内容之一。

(二)医患双方共同决策

医务人员收集了健康危险因素之后,与求医者共同寻找可改变的不良行为习惯并制定改善计划。区别于临床卫生服务中医生是决策者的服务方式,临床预防服务中强调医患双方共同决策。

(三)以健康咨询和健康教育为先导

现代疾病谱与死亡谱均显示慢性非传染性疾病在所有疾病中占很大比例,而研究表明预防和控制慢性病的最有效措施是改变不良行为习惯,这正是通过健康咨询和健康教育来实现的。

(四)合理选择健康筛检的内容

要点提示 临床预防的优势在于临床医生与个体接触面大,而且易于了解个体的健康危险因素,同时病人对医生的建议有较好的依从性。

临床预防服务中的筛检是根据不同性别、不同年龄及不同危险因素制定的。选择筛检实验有以下几个原则:被筛检的疾病是当地重大的卫生问题;该疾病有确诊方法和治疗方法;对发现的高危人群或确诊患者有条件进行干预和治疗;筛检试验简便、迅速、安全、有效、灵敏度高、易于被群众接受等。

(五)根据不同年龄阶段的特点开展针对性的临床预防服务

不同的年龄阶段有不同的生理特点及不同的社会环境,因此面临的健康危险因素有所不同。例如,婴幼儿期的伤害预防、青少年时期的心理问题、成年人的职业危险因素暴露等。因此,应该对不同年龄阶段的人群开展针对性的临床预防服务。

(六)注重综合性和连续性

疾病与健康都是一个连续动态的过程。因此,临床预防服务也应是一个随着求医者的状态不断变化的具有连续性的过程,而且病因的多元化要求临床预防服务是一个综合性的服务。单一的、片面的卫生服务不能满足多病因的需要,也不可能有较好的预防效果。

第三节　健康危险因素评估

一、健康危险因素的概念

健康危险因素(health risk factor)是在机体内外存在的使疾病和死亡发生可能性增加的因素。健康危险因素是人们在认识疾病病因的过程中发展起来的,为便于健康危险因素的分析与评估,通常将其分为 4 类。

1. 环境危险因素　环境危险因素包括自然环境危险因素和社会环境危险因素,自然环境危险因素包括物理性、化学性和生物性危险因素;社会环境危险因素中最突出的是经济状况所带来的问题,如经济发展带来的"富贵病"、经济拮据带来的无钱就医等。

2. 行为危险因素　行为危险因素是起因于自身行为习惯的健康危险因素,如吸烟、酗酒、不良饮食习惯、不洁性行为等。研究证明,行为危险因素是诱发慢性非传染性疾病的主要危险因素。

3. 生物遗传危险因素　疾病的家族聚集性体现了生物遗传危险因素对疾病的影响,大多数疾病都是遗传因素和环境因素共同作用的结果。

4. 医疗服务中的危险因素　滥用抗生素、医疗事故、院内感染、卫生资源配置不合理、公共卫生体系不健全等均是医疗服务中出现的危险因素。

二、健康危险因素收集及危险度评估

(一)危险分数转换法

1. 危险分数转换法的步骤

(1)收集资料:首先需要收集由当地死因登记报告、疾病监测或死亡调查获得的性别、年龄死亡率资料。一般收集死因顺位前 10－15 位,然后通过采用自填问卷收集个人危险因素资料,辅以体格检查、实验室检查结果。具体内容涉及疾病史、环境因素、行为生活方式、生物遗传因素和医疗卫生服务。

(2)将危险因素转换为危险分数:记分原则为危险因素相当于当地死亡率平均水平时,危险分数记为 1.0;高于(低于)当地死亡率平均水平时,危险分数记为>(<)1.0,具体分值可参考美国的盖勒－盖斯奈表(Geller-Gesner table)。

(3)计算组合危险分数:如果与死亡或疾病有关的危险因素只有一项,组合危险分数即为该危险因素的危险分数。如有多项存在,需将危险分数>1.0 的各项,每项减去 1.0 后求和,危险分数≤1.0 的各项危险分数值求积,组合危险分数就是上述求和与求积后的两项数值之和。

(4)计算存在死亡危险:计算方法为某种疾病平均死亡率与组合危险分数的乘积。总的存在死亡危险等于各种死亡原因的存在死亡危险之和。

(5)计算评价年龄与增长年龄:用总的存在死亡危险值查"健康评价年龄表"(表 27-1)可得到评价年龄。增长年龄是采纳医生降低危险因素的建议之后,再次进行危险因素评价所得到的评价年龄。

表 27-1　健康评价年龄表

男性存在死亡危险	实际年龄最末位数 0/5	1/6	2/7	3/8	4/9	女性存在死亡危险	男性存在死亡危险	实际年龄最末位数 0/5	1/6	2/7	3/8	4/9	女性存在死亡危险
530	5	6	7	8	9	350	4510	38	39	40	41	42	2550
570	6	7	8	9	10	350	5010	39	40	41	42	43	2780
630	7	8	9	10	11	350	5560	40	41	42	43	44	3020
710	8	9	10	11	12	360	6160	41	42	43	44	45	3280
790	9	10	11	12	13	380	6830	42	43	44	45	46	3560
880	10	11	12	13	14	410	7570	43	44	45	46	47	3870
990	11	12	13	14	15	430	8380	44	45	46	47	48	4220
1110	12	13	14	15	16	460	9260	45	46	47	48	49	4600
1230	13	14	15	16	17	490	10 190	46	47	48	49	50	5000
1350	14	15	16	17	18	520	11 160	47	48	49	50	51	5420
1440	15	16	17	18	19	550	12 170	48	49	50	51	52	5860
1500	16	17	18	19	20	570	13 230	49	50	51	52	53	6330
1540	17	18	19	20	21	600	14 340	50	51	52	53	54	6850
1560	18	19	20	21	22	620	15 530	51	52	53	54	55	7440
1570	19	20	21	22	23	640	16 830	52	53	54	55	56	8110
1580	20	21	22	23	24	660	18 260	53	54	55	56	57	8870
1590	21	22	23	24	25	690	19 820	54	55	56	57	58	9730
1590	22	23	24	25	26	720	21 490	55	56	57	58	59	10 680
1590	23	24	25	26	27	750	23 260	56	57	58	59	60	11 720
1600	24	25	26	27	28	790	25 140	57	58	59	60	61	12 860
1620	25	26	27	28	29	840	27 120	58	59	60	61	62	14 100
1660	26	27	28	29	30	900	29 210	59	60	61	62	63	15 450
1730	27	28	29	30	31	970	31 420	60	61	62	63	64	16 930
1830	28	29	30	31	32	1040	33 760	61	62	63	64	65	18 560
1960	29	30	31	32	33	1130	36 220	62	63	64	65	66	20 360
2120	30	31	32	33	34	1220	38 810	63	64	65	66	67	22 340
2310	31	32	33	34	35	1330	41 540	64	65	66	67	68	24 520
2520	32	33	34	35	36	1460	44 410	65	66	67	68	69	26 920
2760	33	34	35	36	37	1600	47 440	66	67	68	69	70	29 560
3030	34	35	36	37	38	1760	50 650	67	68	69	70	71	32 470
3330	35	36	37	38	39	1930	54 070	68	69	70	71	72	35 690
3670	36	37	38	39	40	2120	57 720	69	70	71	72	73	39 250
4060	37	38	39	40	41	2330	61 640	70	71	72	73	74	43 200

2. 结果评价　通过比较实际年龄、评价年龄和增长年龄三者之间的差别可得出评价结果。

(1)个体评价：当评价年龄小于实际年龄时，说明被评价个体危险因素低于平均水平，属于“健康型”。如果评价年龄大于实际年龄，说明被评价个体危险因素高于平均水平，此时再比较增长年龄，若评价年龄与增长年龄之差较大，说明通过纠正不良行为习惯，可以较大程度地延长预期寿命;若评价年龄与增长年龄的差值≤1.0,说明危险因素主要来自既往疾病或遗传因素,不易改变。最后一种情况是评价年龄接近实际年龄,说明被评价个体的危险因素接近平均水平。

(2)群体评价:群体评价是在个体评价的基础上进行的。根据该人群中个体评价的结果,将人群分成不同组别,用各组人群占整个人群的比重大小即可确定整个人群的危险程度。

要点提示　①影响健康的不仅有危险因素,保护因素同时也存在。因此健康危险因素的收集与评估还应包含健康保护因素。②健康危险因素评估可以促使人们改变不良行为生活习惯,降低危险因素,减少疾病或死亡发生概率。

(二)WHO 健康危险评价方法

《2002 年世界卫生报告》指出全球十大主要危险因素是体重过轻、不安全性行为、高血压、吸烟、喝酒、不安全的水、不安全的卫生设施和卫生习惯、缺铁、固体燃料释放的室内烟雾、高胆固醇及肥胖。研究结果表明,通过在全球人群范围减少风险,可使各国人民在预期健康寿命方面取得重大增益。

WHO 健康危险度评价的具体内容如下。

1. 危害作用识别　危害作用识别是通过动物实验及流行病学调查获得危险因素对人体健康影响的资料,确定危险因素并推断其危害健康的特征。

2. 暴露评价　通过危险因素在人群中的流行频度和分布情况确定暴露量、暴露时间和暴露人群的特征。

3. 剂量-反应关系评价　剂量-反应关系可以明确某危险因素的暴露程度与某健康效应的概率联系。

4. 危险特征评价　综合以上步骤对某一个体或人群的健康危险度进行推断。

第四节　健康维护计划

一、健康维护计划的概念及制定原则

(一)健康维护计划的概念

在临床预防服务和健康管理工作中,健康危险因素评估之后的环节就是制定减少健康危险因素的计划。健康维护计划(health maintenance schedule)就是医生依据求医者的年龄、性别及具体的危险因素等与求医者共同制定的一系列干预措施。

(二)健康维护计划的制定原则

1. 建立良好医患关系　医护人员与求医者建立良好的医患关系,不仅是制定健康维护计划的基础,也是成功收集健康危险因素的必要条件。

2. 让求医者认识危险因素　医护人员应向求医者介绍危险因素可能导致的疾病,求医者只有认识到自身的危险因素才能做改善危险因素的决策。

3. 共同制定改变危险因素的计划　健康维护计划是医护人员与求医者沟通明确求医者是否有意愿改变危险因素,根据收集来的健康危险因素等信息与求医者共同提出改变危险因素的计划,同时探讨预期可能遇到的困难及克服困难的方法等。

4. 个体化　健康维护计划是针对不同年龄、性别的求医者,以及不同的危险因素而制定的，是面向个体的个性化服务。

5. 循序渐进　例如，为了改善长期静坐的不良生活方式，医护人员可以帮助求医者制定多个短期目标和一个长期目标，循序渐进增加运动次数、运动时间及运动量。循序渐进是保证健康维护计划切实可行的原则之一。

6. 长期性　某些不良行为生活方式不是一朝一夕养成的，不可能在短时间内根本改观，需要医护人员与求医者长期坚持不懈的努力，经过一段时期改善的行为生活方式是否能长期保持，是健康维护计划实施成功与否的关键。

7. 随访　健康维护计划的实施状况是通过对求医者的随访了解的。随访时可以了解计划的执行情况，同时对求医者也有一定的督促作用。

二、健康维护计划的实施

（一）建立健康维护流程表

建立流程表的目的是便于计划的实施与监督，同时求医者的执行情况在这张表上一目了然。除了性别、出生年月和编号之外，流程表的内容还包括以下内容。

1. 健康指导　健康指导是针对所有健康危险因素而言的。

2. 疾病筛检　包括每项需要进行筛检的项目、频率、筛检日期及结果。

3. 免疫接种　包括免疫接种的项目、频率、接种日期及疫苗厂商及批号。

医务人员可根据求医者的具体情况对表格中上述内容做适当删减，还可以在随访过程中根据求医者的需求适当修正。

（二）单个危险因素的干预计划

医护人员还需与求医者共同制定一份某项健康危险因素的干预计划。如果求医者有多项危险因素，先从其中最容易改变的一项开始实施干预，干预过程中要注意先设定一个比较容易达到的目标，然后遵照循序渐进的原则强化改善效果。结合求医者的个体需求，干预计划中确定的目标要明确，实施改善的步骤要切实可行。

另外，需要重视健康维护的随访，了解求医者执行计划的情况，以及感受和要求，以便及时发现问题。

（三）提供健康教育资料

在实施健康维护计划时还要为求医者提供健康教育资料。健康教育资料包括该求医者的健康相关危险因素与疾病的联系，倡导促进健康的行为生活方式，如积极的休息和睡眠、控制体重、平衡膳食及保持适当运动量等。

研究证实绝大多数持久性的健康行为改变在性质上都是自愿的，因此提供健康教育资料的同时还要提醒求医者对自己的健康负责，要积极参与健康维护计划。

复习指导

1. 社区卫生服务是在社区工作的全科医生为社区居民提供的预防、医疗、保健、康复、健康教育和计划生育等服务。社区卫生服务与医院的专科医生提供的诊疗服务不同。

2. 社区预防的基本原则是以健康为中心、以人群为对象、以家庭为单位、以社区为基础、以综合性为特点。

3. 临床预防的对象是健康者和无症状"患者",工作内容是健康咨询、疾病的筛检、免疫接种和化学预防。

4. 健康危险因素有环境危险因素、行为危险因素、生物遗传危险因素和医疗服务中的危险因素。危险度评估可使用危险分数转换法和 WHO 健康危险评价方法。

5. 健康维护计划的制定原则有:建立良好医患关系;让求医者认识危险因素;共同制定改变危险因素的计划;个体化、循序渐进、长期性和随访制度。

(王福彦)

第28章 伤害的预防

chapter 28

学习要求

学习我国伤害的分布特征；能够根据伤害的判定标准、形成条件和测量指标等，结合常用流行病学研究方法进行伤害的流行病学调查、危险因素分析，并提出相应预防措施。

据世界卫生组织(WHO)统计，伤害(injury)每年导致全球500多万人死亡，现已成为严重的公共卫生问题，其预防与控制越来越受到世界各国的重视。伤害流行病学(injury epidemiology)是运用流行病学原理和方法描述伤害的发生频率及其分布，分析伤害发生的原因及危险因素，提出干预和防制措施，并对措施效果做出评价的一门流行病学分支学科。伤害流行病学研究的主要目的是确定伤害种类、阐明伤害分布、明确因果关系、制定控制措施、评价控制效果。

第一节 伤害概述

一、伤害的定义

伤害本身的含义为“造成了人体的损伤或功能丧失”。伤害与意外不同。意外通常是指一种无意识的、意料之外的突发事件；而伤害是有意识的行为(如自杀、谋杀、暴力)和意料之外行为(如车祸、溺水、跌倒等)的后果。对公共卫生工作者而言，伤害是完全可知和可以预防的。

从物理学发生机制考虑，所有伤害都是以能量的异常转移为特征的。正常的能量转移被干扰时就可能引发伤害(如溺水、冻伤等)。因此，伤害定义应为：由于运动、热量、化学、电或放射线的能量交换超过机体组织的耐受水平或缺乏氧气等介质所造成的组织损伤，以及由此引起的心理损伤统称为伤害。

然而，在从事伤害研究时，为了正确纳入“伤害病例”，还制定了伤害的诊断标准(或称之为操作性定义)。即凡具有下列情况之一者视为伤害：①到医疗机构诊治，诊断为某一种伤害；②由家人、老师或其他人做紧急处置或看护；③因伤请假半天以上。

二、伤害的分类

伤害的分类对于伤害的监测、资料分析、流行病学研究和防制措施的制定都是十分重要的。根据研究目的的不同，伤害的分类方法主要有以下几种。

(一)按照造成伤害的意图分类

1. 意外伤害　意外伤害是指无目的性、无意识的伤害，主要包括车祸、跌落、烧烫伤、中毒、溺水、切割伤、医疗事故等。

2. 故意伤害　故意伤害是指有意识、有目的地加害于个人或他人，并常伴有暴力行为，包括自杀与自伤、暴力与他杀。

(二)按照伤害的性质分类

根据《国际疾病分类》(ICD-10，1993 年)确定的伤害分类是目前国际上比较公认和客观的分类方法。在 ICD-10 中对伤害的分类有两种体系，一种是根据伤害部位分类(S00-T97)，一种是根据伤害发生的外部原因或性质进行的分类(V01-Y98)(表 28-1)。2002 年卫生部开始正式推广 ICD-10。2011 年颁布的《疾病分类与代码(GB/T 14396-2001)》修订版参照 ICD-10 并在 4 位 ICD-10 标准代码基础上拓展到 6 位代码。该分类标准将于 2013 年正式实施。

表 28-1　ICD-10 伤害发生的外部原因分类

损伤与中毒的外部原因分类	ICD-10 编码
损伤与中毒的全部原因	V01-Y98
交通事故	V01-V99
跌倒	W00-W19
砸伤、压伤、玻璃和刀刺割伤、机器事故	W20-W31、W77
火器伤及爆炸伤	W32-W40
异物进入眼或其他腔口、切割和穿刺器械损伤	W41-W49
体育运动中的拳击伤及敲击伤	W50-W52
动物咬伤或动、植物中毒	W53-W59、X20-X29
潜水或跳水意外、溺水	W65-W74
窒息	W75-W84
暴露于电流、辐射和极度环境气温及气压	W85-W99
火灾与烫伤	X00-X19
暴露于自然力量下(中暑、冻伤、雷击等)	X30-X39
有毒物质的意外中毒	X40-X49
过度劳累、旅行及贫困	X50-X57
暴露于其他和未特指的因素	X58-X59
自杀及自残	X60-X84
他人加害	X85-Y09
意图不确定的事件	Y10-Y34
刑罚与战争	Y35-Y36
药物反应、医疗意外、手术及医疗并发症	Y40-Y84
意外损伤后遗症及晚期效应	Y85-Y89
其他补充因素	Y90-Y98

三、伤害发生的基本条件

从病因论的观点来看，伤害发生的基本条件包括致病因子、宿主和环境3个方面。

(一)致病因子

如前所述，所有伤害都是以能量的异常转移为特征的。引起伤害的能量主要有以下几种。

1. 动能　如机动车交通事故所产生的能量传递，意外跌落所产生的能量传递等。

2. 热能　各类烧伤均属于过度的热能暴露所致，而冻伤则是热能的过度缺乏所致。

3. 电能　是导致触电或电烧伤的重要原因。

4. 辐射能　大剂量的放射线暴露会产生烧伤。

5. 化学能　如意外中毒可通过干扰机体的能量代谢而造成伤害。

(二)宿主

在伤害研究中，宿主的人口学特征和心理行为对于伤害发生的种类及后果有重要影响。

1. 人口学特征

(1)年龄：不同的年龄特征发生各类伤害的危险性不同。如儿童易发生溺水，青壮年易发生交通事故，老年人易发生跌落。故在计算伤害发生率、死亡率时，多采用年龄别的发生率和死亡率。

(2)性别：伤害发生存在着明显的性别差异，我国除自杀外均为男性高于女性。

(3)种族：伤害存在一定的种族差异。在美国，白种人和土著人的自杀率很高，而亚裔美国人的自杀率很低。在中国，蒙古族的肢残率明显高于其他民族。

> **要点提示**　①伤害并非“意外”，伤害和其他疾病一样，是可知的、可预防的、可控制的；②伤害发生的基本条件包括致病因子、宿主和环境，这也是伤害危险因素分析及防治措施制定的重要依据。

(4)职业：职业因素是伤害的一个十分重要的影响因素。在工伤种类中，以机械伤害、物体打击、起重伤害、坠落和车祸为主。

2. 心理行为特征

(1)饮酒：我国车祸原因的64%为驾驶员责任，而其中3%为饮酒过量。同时，酒后也容易造成意外跌落、烧伤等其他伤害。

(2)安全带：驾驶员系安全带是有明文规定的，但许多驾驶员因感到不舒适，而不愿系安全带。在美国，13%的车祸是由于司机未系安全带所致，在中国这个比例则更高。

(3)心理因素：心理素质是影响各类伤害的重要原因之一。由于女性较男性心理脆弱，更具自杀倾向；A型性格的个体由于争强好胜，车祸、溺水和坠落等伤害发生危险增高。

(三)环境

1. 社会环境　即伤害预防法律、法规的制定及其执行情况。如驾驶员开车时必须系安全带，儿童进入游泳场所必须有成人陪伴等。

2. 自然环境　如浓雾或雨雾天极易造成撞车事故；天气长期高温干燥易发生火灾；气压低或天气潮湿闷热会使人疲乏，造成工伤等。

3. 生产环境　生产中安全防护设施、劳动强度及操作规范等都是影响伤害发生的因素。

4. 生活环境　如居室装修时未采用防滑地面易导致跌倒。

四、伤害研究的意义和内容

(一)伤害研究的意义

伤害是严重威胁人群的生命健康、消耗大量医疗资源和国民生产力的公共卫生问题。据 WHO 估计,到 2020 年,全世界每年由伤害造成的死亡将会达到 840 万。伤害的危害主要体现在以下几个方面。

1. *人类的主要死因之一*　全球每年有 500 多万人死于各类伤害,发达国家由伤害导致的死亡占全部年龄调整死亡的 7.6%,发展中国家约为 10.7%,在各国的死因顺位排列中伤害位居第 4 位或第 5 位。中国 2002—2006 年,每年因伤害死亡的人数约为 846 510 人,死亡率为 65 /10 万,约占总死亡的 10%。

链接　伤害是儿童首要死因

伤害是中国 1—14 岁儿童的首要死亡原因。每年平均有近 5 万名(即每天有 150 名)1—14 岁的儿童因伤害而死亡。溺水是儿童伤害死亡的第一大原因,其次为交通伤害和跌落。

2. *威胁人口健康的主要原因*　在美国,伤害位居 44 岁以下人口死因顺位的第一位。我国 35 岁以下人口中,伤害死亡占总死亡的 51%。卫生部 1998—2005 年进行过一次全国不同地区约 200 000 居民参加的调查,估计全国每年大约有 2 亿人发生伤害,有 6000 多万人因伤害而需要门、急诊救治,有 1400 万伤者需要住院治疗,还有 100 万人造成永久性残疾。

3. *社会经济损失巨大*　伤害不仅通过劳动力人口健康的丧失而影响社会经济发展,同时,伤害本身也会造成巨大的社会经济负担。仅机动车事故造成的经济后果就占世界各国国民生产总值的 1%～ 3%,总计达 5000 多亿美元。

链接　道路交通伤害与交通安全

道路交通伤害是 5—44 岁人口的三大死因之一。全球每年有近 130 万人死于道路交通事故,2000 万～5000 万人因被碰撞受到非致命伤害,成为造成残疾的一项重要因素。联合国大会在 2010 年 3 月通过的 A/RES/64/255 号决议中宣布 2011—2020 年为道路安全行动十年,其目标是通过在国家、区域和全球各级开展更多活动,稳定并随后降低预计的全球道路交通死亡率。

总之,伤害所带来的危害是巨大的,伤害研究对于保障人群健康,减轻社会经济负担,促进社会发展意义重大。然而,伤害却一度成为"被忽略的"公共卫生问题,我国伤害研究工作起步于 20 世纪 80 年代,现已逐步建立各类各级伤害监测系统,以监测伤害发生动态和趋势。

(二)伤害流行病学研究的内容

1. 收集、整理伤害的发生率、死亡率、潜在减寿年数(PYLL)及其动态变化资料,建立健全全国性或地区性伤害监测系统。

2. 动态观察伤害发生的种类、频率和分布,探索伤害的发生、发展规律。为分析伤害发生的原因及危险因素提供科学依据和线索。

3. 分析各类伤害的主要危险因素，制定伤害防治策略与措施，并对防治效果加以评价。

4. 用伤害流行病学研究的成果，开展相应的伤害干预研究，以降低伤害发生率、致残率和死亡率，提高人群健康素质。

第二节　伤害的流行特征

一、伤害的测量指标

（一）伤害发生频率的测量指标

测量伤害发生的频率是进行伤害研究的基础。伤害发生频率的测量指标包括伤害发生率、伤害死亡率、残疾患病率等。

1. *伤害发生率*　单位时间内（通常是年）伤害发生的人数与同期人口数之比，是进行伤害研究与监测常用的指标。

$$\text{伤害发生率}=\frac{\text{某人群发生伤害的人数}}{\text{同期该人群的平均人口数}}\times 1000‰ \qquad \text{（公式 28-1）}$$

公式中伤害发生率分子为“受伤人数”。然而，在伤害流行病学研究中经常遇到一个人在一年中发生 2 次或 2 次以上的伤害，此时应以“受伤人次数”作为分子，计算伤害事件发生率。从公共卫生的观点出发，伤害事件发生率更具实际意义。

$$\text{伤害事件发生率}=\frac{\text{某人群发生伤害的人次数}}{\text{同期该人群的平均人口数}}\times 1000‰ \qquad \text{（公式 28-2）}$$

2. *伤害死亡率*　因伤害致死的频率。可以计算伤害的总死亡率，也可以计算年龄别、性别等人群特征的死亡率。

$$\text{伤害死亡率}=\frac{\text{某人群因伤害死亡的人数}}{\text{同期该人群的平均人口数}}\times 100\,000/10\text{万} \qquad \text{（公式 28-3）}$$

（二）伤害造成的损失程度的测量指标

伤害造成的损失程度的测量指标包括潜在减寿年数、伤残调整寿命年、限制活动天数、卧床残疾天数等。

1. *潜在减寿年数（PYLL）*　人们由于伤害未能活到该国平均期望寿命而过早死亡，所失去为社会服务和生活的时间。对不同地区的 PYLL 进行比较时可用潜在减寿年数率（PYLLR），即每 1000 人口的 PYLL。如果两个地区的人口构成不同，需计算标化潜在减寿年数率（SPYLLR）。

PYLL、PYLLR 和 SPYLLR 的计算公式如下。

$$PYLL=\sum_{i=1}^{e} a_i d_i \qquad \text{（公式 28-4）}$$

$$PYLLR=\frac{PYLL}{N}\times 1000‰ \qquad \text{（公式 28-5）}$$

$$SPYLLR=\frac{SPYLL_i}{N}\times 1000‰=\sum\frac{(PYLL_i\times \text{校正系数})}{N}\times 1000‰ \qquad \text{（公式 28-6）}$$

$$\text{校正系数}=\frac{P_{ir}/N_r}{P_i/N} \qquad \text{（公式 28-7）}$$

式中：e 为预期寿命(岁)；i 为年龄组(通常计算其年龄组中值)；a_i 为剩余年龄；d_i 为某年龄组的死亡人数；P_{ir}/N_r 为标准人口各年龄组人口构成；P_i/N 为观察人群各年龄组人口构成；N 为某人群总人口数。

2. *伤残调整寿命年(DALY)*　从发病(发生伤害)到死亡所损失的全部健康生命年，包括因早死所致 PYLL 和疾病所致的伤残引起的健康生命损失年(YLLD)两部分。

二、伤害的分布

伤害作为大多数国家居民的前 5 位死因之一，其分布特征越来越受到各国政府的重视。

(一)地区分布

总体上来说，发展中国家的伤害死亡率高于发达国家，农村伤害死亡率高于城市。我国城市人群伤害死亡的原因依次为交通事故、自杀、意外坠落、中毒、他杀、溺水、火灾和烧伤；农村人群伤害死亡的原因依次为自杀、交通事故、溺水、意外坠落、中毒、他杀、火灾和烧伤。

(二)人群分布

1. *年龄分布*　不同年龄阶段，主要的伤害致死原因各异。0—14 岁年龄组，溺水是死亡的首因，占伤害总死亡的 54%，交通伤害死亡占 8%；15—44 岁青年成人组，交通伤害占伤害总死亡的 42%，自杀死亡占 20%；45—64 岁中年成人组，交通伤害占伤害总死亡的 35%，自杀死亡占 28%，跌落死亡占 10%；65 岁以上老年组，自杀占伤害总死亡的 34%，跌落死亡占 20%，交通伤害死亡占 20%。与自杀和跌落相比，溺水和交通伤害死亡更多发于低年龄组。

2. *性别分布*　全球男性伤害死亡率约为女性的 2 倍。我国男性伤害死亡率约为女性的 1.9 倍。除自杀外，其余死因均是男性高于女性，以交通事故致死的性别差异最大，男性为女性的 2.76 倍。女性的伤害死亡率则以自杀为首位，达 21.65/10 万。我国伤害死亡的性别分布特征参见表 28-2。

表 28-2　2011 年部分市县伤害死亡率及占死因构成比

性别	市		县	
	死亡率(1/10 万)	构成比(%)	死亡率(1/10 万)	构成比(%)
男性	43.42	6.19	75.39	10.27
女性	24.31	4.52	36.73	6.82
合计	33.93	5.47	56.50	8.85

引自：2012 年中国卫生统计提要 . 2012。

(三)时间分布

在发达国家，由于自动化程度的提高，危险职业从业人数减少，职业性伤害发生率有所下降；伴随交通工具和道路安全性能的提高，道路交通伤害的发生率也有下降的趋势。在我国，从总体上说，城市伤害死亡率有上升的趋势。此外，2010 年 10 月，第五届全国伤害预防与控制学术会议报告显示，近 15 年伤害死亡谱变化显著。自杀死亡率呈现明显下降趋势，道路交通伤害死亡构成比已超过自杀死亡，跃升为我国首位伤害死因。

问题讨论　表 28-3 为四川省 2006—2009 年青羊区与米易县伤害病例构成，请分析四川省伤害的分布特征。

表 28-3　青羊区、米易县伤害病例年龄构成

年龄（岁）	青羊区				米易县			
	男性		女性		男性		女性	
	例数	构成比(%)	例数	构成比(%)	例数	构成比(%)	例数	构成比(%)
0≤年龄＜5	2876	8.69	1815	8.82	1437	5.71	815	7.17
5≤年龄＜15	3650	11.03	1915	9.31	3428	13.60	1597	14.04
15≤年龄＜20	2375	7.18	1064	5.17	1984	7.87	679	5.97
20≤年龄＜25	3845	11.62	2428	11.80	2380	9.44	878	7.72
25≤年龄＜45	13 660	41.29	7398	35.95	11 226	44.56	4492	39.50
45≤年龄＜65	4951	14.96	4002	19.45	3713	14.73	1958	17.22
65≤年龄	1730	5.23	1954	9.50	1031	4.09	954	8.38
合计	33 087	100.00	20 576	100.00	25 199	100.00	11 373	100.00

引自：易光辉，2011。

第三节　伤害的预防与控制

伤害是可预防的公共卫生问题。伤害研究的主要目的就是为了积极控制危险因素、预测伤害的发生、降低伤害的损失。伤害控制的主要步骤是明确促使伤害发生的能量形式及人体暴露机制，将干预措施在伤害的自然史中定位实施，并对干预措施进行效果评价。

一、预防策略

(一)三级预防

1. 一级预防　其目标是通过减少能量传递或人体暴露机会来预防伤害的发生。如交通安全法律的制定，游泳池周围栅栏的安装，有毒物品安全盖的设计等都属于一级预防措施。一级预防通过如下策略实现。

(1)全人群策略：针对全人群(社区居民、工厂职工、学校师生等)开展伤害预防的健康教育。这一策略的目的是提高每个人的伤害预防意识，加强自我保护。

(2)高危人群策略：针对伤害发生的高危人群，有针对性地开展伤害预防教育与培训，如对驾驶员的安全培训。

(3)健康促进策略：该策略是环境与健康的整合策略。例如，针对工作场所出现的伤害，采取工作场所健康促进项目。

2. 二级预防　其目的是降低伤害的发生率及其严重程度。如摩托车头盔、安全带、救生衣和防弹衣等佩戴均属二级预防。

3. 三级预防　伤害发生后，控制伤害的后果。如现场紧急救助、心肺复苏、康复等均属三级预防。

(二)主动干预与被动干预

主动干预要求宿主采取措施方能使干预奏效，它要求人们提高安全意识、必须记住在每次暴露于危险因素时要实施安全行为。例如，戴头盔在实施过程中首先要让车手知道戴头盔的重要性，并使其记住在每次骑车时都必须戴上头盔。被动干预不需要宿主的行动，一般通过改善因子、媒介或环境来实现。如在车辆设计中改善刹车、安装安全气囊等。被动干预相比主动干预更具成效，如在预防儿童误服药物方面，使用安全药盖(被动干预)比教育儿童不要乱服药或提醒父母把药锁到安全的地方(主动干预)更有效。在实践中，应将两种策略结合以达到更好地控制伤害的目的。

(三)伤害预防策略

美国原国家公路交通安全局负责人威廉·合顿(William Haddon)被认为是伤害研究的奠基人，哈顿提出伤害预防的十大策略。

1. 预防危险因素的形成　如禁止生产有毒、致癌杀虫剂，从而消除危险物的形成。

2. 减少危险因素的含量　如限制机动车车速、禁止私人藏有武器等。

3. 预防已有危险因素的释放或减少其释放可能性　如应用儿童安全药物容器盛放药物，防止儿童误食引起中毒。

4. 改变危险因素的释放率及其空间分布　如机动车司机及前排乘客应使用安全带及自动气囊；儿童勿穿易燃衣料制成的内衣。

5. 将危险因素从时间、空间上与被保护者分开　如走人行道、戴安全帽等。

6. 用屏障将危险因素与受保护者分开　如用绝缘物把电缆与行人隔开。

7. 改变危险因素的基本性质　如机动车油箱加固，防止撞车时油箱破裂漏油造成火灾。

8. 增加人体对危险因素的抵抗力　如当人体慢性暴露于缺氧状态时，可适应高原环境。

9. 对已造成的损伤提出有针对性的预防与控制措施　如通过完善现代化通讯设施、开设急救绿色通道来减少残疾率和死亡率。

10. 使伤害患者保持稳定，采取有效的治疗及康复措施　如完善伤害救治所需急救设备、提高救治技术水平、增强救治责任心等，以免延误抢救时机，造成死亡。

二、预防措施

(一)四项干预措施(四项"E"干预)

1. 工程干预　工程干预(engineering intervention)指通过干预措施影响媒介及物理环境对伤害发生的作用。如在设计汽车时注意配置儿童专座及伤害急救药品和器械。

2. 经济干预　经济干预(economic intervention)指用经济奖惩手段影响人们的行为。如保险公司低价对住宅安装自动烟雾报警器或喷水系统来防止火灾。

3. 强制干预　强制干预(enforcement intervention)指通过法律及法规的实施来影响人们的行为。如规定必需使用安全带。

4. 教育干预　教育干预(educational intervention)指通过教育和知识普及来影响人们的行为。如在高危人群(尤其是有一定教育背景的人群)中开展积极的健康教育，是一种十分经济有效的干预手段。

(二)哈顿模型

哈顿根据伤害发生的不同阶段和条件提出有针对性的预防内容，即哈顿伤害预防模型(表

28-4)。

表 28-4　哈顿伤害预防模型

伤害发生时间阶段	伤害发生条件	伤害预防主要内容
发生之前	宿主	遴选合格司机
	致病因子	上路前车辆安全检查,特别是车闸、轮胎、灯光
	环境	公路的状况及维修
发生之中	宿主	司机的应变能力和乘车者的自我保护意识
	致病因子	车辆内部装备(尤其是轮胎)性能
	环境	路面状况与路边障碍物
发生之后	宿主	防止失血过多,妥善处理骨折
	致病因子	油箱质地的改善与防止漏油
	环境	车祸急救、消防、应急系统与措施
结局	宿主	伤害严重程度制定和预防死亡
	致病因子	车辆损坏度评价及修复
	环境	公路整治与社会、家庭经济负担

引自:Haddon,1979。

(三)我国主要伤害类型的干预措施

1. 机动车伤害的主要干预措施　建立健全交通法规,加强交通管理;加强宣传教育;避免非健康状态驾车;开展心理咨询;建立健全急救机构;加强道路工程建设,优化路况;加强机动车伤害的监测。

2. 溺水的预防措施　不要让儿童到江河、池塘、井边玩耍;加强游泳池的安全保护措施,严禁酒后游泳;儿童的游泳训练和娱乐应有大人看护;加强儿童的安全教育和安全技能训练;水上交通工具应有充足的救生设备。

复习指导

1. 伤害的定义分为物理学定义和操作性定义,其中操作性定义对于伤害研究更有意义。

2. 伤害的分类方法有多种,目前国际上公认的是 ICD-10。

3. 伤害的测量指标可分为两类,即频率测量指标(伤害发生率、伤害死亡率等)和程度测量指标(PYLL、DALY 等)。

4. 伤害的预防策略主要是三级预防、主动干预和被动干预、哈顿伤害预防的十大策略;预防措施主要为四项"E"干预和哈顿模型。

(李晓霞)

第29章 卫生服务体系与卫生管理

chapter 29

学习要求

学习卫生服务体系的基本概念及卫生服务体系框架的构建，知晓我国卫生服务体系的现况及改革的方向，明确自己的工作环境和职责。

卫生服务是卫生服务组织为了一定目的，使用卫生资源向居民提供预防服务、医疗服务、保健服务、康复服务、健康教育和健康促进服务的过程。卫生服务是影响人群健康的决定因素之一。卫生管理则是如何通过最佳卫生服务把卫生资源和科学技术进行合理分配并及时提供给全体居民，最大限度地保障人民健康。卫生管理就是要在有限的卫生资源条件下创造出最大的效益。

第一节 卫生服务体系与功能

一、卫 生 系 统

(一)概念

1. 卫生系统 卫生系统(health system)是在一定的法律和规章制度所规定的范围内，提供以促进、恢复和维护健康为基本目标的活动的总体。狭义的卫生系统是指在一定法律和政策的框架内的组织网络，旨在组织、分配和利用现有的社会资源为全社会提供卫生保健服务，通过保证公平、效益和效果平衡，实现维护人民健康和提高生活质量的目的。

2. 卫生体系 卫生服务、医疗保障和卫生执法监督三者构成我国的卫生体系。它们之间相互联系、相互影响，是密不可分的。卫生服务是指提供医疗、预防、保健、康复、计划生育指导和健康教育等服务的组织和机构在提供卫生服务过程中所形成的相互关联的一个系统，如医疗机构、预防保健组织等。医疗保障是社会保障体系的重要组成部分，它通过资金的筹集，为卫生服务提供合理的物质资源的支持，与卫生服务系统相互作用，共同承担保护人们健康的职能，如医疗保

> **要点提示** 卫生系统的目标包括促进健康、增强反应性和卫生筹资的公平性。

险。卫生执法监督是政府管理社会卫生工作的重要保障，其主要职能是依法对影响人民健康的物品、场所、环境等进行监督和管理，控制危险因素，保护人民健康权益，如卫生监督所。

（二）卫生系统的功能和目标

世界卫生组织把卫生系统的功能归纳为3项，即卫生服务提供、公平对待所有人和满足人群非卫生服务的期望。与之相对应，卫生系统有3个目标：一是促进健康；二是增强反应性，即对人们的某些期望予以满足；三是确保卫生筹资的公平性，即能够保障就医者的经济开支不至于过高。

1. 促进健康　通过提供卫生服务来促进、恢复和维护健康是卫生系统的首要目标。良好的健康目标包含两层含义：一是人群健康水平比较高；二是个体和人群间的健康差别较小。

2. 增强反应性　反应性（responsiveness）指卫生系统在多大的程度上满足了人们对卫生系统中改善非健康方面普遍的、合理的期望。如人们有权要求卫生系统不仅有责任提高人们的健康水平，还能够保证患者的尊严不受侵犯。反应性强调非卫生技术服务和普遍合理的期望。

3. 筹资公平　筹资就是筹集经费、建立统筹及分配基金。衡量卫生筹资是否公平，主要通过3个方面：一是政府补贴如何分配和使用；二是卫生服务项目或保险覆盖了哪些人；三是疾病风险如何分担。

二、公共卫生体系

（一）公共卫生体系

公共卫生（public health）是指通过组织社会力量，高效率地预防疾病、延长寿命、促进心理和身体健康的科学和艺术。通过全社会的努力，为公众提供适合本国本地实际情况的良好条件，来保护和促进人群的健康是公共卫生的使命。与这一使命有关的政府机构和社会组织则构成了公共卫生体系。各级政府的公共卫生机构是公共卫生体系的支柱，是负责公共卫生实施的业务部门，承担着政府保障人群健康的职责，包括疾病预防控制、健康教育、妇幼保健、精神卫生、应急救治、采供血、卫生监督和计划生育等。但是单靠公共卫生机构还难以完成公共卫生使命，必须与社会其他组织和政府的其他部门建立和维持合作关系，与社区、医疗卫生服务提供系统、学术机构、企业和媒体共同工作。医疗保健服务机构和临床医护人员，不仅为公众提供日常各种个体化预防服务和疾病管理服务，而且也是突发公共卫生事件的法定报告人、疾病监测的前哨，对保障公众健康具有重要作用。社区是人们聚集和生活的场所，既是具体公共卫生措施实施的场所，又是公共卫生体系的重要合作伙伴。企事业单位代表了在职人员工作的场所，除了需要保护和促进本单位职工的健康外，还负有保护环境、帮助社区的社会责任。媒体是公共卫生信息传播的主要载体，对公众的心理和行为产生重大影响。学术研究机构既是公共卫生人才培养的主要机构，又是公共卫生创新研究的重要部门。这些机构和部门相互合作，共同保障和促进全人群的健康。

（二）公共卫生功能

公共卫生具有以下功能：①预防疾病的发生和传播；②保护环境免受破坏；③预防意外伤害；④促进和鼓励健康行为；⑤对灾难做出应急反应，并帮助社会从灾难中恢复；⑥保证卫生服务的有效性和可及性。

政府部门的公共卫生机构履行三大公共卫生职能。第一，评估（assessment）：公共卫生部门要定期系统地收集、整理、分析社区的健康信息，包括反映健康状况的统计学资料、社区健康需求及有关健康问题的流行病学和其他研究的资料。第二，政策研制(policy development)：公共卫生部门要发挥其为公众利益服务的职责，根据公共卫生的科学知识，研制综合的公共卫生政策，以保障公众健康。第三，保障(assurance)：公共卫生部门通过鼓励和协调本部门或其他部门，提供有效的服务，落实和实施促进人群健康和预防疾病的措施，以保障公众健康。

根据这三项职能，政府部门的公共卫生机构具体有十项必需的服务，包括：①监测人群健康状况和鉴别社会的卫生问题；②调查研究社会的卫生问题及对健康的危害；③告知和教育人们有关的卫生问题，使他们有能力去处理这些问题；④动员社区的成员解决卫生问题；⑤制定政策和计划，支持个人和社区的成员为健康而努力；⑥执行法律和规章，保护健康，保障安全；⑦通过有效的措施保证不能得到卫生服务的人群能得到基本的卫生服务；⑧保障合格的公共卫生和医疗服务的人力资源；⑨评估个体和群体卫生服务的效率、可及性和质量；⑩研究解决卫生问题的方法。

三、医疗保健体系

(一)医疗保健体系的功能

医疗保健体系(medical care system)是由向居民提供医疗保健和康复服务的医疗机构和有关保健机构组成的系统。医疗机构是从事疾病诊断、治疗、康复的卫生专业组织。保健机构是指各级妇幼保健机构，负责优生优育、儿童保健、妇女保健、计划生育指导等医疗和预防保健的工作。

我国医疗保健机构实行等级管理，共分为三级。一级医院是指直接为一定人口的社区提供预防、医疗、保健、康复服务的基层医院。在城市多数已改制为社区卫生服务中心。二级医院是指为多个社区提供综合医疗卫生服务和承担一定教学、科研任务的医院。三级医院是指提供高水平、专科性医疗卫生服务和执行高等教学、科研任务的区域性的医院。各级的妇幼保健机构一般有妇幼保健院(所、站)、妇女保健所(院)、儿童保健所、计划生育指导所等。

医院分综合性医院和专科性医院。医院的规模主要指医院开设的床位数。根据医院规模大小不等，其床位、卫生技术人员和行政人员数的比例，原卫生部制定了相应的标准。医院内部科室的设定根据医院管理的需要而定，一般设有行政管理、医务、医疗、护理、科教、财务、设备管理、总务、保卫、病案管理等科室。

随着我国市场经济体制的进一步完善和发展，以及加入世界经贸组织的需要，医疗市场进一步开放，医疗机构又可根据其经营性质、社会功能及其承担的任务，分为营利性和非营利性两类。非营利性医疗机构指为公众利益服务、不以营利为目的的医疗机构，其收入用于补偿医疗服务成本，实际运营中的收支结余只能用于发展。营利性医疗机构以投资获利为目的，可以更多地从事特需服务及某些专科服务。中外合资医疗机构、股份制医院和私营医院都属于这一类医疗机构。

(二)医疗保健体系的基本要求

医疗保健的功能是通过为居民提供医疗、保健和康复服务，以达到延长寿命、增进个体的功能、缓解病人及其家庭因健康问题带来的心理压力、解释病人及其家庭有关的健康和医学问题、为病人提供有关预后的咨询及为病人及其家庭提供支持和照料的目的。

良好医疗保健的基本要求包括 10 个方面，也是评价医疗保健服务质量的重要指标。

1. 可供性　当人们需要医疗保健服务时所能提供服务的程度。如果医疗机构每周工作5天，每天工作时间是朝九晚五，那么许多上班的人就得不到所需的服务。

2. 适量性(adequacy)　拥有的医务人员和医疗设备能满足社区医疗保健需要和需求的能力。如医疗保健机构的医护人员数量不足，所提供的病人床位数短缺，病人的就诊治疗需求就难以满足。

3. 可及性(accessibility)　在地理、物质和经济上能得到医疗保健的程度。对一个没有适当交通工具支持的肢体残疾人，或一个没有适当经济来源又没有医疗保险的病人而言，就难以得到所需的医疗保健服务。

4. 可接受性　所提供的医疗保健服务被服务对象接受认可的程度，例如，服务提供者是否能很好地与病人交流，所提供的服务是否以人为本，病人是否认为所提供的信息和服务是可信的。

5. 适宜性　所提供的服务是否由合适的医务人员在合适的场所实施。如在一个条件简陋的农村医务室开展器官移植手术就被认为是不适宜的。

6. 可评估性　所开展的医疗保健工作是否可以评价，包括医疗保健记录和财务制度的完整性、与计算机网络联网的程度等。

7. 责任性(accountability)　医疗保健服务的公众责任。如医疗保健机构的理事会中是否有公众代表，财务是否定期由公共财会审计，是否有向公众公布财务记录等。

8. 综合性　所提供的服务必须关注该医学问题的所有方面，包括健康促进、疾病预防、早期检查、适当的诊断治疗、随访和康复。

9. 完整性　所提供的服务要涵盖所有的健康问题，不仅包括生理方面，而且还包括心理和社会方面。如只关注病人的病理变化，而忽视了病人的心理和社会问题，那这种服务则是不完整的。

10. 连续性　通过对病人在不同服务提供者之间的有效沟通和协调，保证病人在医疗保健过程中得到全程连续性的管理。病人在患病后，可能不只看一个医生，也可能不只在一家医院治疗，这时如何协调好医生与医生之间、医院与医院之间的关系，做好病人医疗保健的连续管理，就直接影响到病人所得到的医疗保健服务质量。

问题讨论　2009年4月发布的《中共中央国务院关于深化医药卫生体制改革的意见》中提出，到2020年，覆盖城乡居民的基本医疗卫生制度建立。普遍建立比较完善的公共卫生服务体系和医疗服务体系，比较健全的医疗保障体系，比较规范的药品供应保障体系，比较科学的医疗卫生机构管理体制和运行机制，形成多元办医格局，人人享有基本医疗卫生服务，基本适应人民群众多层次的医疗卫生需求，人民群众健康水平进一步提高。试述我国卫生系统和卫生体系的构成及其功能有哪些？

第二节　医疗保障体系与医疗保险

一、医疗保险概述

(一)基本概念

医疗保险(medical insurance)是为抵御疾病风险而建立的一种保险。它是将多种渠道筹集的经费(保险费)集中起来形成基金(医疗保险基金),用于补偿个人(被保险人)因病或其他损伤所造成的经济损失的一种制度。

(二)医疗保险的特点

由于疾病和医疗服务的特殊性及复杂性,使得为防御疾病风险建立的医疗保险与其他保险相比具有明显不同的特点。

1. 保障对象的广泛性　健康是每个人的基本权利,每个社会成员都有权利获得医疗保障。社会的每一成员,无论其经济状况好坏、社会地位高低,在其一生中,或多或少都会受到疾病的威胁,都必然会面对疾病或其他健康问题。因此,医疗保险是每个社会成员的基本需求,所以医疗保险保障对象具有广泛性。

2. 补偿形式的特殊性　医疗保险通常是按照病情的严重程度及由此引起的医疗费用的多少进行补偿的,其补偿数额与参保人员缴纳的保费数额没有直接关系。与其他保险不同的是,医疗保险一般是可以直接将保险费用支付给医疗机构,通过医疗机构来提供对被保险人需要的医疗服务。

3. 运行机制的复杂性　医疗保险的保障对象广泛,涉及社会各个行业、各种人群,需要将他们有机地纳入统一的医疗保险体系中,合理制定保费费率和支付标准,这在管理上是非常复杂的。医疗保险是三方保险,即除了受到承保方和被保险人的影响外,还受到医疗服务供方的影响。并且医疗服务供方在服务中占有绝对的技术和信息主导地位,加上医疗服务具有不确定性等原因,有可能产生医疗服务的过度消费和过度提供现象。因此,为了规范医疗机构的行为,医疗保险必须建立结构复杂、专业性很强的运行机制。

4. 保险风险的难控性　每个人发生疾病的风险几乎是不可避免的,但何时患病,患什么病,病情严重程度如何,需要的医疗费用是多少,一般很难准确预测,疾病风险发生的概率及风险的程度因人而异。加之参保人员患病时往往希望享受到最好的诊疗服务,对医疗服务的需求具有无限性,同时医疗机构为了自身的利益,常通过各种手段刺激医疗需求,使医疗费用不断上涨。这使得保险费用的风险难以控制。

二、主要医疗保险模式

从医疗保险基金筹集方式的角度看,目前世界各国的医疗保险模式主要有 4 类,分别为国家医疗保险、社会医疗保险、商业医疗保险和储蓄医疗保险模式。

(一)国家医疗保险模式

国家医疗保险(national medical insurance)是指医疗保险基金由国家财政支出,通过中央或地方政府直接拨给医疗服务提供者,全体公民基本不需要支付医疗费用的医疗保险制度。实行的国家有英国、瑞典、丹麦、挪威、澳大利亚、加拿大等。

国家医疗保险的主要特点：①属于医疗福利制度；②保险基金主要来自国家财政拨款；③全民普遍享有免费医疗服务；④医疗服务机构主要为国家所有；⑤卫生服务的过程主要是政府行为。

(二)社会医疗保险模式

社会医疗保险(social medical insurance)是指国家通过立法强制实施，由单位(雇主)与个人(雇员)缴纳和政府补助建立医疗保险基金，为参保人及其家属提供医疗服务的医疗保险制度。实行的国家有德国、法国、奥地利、日本、巴西等。

社会医疗保险的主要特点：①国家立法强制实施；②强调个人的医疗保险责任，权利与义务统一；③保险基金由国家、单位、个人分担；④实行社会统筹，互助共济；⑤保险覆盖面广，项目众多；⑥实行现收现付制，一般没有基金储备；⑦由社会中介组织实施，政府宏观监督管理。

(三)商业医疗保险模式

商业医疗保险(private medical insurance)是将医疗保险当做一种特殊商品，主要通过市场机制来筹集医疗费用和提供医疗服务，并对医疗保险和医疗服务实行市场调节的医疗保险制度。实行的国家有美国、瑞士等。

商业医疗保险的主要特点：①个人自愿投保；②医疗保险机构按市场规则自主经营；③医疗保险机构与被保险人是商业契约关系；④政府干预少，主要依靠市场调节。

(四)储蓄医疗保险模式

储蓄医疗保险(medisave)是指国家通过立法强制实施，由单位(雇主)与个人(雇员)缴费，以个人的名义建立保健储蓄账户，支付个人及家庭的医疗费用的医疗保险制度。实行的国家有新加坡、印度尼西亚等。

储蓄医疗保险的主要特点：①国家立法强制实施；②属于公积金制度；③强调个人对健康的责任；④没有社会统筹，实行个人医疗费用纵向积累；⑤政府干预有力。

三、我国医疗保障体系

我国正在积极探索和完善多层次的医疗保障体系，以满足不同人群对医疗消费的需求，目前已构筑了多层次医疗保障体系，主要包括基本医疗保险、补充医疗保险、商业医疗保险、社会医疗救助。

链接　中国医疗改革历程

1. 2005年，医改基本不成功　《中国青年报》2005年7月28日刊出报道，披露了国务院发展研究中心《中国医疗卫生体制改革》课题组研究报告的主要内容，最引人注目的是其一个结论："我国医改基本不成功"。

2. 2009年，新医改方案终稿公布　自2006年酝酿起草这份《意见》起，深化医药卫生体制改革工作小组就已经面向国内外征集方案和建议，共收到各类建议和意见近3.6万条。

3. 2010年，医改渐入"深水区"　在医改覆盖面上，到2010年已取得了巨大进步。提前一年在全国范围内推开城镇居民医保，将在校大学生纳入城镇居民医保范围。保障范围也从重点保大病逐步向门诊小病延伸。中央财政医疗卫生支出累计达到2490亿元。

(一)基本医疗保险

基本医疗是指满足大多数人必需医疗需求的、医疗服务机构采用适宜技术能够提供的、经济上能够承担得起的医疗服务。基本医疗保险强调医疗保障水平要与我国社会主义初级阶段的生产力水平相适应,其筹资水平要根据财政、企事业单位的实际承受能力合理确定,根据“以收定支,收支平衡”的原则,确定基本医疗保险可以支付的医疗服务范围和支付标准。

1. 城镇职工基本医疗保险　1998 年 12 月,国务院颁布了《关于建立城镇职工基本医疗保险制度的决定》,明确要求在全国范围内建立覆盖全体城镇职工的基本医疗保险制度。

(1)覆盖范围:主要覆盖城镇所有用人单位和职工。不同性质单位的职工都能享受基本医疗保险,有利于促进劳动力资源的合理流动与有效配置,同时也是医疗保险共济性特点所要求的,参保人数越多,医疗保险基金的共济能力越强,抵御疾病风险的能力也就越强。

(2)资金筹集:基本医疗保险费由用人单位和职工个人双方共同缴纳。城镇职工基本医疗保险用人单位缴费率控制在工资总额的 6%左右,个人缴费比例一般为本人工资的 2%。各统筹地区的具体筹资标准由当地政府确定,筹资标准随经济发展可做适当调整。

(3)监督管理:基本医疗保险实行社会化管理。一般由劳动保障行政部门制定医疗保险政策,同时建立独立于企业事业单位之外的、政府主管的医疗保险经办机构,负责医疗保险业务,以及对医疗保险运作进行监督管理。

基本医疗保险的资金使用管理,实行社会统筹和个人账户相结合的管理模式,这也是具有中国特色的城镇职工基本医疗保险制度的核心内容。个人账户是我国基本医疗保险制度为参保职工个人建立的,主要用于门诊医疗支出的医疗保险专门账户。统筹基金具有社会共济互助的作用,主要用于解决大病重病的医疗费用问题,包括住院费用和特殊疾病的门诊费用。统账结合模式既可以发挥个人账户的积累作用,增强个人的自我保健意识,节约医疗费用,又可以发挥统筹基金的互济作用,起到保障大额医疗风险的作用。

2. 城镇居民基本医疗保险　2007 年开始,为解决广大人民群众的医疗保障问题,不断完善我国的医疗保障制度,开始了城镇居民的基本医疗保险试点。

(1)覆盖范围:不属于城镇职工基本医疗保险制度覆盖范围的中小学阶段的学生(包括职业高中、中专、技校学生)、少年儿童和其他非从业城镇居民。

(2)资金筹集:城镇居民基本医疗保险属于自愿参加,保险费以家庭交费为主,政府给予适当补助。政府每年按不低于人均 40 元给予补助,其中,中央财政从 2007 年起每年通过专项转移支付,对中西部地区按人均 20 元给予补助。在此基础上,对属于低保对象的或重度残疾的学生和儿童参保所需的家庭缴费部分,政府原则上每年再按不低于人均 10 元给予补助,其中,中央财政对中西部地区按人均 5 元给予补助;对其他低保对象,丧失劳动能力的重度残疾人、低收入家庭 60 周岁以上的老年人等困难居民参保所需家庭缴费部分,政府每年再按不低于人均 60 元给予补助,其中,中央财政对中西部地区按人均 30 元给予补助。中央财政对东部地区参照新型农村合作医疗的补助方法给予适当补助。

政府也鼓励有条件的用人单位对职工家属参保交费给予补助。国家对个人缴费和单位补助资金制定税收鼓励政策。

(3)保障范围:城镇居民基本医疗保险基金重点用于参保居民住院和门诊大病医疗支出。有条件的地区可以逐步试行门诊医疗费用统筹。

3. 新型农村合作医疗　新型农村合作医疗是由政府组织、引导、支持,农民自愿参加,个人、集体和政府多方筹资，以大病统筹为主的农民医疗互助共济制度。

(1)覆盖范围：新型农村合作医疗的覆盖对象为所有农村居民，农民以家庭为单位自愿参加新型农村合作医疗。乡镇企业职工(不含以农民家庭为单位参加新型农村合作医疗的人员)是否参加新型农村合作医疗由县级人民政府确定。

(2)资金筹集：新型农村合作医疗制度实行个人缴费、集体扶持和政府资助相结合的筹资机制。农民个人每年的缴费标准不应低于10元，经济条件好的地区可相应提高缴费标准。有条件的农村集体经济组织应对本地新型农村合作医疗制度给予适当扶持。鼓励社会团体和个人资助新型农村合作医疗制度。地方财政每年对参加新型农村合作医疗的农民资助不低于人均10元。从2003年起，中央财政每年通过专项转移支付对中西部地区除市区以外的参加新型农村合作医疗的农民按人均10元安排补助资金。从2006年起，地方财政的资助每人每年不得低于20元，中央财政补助每人每年不低于20元。

(3)监督管理：新型农村合作医疗制度一般采取以县(市)为单位进行统筹，各省、地级人民政府成立由卫生、财政、农业、民政、审计、扶贫等部门组成的农村合作医疗协调小组。各级卫生行政部门内部设立专门的农村合作医疗管理机构。县级人民政府成立由有关部门和参加合作医疗的农民代表组成的农村合作医疗管理委员会，负责有关组织、协调、管理和指导工作。

农村合作医疗基金由农村合作医疗管理委员会及其经办机构进行管理。农村合作医疗经办机构在管理委员会认定的国有商业银行设立农村合作医疗基金专用账户，确保基金的安全和完整，并建立健全农村合作医疗基金管理的规章制度，按照规定合理筹集、及时审核支付农村合作医疗基金。

(二)补充医疗保险

补充医疗保险是由单位、企业或特定人群，根据自己的经济承担能力，在基本医疗保险制度基础上自愿参加的各种辅助性的医疗保险，其主要解决参保人员基本医疗保险支付范围以外的医疗费用，是对基本医疗保险制度的补充。

基本医疗保险体现了医疗保险的公平性，但只能满足较低水平的基本医疗需求。而在我国不同地区、不同行业的人群，经济水平和健康观念存在差异，医疗消费不同，对医疗保险的需求也是多层次的，这是任何一种单一的医疗保险制度所无法有效承担的，因此，补充医疗保险有利于在基本医疗保险的基础上满足人们多层次的医疗保障需求。

在基本医疗保险基础上的补充医疗保险有利于解决参保人员在享受基本医疗保险后个人负担仍然较重的问题；可以满足部分特殊人群，如公务员、原享受公费医疗的事业单位人员、退休人员，以及原来待遇较好的企业，尤其是大中型国有企业，在基本医疗保险制度下与原公费医疗相比待遇不会明显下降的要求；有利于减轻国家或政府的社会保障责任，从而有利于保障基本医疗制度顺利实施。

(三)商业医疗保险

商业医疗保险是由商业保险公司开办，以赢利为主要目的。商业医疗保险可为以下3类人提供医疗保险：一是不能参加社会保险的人；二是不愿参加社会保险的人；三是为社会保险的覆盖人群提供社会保险不覆盖的项目。商业医疗保险可以分为与社会医疗保险经办机构合作承保的“共同保险模式”、“再保险模式”和“直接(独立)保险模式”。前两种模式都要求与基本医疗保险接轨，如保险费征缴一般有政府或参保单位的直接参与，医疗费用的补偿要在基本医疗保险支付基础上进行，而且一般不容许太多的盈利，因此很大程度上是狭义的补充医疗保险。直接(独立)保险模式的保险更具商业化特征。这是一个选择性大,完全自由参保,以营利为目的,保费和补偿范围一般不与基本医疗保险接轨的医疗保险,在管理上自主经营,风险完全自控自担,市场化程度很高。

(四)社会医疗救助

社会医疗救助是在政府支持下,依靠社会力量,为社会困难群体提供医疗费用补助的一种救济制度,是多层次医疗保障体系的重要组成部分。社会医疗救助是由社会力量支撑的社会公益行为,非纯粹的政府行为,其目的是通过补助特殊困难群体无力支付的医疗费用,阻断"因贫致病,因病致贫"的恶性循环,从而促进社会公正及维护社会安定。救助对象包括无固定收入、无生活依靠、无基本医疗保险的老龄者、失业者、残疾者,以及收入在最低生活保障线以下的贫困者。

四、医疗费用控制措施

建立医疗保险制度的目的之一是为了在保障人们基本医疗需要的同时遏制医疗费用的不合理增长。医疗保险涉及医疗服务提供方、医疗保险需方和医疗保险管理方,由于利益的驱动可能导致医疗服务提供方和需方出现违反规定的行为,如果医疗保险管理方不加强监督和规范各方的行为,就可能导致不合理的医疗保险利用。因此,医疗保险费用的控制措施包括控制医疗服务提供方的措施、医疗服务需方的措施和第三方(医疗保险管理方)的管理措施。

(一)控制医疗服务供方的措施

医疗机构是直接给被保险人提供医疗服务的供方,其掌握了大量的医疗信息,并且在医疗服务中居于主导地位。因此,通过采取一些措施促使医疗服务的供方规范医疗行为,合理利用医疗资源,有助于医疗费用的有效控制。对医疗服务供方的控制措施主要在于改变费用支付方式。由传统的按服务项目付费,改变为按病种给付方式、总额预付制或按人头预付方式。按病种给付方式是根据疾病的分类方法,将住院疾病按诊断分为若干组,每组又根据疾病的轻重程度及有无并发症、并发症分为几级,对每一组不同级别的病种分别制订不同的定额支付标准,并向医院一次性支付。总额预付制是由政府或医疗保险机构与医疗机构协商,根据医院的实际,确定医疗保险支付每个医疗机构医疗费用年度总预算额。年度预算额一旦确定,医院从医疗保险获取的费用就不能随着服务量的增加和住院日的延长而增加,医疗机构必须按规定为参保人员提供医疗服务。按人头预付方式是指医疗保险机构按月、季、年或其他规定的时间,根据医生服务的参保人数和每个人的支付定额标准,预先支付费用的付费方式。

(二)控制医疗服务需方的措施

对医疗服务需方的控制措施主要是通过费用分担的方式,促使需方增加费用意识,主动控制医疗费用的不合理利用。主要的共付措施包括起付线、共付比例及封顶线。起付线是指医疗保险开始支付医疗费用的最低标准,低于起付线的医疗费用由被保险人自付,超过起付线以上的医疗费用由医疗保险按规定支付。共付比例是指医疗保险机构按照合同或政府的规定对被保险人的医疗费用按一定的比例进行补偿,剩余比例的费用由个人自己负担。确定合理的个人负担比例是共同付费方式的关键。封顶线指低于封顶线的医疗费用由医疗保险支付,超出封顶线的医疗费用由被保险人自己负担。这种方式的特点是有利于抑制高额医疗服务的过度需求,以及医疗机构过度提供高额医疗服务。

(三)第三方(医疗保险管理方)的管理措施

> **要点提示** ①医疗保险模式主要分为国家医疗保险、社会医疗保险、商业医疗保险和储蓄医疗保险模式;②我国构筑了多层次医疗保障体系,主要包括基本医疗保险、补充医疗保险、商业医疗保险、社会医疗救助。

医疗保险管理方主要通过开展医疗保险监督来规范单位和个人的参保就医行为、医疗机构和药店的服务行为,以及医疗保险管理和经办机构的保险服务行为。监督可以保证医疗保险各方的行为按照医疗保险的既定目标和要求进行。通过监督可以分析和发现影响医疗服务质量和增大医疗保险基金支出的因素,以便及时采取有效的预防措施。

第三节　卫生政策与资源配置

一、卫生政策的概念与特点

(一)概念

政策(policy)是指管理部门为了使管辖范围的事物向正确的方向发展而提出的行为规范和行动依据,政策是为了公共利益而存在的,是实现和维护公共利益的行动规范。卫生政策(health policy)属于公共政策的一个范畴,是政府或权威机构以公众健康为根本利益依据,制定并实施的关于卫生事业发展的战略与策略、目标与指标、对策与措施的总称。卫生政策以提高人民健康水平为目的,对社会卫生资源筹集、配置、利用和评价,通过政府颁布的法令、条例、规定、计划、方案、措施和项目等形式加以确定。

(二)特点

1. 共同性与差异性　世界各国普遍接受“健康是基本人权”的理念,并将发展医学的目的定位于维护和促进健康,各国所制定的一系列政策主要是围绕如何提高健康水平,在政策制定的目标上具有共同性;各个国家乃至一个国家的不同地区和不同时期,由于经济、社会、环境等差异,在具体政策的选择中存在较大的差异,如有些国家采用国家医疗保险模式,而有些国家采用社会医疗保险模式,于是就形成了复杂、具有不同特征的卫生政策。

2. 部门性与社会性　我国大量的卫生政策都是由党或政府或其他政治性组织授权或委托卫生部门研究制定的,并由卫生部门、卫生机构组织实施,所以,卫生政策具有特定的部门性。卫生政策又具有广泛的社会性,很多地方需要依靠社会各阶层的力量,共同解决社会卫生问题,体现了其社会性。

3. 强制性和教育性　卫生政策反映统治阶级的意志,特别是法制型的卫生政策,具有严格的强制性,如传染病控制政策的实施。卫生政策面向社会群体,需要人们理解和自觉接受后才有可能产生预期的效果,因而许多卫生政策更倾向于是一种大众引导方式的,需要宣传发动、说服教育才能得以实施。

4. 时效性和稳定性　任何一项卫生政策都以一定现实条件为实施前提,受时间和空间制约。卫生政策的时效性要求卫生政策制定者持开放的态度和观点,根据环境的变化,研究修订新的政策内容,以适应社会需要。卫生政策又具有持续稳定性的特点,因为很多卫生保健工作不是短期内能够完成的。

二、卫生政策的功能

(一)导向功能

导向功能是卫生政策最重要的功能。卫生政策能有效地将卫生事业发展过程出现的复杂、多变、相互冲突、漫无目的的行为统一到一个明确的发展目标上,按照卫生政策制定者的意志,朝既定的方向有序发展。

(二)协调功能

一方面由于各级卫生部门、卫生工作者和卫生服务对象的价值观念、行为动机互不相同、互为影响,因此要以卫生政策为行为准则,才有可能协调一致;另一方面,卫生事业需要与政府各部门、社会各方面相互协调,才能稳步发展。

(三)控制功能

首先,卫生政策的目标决定卫生工作的内容,时刻控制着卫生工作以实现卫生政策目标为中心。其次,围绕卫生政策目标的工作计划制订得越明确、细致、全面,达到目标的控制工作效果就越好。

(四)分配功能

政府制定卫生政策的目的在于提高卫生资源的使用效率,并体现卫生服务的公平性。卫生政策的分配功能要解决 3 个问题:向谁分配,如何分配和什么是最佳分配。卫生资源是有限的,不可能在任何时候都满足人们的所有需要,每个利益群体都希望在有限的资源中获得尽可能大的利益,这势必造成利益冲突。为此需要卫生政策来调整各方利益。

要点提示　卫生政策的功能是导向、协调、控制、分配。

三、卫生政策的制定

(一)确定政策目标

政策制定是对政策方案的选择,政策方案是围绕一定的政策目标来创设和拟定的。为保证政策目标的正确性,确定政策目标应注意以下几点:①政策目标要有针对性,且具体明确;②政策目标要协调一致;③政策目标与手段要统一。

(二)设计政策方案

备选方案的设计是个动态的过程,包括设想、分析、初选、评定、淘汰等环节。一般把这个过程分成两个阶段:大胆寻找和精心设计。大胆寻找,就是完成对政策方案的轮廓设想,一般从经验和已有知识入手;精心设计,就是要把每个备选方案尽量细化,更重要的是,要对方案可能产生的结果进行预测。

(三)备选方案的选定

没有任何一个政策方案是十全十美的,所以备选方案的最终选定,可依据以下原则:①最大限度地实现政策目标;②最少地消耗各种政策资源;③对多种风险具有最大的应变性;④在政策实施中产生最小的负面效应。

(四)方案的论证

不同政策方案的提出者,由于价值观、利益和掌握的知识不同,对卫生问题的看法也不同。寻找证据支持自己的主张、反驳他人看法的过程就是政策论证。例如,国家重大改革方案需要经过论证来做出最后的选择，没有经过认真论证的政策是存在风险的。

(五)方案的合法采纳

政策方案被选出来之后，未必立即付诸实施。它需要依照一定的法律程序予以审定，即合法化，才具有约束力。例如，我国的卫生相关政策分为法律、条例和部门规章3个等级，取得合法地位的部门不同，约束力度也不同。

四、卫生资源的内涵与特性

(一)卫生资源的内涵

卫生资源(health resource)是经济资源的一种，是指在一定时期内存在于卫生行业内部的各种生产要素的总和。它包括卫生人力资源、卫生物力资源、卫生财力资源、卫生信息资源。

卫生人力资源是指以卫生技术人员的数量和质量来表示的资源，是卫生事业得以发展的关键要素，是推动卫生事业发展的决定力量。卫生物力资源是指医疗卫生机构的基本建设、医疗设备、药品、卫生材料等，是卫生技术人员提供卫生服务的物质基础。卫生财力资源是指以货币形式表现出来的用于卫生事业的经济资源。卫生信息资源包括卫生科学技术、信息或数据、软硬件、人员等。其中，卫生科学技术是卫生事业发展的动力。

(二)卫生资源的特性

首先，卫生资源具有公共产品的特性。满足人群公共卫生需求和基本医疗需求的卫生资源是以政府投入为主，是维护国民健康的最为重要的资源，是保护健康权最为重要的保证。其次，卫生资源具有可重复使用性、可流动性的特点。就医生和医院而言，不同的医生和不同的医院可对同一病谱的患者群提供医疗服务。对患者而言，不仅可自主选择医院，也可自主选择医生。加之医疗服务作为一种特殊的商品，以消耗人力资源和技术资源为主，都是技术资源流动的一种方式。

五、卫生资源的配置原则

(一)与国民经济和社会发展相适应的原则

不同国家和地区要从自己的实际情况出发，实事求是地制定本地区的卫生资源配置标准，使卫生资源与社会经济发展相一致，并起到互相促进的作用。

(二)公平与效率原则

公平和效率是卫生资源合理配置的基本出发点和归宿。卫生资源配置的公平性是实现卫生服务提供公平性、卫生筹资公平性和健康公平的基础。卫生资源配置效率是在卫生资源配置过程中，遵循效率规律，有效地配置有限的资源，更好地满足人群健康需要和需求，将有限的资源优先用于最需要的领域。

(三)保证重点，兼顾全局原则

由于资源的稀缺和有限性，卫生资源配置必须保证优先投入到一些重点领域和重点人群。如“以农村为重点，预防为主”是我国卫生工作方针中的重点。在卫生资源优化配置中应该对农村和预防保健实施倾斜，同时要合理统筹，综合安排，坚持防治结合，城乡兼顾，中西医并重，全面发展，提高卫生服务的整体效益。

(四)成本效益原则

在卫生资源配置过程中，成本效益原则有利于选择那些能使有限的资源获得最大效益和效果的领域，将有限的资源优先投入到能够产生最高健康收益的领域和活动中。

复习指导

1. 卫生服务、医疗保障和卫生执法监督三者构成我国的卫生体系。它们之间相互联系、相互影响，是密不可分的。

2. 医疗保健体系的基本要求包括 10 个方面：可供性、适量性、可及性、可接受性、适宜性、可评估性、责任性、综合性、完整性、连续性。

3. 卫生政策的特点是：①共同性与差异性；②部门性与社会性；③强制性与教育性；④时效性与稳定性。

（王丽华）

第30章 全球卫生保健策略

chapter 30

学习要求

学习21世纪全球卫生保健策略和初级卫生保健的内容，把握21世纪人人享有卫生保健的目标和实施策略、初级卫生保健的基本任务和基本原则，明确《国际卫生条例(2005)》的特点和我国“十二五”卫生发展的总体目标。

第一节 人人享有卫生保健的全球卫生策略

一、全球面临的主要健康问题

(一)人群健康状况

衡量各个国家国民健康水平常用的复合健康指标是健康期望寿命(healthy life expectancy，HALE)，即完全健康状态生存的期望寿命。自2000年以来，世界卫生组织通过《世界卫生统计报告》发布各成员国的健康期望寿命等数据，显示发达国家的健康水平远远高于发展中国家。如在《2010年世界卫生统计》报告的2007年健康期望寿命：日本76岁、澳大利亚74岁、安道尔也是74岁，高居世界前三位。中国66岁，印度56岁，尼日利亚42岁，塞拉利昂最低，为35岁。

(二)影响健康的因素

首先经济状况是决定健康水平的重要因素。在过去的50年间，全球社会经济发展很快，人类的贫困状况的改善幅度要比过去的500年还大。全球人口增长了1倍，人均国民生产总值增长了2.5倍。联合国开发计划署在《2011年人类发展报告》中发布了2011年世界各国人均国民总收入排行榜，卡塔尔最高为107 721美元，美国43 017美元(第10位)；日本32 295美元(第23位)；中国7476美元(第94位)；印度3468美元(第124位)；刚果280美元(第186位)。人均国民收入水平较高的国家，卫生投入相对较多，健康水平也较高。

其次，2009年10月27日世界卫生组织发布了《全球健康风险》报告，报告指出，通过控制影响健康的五大因素，即儿童期体重不足、不安全性行为、酒精使用、缺乏安全用水、环境卫生和个人卫生及高血压，可以使全球期望寿命增加将近5年。

(三)21 世纪面临的主要健康问题

1. 健康状况的不公平性

(1)国家之间存在着健康不公平:2009 年全球平均期望寿命(life expectancy)是 67.84 岁,其中发达国家、发展中国家和最不发达国家的平均期望寿命分别为 79 岁、65 岁和 52 岁;发达国家、发展中国家和最不发达国家的婴儿死亡率分别是 5‰、59‰和 98‰。

(2)同一国家内部也存在着健康状况的不公平:无论穷国还是富国,人群之间的健康状况有着明显差别,而且还有梯度关系。这种差异在发展中国家主要取决于卫生保健服务提供的公平程度,而发达国家主要取决于社会经济地位的公平程度。

2. 疾病谱和死亡谱已发生重大改变　人类的主要死因已由过去的传染病、寄生虫病和营养缺乏病逐渐转变为心脑血管病、恶性肿瘤和意外伤害为主要健康威胁的死亡谱。

> **要点提示**　21 世纪面临的主要健康问题是健康状况的不公平性及复杂性。

3. 健康问题的复杂性　在世界上许多贫困地区,降低传染病、寄生虫病和营养缺乏病的任务仍很艰巨;已减弱的某些疾病如结核病、疟疾等由于耐药菌的出现又开始肆虐;新的传染性疾病如艾滋病、禽流感等正在蔓延;与行为生活方式有关的一些慢性非传染性疾病已逐渐成为主要死因等。总之,旧的健康问题与新的健康挑战并存。

二、21 世纪全球社会卫生策略

针对 21 世纪面临的健康问题,世界卫生组织及其各成员国在 1998 年第 51 届世界卫生大会上提出了“21 世纪人人享有卫生保健(health-for-all policy for the twenty-first century)”的全球社会卫生目标,并继续把“初级卫生保健”作为该目标的策略。

(一)21 世纪人人享有卫生保健

1. 主要内容　重申健康是每个公民的一项基本人权,每个公民都有相同的权力、义务和责任获得最大可能的健康。社会经济发展的最终目的是在提高人类健康水平的基础上享受幸福生活。

人人享有卫生保健的含义并不是不再有人生病,也不是医护人员治愈全部已患的疾病。它是指人们将从家庭、学校及工厂等基层做起,使用切实可行的卫生措施去预防疾病、减轻病人及伤残者的痛苦,能通过更好的途径使儿童、青年、成年到老年顺利地度过一生;能在不同国家、不同地区及人群间均匀地分配卫生资源,使每家每户每个人能积极参与并得到初级卫生保健。其重点是让所有生活在发展中国家的人都能享受到最低的卫生保健服务。

2. 具体目标

(1)21 世纪人人享有卫生保健的总目标。①使全体人民增加期望寿命和提高生活质量;②在国家之间和国家内部改进健康的公平程度;③使全体人民利用可持续发展的卫生系统提供的服务。

(2)2020 年全球人人享有卫生保健的具体目标。①生存指标:主要降低孕产妇及婴儿死亡率,增加期望寿命,改善生存和生活质量。2020 年将实现孕妇死亡率 100/10 万,5 岁以下儿童死亡率 45%,平均期望寿命所有国家均在 70 岁以上。②根除和消灭某些疾病:如麻疹、丝虫病、锥虫病、麻风病、沙眼、维生素 A 与碘缺乏症等。③全世界疾病负担将极大减轻:通过实施降低结核、艾滋病、疟疾、烟草相关疾病和暴力/损伤等引发的发病率和残疾率而实现。④加强部门间协调行动,改善生存环境:所有国家将通过部门间协调行动,在提供安全饮用水、适当环境卫生、数量充足和质量良好的食物和住房方面取得进展。⑤促进健康:所有国家将通过行政管理、经济、教育、组织和以社区为基础的综合规划,积极推行、管理和监测能促进健康的生活方式、劝阻有损健康的生活方式的策略。

3. 实施策略　21 世纪人人享有卫生保健是 2000 年人人享有卫生保健的继续和发展,各国政府、相关组织机构和全体公民应共同采取行动。世界卫生组织建议实施以下四项基本策略。

> **要点提示**　21 世纪人人享有卫生保健的重点是让所有生活在发展中国家的人都能享受到最低的卫生保健服务。

(1)与贫困作斗争:社会经济的发展是维护人群健康、提高人群健康水平的基础和根本保证,而社会经济的发展必须以人群健康水平的提高为先决条件。社会经济发展与人群健康是相互促进的双向作用,两者间是辩证统一的关系。因此,实施人人享有卫生保健策略的工作重点是发展社会经济。不仅要为贫困人口提供他们赖以生存所必需的物质,更重要的是寻找一种机制,让他们能通过自救改变生存环境和采取卫生干预措施,打破贫困和不健康的恶性循环。

(2)在所有的环境中促进健康:包括生活、工作、学习和娱乐等各种场所,采取社会行动促进健康,如通过媒体等形式宣传和倡导健康。

(3)部门间的合作:影响健康的因素是多元和复杂的,卫生部门要敏感地意识到各部门的动机,以便与之协调、协商。即所有部门都应积极协调和参与,共同为促进人类健康服务。

(4)将卫生列入可持续发展规划。

(二)初级卫生保健

初级卫生保健(primary health care,PHC)是世界卫生组织于 1978 年 9 月在苏联的阿拉木图召开的国际初级卫生保健大会上提出的概念。初级卫生保健是一种基本的卫生保健。它依靠切实可行、学术上可靠又受社会欢迎的方式和技术,是社区的个人和家庭通过积极参与普遍能够享受的、费用也是社区或国家依靠自力更生能够负担的卫生服务。它既是国家卫生系统和社会经济发展的组成部分,是个人、家庭和社区与国家卫生系统接触的第一环,也是卫生保健持续进程的起始一级。

> **要点提示**　初级卫生保健的基本任务是健康促进、预防保健、合理治疗和社区康复。

> **问题讨论**　请分组讨论一下人类进入 21 世纪后,为何要比以往任何时候都更需要重振初级卫生保健?

实施初级卫生保健的基本原则如下。

1. 合理分配资源　让每个公民接受卫生保健服务的机会均等。其关键是强化政府责任,对基层卫生保健机构给予更多的卫生资源、经费、人才和政策支持。努力缩小地区之间差异,加强贫困地区的初级卫生保健工作。更多地关注老年、失业、贫困等弱势人群和低收入人群,使其能享有公共卫生和基本医疗服务,并给予他们足够的医疗救助。

2. 社区参与　要求在政府的统一领导下,各部门密切协作,社区居民积极主动地参与本地卫生保健政策的制定与实施。应向居民大力宣传初级卫生保健的目标、意义和方法，使居民充分认识到必须通过自己的努力维护和促进健康，引导居民建立健康的行为与生活方式，积极参与社区卫生保健活动，合理利用适宜的卫生保健服务和技术，并成为卫生保健机构的合作者和健康促进的倡导者。

3. 预防为主　预防为主是初级卫生保健的显著特征，初级卫生保健的重点是预防疾病和促进健康，而不仅仅是治疗服务。实践表明，寻找和消除各种致病因素是最具有成本效益的预防服务。

4. 适宜技术　初级卫生保健工作者提供或使用的是既科学又易于推广，适合当地社会经济发展水平，且能为广大群众所接受的技术和方法。适宜技术是实施初级卫生保健的重要基础，对改善卫生服务的公平性，缓解过快增长的医药卫生费用与居民经济承受能力的矛盾具有重要的现实意义。

5. 综合途径　卫生服务仅仅是初级卫生保健的一部分，它与营养、教育、饮水供应及住房同属于人类生活中最基本的、最低的需要。因此，要实现人人享有健康仅仅单靠卫生部门是不够的，必须动员全社会各领域与相关部门密切配合、相互支持，共同为促进居民健康而努力。

6. 合理转诊　应建立健全双向转诊制度，积极引导居民合理利用卫生保健服务资源，未病、小病在社区，大病在医院，康复又回到社区，使每位居民在需要时都能得到满意、可及的卫生保健服务。

初级卫生保健的原则并非一成不变。WHO 指出，应根据政治和社会环境的变化增加新的初级卫生保健原则，并将这些原则应用于政策的制定、实施、审查及卫生系统的发展过程中，这将更有利于人群健康的改善。

链接　**全科医学与卫生保健策略**

卫生保健策略是全面指导预防医学工作的方针，初级卫生保健和社区卫生服务是实现这些目标的基本途径和基本策略，全科医学是初级卫生保健和社区卫生服务质量保证的理论基础，具备扎实全科医学知识的全科医生是社区卫生服务的核心。

第二节　国际卫生条例

一、《国际卫生条例》的产生与发展

《国际卫生条例》（International Health Regulation，IHR）是一个国际法律工具，对全球 194 个国家具有约束力，包括世界卫生组织所有会员国。条例旨在帮助国际社会预防和应对那些有可能跨国威胁世界范围人民的紧急公共卫生风险。

14 世纪，欧亚两洲发生鼠疫大流行，促使意大利于 1374 年在威尼斯建立了世界上第一个检疫站，颁布了第一部检疫规章，即海员管理规定。19 世纪以来，西方经济迅速发展，国际交通往来迅猛增加，同时鼠疫、霍乱、天花、黄热病等烈性传染病广泛流行。既往的检疫规章已经不能适应现有的情况，许多国家为防御瘟疫的传播，相继采取检疫措施，制定检疫法规，并从地区间的协调，逐步发展到国际间的合作。1851 年，巴黎召开第一次国际卫生会议，制定了世界第一个地区性《国际卫生公约》。随着社会及疾病的发展,《国际卫生公约》也逐步发展。从1866年至1926年共召开了13次国际卫生会议,在1926年的第13次国际卫生会议上,有包括中国在内的37个国家参会,正式通过《国际卫生公约》,条约共172条,将霍乱、鼠疫、黄热病、天花、斑疹伤寒确定为国际检疫传染病。1951年第4届世界卫生大会通过了《国际公共卫生条例》。1969年第22届世界卫生大会对《国际公共卫生条例》进行了修改、充实,并改称为《国际卫生条例》。1973年和1981年先后对IHR进行修改和补充,修改后的条例强调了流行病学监测、调查和传染病控制,以减少疾病入侵的危险。

《国际卫生条例》的产生,为人类应对疾病挑战发挥了重要作用。但是,随着时间的推移,国际疾病谱发生了巨大变化,旧的传染病死灰复燃,新发传染病不断发现,卫生检疫内容不断延伸,尤其是20世纪后期,全球化进程加速,人员和物资的国际流动更加快速、频繁,导致疾病的国际传播风险大大增加。而2003年以来SARS和人禽流感疫情的暴发流行,更加剧了修订《国际卫生条例》的紧迫性,国际社会也因此呼吁应扩大《国际卫生条例》的使用范围。2003年召开的第56届世界卫生大会作为紧急事项讨论了《国际卫生条例》的修订问题,WHO先后多次提出《国际卫生条例》的修订草稿,广泛征求各成员国意见,在2005年5月的第58届世界卫生大会上通过了《国际卫生条例(2005)》的修订,于2007年6月15日正式生效。我国政府也积极参与了《国际卫生条例(2005)》的修订工作。

> **要点提示** 《国际卫生条例(2005)》于2005年5月第58届世界卫生大会通过,2007年6月15日生效。

二、《国际卫生条例》的内容及特点

(一)《国际卫生条例(2005)》的内容

《国际卫生条例(2005)》共分10编66条:①前言、定义、目的和范围、原则及负责当局;②信息和公共卫生应对;③建议;④入境口岸;⑤公共卫生措施;⑥卫生文件;⑦收费;⑧一般条款;⑨MR专家名册、突发事件委员会和审查委员会;⑩最终条款。另外,还包括9个附件。

(二)《国际卫生条例(2005)》的特点

1. *规定的任务更加繁重* 修订后的条例不再局限于特定的几个病种,而是扩展为包括多种传染病在内的所有可能引起国际关注的突发公共卫生事件。包括如SARS或新型人流感病毒等感染,还包括化学溢流、泄漏和倾倒或核熔化等可跨越国界的其他突发公共卫生事件。

2. *职责更加明确* 具体规定了口岸主管当局的作用和9项职责;要求每个国家指定《国际卫生条例》国家归口单位,负责每周7天、每天24小时对国际关注的公共卫生事件的确认、证实和应对等情况及时地与世界卫生组织沟通和报告信息。

3. *措施更加严格* 规定口岸要在具备12项核心能力建设的基础上,严格执行一系列卫生措施。

4. *方法更加科学* 规定对信息来源要设法核实,并按照科学的方法和标准进行评估。

5. *程序更加规范* 严格按照既定程序确定是否构成国际关注的突发公共卫生事件;每个国家承诺发展和加强快速而有效地应对公共卫生危害和国际关注的突发公共卫生事件的能力。要求国家设立社区(基层)、中层和国家三级监测网络,分别负责发现、报告突发公共卫生事件;核实、初步评估及向世界卫生组织通报。

6. *部门间更加协调* 明确规定国家归口单位和主管当局的职责。世界卫生组织与政府间组织、国际机构的协调合作。强调针对可能构成国际关注的突发公共卫生事件的紧急情况，各国采取必要卫生措施的义务，同时引入世界卫生组织与受影响国家的合作机制。当确定发生国际关注的突发公共卫生事件时，世界卫生组织有权发出临时建议，包括对旅行或货物运输进行必要的限制，以防止或减少疾病的国际传播和避免对国际交通的不必要干扰。

> **要点提示**　《国际卫生条例(2005)》共 10 编 66 条。

7. *疫情更加透明*　规定在突发公共卫生事件期间应当信息共享。

8. *信息更加快捷*　缔约国要在获得公共卫生危害证据后 24 小时内报告世界卫生组织。

第三节　我国“十二五”卫生发展的总体目标与主要任务

一、我国“十一五”卫生发展成就

“十一五”期间我国卫生事业取得了前所未有的成就，为实现人人享有基本医疗卫生服务目标奠定了坚实基础。

1. *我国城乡居民健康水平明显提高*　“十一五”期间人均期望寿命增加 1 岁，达到 73 岁；孕产妇死亡率从 2005 年的 47.7/10 万下降到 2009 年的 31.9/10 万；婴儿死亡率从 2005 年的 19%下降到 2011 年的 12.1%，总体处于发展中国家前列。

2. *建立了覆盖城乡居民的基本医疗保障体系和新型农村合作医疗制度*　目前，我国城镇职工和居民参加基本医疗保险的人数超过 4 亿人。新型农村合作医疗制度已全面覆盖农村地区，参保人数达 8.35 亿，参保率达 95%。享有基本医疗保障的城乡居民超过 12 亿人。

3. *医疗保障和医疗救助制度日趋完善*　2009 年 8 月，我国正式启动国家基本药物制度，307 种药物实行零差率销售，平均降价幅度达 30%。目前，国家基本药物制度已在全国 30%政府举办的基层医疗卫生机构实施，北京、天津、宁夏在政府举办的基层医疗卫生机构全部实施。2010 年，卫生部出台急性白血病和先天性心脏病两类疾病 6 个病种纳入报销范围，根据规定，新农合的补偿比例达到 70%，医疗救助基金还可对贫困患者再次补助。

4. *公共卫生和医疗服务体系建设有较大发展*　“十一五”期间，尤其在抗击非典之后，加大了公共卫生体系建设力度，疾病预防控制体系、医疗应急救治体系、卫生监督体系的条件、能力都有了很大改善。在全国建立了有效应对新发传染病流行的防控体系。中央累计安排专项资金 558.4 亿元，支持近 5 万个医疗卫生机构项目建设，其中县级医院近 2000 个，乡镇卫生院 23 000 个，村卫生室 20 000 多个，社区卫生服务中心 2382 个，精神卫生专业机构 116 个。900 所城市三级医院与 2200 所县级医院建立对口支援和协作关系，改善和提升了基层服务的条件及能力。

5. *启动医药卫生体制改革*　为解决群众反映强烈的“看病难、看病贵”问题，自 2006 年 6 月启动医药卫生体制改革，从 2009 年开始，我国逐步向城乡居民统一提供疾病预防控制、妇幼保健、健康教育等基本公共卫生服务。人均基本公共卫生服务经费不低于 15 元。

6. *启动六项重大公共卫生服务项目*　6 项重大公共卫生服务项目包括补种乙肝疫苗、贫困人群白内障手术、乳腺癌和宫颈癌检查、农村妇女补服叶酸、农村妇女住院分娩提供补助。另外，6 个省份制定实施了消除燃煤型氟中毒方案。

7. *突发公共卫生事件的应对能力不断增强*　目前，我国已建立了突发公共卫生事件和39种传染病疫情网络直报体系，形成了疫情分析和定期发布制度。全国传染病报告及时率超过90%，处于世界领先水平。在2009年全球暴发甲型 H_1N_1 大流行疫情期间，率先研制生产甲型 H_1N_1 流感疫苗，接种人数超过1亿人。2009年9月，为1亿多名城乡儿童免费接种了麻疹疫苗，以兑现2012年消除麻疹的世界承诺。

8. *加快卫生人才培养*　从2010年起，我国计划在3年内培养6万名全科医生，基本实现城市每万名居民有1～2名全科医生，农村每个乡镇卫生院有1名全科医生。国家还免费为西部地区定向培养医学生，每年计划招收5000名农村免费医学生。

9. *公立医院改革试点*　2010年2月有16个城市作为国家级试点，各省(市、区)分别选择1至2个城市作为试点。各公立医院纷纷推出电话网络预约挂号、同级医院检查结果互认、持卡就医实时结算、先诊疗后付费等优质服务举措，方便了患者就医。

10. *政府加大了对卫生事业投入力度*　2006—2009年，中央财政合计安排卫生事业资金1852.9亿元。2009年与2005年相比，在卫生总费用中，政府卫生支出所占比重从17.93%增加到27.23%，社会卫生支出比重从29.87%增加到34.57%，个人卫生支出比重从52.21%下降到38.19%。

二、我国"十二五"卫生发展的总体目标

在2011年1月6日召开的全国卫生工作会议上，提出"十二五"卫生发展的总体目标、基本思路和主要任务。

(一)"十二五"卫生发展的总体目标

到2015年，覆盖城乡居民的基本医疗卫生制度初步建立，基本医疗保障制度更加健全，公共卫生服务体系和医疗服务体系更加完善，药品供应保障体系更加规范，医疗卫生机构管理体制和运行机制更加科学，基本医疗卫生服务可及性显著增强，居民个人就医费用负担明显减轻，人民群众健康水平进一步提高。地区间资源配置和人群健康状况差异明显缩小，国民健康水平达到发展中国家前列，人均期望寿命达到74.5岁，婴儿死亡率和5岁以下儿童死亡率分别降低至12‰和14‰，孕产妇死亡率降至22/10万。提高政府和社会卫生支出占卫生总费用的比例，个人卫生支出比例降至30%以下。

> **要点提示**　我国"十二五"卫生发展的总体目标是：到2015年我国初步建立覆盖城乡居民的基本医疗卫生制度，国民健康水平达到发展中国家前列。

(二)"十二五"卫生发展的基本思路

要以科学发展观统领各项卫生工作，以转变发展方式带动卫生事业协调发展，坚持公共医疗卫生的公益性质，坚持预防为主、以农村为重点、中西医并重的方针，把改善公共卫生和城乡基本医疗服务作为突出重点，协调推进公立医院、保障制度、药品保障供应等体系建设。加快卫生人才培养、信息化和卫生法制建设。落实政府责任，加大卫生投入，强化监督管理，全面建设覆盖城乡居民的基本医疗卫生制度。

(三)"十二五"卫生发展的主要任务

1. 加强医疗卫生机构能力建设，提高医疗卫生服务水平。

2. 健全医疗保障制度，提高疾病经济风险分担能力。

3. 防治重大疾病，控制健康危险因素。

4. 切实加强各级政府对公共卫生的社会管理职责，保障居民生命健康安全。

复习指导

1. 21 世纪人人享有卫生保健的主要内容：①重申健康是每个公民的一项基本人权；②社会经济发展的最终目的是在提高人类健康水平的基础上享受幸福生活。

2. 21 世纪人人享有卫生保健的总目标：①使全体人民增加期望寿命和提高生活质量；②在国家之间和国家内部改进健康的公平程度；③使全体人民利用可持续发展的卫生系统提供的服务。

3. 实施初级卫生保健要遵循：合理分配资源、社区参与、预防为主、适宜技术、综合途径和合理转诊的基本原则。

4.《国际卫生条例(2005)》具有 8 个特点：①规定的任务更加繁重，扩展为包括多种传染病在内的所有可能引起国际关注的突发公共卫生事件；②对主管当局和国家归口单位的职责更加明确；③执行卫生措施更加严格；④评估方法和标准更加科学；⑤程序更加规范；⑥部门间更加协调；⑦疫情更加透明；⑧信息更加快捷。

（王春生）

参考文献

贲长恩．2006.医学科研基本思路方法与科研程序．北京:科学出版社
陈君石,黄建始．2008.健康管理师．北京:中国协和医科大学出版社
陈君石．2008.食物、营养、身体活动和癌症预防．北京:中国协和医科大学出版社
陈学敏,杨克敌．2008.现代环境卫生学．2版．北京:人民卫生出版社
程晓明．2007.卫生经济学．2版．北京:人民卫生出版社
傅华．2008.预防医学．5版．北京:人民卫生出版社
胡文瑛,刘可夫．2007.社区公共卫生．北京:人民军医出版社
黄悦勤．2004.预防医学．北京:北京大学医学出版社
金泰廙．2011.职业卫生与职业医学．6版．北京:人民卫生出版社
李立明．2006.流行病学．6版．北京:人民卫生出版社
李鲁．2009.社会医学．3版．北京:人民卫生出版社
李晓松．2010.医学统计学．北京:高等教育出版社
梁万年．2003.医学科研方法学．北京:人民卫生出版社,
林果为．2007.现代临床流行病学．上海:复旦大学出版社
刘桂芬．2007.医学统计学．北京:中国协和医科大学出版社
刘开军,乔远望,顾兴成．2007.居室环境卫生指南．北京:军事医学科学出版社
栾荣生．2005.流行病学研究原理与方法．成都:四川大学出版社
罗家洪,李建．2010.流行病学(案例版)．北京:科学出版社
罗家洪．2006.医学统计学．北京:科学出版社
罗珏,王福彦．2010.预防医学．北京:人民军医出版社
倪宗瓒．2004.医学统计学．北京:高等教育出版社
施侣元．2008.流行病学．北京:人民卫生出版社
孙长颢．2012.营养与食品卫生学．7版．北京:人民卫生出版社
孙贵范．2005.预防医学．北京:人民卫生出版社
孙要武．2010.预防医学．4版．北京:人民卫生出版社
孙振球．2006.医学统计学．3版．北京:人民卫生出版社
谭晓东．2003.突发性公共卫生事件预防与控制．武汉:湖北科学技术出版社
童建．2005.突发事件公共卫生学．苏州:苏州大学出版社
王福彦,周恒忠．2012.医学科研方法及文献检索．北京:科学出版社
王福彦．2010.医学科研方法．北京:人民军医出版社
王福彦．2012.医学SCI期刊论文的撰写与发表．北京:科学出版社
王建华．2008.流行病学．7版．北京:人民卫生出版社
王建华．2009.预防医学．北京:北京大学医学出版社
王陇德．2011.掌握健康钥匙．3版．北京:人民卫生出版社
王声湧,林汉生．2007.伤害流行病学现场研究方法．北京:人民卫生出版社
王声湧．2003.伤害流行病学．北京:人民卫生出版社
王振刚．2001.环境医学．北京:北京医科大学出版社
王正伦．2005.预防医学．北京:北京大学医学出版社
徐飚．2007.流行病学．上海:复旦大学出版社

颜红．2005.医学统计学．北京:人民卫生出版社
杨克敌．2011.环境卫生学．6 版．北京:人民卫生出版社
杨克敌．2012.环境卫生学．7 版．北京:人民卫生出版社
姚应水,刘更新．2011.预防医学．2 版．西安:第四军医大学出版社
叶冬青．2010.临床流行病学．安徽:安徽大学出版社
叶宜德,任军．2011.公共卫生案例．北京:人民军医出版社
医师资格考试专家组．2009.国家医师资格考试实践技能考试一本过关．公共卫生执业医师．北京:人民卫生出版社
袁聚祥,王嵬．2009.流行病学．北京:科学出版社
袁聚祥．2008.预防医学．北京:北京大学医学出版社
詹平,陈华．2012.环境卫生学(案例版)．北京:科学出版社
詹思延．2012.流行病学．7 版．北京:人民卫生出版社
张静,赵自刚．2007.医学科研方法学．北京:人民卫生出版社
张漱洁,林萍．2006.饮用水卫生手册．北京:人民卫生出版社
张文昌,夏昭林．2008.职业卫生与职业医学(案例版)．北京:科学出版社
赵仲堂．2005.流行病学研究方法与应用．2 版．北京:科学出版社
郑全庆．2007.流行病学基本原理与方法．陕西:陕西科学技术出版社
郑玉建,王家骥．2007.预防医学．北京:科学出版社
中国成人血脂异常防治指南制订联合委员会．2007.中国成人血脂异常防治指南．
中国疾病预防控制中心控烟办公室．2008.戒烟门诊操作指南．北京:人民卫生出版社
仲来福．2004.卫生学．北京:人民卫生出版社
周宜开．2006.环境医学概论．北京:科学出版社

附录A 统计用表

附表A1 标准正态分布曲线下的面积

从 - ∞到 $\phi(-u)$ 值，$\phi(u)=1-\phi(-u)$

u	.00	.01	.02	.03	.04	.05	.06	.07	.08	.09
- 3.0	.0013	.0013	.0013	.0012	.0012	.0011	.0011	.0011	.0010	.0010
- 2.9	.0019	.0018	.0018	.0017	.0016	.0016	.0015	.0015	.0014	.0014
- 2.8	.0026	.0025	.0024	.0023	.0023	.0022	.0021	.0021	.0020	.0019
- 2.7	.0035	.0034	.0033	.0032	.0031	.0030	.0029	.0028	.0027	.0026
- 2.6	.0047	.0045	.0044	.0043	.0041	.0040	.0039	.0038	.0037	.0036
- 2.5	.0062	.0060	.0059	.0057	.0055	.0054	.0052	.0051	.0049	.0048
- 2.4	.0082	.0080	.0078	.0075	.0073	.0071	.0069	.0068	.0066	.0064
- 2.3	.0107	.0104	.0102	.0099	.0096	.0094	.0091	.0089	.0087	.0084
- 2.2	.0139	.0136	.0132	.0129	.0125	.0122	.0119	.0116	.0113	.0110
- 2.1	.0179	.0174	.0170	.0166	.0162	.0158	.0154	.0150	.0146	.0143
- 2.0	.0228	.0222	.0217	.0212	.0207	.0202	.0197	.0192	.0188	.0183
- 1.9	.0287	.0281	.0274	.0268	.0262	.0256	.0250	.0244	.0239	.0233
- 1.8	.0359	.0351	.0344	.0336	.0329	.0322	.0314	.0307	.0301	.0294
- 1.7	.0446	.0436	.0427	.0418	.0409	.0401	.0392	.0384	.0375	.0367
- 1.6	.0548	.0537	.0526	.0516	.0505	.0495	.0485	.0475	.0465	.0455
- 1.5	.0668	.0655	.0643	.0630	.0618	.0606	.0594	.0582	.0571	.0559
- 1.4	.0808	.0793	.0778	.0764	.0749	.0735	.0721	.0708	.0694	.0681
- 1.3	.0968	.0951	.0934	.0918	.0901	.0885	.0869	.0853	.0838	.0823
- 1.2	.1151	.1131	.1112	.1093	.1075	.1056	.1038	.1020	.1003	.0985
- 1.1	.1357	.1335	.1314	.1292	.1271	.1251	.1230	.1210	.1190	.1170
- 1.0	.1587	.1562	.1539	.1515	.1492	.1469	.1446	.1423	.1401	.1379
- 0.9	.1841	.1814	.1788	.1762	.1736	.1711	.1685	.1660	.1635	.1611
- 0.8	.2119	.2090	.2061	.2033	.2005	.1977	.1949	.1922	.1894	.1867
- 0.7	.2420	.2339	.2358	.2327	.2296	.2266	.2236	.2206	.2177	.2148
- 0.6	.2743	.2709	.2676	.2643	.2611	.2578	.2546	.2514	.2483	.2451
- 0.5	.3085	.3050	.3015	.2981	.2946	.2912	.2877	.2843	.2810	.2776
- 0.4	.3446	.3409	.3372	.3336	.3300	.3264	.3228	.3192	.3156	.3121
- 0.3	.3821	.3783	.3745	.3707	.3669	.3632	.3594	.3557	.3520	.3483
- 0.2	.4207	.4168	.4129	.4090	.4052	.4013	.3974	.3936	.3897	.3859
- 0.1	.4602	.4562	.4522	.4483	.4443	.4404	.4364	.4325	.4286	.4247
- 0.0	.5000	.4960	.4920	.4880	.4840	.4801	.4761	.4721	.4681	.4641

附表 A2 t 界值

自由度 ν		概率 P					
	单侧：	0.05	0.025	0.01	0.005	0.001	0.0005
	双侧：	0.1	0.05	0.02	0.01	0.002	0.001
1		6.314	12.706	31.821	63.657	318.309	636.619
2		2.920	4.303	6.965	9.925	22.327	31.599
3		2.353	3.182	4.541	5.841	10.215	12.924
4		2.132	2.776	3.747	4.604	7.173	8.610
5		2.015	2.571	3.365	4.032	5.893	6.869
6		1.943	2.447	3.143	3.707	5.208	5.959
7		1.895	2.365	2.998	3.499	4.785	5.408
8		1.860	2.306	2.896	3.355	4.501	5.041
9		1.833	2.262	2.821	3.250	4.297	4.781
10		1.812	2.228	2.764	3.169	4.144	4.587
11		1.796	2.201	2.718	3.106	4.025	4.437
12		1.782	2.179	2.681	3.055	3.930	4.318
13		1.771	2.160	2.650	3.012	3.852	4.221
14		1.761	2.145	2.624	2.977	3.787	4.140
15		1.753	2.131	2.602	2.947	3.733	4.073
16		1.746	2.120	2.583	2.921	3.686	4.015
17		1.740	2.110	2.567	2.898	3.646	3.965
18		1.734	2.101	2.552	2.878	3.610	3.922
19		1.729	2.093	2.539	2.861	3.579	3.883
20		1.725	2.086	2.528	2.845	3.552	3.850
21		1.721	2.080	2.518	2.831	3.527	3.819
22		1.717	2.074	2.508	2.819	3.505	3.792
23		1.714	2.069	2.500	2.807	3.485	3.768
24		1.711	2.064	2.492	2.797	3.467	3.745
25		1.708	2.060	2.485	2.787	3.450	3.725
26		1.706	2.056	2.479	2.779	3.435	3.707
27		1.703	2.052	2.473	2.771	3.421	3.690
28		1.701	2.048	2.467	2.763	3.408	3.674
29		1.699	2.045	2.462	2.756	3.396	3.659
30		1.697	2.042	2.457	2.750	3.385	3.646
40		1.684	2.021	2.423	2.704	3.307	3.551
50		1.676	2.009	2.403	2.678	3.261	3.496
60		1.671	2.000	2.390	2.660	3.232	3.460
70		1.667	1.994	2.381	2.648	3.211	3.435
80		1.664	1.990	2.374	2.639	3.195	3.416
90		1.662	1.987	2.368	2.632	3.183	3.402
100		1.660	1.984	2.364	2.626	3.174	3.390
200		1.653	1.972	2.345	2.601	3.131	3.340
500		1.648	1.965	2.334	2.586	3.107	3.310
∞		1.645	1.960	2.326	2.576	3.090	3.291

附表 A3 x^2 界值

自由度	概率 P												
	0.995	0.990	0.975	0.950	0.900	0.750	0.500	0.250	0.100	0.050	0.025	0.010	0.005
1					0.02	0.10	0.45	1.32	2.71	3.84	5.02	6.63	7.88
2	0.01	0.02	0.05	0.10	0.21	0.58	1.39	2.77	4.61	5.99	7.38	9.21	10.60
3	0.07	0.11	0.22	0.35	0.58	1.21	2.37	4.11	6.25	7.81	9.35	11.34	12.84
4	0.21	0.30	0.48	0.71	1.06	1.92	3.36	5.39	7.78	9.49	11.14	13.28	14.86
5	0.41	0.55	0.83	1.15	1.61	2.67	4.35	6.63	9.24	11.07	12.83	15.09	16.75
6	0.68	0.87	1.24	1.64	2.20	3.45	5.35	7.84	10.64	12.59	14.45	16.81	18.55
7	0.99	1.24	1.69	2.17	2.83	4.25	6.35	9.04	12.02	14.07	16.01	18.48	20.28
8	1.34	1.65	2.18	2.73	3.49	5.07	7.34	10.22	13.36	15.51	17.53	20.09	21.95
9	1.73	2.09	2.70	3.33	4.17	5.90	8.34	11.39	14.68	16.92	19.02	21.67	23.59
10	2.16	2.56	3.25	3.94	4.87	6.74	9.34	12.55	15.99	18.31	20.48	23.21	25.19
11	2.60	3.05	3.82	4.57	5.58	7.58	10.34	13.70	17.28	19.68	21.92	24.72	26.76
12	3.07	3.57	4.40	5.23	6.30	8.44	11.34	14.85	18.55	21.03	23.34	26.22	28.30
13	3.57	4.11	5.01	5.89	7.04	9.30	12.34	15.98	19.81	22.36	24.74	27.69	29.82
14	4.07	4.66	5.63	6.57	7.79	10.17	13.34	17.12	21.06	23.68	26.12	29.14	31.32
15	4.60	5.23	6.26	7.26	8.55	11.04	14.34	18.25	22.31	25.00	27.49	30.58	32.80
16	5.14	5.81	6.91	7.96	9.31	11.91	15.34	19.37	23.54	26.30	28.85	32.00	34.27
17	5.70	6.41	7.56	8.67	10.09	12.79	16.34	20.49	24.77	27.59	30.19	33.41	35.72
18	6.26	7.01	8.23	9.39	10.86	13.68	17.34	21.60	25.99	28.87	31.53	34.81	37.16
19	6.84	7.63	8.91	10.12	11.65	14.56	18.34	22.72	27.20	30.14	32.85	36.19	38.58
20	7.43	8.26	9.59	10.85	12.44	15.45	19.34	23.83	28.41	31.41	34.17	37.57	40.00
21	8.03	8.90	10.28	11.59	13.24	16.34	20.34	24.93	29.62	32.67	35.48	38.93	41.40
22	8.64	9.54	10.98	12.34	14.04	17.24	21.34	26.04	30.81	33.92	36.78	40.29	42.80
23	9.26	10.20	11.69	13.09	14.85	18.14	22.34	27.14	32.01	35.17	38.08	41.64	44.18
24	9.89	10.86	12.40	13.85	15.66	19.04	23.34	28.24	33.20	36.42	39.36	42.98	45.56
25	10.52	11.52	13.12	14.61	16.47	19.94	24.34	29.34	34.38	37.65	40.65	44.31	46.93
26	11.16	12.20	13.84	15.38	17.29	20.84	25.34	30.43	35.56	38.89	41.92	45.64	48.29
27	11.81	12.88	14.57	16.15	18.11	21.75	26.34	31.53	36.74	40.11	43.19	46.96	49.64
28	12.46	13.56	15.31	16.93	18.94	22.66	27.34	32.62	37.92	41.34	44.46	48.28	50.99
29	13.12	14.26	16.05	17.71	19.77	23.57	28.34	33.71	39.09	42.56	45.72	49.59	52.34
30	13.79	14.95	16.79	18.49	20.60	24.48	29.34	34.80	40.26	43.77	46.98	50.89	53.67
40	20.71	22.16	24.43	26.51	29.05	33.66	39.34	45.62	51.81	55.76	59.34	63.69	66.77
50	27.99	29.71	32.36	34.76	27.69	42.94	49.33	56.33	63.17	67.50	71.42	76.15	79.49
60	35.53	37.48	40.48	43.19	46.46	52.29	59.33	66.98	74.40	79.08	83.30	88.38	91.95
70	43.28	45.44	48.76	51.74	55.33	61.70	69.33	77.58	85.53	90.53	95.02	100.42	104.22
80	51.17	53.54	57.15	60.39	64.28	71.14	79.33	88.13	96.58	101.88	106.63	112.33	116.32
90	59.20	61.75	65.65	69.13	73.29	80.62	89.33	98.65	107.56	113.14	118.14	124.12	128.30
100	67.33	70.06	74.22	77.93	82.36	90.13	99.33	109.14	118.50	124.34	129.56	135.81	140.17

附表 A4　*r* 界值表

自由度 v	概率 P 单侧	0.05	0.025	0.01	0.005	自由度 v	概率 P 单侧	0.05	0.025	0.01	0.005
	双侧	0.10	0.05	0.02	0.01		双侧	0.10	0.05	0.02	0.01
1		0.998	0.997	1.000	1.000	26		0.317	0.374	0.437	0.479
2		0.900	0.950	0.980	0.990	27		0.311	0.367	0.430	0.471
3		0.805	0.878	0.934	0.959	28		0.306	0.361	0.423	0.463
4		0.729	0.811	0.882	0.917	29		0.301	0.355	0.416	0.456
5		0.669	0.755	0.833	0.875	30		0.296	0.349	0.409	0.449
6		0.621	0.707	0.789	0.834	35		0.275	0.325	0.381	0.418
7		0.582	0.666	0.750	0.798	40		0.257	0.304	0.358	0.393
8		0.549	0.632	0.715	0.765	45		0.243	0.288	0.338	0.372
9		0.521	0.602	0.665	0.735	50		0.231	0.273	0.322	0.354
10		0.497	0.576	0.658	0.708	60		0.211	0.250	0.295	0.325
11		0.476	0.553	0.634	0.684	70		0.195	0.232	0.274	0.302
12		0.457	0.532	0.612	0.661	80		0.183	0.217	0.257	0.283
13		0.441	0.514	0.592	0.641	90		0.173	0.205	0.242	0.267
14		0.426	0.497	0.574	0.623	100		0.164	0.195	0.230	0.254
15		0.412	0.482	0.558	0.606	110		0.156	0.186	0.220	0.242
16		0.400	0.468	0.542	0.590	120		0.150	0.178	0.210	0.232
17		0.389	0.456	0.529	0.575	130		0.144	0.171	0.202	0.223
18		0.378	0.444	0.515	0.561	140		0.139	0.165	0.195	0.215
19		0.369	0.433	0.503	0.549	150		0.134	0.159	0.189	0.208
20		0.360	0.423	0.492	0.537	200		0.116	0.138	0.164	0.181
21		0.352	0.413	0.482	0.526	300		0.095	0.113	0.134	0.148
22		0.344	0.404	0.472	0.515	400		0.082	0.098	0.116	0.128
23		0.337	0.396	0.462	0.505	500		0.074	0.088	0.104	0.115
24		0.330	0.388	0.453	0.496	800		0.058	0.069	0.082	0.091
25		0.323	0.381	0.445	0.487	1000		0.052	0.062	0.073	0.081

附表 A5　*F* 界值表

（方差分析用，上行：$P=0.05$，下行：$P=0.01$）

分母的自由度 ν_2	分子的自由度 ν_1											
	1	2	3	4	5	6	7	8	10	11	20	∞
1	161	200	216	225	230	234	237	239	242	243	248	254
	4 052	4 999	5 403	5 625	5 764	5 859	5 928	5 981	6 056	6 082	6 208	6 366
2	18.51	19.00	19.16	19.25	19.30	19.33	19.35	19.37	19.40	19.41	19.45	19.50
	98.50	99.00	99.17	99.25	99.30	99.33	99.36	99.37	99.40	99.41	99.45	99.50
3	10.13	9.55	9.28	9.12	9.01	8.94	8.89	8.85	8.79	8.76	8.66	8.53
	34.12	30.82	29.46	28.71	28.24	27.91	27.67	27.49	27.23	27.13	26.69	26.13
4	7.71	6.94	6.59	6.39	6.26	6.16	6.09	6.04	5.96	5.94	5.80	5.63
	21.20	18.00	16.69	15.98	15.52	15.21	14.98	14.80	14.55	14.45	14.02	13.46
5	6.61	5.79	5.41	5.19	5.05	4.95	4.88	4.82	4.74	4.70	4.56	4.36
	16.26	13.27	12.06	11.39	10.97	10.67	10.46	10.29	10.05	9.96	9.55	9.02
6	5.99	5.14	4.76	4.53	4.39	4.28	4.21	4.15	4.06	4.03	3.87	3.67
	13.75	10.92	9.78	9.15	8.75	8.47	8.26	8.10	7.87	7.79	7.40	6.88
7	5.59	4.74	4.35	4.12	3.97	3.87	3.79	3.73	3.64	3.60	3.45	3.23
	12.25	9.55	8.45	7.85	7.46	7.19	6.99	6.84	6.62	6.54	6.16	5.65
8	5.32	4.46	4.07	3.84	3.69	3.58	3.50	3.44	3.35	3.31	3.15	2.93
	11.26	8.65	7.59	7.01	6.63	6.37	6.18	6.03	5.81	5.73	5.36	4.86
9	5.12	4.26	3.86	3.63	3.48	3.37	3.29	3.23	3.14	3.10	2.94	2.71
	10.56	8.02	6.99	6.42	6.06	5.80	5.61	5.47	5.26	5.18	4.81	4.31
10	4.96	4.10	3.71	3.48	3.33	3.22	3.14	3.07	2.98	2.94	2.77	2.54
	10.04	7.56	6.55	5.99	5.64	5.39	5.20	5.06	4.85	4.77	4.41	3.91
12	4.75	3.89	3.49	3.26	3.11	3.00	2.91	2.85	2.75	2.72	2.54	2.30
	9.33	6.93	5.95	5.41	5.06	4.82	4.64	4.50	4.30	4.22	3.86	3.36
14	4.60	3.74	3.34	3.11	2.96	2.85	2.76	2.70	2.60	2.57	2.39	2.13
	8.86	6.51	5.56	5.04	4.69	4.46	4.28	4.14	3.94	3.86	3.51	3.00
16	4.49	3.63	3.24	3.01	2.85	2.74	2.66	2.59	2.49	2.46	2.28	2.01
	8.53	6.23	5.29	4.77	4.44	4.20	4.03	3.89	3.69	3.62	3.26	2.75
18	4.41	3.55	3.16	2.93	2.77	2.66	2.58	2.51	2.41	2.37	2.19	1.92
	8.29	6.01	5.09	4.58	4.25	4.01	3.84	3.71	3.51	3.43	3.08	2.57
20	4.35	3.49	3.10	2.87	2.71	2.60	2.51	2.45	2.35	2.31	2.12	1.84
	8.10	5.85	4.94	4.43	4.10	3.87	3.70	3.56	3.37	3.29	2.94	2.42
30	4.17	3.32	2.92	2.69	2.53	2.42	2.33	2.27	2.17	2.13	1.93	1.62
	7.56	5.39	4.51	4.02	3.70	3.47	3.30	3.17	2.98	2.91	2.55	2.01
40	4.08	3.23	2.84	2.61	2.45	2.34	2.25	2.18	2.08	2.04	1.84	1.51
	7.31	5.18	4.31	3.83	3.51	3.29	3.12	2.99	2.80	2.73	2.37	1.80
60	4.00	3.15	2.76	2.53	2.37	2.25	2.17	2.10	1.99	1.95	1.75	1.39
	7.08	4.98	4.13	3.65	3.34	3.12	2.95	2.82	2.63	2.56	2.20	1.60
120	3.92	3.07	2.68	2.45	2.29	2.17	2.09	2.02	1.91	1.87	1.66	1.25
	6.85	4.79	3.95	3.48	3.17	2.96	2.79	2.66	2.47	2.40	2.04	1.38
∞	3.84	3.00	2.60	2.37	2.21	2.10	2.01	1.94	1.83	1.79	1.57	1.00
	6.63	4.61	3.78	3.32	3.02	2.80	2.64	2.51	2.32	2.25	1.88	1.00

附表 A6 20 个自然数的随机排列

	1	2	3	4	5	6	7	8	9	10	11	12	13	14	15	16	17	18	19	20	u	r_s
1	02	17	12	09	06	19	04	18	07	05	10	01	16	08	15	11	20	13	03	14	15	0.129 3
2	19	04	03	15	13	10	17	12	09	16	05	02	06	11	08	20	07	18	01	14	16	−0.052 6
3	06	08	09	12	20	14	05	18	15	04	03	13	02	01	07	19	11	16	17	10	13	0.099 2
4	10	17	15	12	01	03	18	19	09	06	02	04	11	14	20	16	07	05	08	13	12	−0.060 2
5	16	01	14	07	19	10	03	17	02	11	06	09	12	05	18	13	20	08	15	04	17	0.075 2
6	13	20	11	10	04	01	17	18	14	05	16	02	19	03	07	12	08	06	09	15	11	−0.169 9
7	05	10	20	15	03	04	09	13	01	16	12	02	19	17	07	14	18	08	11	06	10	0.096 2
8	17	14	09	15	05	13	02	08	18	04	16	03	06	11	01	19	20	10	07	12	10	−0.051 1
9	03	13	14	11	18	08	15	12	10	01	06	19	07	04	15	17	02	16	20	09	13	0.028 6
10	07	16	02	11	09	17	15	05	14	03	12	13	06	20	01	04	08	18	10	19	11	0.130 8

附录B 生活饮用水卫生标准(GB5749－2006)

附表B1 生活饮用水水质常规指标及限值

指　标	限　值
1. 微生物指标[①]	
总大肠菌群(MPN/100ml或CFU/100ml)	不得检出
耐热大肠菌群(MPN/100ml或CFU/100ml)	不得检出
大肠埃希菌(MPN/100ml或CFU/100ml)	不得检出
菌落总数(CFU/ml)	100
2. 毒理指标	
砷(mg/L)	0.01
镉(mg/L)	0.005
铬(六价,mg/L)	0.05
铅(mg/L)	0.01
汞(mg/L)	0.001
硒(mg/L)	0.01
氰化物(mg/L)	0.05
氟化物(mg/L)	1.0
硝酸盐(以N计,mg/L)	10(地下水源限制时为20)
三氯甲烷(mg/L)	0.06
四氯化碳(mg/L)	0.002
溴酸盐(使用臭氧时,mg/L)	0.01
甲醛(使用臭氧时,mg/L)	0.9
亚氯酸盐(使用二氧化氯消毒时,mg/L)	0.7
氯酸盐(使用复合二氧化氯消毒时,mg/L)	0.7
3. 感官性状和一般化学指标	
色度(铂钴色度单位)	15
浑浊度(NTU－散射浊度单位)	1(水源与净水技术条件限制时为3)
臭和味	无异臭、异味
肉眼可见物	无
pH(pH单位)	不<6.5且不>8.5
铝(mg/L)	0.2
铁(mg/L)	0.3
锰(mg/L)	0.1
铜(mg/L)	1.0

续表

指　标	限　值
锌(mg/L)	1.0
氯化物(mg/L)	250
硫酸盐(mg/L)	250
溶解性总固体(mg/L)	1000
总硬度(以 $CaCO_3$ 计,mg/L)	450
耗氧量(COD_{Mn} 法,以 O_2 计,mg/L)	3(水源限制,原水耗氧量>6mg/L 时为 5)
挥发酚类(以苯酚计,mg/L)	0.002
阴离子合成洗涤剂(mg/L)	0.3
4. 放射性指标②	指导值
总 α 放射性(Bq/L)	0.5
总 β 放射性(Bq/L)	1

注:① MPN 表示最可能数;CFU 表示菌落形成单位;当水样检出大肠菌群时,应进一步检验大肠埃希菌或耐热大肠菌群;水样未检出大肠菌群,不必检验大肠埃希菌或耐热大肠菌群;② 放射性指标超过指导值,应进行核素分析和评价,判定能否饮用。

附表 B2　饮用水中消毒剂常规指标及要求

消毒剂名称	与水接触时间	出厂水中限值(mg/L)	出厂水中余量(mg/L)	管网末梢水中余量(mg/L)
氯气及游离氯制剂(游离氯)	≥30min	4	≥0.3	≥0.05
一氯胺(总氯)	≥120min	3	≥0.5	≥0.05
臭氧(O_3)	≥12min	0.3		0.02;如加氯,总氯
二氧化氯(ClO_2)	≥30min	0.8	≥0.1	≥ 0.02

附表 B3　水质非常规指标及限值

指 标	限 值
1. 微生物指标	
贾第鞭毛虫(个 /10 L)	<1
隐孢子虫(个 /10 L)	<1
2. 毒理指标	
锑(mg/L)	0.005
钡(mg/L)	0.7
铍(mg/L)	0.002
硼(mg/L)	0.5
钼(mg/L)	0.07
镍(mg/L)	0.02
银(mg/L)	0.05
铊(mg/L)	0.000 1

续表

指 标	限 值
氯化氰(以 CN^- 计,mg/L)	0.07
一氯二溴甲烷(mg/L)	0.1
二氯一溴甲烷(mg/L)	0.06
二氯乙酸(mg/L)	0.05
1,2-二氯乙烷(mg/L)	0.03
二氯甲烷(mg/L)	0.02
三卤甲烷(三氯甲烷、一氯二溴甲烷、二氯一溴甲烷、三溴甲烷的总和)(mg/L)	该类化合物中各种化合物的实测浓度与其各自限值的比值之和不超过 1
1,1,1-三氯乙烷(mg/L)	2
三氯乙酸(mg/L)	0.1
三氯乙醛(mg/L)	0.01
2,4,6-三氯酚(mg/L)	0.2
三溴甲烷(mg/L)	0.1
七氯(mg/L)	0.000 4
马拉硫磷(mg/L)	0.25
五氯酚(mg/L)	0.009
六六六(总量,mg/L)	0.005
六氯苯(mg/L)	0.001
乐果(mg/L)	0.08
对硫磷(mg/L)	0.003
灭草松(mg/L)	0.3
甲基对硫磷(mg/L)	0.02
百菌清(mg/L)	0.01
呋喃丹(mg/L)	0.007
林丹(mg/L)	0.002
毒死蜱(mg/L)	0.03
草甘膦(mg/L)	0.7
敌敌畏(mg/L)	0.001
莠去津(mg/L)	0.002
溴氰菊酯(mg/L)	0.02
2,4-滴(mg/L)	0.03
滴滴涕(mg/L)	0.001
乙苯(mg/L)	0.3
二甲苯(mg/L)	0.5
1,1- 二氯乙烯(mg/L)	0.03
1,2- 二氯乙烯(mg/L)	0.05
1,2- 二氯苯(mg/L)	1
1,4- 二氯苯(mg/L)	0.3
三氯乙烯(mg/L)	0.07

续表

指 标	限 值
三氯苯(总量,mg/L)	0.02
六氯丁二烯(mg/L)	0.000 6
丙烯酰胺(mg/L)	0.000 5
四氯乙烯(mg/L)	0.04
甲苯(mg/L)	0.7
邻苯二甲酸二(2-乙基己基)酯(mg/L)	0.008
环氧氯丙烷(mg/L)	0.000 4
苯(mg/L)	0.01
苯乙烯(mg/L)	0.02
苯并(a)芘(mg/L)	0.000 01
氯乙烯(mg/L)	0.005
氯苯(mg/L)	0.3
微囊藻毒素-LR(mg/L)	0.001
3. 感官性状和一般化学指标	
氨氮(以N计,mg/L)	0.5
硫化物(mg/L)	0.02
钠(mg/L)	200